Vernetzte Praxen auf dem Weg zu managed care?

Springer
Berlin
Heidelberg
New York
Barcelona
Hongkong
London
Mailand
Paris
Singapur
Tokio

H.-H. Rüschmann   A. Roth   C. Krauss

Vernetzte Praxen auf dem Weg zu managed care?

Aufbau – Ergebnisse - Zukunftsvision

Mit 182 Abbildungen

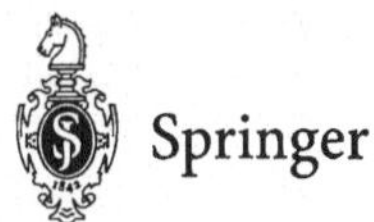 Springer

Prof. Dr. rer. pol. Hans-Heinrich Rüschmann
Dr. med. Andrea Roth M.P.H.
Dipl.-Inf. Christian Krauss
Gesellschaft für Systemberatung im Gesundheitswesen GS$_b$G
Lindenallee 21
D-24105 Kiel

Die Deutsche Bibliothek – CIP-Einheitsaufnahme
Rüschmann, Hans-Heinrich: Vernetzte Praxen auf dem Weg zu managed care: Aufbau –
Ergebnisse – Zukunftsvision / Hans-Heinrich Rüschmann; Andrea Roth; Christian
Krauss. – Berlin; Heidelberg; New York; Barcelona; Hongkong; London; Mailand; Paris;
Singapur; Tokio: Springer, 2000

ISBN-13: 978-3-642-64079-7   e-ISBN-13: 978-3-642-59677-3
DOI: 10.1007/978-3-642-59677-3

Dieses Werk ist urheberrechtlich geschützt. Die dadurch begründeten Rechte, insbesondere die der Übersetzung, des Nachdrucks, des Vortrags, der Entnahme von Abbildungen und Tabellen, der Funksendung, der Mikroverfilmung oder der Vervielfältigung auf
anderen Wegen und der Speicherung in Datenverarbeitungsanlagen, bleiben, auch bei
nur auszugsweiser Verwertung, vorbehalten. Eine Vervielfältigung dieses Werkes oder
von Teilen dieses Werkes ist auch im Einzelfall nur in den Grenzen der gesetzlichen Bestimmungen des Urheberrechtsgesetzes der Bundesrepublik Deutschland vom 9. September 1965 in der jeweils geltenden Fassung zulässig. Sie ist grundsätzlich vergütungs-
pflichtig. Zuwiderhandlungen unterliegen den Strafbestimmungen des Urheberrechtsgesetzes.

Springer-Verlag ist ein Unternehmen der Fachverlagsgruppe BertelsmannSpringer
© Springer-Verlag Berlin Heidelberg 2000
Softcover reprint of the hardcover 1st edition 2000

Die Wiedergabe von Gebrauchsnamen, Handelsnamen, Warenbezeichnungen usw. in
diesem Werk berechtigt auch ohne besondere Kennzeichnung nicht zu der Annahme,
daß solche Namen im Sinne der Warenzeichen- und Markenschutz-Gesetzgebung als
frei zu betrachten wären und daher von jedermann benutzt werden dürften.

Produkthaftung: Für Angaben über Dosierungsanweisungen und Applikationsformen
kann vom Verlag keine Gewähr übernommen werden. Derartige Angaben müssen vom
jeweiligen Anwender im Einzelfall anhand anderer Literaturstellen auf ihre Richtigkeit
überprüft werden.

Umschlaggestaltung: Design & Production, Heidelberg

SPIN 10744460   22/3134xz – Gedruckt auf säurefreiem Papier – 5 4 3 2 1 0

Spannungsbogen durch das Buch – ein Lesehinweis

Das Buch „Vernetzte Praxen auf dem Weg zu *managed care?*" beschreibt tatsächlich einen Weg, der in einzelnen Kapiteln aufgearbeitet ist: Die Vernetzten Praxen gründen sich in Schleswig-Holstein einerseits im Rahmen der gesundheitspolitischen Maxime, Effizienzreserven aufzudecken **(Kapitel 2)**, andererseits als Reaktion der Vertragsärzte auf das Berliner „Kassennetz" und „Einkaufsmodelle" von *managed care* **(Kapitel 3)**.

Die Gründung der Medizinischen Qualitätsgemeinschaft Rendsburg (MQR) hat zur Erweiterung der Sozialgesetzgebung beigetragen **(Kapitel 2 und 3)**. Während in Schleswig-Holstein die Basis – Ärzte, Kassenärztliche Vereinigung und regionale Krankenkassen – mit der Umsetzung der MQR und des Regionalen Praxisnetzes Kiel (RPN-K) beschäftigt ist, orientiert sich die Gesundheitspolitik an dem großen Entwurf der „Integrierten Versorgung" und sucht, (Management-)Erfordernisse der Praxis sozialgesetzlich umzusetzen (Kapitel 2.4).

Indem die niedergelassenen Ärzte auf ein Modell reagieren, selbst als Verkäufer agieren und bei Dritten – nämlich den Krankenhäusern und den Arzneimitteln – einsparen wollen, bewegen sie sich unmerklich auf das wettbewerbliche Spiel von *managed care* zu. Die Weiterentwicklung von Teilen im deutschen Gesundheitswesen scheint so vorgezeichnet durch den U.S. amerikanischen Weg von *managed care*, wenn sich die Akteure nicht der Errungenschaften der sozialgesetzlichen GKV bewußt sind **(Kapitel 4)**. Zum besseren Verständnis ist *managed care* daher in seiner Entstehung und mit seinen Managementinstrumenten erklärt und der GKV gegenübergestellt. Nachteile und Vorteile der eingesetzten Mittel sind deutlich ausgewiesen – die Darstellung ist kein Plädoyer für *managed care*; Vernetzte Praxen in Deutschland werden aber zukünftig im internationalen Gesundheitsmarkt an *managed care* gemessen werden.

Die Veränderung und der Erfolg, den die Vernetzten Praxen in Schleswig-Holstein bewirken, muß quantitativ und qualitativ gemessen werden. Dies ist der Auftrag der eigentlichen wissenschaftlichen Begleitung **(Kapitel 5)** für das

<u>Modellprojekt „Medizinische Qualitätsgemeinschaft Rendsburg MQR"</u>

<table>
<tr><td>Auftraggeber:</td><td>■ Verband der Angestellten-Krankenkassen / Arbeiter-Ersatzkassen-Verband, Landesvertretung Schleswig-Holstein (VdAK/AEV)
■ Kassenärztliche Vereinigung Schleswig-Holstein (KVSH)</td></tr>
</table>

und der Auftrag für die Erfolgsrechnung des

<u>Strukturprojektes „Regionales Praxisnetz Kiel RPN-K"</u>

<table>
<tr><td>Auftraggeber:</td><td>■ AOK-Schleswig-Holstein, die Gesundheitskasse (AOK-SH)
■ Kassenärztliche Vereinigung Schleswig-Holstein (KVSH)</td></tr>
</table>

Ausführlich sind die Ergebnisse der wissenschaftlichen Begleitung in **Kapitel 6** dargestellt. Die Methodik, Datengrundlagen und Analyseschritte sind mit kurzer Ergebnisbeschreibung nachvollziehbar.

Die vielfältigen Ergebnisse bedürfen sowohl einer vorsichtigen Wertung **(Kapitel 7)** als auch einer Einbettung in die derzeitige gesundheitspolitische Diskussion in Deutschland, in der *managed care* eine wesentliche Rolle spielt. Auf der Grundlage sowohl der wissenschaftlichen Datenanalyse wie der Systembetrachtung wagt die GS$_b$G einen Ausblick zur Weiterentwicklung der Vernetzten Praxen in der Gesetzlichen Krankenversicherung **(Kapitel 8)**. Da zukünftig vermehrt Management-Instrumente in der GKV zum Einsatz kommen werden, heißt diese Weiterentwicklung *managed* GKV.

Der Leser kann sich über das Literaturverzeichnis **(Kapitel 9)** tiefer einarbeiten. Anleitungen zur Umsetzung Vernetzter Praxen gibt die umfangreiche Materialsammlung **(Kapitel 10)**, insbesondere durch Verträge.

Plädoyer für die solidarische Krankenversicherung und Wettbewerb – ein Vorwort

Wir haben in Deutschland viel aufs Spiel zu setzen, was über Generationen gesellschaftlicher Konsens und sozialer Frieden bedeutet: Gesundheit ist neben individueller Verantwortung auch ein soziales Gut, das nahezu die gesamte Bevölkerung im Rahmen jeweiliger Möglichkeiten kollektiv finanziert. Die Gesetzliche Krankenversicherung (GKV) ist über das ganze Leben jedes einzelnen angelegt und begleitet ihn, unabhängig von seinem Aufenthaltsort, nicht nur in Deutschland – *managed life*.

Jede soziale Errungenschaft ist auf Innovationen angewiesen, auch die GKV. Verbesserte Kooperation wie in Vernetzten Praxen ist eine Innovation, mit der wir Effizienzreserven in unserer Wohlstandsversorgung offenlegen können. Denn *unmanaged costs* können wir uns volkswirtschaftlich nicht länger leisten.

Da lockt der GKV ein Allheilmittel, mit dem das Kassenwesen zu kurieren sei: *managed care*, das Amerikas marktwirtschaftlich organisiertes Gesundheitssystem stabilisieren konnte. Das System *managed* tatsächlich: Patienten, meist in Richtung kostengünstiger Versorgungsalternativen, desgleichen die Leistungserbringer. *Managed costs* greifen direkt in die Beziehung zwischen Arzt und Patient ein – außer bei 43,5 Millionen nicht krankenversicherten Amerikanern: *managed cold*.

Dennoch kann die GKV von *managed care* lernen, daß sie Elemente des Leistungswettbewerbs braucht. *Managed care* zeigt innovative Ansätze und Mechanismen, die auch unser Gesundheitswesen ändern und weiterentwickeln können. Nur dieser Wettbewerb kann die starren Versorgungssektoren über das Finanzierungssystem aufbrechen – gerade auch unterhalb globaler Budgets. Über Vernetzte Praxen sollte die Gesundheitspolitik den Wettbewerb zwischen ambulant und stationär zulassen, sowohl um Leistungen als auch um Qualität. Hier gibt es viele dezentrale Lösungsansätze. Leistungsorientierte Bonussysteme können zu mehr Kostengünstigkeit über Patientensteuerung führen. In die falsche Richtung laufen Modelle, Ärzte für Nicht-Leistungen zu honorieren: *managed corruption*.

Die soziale und persönliche Sicherheit in der gesetzlichen Krankenversicherung sollte niemand durch einen unkontrollierten Markt der privaten Versicherungswirtschaft gefährden. Oft wird vergessen, daß Deutschland mit einem Anteil von 10,4 % am Sozialprodukt die Gesundheitskosten zufriedenstellend GKV-*managed* hat, obwohl oder gerade weil der Dienstleistungsbereich Gesundheitswesen wächst.

Die wissenschaftliche Begleitung Vernetzter Praxen ist eine Herausforderung, weil wir erstmals in Deutschland Patientenkarrieren sektorenübergreifend analysieren können. Das weckt überall Begehrlichkeiten. Aber wir benötigen überprüfte Innovationen. In diesem Sinne begleitet die Wissenschaft die Modellprojekte; manchmal ist sie auch Akteur, in jedem Falle Mahner. Die Wissenschaft bietet Analysen, um die Wirkungen der Neuerungen zu reflektieren und die Richtungen zu justieren.

Die GS_bG dankt dem Verband der Angestellten-Krankenkassen/Arbeiter-Ersatzkassen, der AOK-Schleswig-Holstein und den schleswig-holsteinischen Netz- und Vertragsärzten mit ihrer Kassenärztlichen Vereinigung KVSH – sie haben ihr die komplexe Begleitforschung für die Vernetzten Praxen anvertraut. Herrn Professor Dr. Peter ZWEIFEL (Universität Zürich) und Herrn Dr. Bodo KOSANKE (KVSH) gilt für ihre konstruktive Kritik besonderer Dank.

Hans-Heinrich Rüschmann
Gesellschaft für Systemberatung im Gesundheitswesen (GS_bG)

Kiel, im Juli 1999

VII

Inhalt

1 Zusammenfassung

Das deutsche Gesundheitswesen steht unter Innovationsdruck, die System- und Struktur-schwächen sind nicht mehr länger zu tragen. Problematisch sind die strikte Sektorierung der verschiedenen Gesundheitsbereiche und eine geringe finanzielle Einbindung der Leistungs-erbringer in das Versicherungsrisiko. Der Gesetzgeber hat daher den Rahmen geschaffen, mit innovativen Modellprojekten Lösungsansätze innerhalb der GKV zu erproben.

In Schleswig-Holstein schließen sich Rendsburger Ärzte mit der KVSH und dem VdAK/AEV für das Modellprojekt „Medizinische Qualitätsgemeinschaft Rendsburg MQR“ zusammen; in Kiel gründen Vertragsärzte und KVSH mit der AOK-Schleswig-Holstein das „Regionale Praxisnetz Kiel RPN-K“. Sie wollen über eine verbesserte ärztliche Kooperation die ambulante Patientenversorgung optimieren und Einsparpotentiale im Krankenhaus- und Arzneimittelbereich mobilisieren. Die Ärzte erhöhen ihre Präsenz durch eine Anlaufpraxis, Visitdienste und einen verbesserten fachärztlichen Hintergrunddienst. Leitstellen sollen ein *case management* ermöglichen, insbesondere die ambulante Betreuung eines Patienten ko-ordinieren.

Einsparpotentiale sektorenübergreifend für eine regionale Gruppe von niedergelassenen Ärzten auszuweisen, ist außerordentlich komplex und bedarf konkreter Leistungsdaten der schleswig-holsteinischen Vertragsärzte (ADT-Datensätze der KVSH) und der Krankenhäu-ser (Daten nach § 301 SGB V). Die wissenschaftliche Begleitung – GS_bG – ist erstmals in Deutschland in der Lage, Patientenkarrieren sektorenübergreifend im ambulanten und sta-tionären Bereich mit den durch sie verursachten Kosten aufzuzeigen. Demzufolge orientiert sich ein Großteil der Analysen an der medizinischen Patientenversorgung einer Region. Die Daten der Leistungserbringer sind den Patienten im Behandlungsverlauf zugeordnet (vgl. Abbildung 1). Bisherige Analysen konzentrieren sich demgegenüber auf die Leistungen von Ärzten oder Krankenhäusern ohne Bezug zu Patienten in der Region bzw. einem Bundes-land.

Abbildung 1:   Analytische Blickwinkel auf die Gesundheitsversorgung

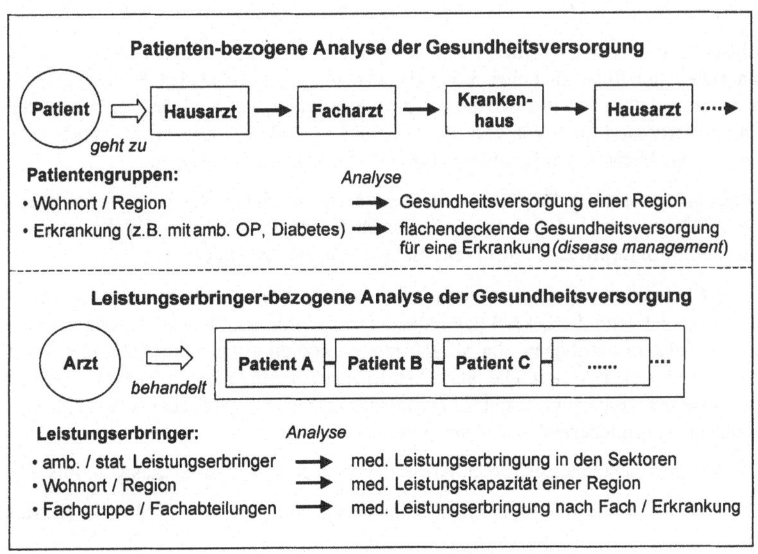

Für den Krankenhausbereich hat die GS$_b$G ein Verfahren entwickelt, mit dem näherungsweise die patientenindividuelle Zurechnung von Kosten vorgenommen werden kann. In Anlehnung an MOKKA (Modulares Klassifikations- und Kalkulationssystem) wird auf den wesentlichen Leistungsbestandteilen einer stationären Versorgung aufgebaut und über einen komplexen Algorithmus die Berechnung von fallspezifischen Kosten ermöglicht.

Der Modellversuch Vernetzte Praxen wird dann als **erfolgreich definiert**, wenn entweder eine Leistungsverbesserung (Qualität) bei konstanten/geringeren Fallkosten oder eine Senkung der durchschnittlichen Fallkosten bei mindestens gleicher/höherer Leistung (Qualität) erzielt wird. Dieses Erfolgskriterium ist unabhängig davon, ob eine höhere Kostengünstigkeit bei Substitutionseffekten auch tatsächlich zu globalen Ausgabensenkungen im stationären Bereich führt; insbesondere unabhängig von Vertragsverhandlungen für den stationären Bereich. Damit bedeutet eine höhere Kostengünstigkeit, daß Einsparpotentiale ausgewiesen werden.

Zur **Erfassung des finanziellen Effektes** der Vernetzten Praxen sind drei Arten von Vergleichsanalysen notwendig: Querschnittanalysen, d. h. Analysen der Patientenkarrieren inner- und außerhalb Vernetzter Praxen und Längsschnittanalysen über den Zeitraum vor und nach Gründung der Vernetzten Praxen. Zusätzlich werden ausgewählte chirurgische und internistische Patientenkarrieren aufgezeigt und gruppenweise untereinander verglichen. Zur Bereinigung von global auftretenden Trends wird grundsätzlich die Änderungsrate der Gesamtkosten „Netzpatienten" der Änderungsrate der Kontrollgruppen gegenübergestellt. Die trend-bereinigte Änderungsrate der Patientenversorgung einer Region ergibt das finanzielle Erfolgspotential der Vernetzten Praxen.

Mögliche Änderungen ihres medizinischen Verhaltens müssen die Ärzte selbst initiieren. Die verbesserte Patientenversorgung soll sich positiv auf die Patienten auswirken und ihre Patientenzufriedenheit steigern. Für diese Fragestellungen sind sowohl Ärzte als auch Patienten nach ihrer Zufriedenheit befragt.

Die **Patienten** schätzen die Qualität der medizinischen Behandlung in der MQR signifikant höher ein als in Schleswig-Holstein, auch wenn das Zufriedenheitsniveau insgesamt sehr hoch ist. Die Patienten sind grundsätzlich sehr zufrieden mit den Informationen über die Behandlung (ca. 88 % auf der Zufriedenheitsskala). Insbesondere heben die Rendsburger Patienten die Gründlichkeit und Sorgfalt der Untersuchungen hervor. Von den ambulant operierten Patienten, die sich an der Befragung beteiligten, würden sich 95,9 % wieder ambulant operieren lassen.

Die **Einschätzungen der Netzärzte** sind bestimmt durch die Phasen des Modellprojekts: Zu Beginn fallen die Einschätzungen positiver aus als gegen Ende des Modellprojekts. Die Ärzte geben an, daß sich ihre Kooperation untereinander und zum örtlichen Krankenhaus tatsächlich verbessert hat. Während des Projektes verändern Ärzte ihr diagnostisches und therapeutisches Verhalten aufgrund von (Qualitätszirkel-)Empfehlungen.

Die **ambulanten und stationären Leistungsdaten** aus Schleswig-Holstein zeigen insgesamt ein äußerst stabiles Leistungsgeschehen im Gesundheitswesen, das durch ambulante Modell- und Strukturprojekte nur in sehr kleinen Schritten zu ändern ist.

Bewirkte Einsparpotentiale summieren sich über ambulante und stationäre Leistungen im Gruppenvergleich und berücksichtigen die Netzinvestitionen. Die Netzärzte werden mit Schleswig-Holstein verglichen, die MQR-Ärzte zusätzlich mit Itzehoe/Steinburg, die RPN-K-Ärzte mit Lübecker Ärzten. Die jährlichen Einsparpotentiale liegen nach Bereinigung um den landesweiten Trend (vgl. Kapitel 5) innerhalb normaler statistischer Schwankungen und insgesamt im Promillebereich der Krankenkassen-Budgets:

- DM 361.000,- Jahreseinsparpotential beim Vergleich MQR mit Schleswig-Holstein.

- DM 409.000,- Jahreseinsparpotential beim Vergleich RPN-K mit Schleswig-Holstein.

▶ Die Vernetzten Praxen sind gemäß der Erfolgsdefinition erfolgreich, da sie bei etwa gleichen Fallkosten eine Struktur- und Prozeßverbesserung der Versorgung in ihrer Region erwirken.

AOK-Versicherte in Schleswig-Holstein (823.357) verbringen 1.516.634 Pflegetage[1] in **schleswig-holsteinischen Krankenhäusern**[2]. Umgerechnet sind dies 1.842 Krankenhaustage/1.000 Versicherte[3]. Im RPN-K steigen die Krankenhaus-Fallzahlen für AOK-Patienten lediglich um 0,92 % (Vergleich 1997 zu 1998), wobei sich die Gesamtkosten im Krankenhaus um −1,21% verringern. In Schleswig-Holstein steigen die Gesamtkosten dagegen um 1,09 % bei einer Fallzahlsteigerung von 1,54 %. In der MQR sinken die Gesamtkosten für die Krankenversorgung der Rendsburger Patienten um −7,44 % (Vergleich 2. Halbjahr 1996 zu 2. Halbjahr 1998) bei einer Fallzahlerhöhung von 0,52 %. Sowohl die Struktur der Behandlungsdiagnosen wie auch der Fallpauschalen und Sonderentgelte zeigen für den kurzen Vergleichszeitraum keine eindeutigen regionalen Veränderungen im Versorgungsgeschehen, die nicht innerhalb normaler statistischer Schwankungen liegen.

Im **ambulanten Bereich** steigt die Punktzahlanforderung der MQR- und RPN-K-Netzärzte im Projektzeitraum etwas geringer als im Landesschnitt. Die Leistungen der Rendsburger und Kieler Netzärzte unterscheiden sich nicht deutlich von denen der Schleswig-Holsteiner Ärzte, insbesondere sind Hausbesuche stabil. Ausnahmen bilden vermehrt geschriebene Arztbriefe und häufigere Konsultationen je Arztpraxis bei einer geringeren Anzahl von Überweisungen, die im schleswig-holsteinischen Vergleich nach der EBM-Reform III/97 um fast 100 % zugenommen haben. Die Anzahl behandelter Notfallpatienten in der MQR nimmt über die Anlaufpraxis zu. Im Arzneimittelbereich zeigen sich regionale Unterschiede in der Therapie; die Substitution von Originalpräparaten durch Generika scheint durch das RPN-K wenig realisiert.

Die Analyse von ambulanten und stationären **Patientenkarrieren** für die Netzregionen ergibt, daß sich die Rendsburger Ärzte in 1998 intensiver um Patienten nach Krankenhausentlassung kümmern (für 7 chirurgische Diagnosen untersucht). Insgesamt ist die ambulante Betreuung vor und nach einer Operation stabil, unabhängig von ambulanter oder stationärer Durchführung. Die Patientenkarriere von identifizierten Diabetikern (AOK-Schleswig-Holstein) ergibt eine regelmäßige Kontrolle der Diabeteseinstellung sowie regelmäßige fachärztliche Konsultationen, allerdings unabhängig von einer Netzregion. Am Beispiel von Patienten mit Kreuzbandruptur wird gezeigt, daß die Inanspruchnahme von Leistungen sektorenübergreifend aufgezeigt und kalkuliert werden kann.

Eine weiterführende **Schwachstellenanalyse** deckt auf, daß die Selbsteinweisungsquote von Kieler Patienten mit internistischen Diagnosen, die auch teilweise ambulant behandelt werden können, mit 52 % recht hoch ist (landesweit 38 %). Häufigste Diagnosen sind Patienten mit Herzinsuffizienz, Diabetes mellitus und sonstigen Formen von chronisch-ischämischen Herzerkrankungen. Auch in der chirurgischen Versorgung scheint die Substitution stationärer durch ambulante Operationen nicht durch das Netz beeinflußt. Differenzierte Analysen weisen einen Verhaltensunterschied von „netzaktiven" Ärzten und übrigen Netzärzten aus.

Im Weiteren ist ein wesentlicher Erfolg Vernetzter Praxen das neue Bewußtsein über die Struktur der ambulanten und stationären Versorgungsrealität in Schleswig-Holstein, das Voraussetzung für weitere Gestaltung im Gesundheitswesen ist. Der Wettbewerb zwischen

---

[1] Pflegetage ohne psychiatrische Fälle

[2] Krankenhäuser in Hamburg oder Niedersachsen, in denen sich schleswig-holsteinische AOK-Versicherte - insbesondere im Hamburger Randbereich - versorgen lassen, können aufgrund der Datenlage nicht berücksichtigt werden. Die tatsächliche Zahl „Krankenhaustage/1.000 Versicherte" ist damit höher als hier angegeben.

[3] *Managed care*-Strategen rechnen mit 250 bis 750 Krankenhaustagen.

ambulanter und stationärer Versorgung führt offensichtlich auch zu besserer Kooperation. Eine Anlaufpraxis hat sich bewährt und ist wirtschaftlich im Krankenhaus zu führen. Die Gesundheitsverwaltung ist flexibler und kundenfreundlicher geworden.

Tabelle 1: Netzerfolg im Überblick der Ergebnisse

Bereich		Ergebnis	Netzerfolg
Stationär	(1)	MQR: Reduktion der Fallzahlen, Verweildauer und Kosten im Krankenhaus	+
	(2)	RPN-K: Stabilität der Fallzahlen je Fachabteilungen und unveränderte Diagnosestruktur	0
	(3)	Stabilität von Anteil und Diagnosestruktur der Kurzlieger	0
	(4)	Regionale Verschiedenheiten der Wiederaufnahmequoten	0
	(5)	Offenlegung der Einspar- und Substitutionspotentiale	± 0
Ambulant	(1)	MQR: Leichte Erhöhung des Punktwertes	+
	(2)	MQR: Erhöhte Steigerungsrate ambulanter Operationen für Rendsburg	++
	(3)	MQR: Steigerung der Zweitmeinungen von Allgemeinärzten	+
	(4)	MQR/RPN-K: Moderate Verringerung der Arzt/Patientenkontakte im Vergleich zu Schleswig-Holstein	+
	(5)	MQR/RPN-K: Intensivere Patientenbehandlung durch aktive Netzärzte	+
	(6)	Kaum Doppeluntersuchungen (anhand Indikatoren) nachweisbar	++
	(7)	MQR: Deutlicher Anstieg geschriebener Patientenbriefe	++
	(8)	Regionale Unterschiede in sonstigen Leistungen für Patienten minimal	0
	(9)	EBM III/97: Auswirkungen auf Punktzahlanforderungen / Leistungsgeschehen offensichtlich gering (mit Ausnahme von Überweisungen und Behandlungsintensität)	0
	(10)	MQR/RPN-K: Einsparungen bei sich selbst	±
Arzneimittel	▪	RPN-K: Verordnungsvolumen steigt moderater als im Landesdurchschnitt	+
	▪	Regionale Differenzen im Verordnungsverhalten (z. B. Kiel und Lübeck)	0
	▪	Substitutionspotential Originalpräparate durch Generika nicht wesentlich verändert	0
	▪	Kaum Einsparungen	-
Leitstelle	▪	Effektivität schwer nachzuweisen	0
Patientenkarrieren	(1)	MQR: Intensivierung ambulanter Betreuung nach chirurg. Operationen	+
	(2)	Ambulante Betreuung vor und nach einer Operation unabhängig von stationärer oder ambulanter Durchführung, insgesamt auf konstant hohem Niveau	+
	(3)	RPN-K: Großteil der O.K.-Fälle im Beobachtungszeitraum im Krankenhaus	-
	(4)	RPN-K: Patientenkarriere für einzelne Indikationen (z. B. Kreuzbandruptur) mit zugehörigen Kosten kalkulierbar (insbesondere veranlaßte Leistungen)	0
	(5)	AOK: Dichte fachärztliche Betreuung von (identifizierten) Diabetikern, aber netzunabhängig	++
Schwachstellenanalyse	▪	Fallzahlzuwachs für aktive Netzärzte	± 0
	▪	Differenzierung in aktive Netzmitglieder und übrige Netzärzte	0
Patientenmeinung	▪	MQR: Insgesamt positive Arztbewertung	+
	▪	MQR: Qualität signifikant höher bewertet für MQR als für S.H.	+
	▪	MQR: Höherer Grad an Zweitmeinung eingeholt	+
	▪	MQR: Mit medizinischer Qualität der Anlaufpraxis nicht so zufrieden	-
	▪	MQR: Hausarzt koordiniert nicht die Pflege nach einer ambulanten OP	-
	▪	Bekanntheitsgrad MQR verbesserungswürdig	0
Arztbefragung	▪	MQR: Trend zur Änderung von Diagnostik und Therapie aufgrund von Empfehlungen	+

▪ Zufriedenheit mit MQR-Entwicklung	+
▪ MQR: Trend zur Teilnahme an Qualitätszirkeln	+

Bewertung: ++: sehr positiver Erfolg; +: eher positiver Effekt; 0: neutral, Dokumentation über Begleitforschung; -: eher negativer Effekt; --: kein Erfolg.

Die erhofften Einsparpotentiale können unter den grundsätzlichen Vorbedingungen des Gesundheitswesens (1. sektorale Budgets mit absoluter Deckelung, 2. konkurrierende und in der Wirkung gegenläufige Entgeltsysteme im Krankenhaus, 3. unzureichende zeitnahe Datentransparenz, insbesondere Arznei- und Heilmittel) und struktureller wie organisatorischer Probleme vor Ort noch nicht erreicht werden:

- Die Patienten/Versicherten sind nicht aktiv im Modellprojekt eingebunden und haben wenig Anreiz, medizinische Leistungen in veränderten Strukturen in Anspruch zu nehmen.

- Das Krankenhaus ist nicht von Anfang an aktiv in die Entwicklungen einbezogen.

- Die finanziellen Steuerungselemente sind häufig pauschal verteilt.

- Die Ärzte haben sich analog ihrer Selbstverwaltung organisiert und verfügen noch nicht über ein verantwortliches Management, das Konsequenzen bei ausbleibender Zielerreichung tatsächlich umsetzen darf.

- Die Vernetzten Praxen können sich aufgrund unzureichend zeitnaher Leistungs- wie Kostendaten und unklarer Zieldefinition nicht ausreichend steuern.

- Den Beteiligten fehlt noch *know how* zur Erstellung und Umsetzung von medizinischen Leitlinien, die die gesamte indikationsbezogene Patientenversorgung umfassen.

Die Vertragspartner und Ärzte bündeln die Erfahrungen aus der MQR und RPN-K, um über weiterführende Modellprojekte die Effizienz der Gesundheitsversorgung schrittweise zu verbessern. Sicherlich wird das Management der Vernetzten Praxen professionalisiert und auch vertraglich umgesetzt (z. B. GbR, GmbH) sowie weitere Leistungserbringer einbezogen. Insbesondere die finanziellen Steuerungsmechanismen im Rahmen der GKV bedürfen weiterer Entwicklung, beispielsweise über neu definierte Budgets, die sowohl Ressourcen aus dem ambulanten wie stationären Sektor enthalten, über ein „Indikationsbezogenes Gesundheitsnetz I$_b$GN" mit Voraussetzung ambulant-stationären Fallpauschalen oder Komplexpauschalen. Auch Management- Instrumente des amerikanischen *managed care* können zur Weiterentwicklung Vernetzter Praxen erprobt werden.

Die transparente Darstellung von Patientenkarrieren und Kostenkalkulationen ermöglichen selbststeuernde Anreizmechanismen im Gesundheitswesen und fördern weitere innovative Entwicklungen.

2 Innovationsdruck auf das deutsche Gesundheitssystem

Die Krankenversicherung als Solidargemeinschaft hat die Aufgabe, die Gesundheit der Versicherten zu erhalten, wiederherzustellen oder ihren Gesundheitszustand zu bessern (§ 1 SGB V). Dementsprechend ist die Gesetzliche Krankenversicherung (GKV) heute zu einem der Intention nach bevölkerungsumfassenden System zur Bereitstellung vollständiger medizinischer Versorgung geworden. Zum Solidarprinzip gibt es in den Augen der Bevölkerung keine Alternative[4]; die Akzeptanz der sozialen Sicherungssysteme ist in der jüngeren Generation nicht geringer als in der älteren. Daß dieses Soziale inklusive der Gesundheitsversorgung ein knappes Gut ist und seinen hohen Preis hat, ist dagegen allgemein eher nicht bekannt und kaum mehrheitsfähig[5].

Das umfassende Sozial- und Gesundheitssystem ist in der Krise. Die Ausgaben der medizinischen Versorgung in Deutschland steigen seit 1960 kontinuierlich. Selbst die Kostendämpfungsgesetze[6] ab Mitte der Siebziger Jahre können die Ausgabenflut der GKV nicht eindämmen, auch wenn die GKV-Ausgaben, gemessen am Bruttoinlandsprodukt (BIP), bis zur Wiedervereinigung relativ stabil bei rund 6 % liegen. Bis 1997 sind die GKV-Leistungsausgaben bereits auf ca 7,4 %[7] des BIP angehoben, für die gesamten Gesundheitsausgaben werden rund 10,4 % am BIP veranschlagt – das beunruhigt viele Gesundheitspolitiker, auch weil Deutschland im internationalen Vergleich[8] nach den U.S.A. Rang 2 belegt.

Abbildung 2:   GKV-Gesamtausgaben für Leistungen[9]

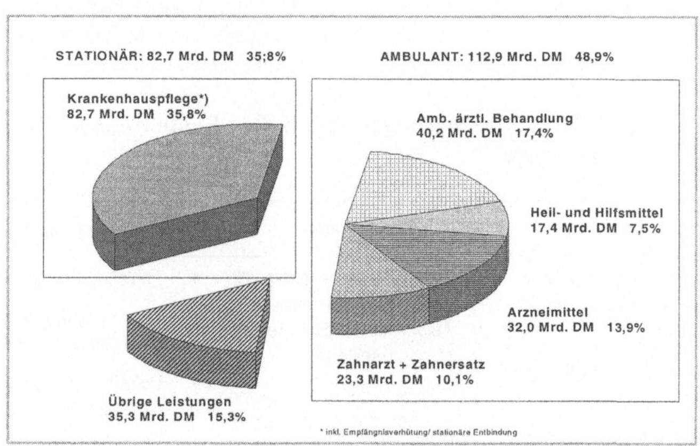

---

[4]   RINNE und WAGNER (1996)

[5]   SCHÄFER (1998)

[6]   Die Gesetze in zeitlicher Reihenfolge: Krankenversicherungs-Kostendämpfungsgesetz (KVKG) vom 27.6.1977; Kostendämpfungsergänzungsgesetz (KVEG) vom 22.12.1981; Krankenhaus-Kostendämpfungsgesetz (KHKDG) vom 22.12.1981; Haushaltsbegleitgesetz (HHBG) vom 20.12.1982; Krankenhaus-Neuordnungsgesetz (KHNG) vom 20.12.84; Gesundheitsreformgesetz (GRG) vom 8.12.1988; Gesundheitsstrukturgesetz (GSG) vom 9.12.1992; 1. Neuordnungsgesetz (1. GKV-NOG) vom 01.07.1997; 2. Neuordnungsgesetz (2. GKV-NOG) vom 01.07.1997; GKV-Solidaritätsstärkungs-Gesetz (GKV SolG) vom 01.01.1999; GKV-2000 in Vorbereitung (als Referentenentwurf)

[7]   VdAK/AEV (1998)

[8]   DÜLLINGS (1998)

[9]   Quelle: BMG, VdAK/AEV (1998)

Andere Wirtschaftszweige dagegen, insbesondere aus dem Dienstleistungs- und Kommunikationsbereich, begrüßen eine steigende Entwicklung im Verhältnis zum BIP und sichern ihre wachsenden Marktanteile. Sie argumentieren, daß die Präferenzen der Individuen mit steigendem Einkommen (das sich auch am steigenden BIP für die Gesamtbevölkerung ausdrückt) zu steigenden Gesundheitsausgaben führen kann, genauso wie die Ausgaben für Reisen, Unterhaltung und andere Luxusgüter steigen. Demnach wäre der Gesundheitsmarkt ein prosperierender Wirtschaftsfaktor in Deutschland – so die der Gesundheitsverwaltung entgegenstehende Auffassung von Wirtschaftsexperten. Einig sind sich Sozialpolitiker, Wirtschaftsexperten und Gesundheitsadministration darin, daß der internationale Wettbewerb einen Innovationsschub im deutschen Gesundheitswesen erzwingt, weil die System- und Strukturschwächen nicht einmal mehr bei stetigem Wirtschaftswachstum finanziell getragen werden können. Insgesamt muß das Leistungs-Kosten-Verhältnis optimiert werden.

Einer der zentralen Defekte der sozialen und gesundheitlichen Sicherung liegt in der Koppelung der Sozialsystemfinanzierung an die Arbeitsverträge der Menschen: Mit jedem Mehr an Sozialem wird der Faktor Arbeit teurer; die Menschen werden immer weniger wettbewerbsfähig gegenüber Maschinen und Robotern im eigenen Land und gegenüber anderen Volkswirtschaften. Damit produziert das Soziale immer mehr Arbeitslosigkeit. Diese wiederum verstärkt den Ruf nach dem Sozialen, das Soziale reproduziert sich selbst und schafft immer mehr Unsoziales. Eine teilweise Entkoppelung von Sozialsystemfinanzierung und Arbeitsverträgen ist deshalb notwendig (siehe auch **Rahmenbedingungen** Tabelle 2).

Unter dem Dach der staatlich verordneten Sozialsystemfinanzierung können sich Monopolstrukturen entwickeln und bis heute nahezu unverändert halten. Auch die parafiskalen Einrichtungen im Gesundheitswesen – vorrangig Krankenkassen und Kassenärztliche Vereinigungen – sind Strukturen, denen es an Wettbewerb untereinander bisher mangelt. Wie auf allen Märkten, so gilt auch hier, daß Strukturen, die keinem wirksamen Wettbewerb ausgesetzt sind, keinem Zwang zu effizientem und innovativem Handeln unterliegen und deshalb zu schlechteren Leistungen bei überhöhten Kosten und Preisen tendieren.

Tabelle 2: Rahmenbedingungen verstärken System- und Strukturkrise in der GKV[10]

Rahmenbedingungen	Strukturkrise	Systemkrise
• Steigende Altersausgaben / demographische Struktur der Bevölkerung	• Organisatorische, personelle, apparative und finanzielle Autonomie der einzelnen Versorgungssektoren	• Fehlende Preissteuerung
• Medizinisch-technischer Fortschritt		• Preisunabhängige Nachfrage nach Gesundheitsleistungen
• Sozialtransfer / Lohnfortzahlung	• Defizite in der Kommunikation und Koordination im Gesamtbereich der medizinischen und pflegerischen Versorgung	• Defizitäre Reglementierung anbieterdeterminierter Nachfrage
• Steigende Anzahl von Rentnern / Einführung flexibler Altersgrenzen	• Kostenträger ohne Steuerung des Leistungsgeschehens	• Staatliche Kapazitätsplanung statt Leistungswettbewerb
• Sinkende Lohnquote durch Arbeitsl., Teilzeitarbeit etc.	• Personalintensive Leistungserbringung	• Kollektivverträge statt individueller Regelungskompetenz
		• Geringe Steuerbarkeit von Versicherten / Mißbrauch

Der „Wettbewerb" wird gerade im Gesundheitswesen häufig in den Gegensatz zu „sozial" gestellt und sogar als unsozial bezeichnet, weil er die Mentalität der Ellbogengesellschaft

---

[10] Eigene Analysen und Anregungen von EICHHORN und SCHMIDT-RETTIG (1998), HENKE (1995), BREYER undZWEIFEL (1998)

fördere, sozialdarwinistisch und damit einseitig zu Lasten der Kranken sei. Dabei werden zwei wichtige Elemente des Wettbewerbs übersehen: Wettbewerb ist der effizienteste Mechanismus zur Entwicklung von Innovationen und zur Begrenzung von Macht und Machtmißbrauch.

Die beste Sozialpolitik ist deshalb die Stärkung der Eigenverantwortung der Menschen, der Leistungsgerechtigkeit, des Wettbewerbs und der Systemoffenheit. Das Soziale ist nicht eine Frage der guten Absichten, sondern der Leistungskraft des Wirtschaftssystems [11].

Die Leistungskraft der Gesundheits-Wirtschaft wird zukünftig vermehrt Ineffizienzen im System aufdecken, um sie möglichst abzubauen. So können mit wettbewerblichen und damit marktorientierten, ökonomischen Steuerungselementen die sozialen Errungenschaften der GKV erhalten werden. Der Grundsatz der horizontalen Versorgungsgerechtigkeit in der GKV bleibt dann finanzierbar: Alle Patienten mit gleicher Krankheit sollen bestmöglich behandelt werden – unabhängig von ihrem Einkommen, dem Wohnort oder ihrem Versicherungsstatus.

All diese Grundsätze sind prinzipiell in den Sozialgesetzbüchern verankert, müssen aber immer wieder neu in die Tat umgesetzt werden. Angesichts der Finanznot der Gesetzlichen Krankenkassen werden kurzfristig wirksame „Notlösungsprogramme" diskutiert und sind beispielsweise über das GKV-SolG auch umgesetzt: Die Festschreibung der Budgetierung jeglicher Sektoren im Gesundheitswesen ist hierfür ein Beispiel. Kurzfristige Lösungen zur Verbesserung der Finanzierungsbasis können nicht mehr– wie in der Vergangenheit teilweise üblich – in der Erhöhung der Beitragssätze liegen (vgl. Tabelle 2). Die Finanzierungsbasis der Krankenkassen kann auch nicht über die Selbstbeteiligung der Versicherten bei Leistungsinanspruchnahme erhöht werden, weil dies in Deutschland prinzipiell als „unsolidarisch" gilt, da durch Zuzahlungen die Kranken – und insbesondere die chronisch Kranken – benachteiligt würden. [12] Angesichts des großen Wählerpotentials der Rentner ist in Zukunft auch nicht davon auszugehen, daß ihre Beiträge zur Krankenversicherung steigen, um die Schere zwischen Beitragssatz und Kosten der Leistungsinanspruchnahme zu verringern.

Kurzfristige Lösungen zur Verbesserung der Finanzierungsbasis haben also ausgedient und dürfen die dringend notwendigen strukturellen und systemischen Neuerungen nicht länger hinausschieben.

Aufgrund der **Strukturkrise** im deutschen Gesundheitswesen mahnen Experten schon lange erhebliche Effizienzreserven an, die vor allem in der Autonomie der einzelnen Versorgungssektoren zu suchen sind und unter dem Schlagwort „Verzahnung" bekannt sind (vgl. Tabelle 2). Die strikte Budgetierung des ambulanten und stationären Bereichs fixiert diese Autonomie. Die nebeneinander arbeitenden Versorgungssysteme halten in ähnlicher Weise High-Tech-Medizin und hochqualifiziertes Personal vor und müssen sie teuer finanzieren. Die vertikale Versäulung [13] drückt sich auch dadurch aus, daß die jeweiligen Leistungserbringer kaum sektorenübergreifend – ambulant, stationär, rehabilitativ – tätig sein können. Die Betreuung einer gesamten Patientenkarriere, insbesondere für ein Krankheitsbild, ist trotz des hohen Ressourceneinsatzes nahezu unmöglich.

Die Krankenkassen als Kostenträger haben nur geringe Möglichkeit, in diesen Prozeß der Leistungserbringung einzugreifen (**Systemkrise**, vgl. Tabelle 2) und damit auch ihre Ausgaben zu steuern (vgl. Abbildung 2).

---

[11] In Anlehnung an SCHÄFER (1998) und seinen weiteren Ausführungen anläßlich des schleswig-holsteinischen Kassenärztetages in 1998.

[12] Die Mehreinnahmen der Krankenkassen über eine Erhöhung der Zuzahlungen für Arzneimittel in den Jahren 1997/1998 sind von der neuen Regierungskoalition durch das GKV-SolG ab 1999 wieder reduziert

[13] EICHHORN u SCHMIDT-RETTIG (1998)

Die Nachfrage nach Gesundheitsleistungen ist preisunabhängig (vgl. Abbildung 3) sowohl seitens der Patienten, aber auch seitens der Kostenträger, die kaum über individuelle Vertragsgestaltungen preisregulierend eingreifen können. Kapazitäten im ambulanten wie im stationären und rehabilitativen Bereich können so fortgeschrieben werden, ohne daß sich die Anbieter im Leistungswettbewerb behaupten müssen. Der Arzt öffnet die Zugänge zu den Versicherungsleistungen ohne externe Kontrolle und unterhält damit wiederum die Überkapazitäten.

Abbildung 3:　　Nicht-Markt im deutschen Gesundheitswesen

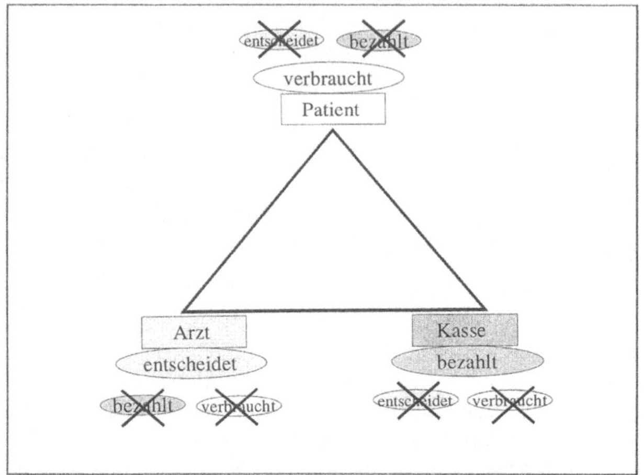

Alternative Versorgungskonzepte sollen regional Lösungsansätze erproben, die aus der Struktur- und Systemkrise führen sollen, damit Neuerungen nicht ohne eingehende und intensive Prüfung allgemeinverbindlich in der GKV umgesetzt werden. Einheitliches Ziel aller Bemühungen ist eine Verzahnung von ambulanter, stationärer und rehabilitativer Versorgung für ein abgestuftes, integriertes Versorgungssystem[14]. Hierfür existiert bereits ein sozialgesetzlicher Rahmen (vgl. Kapitel 2.1; Kapitel 2.4).

Dem vertragsärztlichen System fehlen bisher Komponenten, um die ärztliche Kooperation zu fördern[15], da Einzelleistungsvergütung in der Einzelpraxis das Fundament der vertragsärztlichen Versorgung darstellt. Anreize für den niedergelassenen Bereich zur Facharztüberweisung anstatt einer Krankenhauseinweisung sind gering. Spezialisierte Schwerpunktpraxen können teilweise die stationäre Diagnostik und Therapie ersetzen. Wegen nicht ausreichend vorhandener ambulanter Behandlungsmöglichkeiten, speziell in ländlichen Regionen, dient z. T. das Krankenhaus als Facharztersatz. Der Medizinische Dienst der Krankenkassen MDK stellt in einem Gutachten fest[16], daß bei mehr als 20 Prozent aller Patienten eine Aufnahme aus medizinischer Sicht vermeidbar gewesen wäre, soweit alternative Versorgungsstrukturen im ambulanten Bereich vorhanden gewesen wären.

Auch im Krankenhausbereich bedarf es struktureller Veränderungen: Erkrankungen können statt akut-stationär auch vor-stationär oder teil-stationär behandelt werden. Die Einrichtung einer fachärztlich besetzten, interdisziplinären Aufnahmestation verringert die Zahl unnötig

---

[14]　Rüschmann HH (1998)

[15]　Kosanke (1997)

[16]　MDS (1997)

im Krankenhaus behandelter Patienten. Das Ambulante Operieren kann insbesondere am Krankenhaus durch Nutzung der vorhandenen Möglichkeiten bzw. durch Schaffung der strukturellen und organisatorischen Voraussetzungen ausgebaut werden.

Diese systemischen und strukturellen Defizite können letztlich nur aufgelöst werden, wenn das **Finanzierungssystem** einen leistungsorientierten Wettbewerb sektorenübergreifend ermöglicht. Nicht leistungsfähige Versorgungsstrukturen werden die Patientenwünsche nicht mehr befriedigen und dem Wettbewerb nicht standhalten, so daß sie aus dem Markt ausscheiden. Hierfür muß der Gesetzgeber vorrangig die nötigen Rahmenbedingungen schaffen.

2.1 Sozialgesetzlicher Rahmen für innovative Entwicklungen im ambulanten Bereich

Die traditionelle Weiterentwicklung der GKV bestand bisher in der Einführung neuer (medizinischer) Leistungen, Maßnahmen und Verfahren (sogenannte Erprobungsregelungen des SGB V §§ 63 bis 68)[17]. Der Gesetzgeber reagierte mit dem 2. GKV-Neuordnungsgesetz vom Juli 1997 auf den organisatorischen und strukturellen Gestaltungsbedarf in der gemeinsamen Selbstverwaltung und regelte die **Modellvereinbarungen (§§ 63 – 68 SGB V)** unter der Überschrift „Weiterentwicklung der Versorgung" neu[18]. Die Krankenkassen und ihre Verbände – auf Bundes- und Landesebene – können im Rahmen ihrer gesetzlichen Aufgaben Modelle sowohl durchführen als auch vereinbaren (§ 63 SGB V) mit dem Ziel, insbesondere die Wirtschaftlichkeit und Qualität der Versorgung zu erhöhen; dieselbe Möglichkeit wird auch den Kassenärztlichen Vereinigungen bzw. der Kassenärztlichen Bundesvereinigung eingeräumt (§ 63 Abs. 6 SGB V). Modelle können explizit zur Weiterentwicklung der Verfahrens-, Organisations-, Finanzierungs- und Vergütungsformen der Leistungserbringung beitragen (sog. Strukturmodelle; § 63 Abs. 1 SGB V). Aber auch Inhalte von Leistungen zur Verhütung und Früherkennung von Krankheiten sowie zur Krankenbehandlung insgesamt können verbessert werden, soweit diese noch nicht zu den Leistungen der Krankenversicherung gehören (sog. Leistungsmodelle oder medizinische Modelle, § 63 Abs. 2 SGB V). Grundsätzlich gilt auch bei Modellvorhaben das Leistungsrecht und das Leistungserbringerrecht des SGB V[19].

Der Gesetzgeber betont, daß für die Finanzierung von Modellvorhaben der Grundsatz der Beitragssatzstabilität gilt. Das bedeutet, daß die Mehraufwendungen für die Durchführung eines Modellvorhabens durch die aus dem Modellvorhaben resultierenden Verbesserungen der Wirtschaftlichkeit und damit verbundenen Kostensenkungen zu kompensieren sind[20]. Zum Nachweis der Wirtschaftlichkeit sind vom Bundesministerium für Gesundheit (BMG) hohe Anforderungen an die wissenschaftliche Begleitung eines Modellversuches gestellt[21].

Um dem Gestaltungswillen der Selbstverwaltung weiteren Raum zu gewähren, können nach **§ 73a SGB V** über **Strukturverträge** die KVen gemeinsam mit den Verbänden der Krankenkassen innerhalb der Gesamtverträge neue Versorgungs- und Vergütungsstrukturen ver-

---

[17]   Sozialgesetze der Krankenversicherung '95, S. 199 ff

[18]   SGB V (1997) S. 77 ff; Vgl. Kapitel 10 „Verträge und Material"

[19]   ORLOWSKI (1998)

[20]   SCHMIDT-BODENSTEIN (1997)

[21]   Diese Auffassung vertritt das BMG insbesondere bei der Genehmigung des Modellversuchs MQR vom 27.09.1996.

einbaren[22]. Hierbei wird dem vom Versicherten gewählten Hausarzt oder einem vom Versicherten gewählten Verbund haus- und fachärztlich tätiger Vertragsärzte (Vernetzte Praxen) die Verantwortung für die vertragsärztlichen Leistungen sowie die ärztlich verordneten oder veranlaßten Leistungen übertragen. In die „Budget-Verantwortung" dieser Ärzte oder vernetzten Strukturen können auch die veranlaßten Ausgaben für Arznei-, Verband- und Heilmittel sowie weitere Leistungsbereiche einbezogen werden. Darüber hinaus ist gesetzlich verankert, daß für Ärzte wie Versicherte (und die Krankenkassen) die Teilnahme an derartigen Versorgungsstrukturen freiwillig ist[23]. Strukturverträge müssen – wohl aufgrund ihrer Einbindung in die Gesamtverträge – nicht wissenschaftlich begleitet werden, wohl aber ihren Nutzen darlegen.

Im Zuge der Budgetierungsmaßnahmen entfaltet das GKV-Solidaritätsstärkungsgesetz (GKV-SolG) seit Beginn 1999 weitreichende Folgen für neue Versorgungsformen und innovative Praxisnetz-Verträge. Das GKV-SolG bezieht nämlich auch die Vergütung im Rahmen von Strukturverträgen in das allgemeine Honorarbudget für ärztliche Leistungen mit ein. Das Gesetz begrenzt damit den zulässigen Anstieg der Vergütungssumme künftiger Praxisnetze auf den Anstieg der Grundlohnsumme im Jahre 1998. Dies schließt auch mögliche Beiträge zur Anschubfinanzierung und alle Sonderleistungen mit ein, die ggf. im Rahmen eines solchen Vertrages ambulant erbracht werden[24].

Von dieser strikten Begrenzung ausgenommen sind nur Strukturverträge, die bereits vor dem 30.11.1998 geschlossen worden sind[25]. Für Leistungen im Rahmen dieser Verträge läßt das Gesetz im Jahre 1999 ein zusätzliches Wachstum der Vergütungssumme von maximal 0,6 % gegenüber 1998 (bzw. von maximal 1,2 % gegenüber 1997) zu. Dies bedeutet, daß innovative Verträge weitgehend auf der Rechtsgrundlage von Modellvorhaben (§ 63 ff SGB V) konzipiert sein müssen[26].

Nach bisherigem Recht mußte eine Gesetzliche Krankenkasse für jedes Modellvorhaben einzeln eine eigene Satzungsänderung durchführen, wobei der Zweck und die vertraglichen Regelungen zur Durchführung des Modellvorhabens genau zu beschreiben waren. Die Satzungsänderung mußte von der zuständigen Aufsicht genehmigt werden und war jeweils mit einer Sonderkündigungsmöglichkeit für die Versicherten verbunden[27]. Um diese Hürden für die Einführung von Modellvorhaben auf seiten der Krankenkassen zu beseitigen, werden die Regelungen zur Prüfung von Satzungsänderungen gelockert. Mit Inkrafttreten des GKV-SolG müssen die Kassen in ihrer Satzung künftig nur noch allgemeine Angaben zu Modellvorhaben machen. Modellvorhaben sind nicht von den Budgetierungsmaßnahmen des GKV-SolG erfaßt. Das Gebot der Wahrung der Beitragssatzstabilität gilt jedoch explizit auch für sie. Dabei besteht grundsätzlich die Möglichkeit, Investitionen, Anschubfinanzierungen oder Sonderleistungen im Rahmen des Modellvorhabens mit erwarteten Einsparungen innerhalb der Gültigkeitsdauer des Vertrages (max. 8 Jahre) zu verrechnen. Bei der Beurteilung, ob das Gebot der Beitragssatzstabilität gewahrt bleibt, gibt es sicher einen Ermessensspielraum.

---

[22] Strukturverträge sind durch das 2. NOG seit Juli 1997 eingeführt – die GKV-Gesundheitsreform 2000 (Referentenentwurf) möchte diesen Paragraphen zugunsten einer „Integrierten Versorgung § 140 SGB V" streichen; vgl. Kapitel 10 „Verträge und Material"

[23] SCHMIDT-BODENSTEIN (1997), ORLOWSKI (1998)

[24] KBV (1999); vgl. Kapitel 10 „Verträge und Material"

[25] Dies sind im gesamten Bundesgebiet 29 Verträge in 12 KV, davon 15 Verträge zur Errichtung von Praxisnetzen und 14 zur Förderung Ambulanter Operationen.

[26] KBV (1999)

[27] KBV (1999) S. 36

2.2 Innovative Entwicklungen im Krankenhausbereich

Im Krankenhaus hat die Abschaffung des Selbstkostendeckungsprinzips durch das Gesundheitsstrukturgesetz 1993 und die Bundespflegesatzverordnung '95 (BPflV '95) bereits einen Veränderungsdruck erzeugt. Die durchschnittliche Verweildauer wurde von 13,4 Tagen 1991 auf 11,4 Tage verringert[28]. Die mit der BPflV '95 eingeführten Fallpauschalen und Sonderentgelte bewirkten für diese Krankenhausfälle mit zugehöriger Therapie/Diagnose (OPS 301/ICD) eine noch deutlichere Verkürzung der Liegezeiten.

Durch diese Verkürzung der Liegezeiten sind Überkapazitäten an Betten verdeutlicht. So zwingt das wettbewerbsorientierte Finanzierungssystem zur Erhöhung der Leistungsqualität, denn nur bessere Leistungen ziehen Patienten zur Behandlung in ein bestimmtes Krankenhaus. Mit erhöhten Fallzahlen oder bereinigten Fallstrukturen kann das Krankenhaus die Effizienz der Leistungserbringung steigern und Überschüsse erwirtschaften. Ein starrer Bettenplan wird dem flexiblen Leistungswettbewerb und den sich ändernden Patientenpräferenzen nicht mehr gerecht.

Daher kann sich eine neue Krankenhausrahmenplanung – wie in Schleswig-Holstein vom Sozial- und Gesundheitsministerium initiiert[29] - in ihrer Methodik an Benchmarks orientieren, d. h. allgemein an besseren Versorgungslösungen. Hierfür stehen bundesweit leistungsfähige Krankenhäuser, die beispielsweise gute Versorgungslösungen für ambulantes Operieren oder frühzeitige Einbindung nachstationärer Versorgung anbieten. Insgesamt untersucht die Rahmenplanung alle Therapiewege bei verschiedensten Behandlungsanlässen hinsichtlich Art und Intensität der Versorgung. Hieraus lassen sich Empfehlungen zur Gestaltung des zukünftigen Leistungsangebots der Krankenhäuser ableiten. Insgesamt fördert der neue Krankenhausrahmenplan die bessere Verbindung von ambulanter und akutstationärer Versorgung genauso wie die Verzahnung beider Bereiche mit der Rehabilitation.

Innerhalb einer flexiblen Krankenhausrahmenplanung können Krankenhäuser den Kostenträgern innovative Versorgungsangebote anbieten und auch neue Vergütungssysteme erproben.

Im Krankenhausbereich regelt die BPflV '95 in § 26 Modellvorhaben[30], die zur Entwicklung und Erprobung neuer Fallpauschalen und pauschalierter Sonderentgelte vereinbart werden können. Diese Modelle müssen - wie im ambulanten Bereich - wissenschaftlich begleitet werden. Die Ergebnisse sind den Vertragsparteien auf Landesebene, dem Landespflegesatzausschuß und der für die Genehmigung zuständigen Landesbehörde vorzulegen. Mit Zustimmung können sie von den üblichen Entgeltkatalogen abweichen mit dem Ziel, einzelne Entgelte aus den Katalogen weiterzuentwickeln.

2.3 Finanzielle Steuerung der ärztlichen Leistungserbringung

Die Gesundheit der Bevölkerung ist in Deutschland ein soziales Gut; dies bedeutet einerseits Sicherheit und Schutz für den einzelnen Menschen. Andererseits leitet der Staat aber auch die Steuerung der medizinischen Leistungserbringung aus diesem Grundsatz ab, da die Gesundheit der Bevölkerung ein staatliches Interesse darstellt. Insbesondere im ambulanten Be-

---

[28] DÜLLINGS (1998)

[29] RÜSCHMANN HH und SCHMOLLING (1999)

[30] Vgl. Kapitel 10 „Verträge und Material"

reich ist die kollektive Steuerung der niedergelassenen Ärzte grundsätzlich möglich, da sie von den Gesetzlichen Krankenkassen eine Gesamtvergütung erhalten. Die Honorarverteilung hat die Kassenärztliche Vereinigung übernommen, wodurch der Verteilungskampf rein innerärztlich gehalten wird. Honorierung und Finanzierungsmodus betreffen im niedergelassenen Bereich alle Ärzte gleichermaßen und entfalten ihre Wirkung (vgl. auch Kapitel 6 und 8).

Die Ärzte ihrerseits steuern die Erstellung und Verteilung von Gesundheitsleistungen in einer Schlüsselposition. Die ambulant tätigen Ärzte entscheiden als erste über Diagnostik, Therapie, Verschreibung und Überweisung an andere Anbieter medizinischer Leistungen. Gegenüber dem Patienten erfüllt der Arzt eine Doppelrolle: zum einen als Anbieter von Leistungen, zum anderen aber als Berater bei der Entscheidung, welche Leistung der Patient nachfragen sollte. Der Patient delegiert die Auswahl über medizinische Leistungen an den in aller Regel besser informierten Arzt. Für den einzelnen Behandlungsfall ist es also plausibel, daß der Arzt und nicht der Patient die Nachfragemenge determiniert (**anbieterdeterminierte Nachfrage**). Insbesondere gilt dies im Sachleistungsprinzip der GKV, durch die der Patient über eigene Zuzahlungen kaum in der Leistungsinanspruchnahme beeinflußt wird. Wenn der Arzt die Nachfrageentscheidung wie ein perfekter Sachwalter des Patienten fällt, hat dieser Sachverhalt keine Konsequenzen. Kritisch wird es erst, wenn er in die Entscheidungen, die er stellvertretend für den Patienten trifft, seine eigenen Interessen einfließen läßt (**angebotsinduzierte Nachfrage**).

▶ Die Entscheidungen der Ärzte[31] sind damit maßgeblich von den Anreizen geprägt, die durch die Form der Vergütung ihrer Leistungen vermittelt werden[32].

Die Entwicklung der vertragsärztlichen Vergütung über die Einzelleistungsvergütung zur Praxisbudgetierung unterhalb einer budgetierten Gesamtvergütung ist ein Beispiel dafür, daß „das Geld nicht unbedingt der Leistung folgt", sondern insbesondere auch „die Leistung dem Geld". Auch die Entwicklung der stationären Vergütung ist ein Beispiel für die Ausrichtung der medizinischen Leistungserbringung nach der Finanzierung (Selbstkostendeckung versus Sonderentgelte und Fallpauschalen).

▶ Für die Steuerung der medizinischen Leistungen im Gesundheitssystem hat dies die Konsequenz, daß der Arzt (bzw. Leistungserbringer) nicht durch finanzielle Anreize verleitet werden sollte, seine Sachwalterposition dem Patienten gegenüber aufzugeben.

▶ Das Ziel eines intelligenten, sektorenübergreifenden Vergütungssystems muß sein, Bedingungen für eine effiziente Produktion medizinischer Leistungen bei hoher Qualität zu schaffen.

2.4 Sozialgesetzlicher Entwurf einer integrierten Versorgung ab dem Jahr 2000

Während die Basis – Ärzte, KVSH und regionale Krankenkassen - in Schleswig-Holstein an der schwierigen Umsetzung der Ziele Vernetzter Praxen arbeitet, geht die bundesweite gesundheitspolitische Diskussion weit über die Vernetzung von Praxen hinaus. „Integrierte Versorgung" heißt das weiterführende Ziel, um starre Versorgungsstrukturen aufzubrechen. Im Referentenentwurf eines Gesetzes zur Reform der gesetzlichen Krankenversicherung ab

---

[31] Dies betrifft nicht nur Ärzte bzw. Krankenhäuser, sondern auch Rechtsanwälte und eine Reihe anderer (Freier) Berufe.

[32] BREYER (1984); ZWEIFEL (1982); REINHARDT (1985)

dem Jahr 2000 (GKV-Gesundheitsreform 2000)[33] sind diese Ideen z. B. in einem eigenen Kapitel § 140 zusammengefaßt. Demzufolge müssen sich bisherige Gesetzesvorschriften, die auch für die Gründung Vernetzter Praxen von Bedeutung waren[34], ändern.

Der Entwurf sieht folgendes vor:

<u>Modellvorhaben nach §§ 63 ff. SGB V</u> sind weiterhin möglich; der Vertragsabschluß ist eher vereinfacht, da auf Bundesebene keine allgemeinen Grundsätze vereinbart werden müssen (§ 64 Abs. 2 SGB V). Auch können Vertragspartner Gruppen von Leistungserbringern sein (§ 64 Abs. 1 SGB V). Die hausärztliche Versorgung wird im Rahmen der Modelle, aber auch in der integrierten Versorgung grundsätzlich gestärkt und teilweise neu definiert. Versicherte sollen über einen Bonus sogar einen finanziellen Anreiz erhalten, einen Primärarzt aufzusuchen (§ 65 a).

Der <u>§ 73 a „Strukturverträge" SGB V</u> wird aufgehoben, da es mit der Einführung integrierter Versorgungsformen keiner gesonderten, weiteren Rechtsgrundlage für Verträge über spezielle Versorgungs- und Vergütungsstrukturen bedarf.

Die <u>Patientensouveränität</u> erhält im Referentenentwurf eine verstärkte Bedeutung. Patienteninteressen können durch Einrichtungen zur Verbraucher- und Patientenberatung wahrgenommen werden, die daher strukturiert gefördert werden sollen. Krankenkassen sollen ihre Versicherten bei der Rechtsverfolgung von Behandlungsfehlern unterstützen. Versicherte haben das Recht, von ihrer Krankenkasse umfassend über die Verträge zur integrierten Versorgung, die teilnehmenden Leistungserbringer, besondere Leistungen und vereinbarte Qualitätsstandards informiert zu werden (§ 140 a Abs. 3), um nur einige Beispiele zu benennen.

<u>Integrierte Versorgungsformen</u> ermöglichen eine verschiedene Leistungssektoren übergreifende Versorgung der Versicherten (§ 140 a Abs. 1 Satz 1 SGB V), die die Versicherten freiwillig wählen können. Zur Umsetzung dieses Zieles sind Verträge zwischen Krankenkassen und Leistungserbringern (ambulant, stationär, rehabilitativ – ärztlich und medizinisch) nötig, wobei der Kontrahierungszwang auf „beiden Seiten" entfällt (§ 140 b Abs. 2 SGB V). Die Vertragspartner müssen die Gewähr dafür übernehmen, daß sie die organisatorischen, betriebswirtschaftlichen sowie medizinischen und medizin-technischen Voraussetzungen für die vereinbarte integrierte Versorgung erfüllen und eine an dem Versorgungsbedarf orientierte Zusammenarbeit und Koordination zwischen den verschiedenen Versorgungsbereichen sicherstellen (§ 140 b Abs. 2 SGB V). Zur Umsetzung der Integrationsversorgung können Verträge auch neue Finanzierungs- bzw. Entgeltregelungen treffen, die von den sonst geltenden Gesetzen, Vorschriften und Regelungen (4. Kapitel SGB V, Krankenhausfinanzierungsgesetz) abweichen (§ 140 b Abs. 5 SGB V). Beispielsweise sollen sämtliche Leistungen, die ein Versicherter innerhalb der „integrierten Versorgung" in Anspruch nimmt, aus einer Vergütung („Integrationsbudgets") gezahlt werden (§ 140 c Abs. 1 SGB V). Andere Leistungsbereiche sollen von diesem Vergütungsanteil bereinigt werden (§ 140 f SGB V). Innerhalb einer gesetzlichen Frist sollen Rahmenvereinbarungen zur Umsetzung der Integrationsversorgung geschlossen werden[35].

---

[33]   Information unter http://www.bmgesundheit.de/gkv/sgb/gest.html mit Stand vom 25.05.1999. Der Referentenentwurf hat den Bundestag passiert, muß dann aber noch die Hürde des Bundesrates Ende '99 nehmen. Auf diesem Abstimmungswege werden von vielen Experten noch Änderungen und Korrekturen erwartet [Stand Juli 1999].

[34]   Vgl. Kapitel 10 „Verträge und Material": Referentenentwurf eines Gesetzes zur Reform der gesetzlichen Krankenversicherung ab dem Jahr 2000 (GKV-Gesundheitsreform 2000); ausgewählte Vorschläge zur Änderung der Gesetzesgrundlagen, die direkt Vernetzte Praxen betreffen.

[35]   Viele Forderungen des Bundesverbandes *Managed Care* e.V. sind im § 140 SGB V wiederzufinden (vgl. MEYER-LUTTERLOH (1999)), wobei der BMC seinerseits anmerkt, daß der § 140 weit über seine Vorschläge hinaus geht (vgl. BMC (1999)).

Möglicherweise im Sinne Vernetzter Praxen sollen Vertragsärzte auch in Notfallambulanzen von Krankenhäusern tätig sein können; grundsätzlich können KVen mit Krankenhäusern neue Regelungen zur Sicherstellung des Notdienstes vereinbaren (§ 75 Absatz 10).

Weitere Reformvorschläge scheinen auf die „Integrationsversorgung" abgestimmt, beispielsweise die Änderung der Qualitätssicherung im ambulanten wie stationären Bereich und die Förderung des ambulanten Operierens.

<u>Der Gesetzesentwurf faßt die Lösung für eine Reform des Gesundheitswesens folgendermaßen zusammen:</u>

„Unter Verzicht auf einen detaillierten Regelungsmechanismus setzt das Gesetz für alle Beteiligten Anreize, ressourcenverzehrende Defizite in der Versorgung zu beseitigen, die medizinische Orientierung des Gesundheitswesens in den Mittelpunkt zu rücken sowie Qualität und Effizienz der Versorgung über den Wettbewerb zwischen den Krankenkassen und zwischen den Leistungserbringern zu stärken. Dies geschieht insbesondere durch folgende Maßnahmen:

- Die Versicherten werden unterstützt, sich im Gesundheitswesen zu orientieren und ihre Rechte wahrzunehmen,

- Für die Krankenkassen und die Leistungserbringer werden die Möglichkeiten erweitert, die Grenzen bisheriger bereichsspezifischer Strukturen zu überwinden und sich auf medizinische Aspekte der Versorgung zu konzentrieren.

- Die Globalbudgets - flankiert durch eine Vielzahl von Maßnahmen zur Verbesserung der Wirtschaftlichkeit in der Gesundheitsversorgung - sichern die finanzielle Stabilität der gesetzlichen Krankenversicherung unter Überwindung sektorspezifischer Schranken."[36]

---

[36] Vgl. Referentenentwurf: B. Lösung, Seite 1

3 Vernetzte Praxen für die Verbesserung der medizinischen Versorgung

Die zunehmenden Kosten, die offensichtlichen Schnittstellenprobleme und die Problematik der Einzelpraxis haben die Idee der Vernetzten Praxen von niedergelassenen Vertragsärzten geboren[37]. Die Idee für „Vernetzte Praxen" hat sicherlich viele weitere Keimzellen: die vom VdAK/AEV propagierte „Gruppenpraxis"[38] oder Qualitätszirkel-Netzwerke oder auch KV-Kreisstellen mit Arztrufzentralen. Sicherlich spielt auch der Einfluß von *managed care* aus den U.S.A und der Schweiz eine Rolle.

Vernetzte Praxen setzen auf horizontale Kooperation der ambulanten Leistungserbringer vor Ort, um die Patientenversorgung zu verbessern und kostengünstiger zu gestalten. Die grundsätzlichen Elemente der Vernetzten Praxen können vielfältig variiert und ergänzt werden:

1. Die Mitglieder von Vernetzten Praxen vermeiden bei bestimmten Indikationen[39] durch gezielte Zusammenarbeit eine Einweisung ins Krankenhaus.

2. Die Patienten sollen grundsätzlich jederzeit mindestens einen Netzarzt erreichen können. Die Einrichtung und Betreibung einer Anlaufpraxis, geänderte Dienstbereitschaften, ärztliche wie nichtärztliche Not- und Besuchsdienste gewährleisten diesen Grundsatz.

3. Eine Leitstelle übernimmt die Koordination und Organisation des zeitaufwendigen *case management*[40] und entlastet die Ärzte und ihre Mitarbeiter/innen von Organisationstätigkeit. Außerhalb der üblichen Praxiszeiten dient die Leitstelle anrufenden Patienten als Vermittler von Hausbesuchen im Rahmen des Notfallbereitschaftsdienstes.

4. Netzkonferenzen, Qualitätszirkel und Überweisungsbegleitbriefe zwischen den Netzärzten sollen die Kollegialität wie den Informationsfluß fördern und die Qualität der Patientenversorgung sichern.

Ein Vorreiter bei der Vernetzung ist 1995 eine Gruppe von Ärzten in Berlin, die zusammen mit dem BKK-Landesverband Ost, dem BKK-Bundesverband und dem Landesverband der Betriebskrankenkassen in Berlin-Brandenburg die „Vernetzten Praxen Berlin" initiieren, die im Juli 1996 nach „altem" § 63 SGB V als Modellvorhaben vertraglich vereinbart sind. Sowohl Ärzte als auch Patienten können sich „einschreiben". Patienten erhalten dann eine gesondert codierte Versichertenkarte und einen Bonus von DM 120,-, wenn sie „Netzärzte" aufsuchen. Konzeptionelles Kernelement der Vernetzten Praxen Berlin ist das „kombinierte Budget", durch das die künstliche Trennung zwischen ambulantem Budget, Arznei-, Heil- und Hilfsmittelbudget und stationärem Budget aufgehoben wird.

Dieses eher kassenseitige Modell mit sehr zögerlichem Beginn erhält erst durch den Beitritt der Techniker Krankenkasse Berlin seit Januar 1998 Aufschwung (teilnehmende Ärzte: 480; eingeschriebene Patienten ca. 8.000). Viele Vertragsärzte sind sehr skeptisch und fürchten ein an *managed care* orientiertes Kassen-Einkaufsmodell.

---

[37] KBV (1997)

[38] Das Modellprojekt „Gruppenpraxis" ist ein seit 1995 gefördertes Projekt der Verbände der Ersatzkassen mit folgenden Merkmalen: (1) Beteiligte Ärzte 15-30, (2) Einrichtung eines ökonomischen Praxismanagements und medizinischen Praxismanagements, (3) gemeinsame Gerätenutzung, (4) praxisinterne Positivlisten für Arzneiverordnungen.

[39] Indikationen sind beispielsweise in den Richtlinien und Grundlagen der MQR aufgeführt; vgl. Kapitel 10 „Verträge und Material".

[40] *Case management* ist eine spezifische Arbeitsweise, mit deren Hilfe psycho-soziale und medizinisch-pflegerische Dienstleistungsangebote für bestimmte Personen oder Zielgruppen aus Kostengründen koordiniert werden.

In Schleswig-Holstein entsteht so eine Gegenbewegung: Die Vertragsärzte selber bieten Krankenkassen und ihren Versicherten besondere ärztliche Strukturleistungen an. Die schleswig-holsteinischen Vertragsärzte favorisieren das „Verkaufsmodell", das auf dem „Basisnetz" der Ärzte untereinander aufbaut.

Schleswig-Holstein ist mit den ersten Vernetzten Praxen in Rendsburg (Medizinische Qualitätsgemeinschaft Rendsburg) und in Kiel (Regionales Praxisnetz Kiel) führend[41], es folgen sieben weitere Netze[42].

Grundlage für einen praxisorientierten Aufbau Vernetzter Praxen ist ein von PRAHL entwickeltes „Baukastensystem" (vgl. Abbildung 4). Niedergelassene Ärzte können untereinander ein „Basisnetz" ohne weitere Partner aufbauen und Elemente umsetzen, die die ärztliche Tätigkeit insbesondere wirtschaftlich verbessern (z. B. Geräte-Pool, *time-sharing*). Im „Kassennetz" fördern und bezahlen die Krankenkassen zusätzliche ärztliche Leistungen für ihre Versicherten (z. B. Besuchsdienst, Anlaufpraxis oder Kurzzeitpflege). Das Kassennetz kann durch Kooperation mit anderen Kostenträgern und ehrenamtlichen Organisationen erweitert werden. Die Netzausprägung orientiert sich an den regionalen und örtlichen Bedingungen und den Zielen der Vertragspartner.

Abbildung 4:   Aufbauprinzip „Baukastensystem" für Vernetzte Praxen[43]

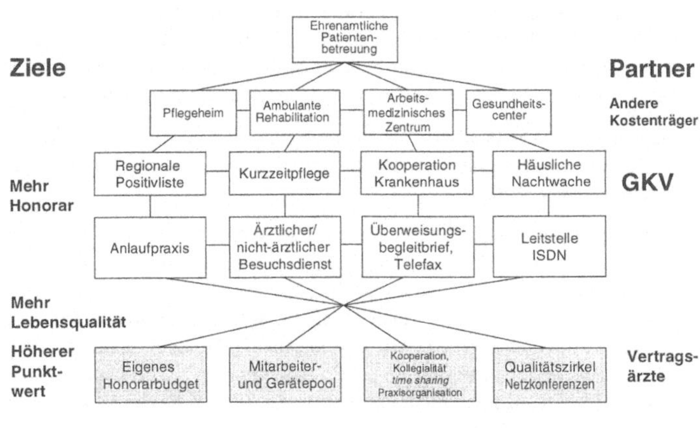

Dieses Baukastensystem ist Teil nahezu jeder Gründungsveranstaltung für die ersten Vernetzten Praxen in Schleswig-Holstein und dient als Anregung, die Leistungsfähigkeit einer Region abzuschätzen.

---

[41] Weitere Vernetzte Praxen gründen sich in Deutschland: z. B. Kodex-Vereinbarung (Berlin), Hippokrates (Hamburg), Hausarztmodell (Hessen), Medizinische Qualitätsgemeinschaft Ried (Hessen), KV-AOK-Modellprojekt Qualität und Humanität (Baden-Württemberg), Praxisnetz Nürnberg-Nord PNN, Medizinische Patientenkarte Neuwied, Medizinisches Qualitätsnetz München MQW.

[42] BECKER (1998a); Nordlicht Sonderausgabe vom Oktober 1996, hrsg. KVSH

[43] PRAHL (1996)

Das Modell der Vernetzten Praxen ist in der Lage, den niedergelassenen Arzt und seine Vertreter umfassend zu motivieren, da mehrere Motivationsebenen mittels verschiedener Steuerungsinstrumente gleichzeitig angesprochen werden (vgl. Tabelle 3).

Tabelle 3:   Motivationsebenen und jeweilige Steuerungsinstrumente

Motivationsebene	Steuerungsinstrument
(1) Produktion von Qualität / gute Patientenbetreuung	▪ Mittelbereitstellung
(2) Honorar / Geld	▪ Anschubfinanzierung
	▪ Steigender Punktwert (Ausstieg aus dem Hamsterrad über eigenes Honorarbudget)
	▪ Senkung der Praxiskosten
(3) Status / Reputation	▪ Modellprojekt mit bundesweiter Bedeutung
	▪ Funktionen (Vorsitzende, Leitungsbeirat)
(4) Lebensqualität / freie Zeit	▪ *job* und *time sharing*
	▪ Bessere Dienstzeiten über Hintergrunddienste
	▪ Ausstieg aus dem Hamsterrad

[▶] **Soweit Vertragsärzte tatsächlich neue Leistungen an die Krankenkassen „verkaufen", ist die Idee des „Verkaufmodells" folgerichtig. Aber bei gedeckelten Budgets wollen die Vertragsärzte ihre eigenen Mehrleistungen von Einsparungen bei Dritten finanzieren, insbesondere aus dem Krankenhaus- und Arzneimittelbereich. Spätestens hiermit begeben sich die Vernetzten Praxen in einen „globalen Wettbewerb" um die Verteilung von Finanzmitteln im Gesundheitswesen, wenn sie es durch die wettbewerbstypische „Reaktion" auf eine „Berliner Aktion" nicht schon längst getan haben. Die Ärzte machen ureigene Interessen der Krankenkassen – Einsparungen in den verschiedenen Sektoren – über Finanzvorteile zu ihren eigenen Interessen. Diese Mechanismen charakterisieren *managed care*.**

Deshalb werden die Vernetzten Praxen nach ihrer Darstellung in diesem Kapitel 3 in eine Entwicklungslinie zu *managed care* gestellt (vgl. Kapitel 4).

3.1 Zielsetzung und Erfolgskriterien

Die Vernetzten Praxen wollen die Versorgungsqualität für den Patienten erhöhen und ihn auf der adäquaten Versorgungsebene mit den zur Erreichung des patientenbezogenen Behandlungsziels notwendigen Leistungen versorgen[44]:

▪ Vermeidung aller medizinisch nicht notwendigen Krankenhausaufenthalte (inklusive Selbsteinweisungen) und Reduzierung der Verweildauer auf das medizinisch notwendige Maß

---

[44] Die Ziele der Vernetzten Praxen sind im Kapitel 10 „Verträge und Material" in den jeweiligen Verträgen im exakten Wortlaut wiedergegeben; vgl. auch EICHHORN und SCHMIDT-RETTIG (1998)

- Verringerungen der Aufwendungen von veranlaßten Leistungen, insbesondere durch rationale Arznei-, Heil-, Hilfsmitteltherapie (insbesondere RPN-K)

- Verstärkte Kooperation in der ambulanten allgemeinärztlichen und fachärztlichen Versorgung

- Vermeidung aller medizinisch nicht notwendigen diagnostischen und therapeutischen Leistungen, insbesondere von nicht notwendigen Doppel- bzw. Wiederholungsleistungen

- Systematisierung und Professionalisierung der Bemühungen zur Absicherung der Versorgungsqualität unter Berücksichtigung der Patientenzufriedenheit und -souveränität

- Unterstützung kosten- und qualitätsbeeinflussender Maßnahmen auf dem Wege finanzieller Anreize

- Förderung der ärztlichen Kollegialität durch strukturierte Kooperation und verbesserte Kommunikation

Je nach Aufbau des Netzes und individueller Zielsetzung kommen verschiedene Organisations- und Managementinstrumente zum Einsatz. Grundvoraussetzung für das Wirken Vernetzter Praxen in der GKV ist die vertragliche Einbindung.

3.2 Gestaltungsmöglichkeiten und Entstehung in Schleswig-Holstein

In der Region Rendsburg vereinigen sich offensichtlich die Interessen der Akteure im Gesundheitswesen, gestaltend tätig zu werden – wenn auch aus unterschiedlichen und vielschichtigen Motiven: Während bei den Krankenkassen die Möglichkeiten zu Einsparungen im Vordergrund stehen[45], die möglicherweise Wettbewerbsvorteile verschaffen können, sehen Ärzte und KVSH die finanziellen Vorteile durch die Förderung neuer Leistungen, Einsparungen in anderen Leistungsbereichen (vornehmlich Krankenhaus und Arzneimittelverordnungen) und durch die Anschubfinanzierung. Gemeinsam ist allen Beteiligten das Interesse an einer abgestuften Versorgung für die Behandlung von Patienten:

> „Die KVSH und die Krankenkassen streben durch die über eine intensivierte kollegiale Zusammenarbeit zwischen Vertragsärzten erreichte Vernetzung von Praxen eine Optimierung von Qualität, Humanität und Wirtschaftlichkeit der medizinischen Versorgung an. Zu diesem Zweck unterstützen die Vertragspartner niedergelassene Vertragsärzte der KVSH, die neue und erweiterte Formen der Versorgung mit der Fragestellung erproben, ob diese Versorgungsstrukturen Schwächen des derzeitigen Versorgungssystems unter Beibehaltung seiner Stärken vermindern können."[46]

Der Wettbewerb der Krankenkassen untereinander um Versicherte einerseits und um die Gunst der Ärzte andererseits hat sicherlich zum Vertragsabschluß beigetragen.

---

[45] PLOß (1998)

[46] Vgl. Kapitel 10 „Verträge und Material", Vertrag MQR: Präambel; Rahmenvertrag RPN: Präambel

3.2.1 Medizinische Qualitätsgemeinschaft Rendsburg - Modell MQR

Die „Medizinische Qualitätsgemeinschaft Rendsburg" hat sich unter folgendem Konsens gebildet[47]:

> „Eine Vernetzung von Arztpraxen und anderen Beteiligten der heutigen Versorgungsstruktur verbessert die Kommunikation wie die Kooperation und legt finanzielle Einsparpotentiale bei verbesserter Betreuungsqualität offen."

Die Medizinische Qualitätsgemeinschaft Rendsburg hat Vorbildfunktion sowohl für Vernetzte Praxen als auch für Modellvorhaben im allgemeinen, da sie Anstoß zur Änderung des § 63 SGB V gewesen ist (vgl. Kapitel 2.1).

Die Initialzündung für ein Praxisnetz kommt in Rendsburg von der Kassenärztlichen Vereinigung Schleswig-Holstein mit Unterstützung von PRAHL[48], wird aber spontan von den Ärzten im Frühherbst 1995 aufgegriffen[49]. Beim ersten Informationstreffen beteiligen sich sechs (Haus-)Ärzte, die eine nächste Informationsveranstaltung für mehr als 80 der rund 120 niedergelassenen Ärzte in Rendsburg und Umgebung organisieren. Auf dieser Informationsveranstaltung wählen die Ärzte aus jeder Fachgruppe einen Vertreter, die den Netzgedanken weiterentwickeln sollen (Leitungsbeirat und Vorstand). Diese 24 Ärzte, 12 Fachärzte und 12 Hausärzte, erarbeiten in den folgenden Wochen die Netzstrukturen. Von Anfang an sind es die Ärzte selbst, die ihr Netz aufbauen und Angebote sowie Selbstverpflichtungen definieren. Moderierte Gruppentreffen – entsprechend der Qualitätszirkelarbeit – sorgen für Abstimmung und Meinungsbildung an der Basis. Die KV tritt – von organisatorischen Hilfestellungen abgesehen – wieder in Erscheinung, als die „Medizinische Qualitätsgemeinschaft Rendsburg" Namen und Gestalt gewinnt (vgl. Abbildung 5) und eine Krankenkasse als Vertragspartner für einen Modellversuch zur Erprobung einer neuen Form der ambulanten Leistungserbringung[50] zu gewinnen ist.

Abbildung 5:   Selbstgewähltes Markenzeichen MQR

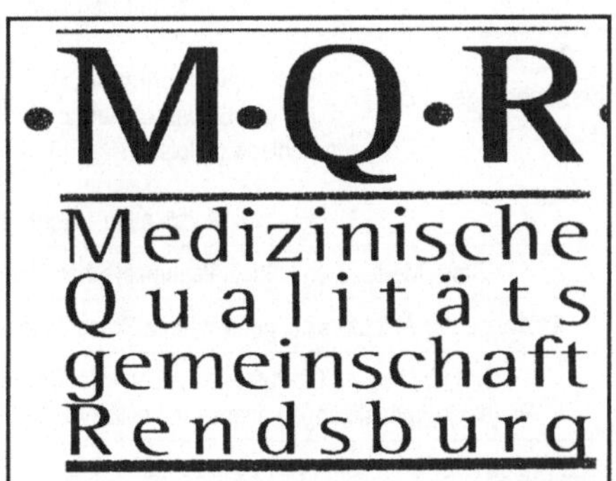

Die Verbände der Ersatzkassen sind im zunehmenden Wettbewerb der Krankenkassen daran interessiert, öffentlichkeitswirksam die Versorgungsstruktur für ihre Versicherten zu verbessern. Da die Versorgung nur mit den Ärzten besser und wirtschaftlicher werden kann, enga-

---

[47]   Vertrag über die Medizinische Qualitätsgemeinschaft Rendsburg, Vgl. Kapitel 10 „Verträge und Material"

[48]   PRAHL (1996, 1997)

[49]   WEISNER (1996)

[50]   SCHMIDT-BODENSTEIN (1997)

gieren sich die Ersatzkassen für die kollegiale Zusammenarbeit zwischen den beteiligten Vertragsärzten, auch über eine verbesserte Kommunikation durch Nutzung moderner Hilfsmittel, wie ISDN-Kommunikation, vermehrten EDV-Einsatz und auch Datenfernübertragung. Ziel der Kooperation soll ein *case* und *disease management* für die Ersatzkassen-Versicherten sein.

Einen Modellvertrag zur Neustrukturierung der ambulanten Versorgung gibt es bisher in Deutschland noch nicht. Die Abgeordnetenversammlung der KVSH stimmt diesem neuen Vertragswerk zu, da zugesichert wird, daß mögliche Leistungsänderungen der MQR nicht zu Lasten der schleswig-holsteinischen Vertragsärzte gehen würden. Während die Aufsichtsbehörde der KVSH, das schleswig-holsteinische Sozialministerium den Vertrag genehmigt, beanstandet die Aufsichtsbehörde des VdAK/AEV, das Bundesministerium für Gesundheit, den Vertrag und befürchtet eine Destabilisierung des Beitragssatzes sowie „unkontrollierte Nachahmer". Die wissenschaftliche Begleitforschung zur Überprüfung der Kostenwirkungen wird konkretisiert und intensiviert, so daß schließlich der modifizierte Vertrag in Kraft treten kann. Dieser Vertrag ist Anlaß und Vorbild für die Änderung der Sozialgesetzgebung zugunsten von Modellvorhaben und Strukturverträgen.

Tabelle 4 :   Chronik der MQR

Zeit	Rendsburger Ärzte	KVSH	VdAK / AEV
05.1995	▪ Aktives Hausärzteforum (seit 1993) ▪ Mehrere Arbeitsgruppen und Qualitätszirkel	Konzept „Regionales Praxis-netz"[51] zur Kooperation- sowie Einkommensverbesserung der Ärzte	Steuerung der medizinischen Leistungserbringung zur Verbesserung der Wirt-schaftlichkeit
10.1995	Interdisziplinäres Treffen aller Rendsburger Ärzte		
1995/1996	Verhandlungen zwischen allen Beteiligten		
18.04.1996		Vertragsunterzeichnung „Medizinische Qualitätsgemein-schaft Rendsburg" in Siegburg	
01.07.1996	Brief an den Bundesgesund-heitsminister	Genehmigung Vertrag MQR durch das Sozialministerium in Schleswig-Holstein	Beanstandung des Vertra-ges durch das BMG wegen Gefährdung der Beitrags-satzstabilität
10.09.1996		Nach Modifikation erneut Vertragsunterzeichnung	
01.10.1996	Start „Medizinische Qualitätsgemeinschaft Rendsburg"		
06.12.1996	Eröffnung der Anlaufpraxis; gemeinsame Präsentation vor der Presse		
01.10.1997	1 Jahr MQR: ca. 4.000 Patienten in der Anlaufpraxis behandelt; Projektgruppensitzungen: Insgesamt problematische Datenlage		
01.01.1998	Regionales Praxisnetz Rendsburg (Vertragsabschluß mit der AOK Schleswig-Holstein)		
22.06.1998	04.98: Deutscher Gesundheits-preis: Innovationen im Ge-sundheitswesen	Vertragsverlängerung MQR bis zum 30.06.1999	
04.1999	Verlegung der Anlaufpraxis in das Rendsburger Krankenhaus		
06.1999	Präsentation der Ergebnisse der wissenschaftlichen Begleitung		

---

[51] PRAHL (1996, 1997)

Der Aufbau und der Betrieb der MQR durch die anfangs 112 Ärzte aus Rendsburg und einigen umgebenen Dörfern wird engagiert sowohl von der KVSH als auch von den Ersatzkassen in Schleswig-Holstein begleitet. Die Projektgruppe bespricht übergeordnete Probleme. Die Datenaufbereitung erweist sich schwieriger als erwartet. Zur Konsolidierung der MQR, insbesondere der Anlaufpraxis und der Leitstelle, und für die Aufbereitung der Krankenhaus- sowie ambulanten Daten wird der Vertrag schließlich um ein Jahr verlängert.

Auch andere Krankenkassen zeigen Interesse an der MQR, zumal die Rendsburger Ärzte immer wieder betonen, daß sie Ersatzkassenpatienten genauso wie Primärkassenpatienten behandeln würden. Verhandlungen zwischen den Rendsburger Ärzten, der KVSH und der AOK-SH führen schließlich zur parallelen Gründung des „Regionalen Praxisnetzes Rendsburg". Zusätzlich streben der BKK Landesverband NORD, der IKK-Landesverband Nord und die Schleswig-Holsteinische Landwirtschaftliche Krankenkasse einem Beitritt zum Vertrag an.

Trotz oder gerade wegen des Wettbewerbs der Krankenkassen untereinander denkt die MQR gemeinsam mit dem VdAK/AEV über weitere, neue Projekte nach, beispielsweise über eine engere Zusammenarbeit mit dem Krankenhaus zur Vermeidung von Krankenhauseinweisungen z. B. durch eine <u>dort</u> eingerichtete Anlaufpraxis, z. B. über ambulantes Operieren sowie eine diabetologische Schwerpunktpraxis, die Gerontopsychiatrie und ein „Psychonetz".

Verträge für die Gründung von MQR

„Die MQR ist ein loser Verbund von niedergelassenen Ärzten aller Fachrichtungen. Die Netzmitglieder streben eine intensivere Kooperation und Kollegialität an."[52]

Trotz dieses losen Verbundes bedarf es einiger rechtswirksamer Regelungen, um sowohl die Verhältnisse zwischen KVSH und VdAK/AEV als auch zwischen KVSH und Ärzten sowie innerhalb der Ärzteschaft auf der Grundlage des Sozialrechts zu ordnen (vgl. Kapitel „Verträge und Material" und Tabelle 5). Die „Satzung" der MQR regelt das Miteinander der Ärztegemeinschaft. Gegenüber der KVSH haben sich die Ärzte über eine Teilnahmeerklärung zum Beitritt verpflichtet und bestätigt, daß sie den Vertrag wie auch die Richtlinien anerkennen und befolgen. Die Richtlinien formulieren die inhaltlichen Grundlagen der MQR.

Tabelle 5:   Regelungskompetenzen der Vertragswerke MQR[53]

Vertrag / Vereinbarung	Inhalt
• Vertrag über die Durchführung eines Modellversuchs „Medizinische Qualitätsgemeinschaft" im Raum Rendsburg	Rechte und Pflichten zwischen VdAK/AEV und KVSH
• Geschäfts- und Verfahrensordnung der Medizinischen Qualitätsgemeinschaft Rendsburg (MQR)	Organisation, Rechte und Pflichten der MQR gegenüber der KVSH und untereinander
• Richtlinien und Grundlagen der MQR	Maßnahmenbeschreibung der Ärzte für die Zielerreichung
• Beitrittserklärung	Rechtswirksamer Beitritt eines Arztes zur MQR
• 1. Nachtrag	Vertragsverlängerung zwischen VdAK/AEV und KVSH

---

[52] Vgl. Richtlinien und Grundlagen der MQR, Präambel

[53] Verträge und Vereinbarungen sind im Kapitel 10: „Verträge und Material" abgedruckt

3.2.2 Regionales Praxisnetz Kiel - Strukturprojekt RPN-K

Das Regionale Praxisnetz Kiel entstand aus dem Engagement der Kieler Ärzte und der AOK Schleswig-Holstein. Zunutze kamen dem RPN-K sowohl die konkreten Rendsburger Erfahrungen mit der MQR als auch die mittlerweile geänderte sozialgesetzliche Möglichkeit für Strukturverträge (vgl. Kapitel 2.1). Aufgrund der Rendsburger Erfahrungen ist im Rahmenvertrag eine zeitnahe, halbjährliche Erfolgsrechnung zur Bezifferung des Einsparerfolges enthalten, um vor Leistungen ohne Gegenleistungen zu schützen. Managementaufgaben sehen schon im Rahmenvertrag Kooperation und Absprache mit dem Krankenhaus und/oder einer Apotheke vor.

Abbildung 6:   Logo RPN-K

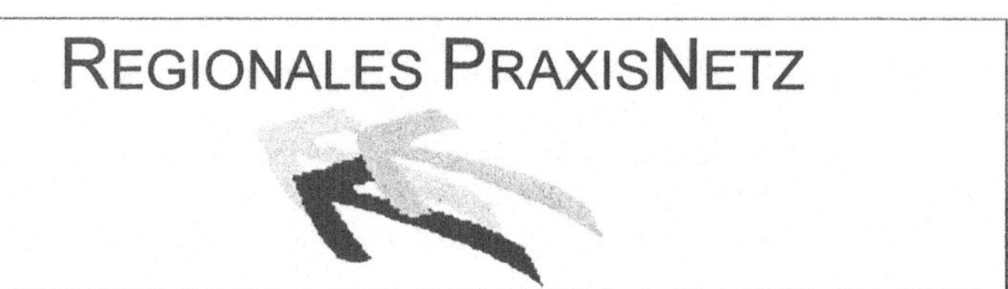

Um die Abstimmung und Kooperation in einer Gemeinschaft von etwa 350 Ärzten sicherzustellen, arbeiten die Kieler Ärzte in „Unternetzen" zusammen, die sich wiederum gegenseitig ergänzen und austauschen sowie einige Einrichtungen – insbesondere die Leitstelle, den Visitdienst und die Präsenzerweiterung – gemeinsam im „Obernetz" nutzen. Folgende Unternetze etablieren sich:

- Ärztegemeinschaft Kiel-Mitte

- Kiel-West

- Ärztegemeinschaft Kiel Ost

- Kiel-Nord

- Offenes Netz Kiel

Tabelle 6:   Vertraglicher Rahmen für RPN-K[54]

Vertrag / Vereinbarung	Inhalt
Rahmenvertrag über die Unterstützung und Förderung „Regionaler Praxisnetze" (RPN) in Schleswig-Holstein	Rechte und Pflichten zwischen AOK und KVSH; Erfolgsrechnung
Richtlinien Regionales Praxisnetz Kiel (RPN-K)	Spezifische Leistungen des RPN-K für die Krankenkasse; Kooperationspartner des RPN-K; Maßnahmenbeschreibung der Ärzte für die Zielerreichung
Satzung des RPN-K	Organisation, Rechte und Pflichten gegenüber der KVSH und untereinander
Beitrittserklärung RPN-K	Rechtswirksamer Beitritt eines Arztes zum RPN-K
Vereinbarung über ausgelagerte Krankenpflege „Betreutes Schlafen"	Bedingungen für die Abrechnung „Betreutes Schlafen"

---

[54] Verträge und Vereinbarungen sind im Kapitel 10: „Verträge und Material" abgedruckt

3.3 Organisation von Vernetzten Praxen

Die bekannten Vernetzten Praxen wie die Medizinische Qualitätsgemeinschaft Rendsburg und das Regionale Praxisnetz Kiel haben sich nach dem Vorbild der vertragsärztlichen Selbstverwaltung organisiert: Die Mitglieder aus der Region Rendsburg bilden als loser Verbund von niedergelassenen Ärzten die Vollversammlung. Diese Vollversammlung wählt pro Fachgruppe einen Vertreter, wobei auf die Parität zwischen Haus- und Fachärzten genau geachtet wird. Die so entstandene „24er-Gruppe" ist der Leitungsbeirat, der wiederum für den Zeitraum von zwei Jahren einen Vorstand wählt. Der Vorstand besteht aus einem Hausarzt und einem Facharzt als Vorsitzende mit jeweils zwei Vertretern als Beirat. Diese Organisation gilt als Management innerhalb der Gemeinschaft. Beim Aufbau und Ausbau der Verwaltung der Gemeinschaft arbeiten alle Ärzte mit; dabei können turnusmäßig einige Ärzte besondere Aufgaben übernehmen.

Die KVSH bietet für die Betreibung der Vernetzten organisatorische Hilfestellung, z. B. auch bei Rechtsfragen. Finanzierungen und Verträge werden über die KVSH abgewickelt. Zur Bewältigung dieser für die Selbstverwaltung neuen Aufgaben bildet die KVSH eine „Strukturabteilung". Neben internen Gesprächen, Informationen aus Abgeordnetenversammlung und Vorstandssitzungen gelangen offizielle Informationen über die Projektgruppensitzungen an den Vorstand der Vernetzten Praxen.

Organisatorisch sind die Krankenkassen am Betrieb der Vernetzten Praxen nicht beteiligt. Die Pressestellen der Krankenkassen leisten zur Bekanntmachung der Vernetzten Praxen einen erheblichen Beitrag. Informationen und Hinweise der Krankenkassen erreichen die Ärzte meist über die Projektgruppe. Mögliche Daten zur Leistungssteuerung können für die MQR vom VdAK/AEV noch nicht zeitnah zur Verfügung gestellt werden (Arznei- und Heilmittelverordnungen, Krankenhauseinweisungen). Das RPN-K erhält – wie vertraglich vorgesehen – halbjährlich eine Erfolgsrechnung insbesondere zum akutstationären und vertragsärztlichen Bereich (vgl. Kapitel 5, vgl. Kapitel 6.4), so daß die Netzverantwortlichen kontinuierlich den Erfolg in finanzieller Hinsicht einschätzen können. Über das Arzneimittelberatungsprogramm PharmPro® erhalten die RPN-K-Ärzte eine Übersicht über ihr Verordnungsverhalten. Regelmäßige Treffen des RPN-K-Vorstandes, der Leitstelle, der KVSH und der AOK-Schleswig-Holstein zusammen mit der wissenschaftlichen Begleitung etabliert die Schwachstellenanalyse (vgl. auch Kapitel 6.5), die insbesondere das Einweisungsgeschehen in Kiel analysiert.

Die Einflußnahme der Vernetzten Praxen auf den Patienten ist von der Konzeption relativ schwach ausgeprägt[55]. Das Verhältnis des Versicherten zu seiner Krankenkasse ändert sich nicht. Auch die Ärzte vor Ort wollen keine „Zweiklassen-Medizin" und behandeln alle Patienten unabhängig von ihrem Versichertenstatus. Die Patienten erhalten lediglich schriftliche Information über die Vernetzten Praxen, ggf. Auskunft am Schalter der Krankenkasse und natürlich von der Arztpraxis, dem Arzt oder seinem Team. Hauptsächlich werden die Patienten informiert über die vermehrte Arztpräsenz über verbesserte Praxisöffnungszeiten, die Anlaufpraxis und den verbesserten Visitdienst.

---

[55] Im Gegensatz zum BKK-TK-Modell Vernetzte Praxen in Berlin sind Patienten bewußt nicht in die Vernetzten Praxen durch Einschreibung eingebunden.

Abbildung 7: Organisation Vernetzter Praxen

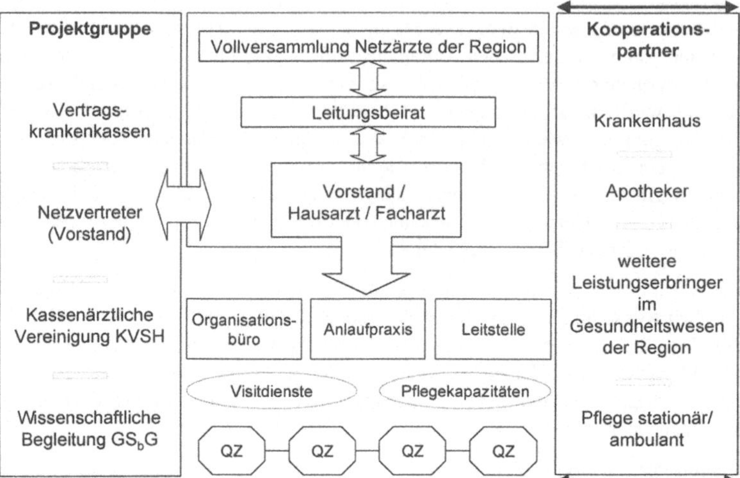

Die Vernetzten Praxen sind als loser Verbund engagierter Ärzte organisiert, die sich gegenüber der KVSH vertraglich verpflichtet haben. Das Management aus Vorstand und Leitungsbeirat entspricht der Organisation der Selbstverwaltung durch Wahl. Sowohl MQR als auch RPN-K sind entsprechend der Abbildung aufgebaut, auch wenn das RPN-K aufgrund schon vorhandener Strukturen keine eigene Anlaufpraxis betreibt.

3.3.1 Projektgruppe als übergeordnetes Lenkungsorgan

Die Projektgruppe soll das Leitungsgremium mit Steuer- und Kontrollfunktionen hinsichtlich der Vertragsziele sein[56]. Die Projektgruppe kann wesentliche Weichen für die Vernetzten Praxen stellen und Fragen im Zusammenhang mit der Auslegung des Vertrages klären. Die Richtlinien zum Vertrag können nur nach Abstimmung und im Einvernehmen mit der Projektgruppe erfolgen. Daher nimmt die Projektgruppe quartalsweise Berichte der Vernetzten Praxen über Stand und Entwicklung entgegen. Die Projektgruppe ist in der Lage, die Ärzte über Statistiken und Auswertungen zu informieren und so in der Leistungserbringung zu steuern. Zusätzlich entscheidet die Projektgruppe über finanzielle Anreizmechanismen, die die Leistungserbringung in der Medizinischen Qualitätsgemeinschaft im Vertragssinne lenken soll.

Das Lenkungsorgan ist paritätisch besetzt mit bis zu sechs Teilnehmern. An Sitzungen der Projektgruppe können bis zu zwei Vertreter der Qualitätsgemeinschaft mit beratender Stimme teilnehmen. Bis zu zwei Vertreter der Institution, die mit der wissenschaftlichen Evaluation betraut wird, werden ebenfalls zu den Sitzungen der Projektgruppe eingeladen. Beschlüsse der Projektgruppe müssen einstimmig erfolgen; die Geschäftsführung liegt bei der KVSH.

---

[56]   Vgl. Vertrag im Kapitel 10 „Verträge und Material".

3.3.2 Netzinterne Organisationsstrukturen

Entsprechend der Selbstverwaltungsstruktur gibt es netzinterne Organe, die die Entwicklung der Vernetzten Praxen in Rendsburg wie in Kiel bestimmen:

Vollversammlung:

Jeder an den Vernetzten Praxen teilnehmende Arzt hat im Grunde ein Mitbestimmungsrecht. Die Vollversammlung dient dazu, die Beschlüsse des Vorstandes und Leitungsbeirates anzuerkennen und damit zu legitimieren. Daher ist es auch in der Hand der Vollversammlung, über eine mögliche Fortführung der Vernetzten Praxen nach Ablauf der Projektphase zu entscheiden.

Leitungs- bzw. Sprecherbeirat:

Der Leitungsbeirat dient der schnelleren Abstimmung unter den verschiedenen, am Modellversuch teilnehmenden Fachgruppen. Die Zusammensetzung muß eine ausgewogene Verteilung zwischen hausärztlich und fachärztlich tätigen Vertragsärzten sicherstellen. Nach Möglichkeit sollen alle beteiligten Fachgruppen mit einem Mitglied vertreten sein. Der Leitungsbeirat wählt den Vorstand und arbeitet ihm zu.

Der Leitungsbeirat entwickelt sich zum aktiven Teil der Vernetzten Praxen. Die Mitglieder sind die treibende Kraft für das Modellprojekt. Die Motivation zur Teilnahme an Angeboten der Vernetzten Praxen und zur Einhaltung der Vertragsziele geht von diesen Ärzten aus.

Vorstand:

Der Vorstand vertritt die Vernetzten Praxen organisatorisch nach außen und sorgt für einen ordnungsgemäßen Ablauf der Geschäfte. Insbesondere ist er verantwortlich für die Einhaltung der im Vertrag zwischen KVSH und den Krankenkassen und in den Richtlinien festgelegten Aufgaben:

- Einrichtung und Betrieb einer Leitstelle zur Abwicklung eines *case management* und als Information*spool* für nichtärztliche Leistungsangebote (z. B. Pflegedienste, Reha-Angebote).

- Aufbau und geregelter Ablauf der Anlaufpraxis

- medizinische, wirtschaftliche und organisatorische Qualitätszirkel

- Organisation der gemeinsamen Konferenzen

- Kontakte zur KVSH und Teilnahme an Sitzungen der Projektgruppe

Der Vorstand ist auch für den Geldverkehr mit der KVSH verantwortlich. Hierzu bestellt er einen Kassenwart. Über Beträge bis zu DM 800,- kann der Vorstand allein entscheiden. Beiträge über DM 800,- bedürfen der Genehmigung des Leitungsbeirates.

Zur Unterstützung der Aufgaben hat der Vorstand ein Projektbüro mit einer Organisationsassistenz eingerichtet. Die Organisationsassistenz überwacht die Termine, schreibt die Protokolle und organisiert die Archivierung. Mittelfristig will das Projektbüro einen Mitarbeiter- und Apparatepool bilden, um die Praxiskosten zu senken.

Netzkonferenzen:

Diese Konferenzen können entweder im Plenum oder in Fachgruppen durchgeführt werden. Ziel dieser Veranstaltungen ist die Festigung der kollegialen Kooperation im Netz. Dies beinhaltet eine weitgehende Transparenz der medizinischen Leistungen und der Wirtschaftlichkeit.

Qualitätszirkel / Arbeitsgruppen:

Die Definition und Abgrenzung der verschiedenen Gruppenformen wie Netzkonferenzen, Arbeitsgruppen oder Qualitätszirkel ist nicht wissenschaftlich[57] sondern eher pragmatisch; häufig werden diese Begriffe auch synonym gebraucht. Kleine Arbeitsgruppen, die möglichst professionell moderiert sind[58], bilden die Organisationsgrundlage der Netze. Die Arbeitsgruppen entwickeln Ideen, erarbeiten konkrete Umsetzungen und lösen Probleme. Dabei erarbeitet das Netz wissenschaftlich begründete diagnostische und therapeutische Strategien zur Steigerung der medizinischen und wirtschaftlichen Effektivität. Als Instrumente dienen:

- Einzelfallbesprechung

- Erarbeitung von indikationsbezogenen Therapieempfehlungen

- Erarbeitung von indikationsbezogenen Arzneimittelempfehlungen

Schlichtungsausschuß:

Der Schlichtungsausschuß ist ein typisches Organ der Selbstverwaltung, die ohne Gerichtsbarkeit mittels Kollegialität Streitigkeiten schlichten möchte. Deshalb wählt die Vollversammlung einmal jährlich einen Schlichtungsausschuß bestehend aus insgesamt 8 Mitgliedern (4 Fachärzte, 4 Hausärzte). Der Schlichtungsausschuß hat beratende Funktion bei Verstoß gegen die Geschäfts- und Verfahrensordnung, die Richtlinien oder den Rahmenvertrag. Denn Netzärzte, die sich wiederholt und nachweislich nicht gemäß der Richtlinien verhalten, können aus dem Netz ausgeschlossen werden und müssen dann erhaltene Verwaltungspauschalen zurückzahlen.

Projektbüro:

Das Projektbüro ist in Rendsburg in der MQR-Anlaufpraxis untergebracht; in Kiel sind eigene Räumlichkeiten angemietet. Das Büro übernimmt außerhalb der Sprechstundenzeiten unterstützende Aufgaben für die Netz-Organisation, beispielsweise Protokolle erstellen, Informationen „rund-faxen", den zentralen Terminkalender führen und Informationen weiterleiten.

In Kiel entwickelt sich die Leitstelle zum Service-Center für die Netzärzte. Die Leitstelle ist zusätzlich Anprechpartner für Praxispersonal, Patienten, die KVSH, die ÄKSH, die AOK und andere Krankenkassen, Pharmaindustrie, Journalisten, Apotheker, andere Netze, Behörden, Pflegedienste, Hospiz-Initiative Kiel, Krankenhäuser und Einkaufsindustrie.

Tabelle 7: Aufgaben des Projektbüros / der Leitstelle RPN-K in Kiel

Dienstpläne	Ohne-Krankenhaus-Fälle (O.K.-Fälle)
- Erstellung und Versendung der Dienstpläne	- Kontrolle der O.K.-Fälle
- Erstellung der Tagespläne für alle Präsenzdienste	- Organisation von Betten und Pflegediensten für O.K.-Fälle
- Führung der Statistik aus den Rückmeldungen der Dienste	- Organisation des Visitdienstes
- Weiterleitung der Dienste an die Patienten und Ärzte	- Führung der Statistiken
- Terminvergabe für die Psychotherapeuten	- Beteiligung an den Sitzungen der O.K.-Fall-Prüfung

---

[57] BAHRS et al. (1994); GERLACH und BAHRS (1994)

[58] LUMMA (1994)

▪ Monatliche Abrechnung der Dienste	▪ Abrechnung der O.K.-Fälle ▪ Überprüfung der Rechnungen der Pflegeeinrichtungen für O.K.-Fälle und statistische Erfassung
Sitzungen ▪ Organisation von Sitzungen (Vorstand, Sprecherbeirat, O.K.-Fallprüfung, Arbeitsgruppen) ▪ Erstellung einer Tagesordnung, Einladung, Vorbereitung des Sitzungsraumes, Protokollführung ▪ Organisation der Nutzung des Sitzungsraumes für Sprecherbeirat, Vorstand, Arbeitsgruppen, Qualitätszirkel und Sitzungen mit anderen Organisationen ▪ Bei den Arbeitsgruppen werden teilweise von der Leitstelle die Moderation und Vorarbeit sowie die Umsetzung der Ergebnisse übernommen ▪ Einladung und Protokolle für Netzsitzungen, Arbeitsgruppen und Qualitätszirkel werden durch die Leitstelle an die Teilnehmer gefaxt ▪ Ergebnisse aus den einzelnen Sitzungen, wie z. B. Anschreiben an die Kliniken, Folien für Sitzungen, statistische Auswertungen spezieller Themen, Weitergabe von Informationen an andere Gruppen werden von der Leitstelle durchgeführt ▪ Kontrolle, ob für jede Sitzung eine Anwesenheitsliste (bzw. Moderationsnachweis und Kurzprotokoll bei Qualitätszirkeln) vorliegen, damit die Sitzungsgelder gezahlt werden können ▪ Beteiligung der Leitstelle an folgenden Sitzungen: Vorstand, Sprecherbeirat, teilweise an Unternetzsitzungen, Arbeitsgruppen, O.K.-Fallprüfung, Sondersitzungen mit KV, AOK, Pharma, Team 7, Informationsabend für Pflegedienste, EDV-Vernetzung und Vollversammlung, sowie Ausrichtung eigener Sitzungen, wie z. B. Informationsabend für Arzthelferinnen	**Verwaltung** ▪ Abrechnung aller Dienste, O.K.-Fälle und Sitzungen pro Monat für die Netzärzte ▪ Einkauf Büromaterial und Weiterleitung aller Rechnungen an die KV nach Einholung von zwei Unterschriften der Vorstandsmitglieder ▪ Buchhalterische Statistik aller Ausgaben des RPN ▪ Führung einer Kasse **Materialerstellung** ▪ Erstellung von Werbematerial ▪ Entwicklung und Druck eines Telefonbuches ▪ Erstellung des Patientenpasses ▪ Erstellung des Leistungskataloges ▪ Verteilung des Materials **Mitarbeiterpool** ▪ Aufbau eines Mitarbeiterpools ▪ Aufbau eines gemeinsamen Einkaufs ▪ Aufbau von Schulungsangeboten für Arzthelferinnen

Zusätzliche Aktivitäten:

Wirtschaftliche Aktivitäten der Netzärzte, die die sozialrechtlichen Grundlagen überschreiten, müssen über „Nebenorganisationen" initiiert werden (vgl. Abbildung 21):

- <u>Gesundheits-Forum-Rendsburg GFR e.V.</u>[59]: Das GFR wird als Tochter der MQR eingerichtet und aufgebaut. Das GFR hat den rechtlichen Status eines eingetragenen Vereins und kann somit viele Aufgaben wahrnehmen, die sich der MQR verschließen. Nahezu 30 Ärzte sind ordentliche Mitglieder, einige Pharmafirmen sind ebenfalls dabei. Das GFR bietet zunächst Kurse über die Volkshochschule zum Thema „Primärprävention" an.

---

[59] Vgl. Kapitel 10 „Verträge und Material"

- Q-Info: medizinische Informationssysteme e.G.: Anfang 1998 gründen einige Mitglieder der MQR die Q-Info eG, die zunächst einen Informationsserver (Intranet) über ISDN-Einwählverbindungen und die Einrichtung eines eMail-Servers übernimmt. Q-Info eG bietet allen Rendsburger Arztpraxen die Serviceübernahme für die Hardware, eine Auswahl von Praxisverwaltungsprogrammen sowie Beratung und Schulung an.

- Orgamed Net zur Vermittlung von Arbeitskräften in Kiel (Gesellschaft bürgerlichen Rechts)[60]: Über die Leitstelle können Arzthelferinnen vermittelt werden. Für die Vermittlung fallen Gebühren an (DM 500,- für Vollzeit- und Halbtagskräfte, DM 250,- für 630,00-DM-Jobs, DM 50,- für Springerinnen). Auch Schulungsangebote für Arzthelferinnen (über KVSH, AOK oder auch Pharmaindustrie) können in der Kieler Leitstelle durchgeführt werden.

3.4 Leistungsstrukturen in Vernetzten Praxen

Die Vernetzten Praxen wollen die Versorgungsqualität für den Patienten durch verbesserte ambulante Leistungen erhöhen. Zusätzlich dient das Netz auch den Ärzten selbst: Kooperative Leistungen ermöglichen eine wirtschaftlichere Praxisführung. Die Leistungen von Vernetzten Praxen orientieren sich an dem „Baukastensystem", das je nach Bedarf der Ärzte und der Region modifiziert wird (vgl. Abbildung 8).

Abbildung 8:   Aufbauelemente der MQR

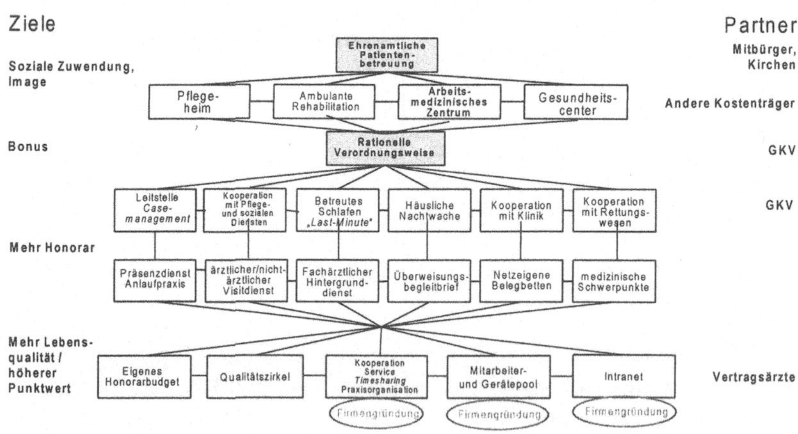

Das Baukastensystem ist entwickelt von PRAHL (1997). Im Projektverlauf werden einige privatwirtschaftliche Organisationen gegründet (hier als „Firmengründung" skizziert), die spezielle Netzziele umsetzen helfen sollen.

---

[60] Vgl. http://www.praxisnetz-kiel.de/orgamed/index.html

Zur Entwicklung ihres Leistungspaketes veranstalten die Rendsburger Ärzte mehrere Workshops, in denen sie unter kundiger Moderation neue Ziele für ihre ärztliche Gemeinschaft formulieren. Orientierung für die Workshops bot auch der Qualitätszyklus[61] (vgl. Abbildung 9).

Abbildung 9:   Qualitätszyklus

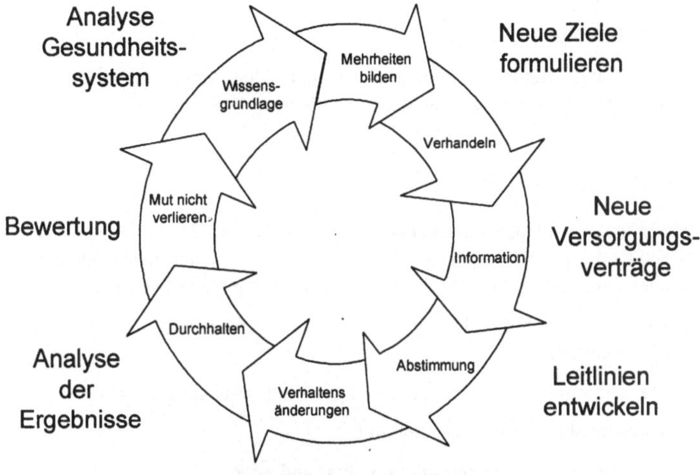

3.4.1 *Case* und *disease management*

Der *case manager* ist der „Sachwalter" eines Patienten in jeder Krankheitssituation, so wie man sich früher den „guten alten Hausarzt" vorstellte. Er bedient sich des *disease management*, d. h. bestimmter krankheitsspezifischer Leitlinien für Diagnostik und Therapie[62]. Zur Umsetzung von *case* und *disease management* benötigen Ärzte wie Krankenversicherer heute einen umfassenden Datenbestand einerseits über die Patienten und andererseits über die verschiedenen Leistungserbringer (mindestens einer Region). Medizinische und ökonomische Daten müssen zusammengefügt werden.

Die Vernetzten Praxen haben sich zum Ziel gesetzt, Methoden des *case management* in der GKV zu erproben[63]. Die Informationen und die Koordination soll die Leitstelle übernehmen. Auch der Versorgungsprozeß soll im Sinne von *disease management* verbessert werden: Qualitätszirkel und Netzkonferenzen wollen Leitlinien erarbeiten und die Umsetzung in den Arztpraxen abstimmen. Koordinations- und Informationsinstrument ist der Patientenbegleitbrief.

---

[61]   Z. B. BAHRS et. al. (1994); BAHRS und GERLACH (1994); LUMMA (1994)

[62]   Vgl. Kapitel 4 zu *managed care* und Leistungsstrukturen.

[63]   Vgl. Vertrag MQR, § 3 Abs. 3c) Einrichtung und Betrieb einer Leitstelle zur Abwicklung eines „Case-Managements" und als Informationspool für nicht-ärztliche Leistungsangebote (z. B. Pflegedienste, Reha-Angebote); vgl. ebenso RPN-Vertrag.

In Kiel sollen medizinische Schwerpunkte gesteuert werden, da eine Reihe von Netzärzten über weitergehende diagnostische und therapeutische Möglichkeiten verfügt, speziell in den Bereichen

- Herz-Kreislauf-Erkrankungen

- Diabetes

- ambulante Onkologie

- Suchtbetreuung

- ambulante Chirurgie.

Die Diagnostik- und Therapiemöglichkeiten werden allen Ärzten im Netz bekanntgemacht, so daß die Netzärzte Patienten gezielt zuweisen können.

3.4.1.1 Leitstelle

Die Leitstelle hat eine Doppelfunktion und dient sowohl den Ärzten als auch den Patienten. Die Leitstelle ist der „Lotse" durch das Gesundheitssystem; Nachfrage und Angebot werden im Sinne eines *case management* koordiniert. Sie steht den Netzärzten zur Verfügung, wenn

- ein ärztlicher oder nichtärztlicher Besuchsdienst erforderlich ist, der vom Arzt nicht selbst übernommen wird,

- eine Kurzbetreuung als Alternative zur Einweisung notwendig wird,

- ein Krankenhausbett besorgt werden muß,

- ein Pflegedienst (auch poststationär) benötigt und/oder

- eine Rehabilitationsmaßnahme erforderlich wird.

Abbildung 10:　Anrufe bei der Arztrufzentrale/Leitstelle MQR

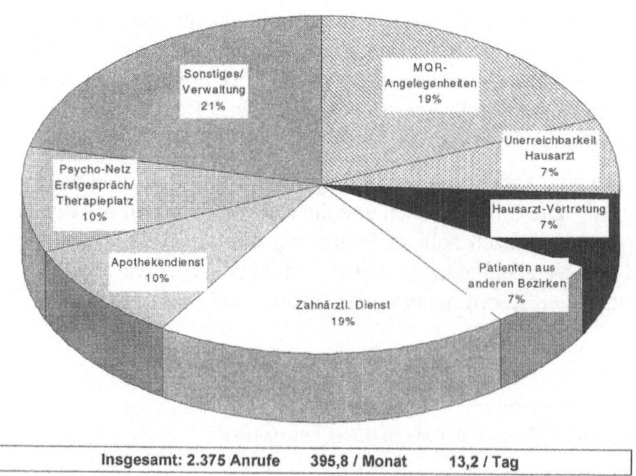

Die Anrufe sind für das 2. Halbjahr 1998 dokumentiert. In diesem Zeitraum hat die Leitstelle 2.375 dokumentierte Anrufe bewältigt (395,8 pro Monat, 13,2 pro Tag).

Zum anderen dient die Leitstelle (MQR) den außerhalb der üblichen Praxiszeiten anrufenden Patienten als Vermittler von Hausbesuchen im Rahmen des Notdienstes (vgl. Abbildung 10). Eine weitere Vermittlungsmöglichkeit ergibt sich, wenn der Patient in der Praxis seines Arztes anruft und diese nicht besetzt ist. Dann erfolgt eine automatische Anrufweiterleitung zur Leitstelle.

Engagierte Psychotherapeuten gründen in Rendsburg Mitte 1998 eine angegliederte Leitstelle „Psychotherapie", die 19 Psychotherapeuten koordinieren soll. Die Leitstelle vermittelt einen kompetenten Psychotherapeuten für das Erstgespräch; danach entscheidet der Psychotherapeut, welche Therapie erforderlich ist.

3.4.1.2 Medizinische Leitlinien

Die niedergelassenen Ärzte haben eine Vielzahl von Leitlinien aus der Literatur und dem *Internet*[64] zur Auswahl, die allerdings in den meisten Fällen keinem Konsensusverfahren unterworfen worden sind. Die wissenschaftlichen Fachgesellschaften haben über 700 Leitlinien publiziert; Universitäten, niedergelassene Ärztegruppen und auch pharmazeutische Industrie produzieren „Leitlinien". Bundesärztekammer und KBV mühen sich um ein einheitliches Procedere zur Erstellung der Leitlinien („Leitlinie der Leitlinie")[65]. Die meisten Leitlinien spiegeln eher die Meinung ihrer Autoren wider, als daß sie umfassend evaluierte Diagnose- und Behandlungswege darstellen. Auch Experten schreiben viel über die Entwicklung von Leitlinien, aber konkrete Umsetzungen sind rar – die Deutsche Gesellschaft für Allgemeinmedizin und Familienmedizin hat nach dem DEGAM-Zehnstufenplan zur Leitlinienentwicklung für September 1999 die erste Leitlinie angekündigt[66].

Die aktive Mitarbeit an den Zielen der Vernetzten Praxen bedeutet, an der Erarbeitung und Einhaltung effizienter diagnostischer und therapeutischer Leitlinien mitzuwirken, soweit die berechtigten individuellen Bedürfnisse der Patienten dies zulassen[67]. Da Leitlinien in Qualitätszirkeln entwickelt werden, haben sich die Netzärzte der Selbstverpflichtung unterzogen, regelmäßig an einem Qualitätszirkel ihrer Wahl teilzunehmen (vgl. Kap. 3.4.4.3).

Leitlinien können zur Erstellung von **Arzneimittellisten** beitragen. Die Arzneimittellisten sind ein verbindlicher Vorschlag, welche Substanzgruppen und Medikamente bei welchen Indikationen nach welchem Stufenplan von den Netzärzten zu verordnen sind. Die Qualität der Pharmakotherapie wird verbessert, da die Netzärzte umfassend beispielsweise über nicht mehr aktuelle Arzneimittel bei behandlungsbedürftigen Indikationen, „richtige" Arzneimittel in falscher Dauer, Dosierung oder Indikation informiert sind. Arzneimittellisten bieten – bei regelmäßiger Aktualisierung – eine Auswahl wirtschaftlicher Verordnungsalternativen[68]. Bisher können sich die Netzärzte – ähnlich wie auf Bundesebene[69] - aus rechtlichen Gründen nicht auf eine Arzneimittelliste verständigen. Zur Anwendung kommt die „Kieler Liste notwendiger Arzneimittel"[70].

Zwecks Überblick und Steuerung des Verordnungsverhaltens können Verordnungsanalysen für jeden einzelnen Arzt erstellt werden. Verordnungsanalysen können einige Abrechnungs-

---

[64] REINAUER (1999)

[65] OLLENSCHLÄGER (1999)

[66] BERNDT et al. (1999)

[67] Vgl. Geschäfts- und Verfahrensordnung MQR § 1 Abs. 3

[68] GLAESKE (1996)

[69] Das GSG '93 hat mit § 92a SGB V eine Arzneimittel-Positivliste einführen wollen, die aber ausgesetzt wurde. Die neue Bundesregierung will ab 1999 voraussichtlich die Entwicklung einer Arzneimittel-Positivliste wieder aufnehmen.

[70] LÜLLMANN und FLESSAU: Kieler Liste notwendiger Arzneimittel, hrsg. Verbraucherzentrale Hamburg, 1998

software erstellen, außerdem bietet der MDK Schleswig-Holstein (Plato) und die AOK (PharmPro®) ein Analyse-System für Arzneimittel.

Die Leitlinien empfehlen auch das Einholen einer <u>Zweitmeinung</u> durch den behandelnden Arzt bei problematischen Fällen, insbesondere bei aufwendigen Verordnungen und vor Krankenhauseinweisungen, sofern nicht aus medizinischen Gründen eine unmittelbare Krankenhausaufnahme erforderlich ist[71].

3.4.2 Erweiterte ärztliche Präsenz und Anlaufpraxis

Die Forderung nach vermehrter vertragsärztlicher Präsenz außerhalb der üblichen Praxisöffnungszeiten beruht auf der Annahme, daß Patienten bei Notfällen häufiger dazu neigen, direkt als „Selbsteinweiser" das Krankenhaus aufzusuchen und nicht den ambulanten Notfallbereitschaftsdienst abzuwarten. Die Vernetzten Praxen übernehmen daher folgende zusätzliche Aufgaben zur Verbesserung und Intensivierung der ambulanten vertragsärztlichen Versorgung:

- Einrichtung und Betrieb einer Anlaufpraxis bzw. einer Anlaufstelle für Patienten außerhalb der normalen Sprechstundenzeiten (soweit nicht bereits in Betrieb)

- Dienst-, Visit- und Präsenzpläne für Arztkontakte (Haus- und Facharzt) außerhalb der normalen Sprechstundenzeiten (insbesondere Mittwoch- und Freitagnachmittag) sowie am Wochenende

Die Patienten können über die einheitliche Telefonnummer (Arztruf-Zentrale) sowohl die Anlaufpraxis erreichen, als auch erfahren, welcher Haus- oder Facharzt gerade Dienst hat (nur MQR).

3.4.2.1 Anlaufpraxis

Die MQR eröffnete im Dezember 1996 die Anlaufpraxis im Zentrum von Rendsburg; seitdem ist sie von den Patienten gut angenommen worden[72]. Die Öffnungszeiten der Bereitschaftspraxis sind von montags bis freitags 19.00 bis 22.00 Uhr (19.30 bis 21.30 in 1998), samstags, sonntags und feiertags von 10.00 bis 12.00 Uhr und von 16.00 bis 18.00 Uhr[73]. Vorbild für die Rendsburger Anlaufpraxis war auch die „Bereitschaftsambulanz Lübecker Ärzte"[74], die einerseits die aus medizinischer Sicht nicht erforderlichen Hausbesuche um ca. 10 % verringert hat und wohl auch zur Reduktion der in den Klinikambulanzen behandelten Patienten geführt hat.

Ab 1998 haben die Rendsburger Ärzte Verhandlungen mit dem Krankenhaus aufgenommen, um die Anlaufpraxis ab April 1999 in den Räumen des Rendsburger Krankenhauses betreiben zu können.

Da in der Landeshauptstadt bereits eine Notfallpraxis existiert, wird keine zusätzliche Anlaufpraxis geschaffen. Stattdessen wird stadtteilbezogen (Unternetz) abwechselnd jeweils eine hausärztliche Praxis die Sprechstunden verlängern („alternierende Anlaufpraxis"), so daß Patienten bis in die Abendstunden hinein eine in unmittelbarer Nähe geöffnete Praxis

---

[71] Vgl. Vertrag MQR § 3 Abs. 4

[72] Ploß (1998)

[73] Aufgrund der Patientennachfrage in 1998 reduziert.

[74] Träder (1997)

vorfinden. Dieser sogenannte Präsenzdienst gilt für die Zeiten montags bis freitags 18.00 bis 20.00 Uhr, mittwochs 16.00 bis 18.00 Uhr und samstags 9.00 bis 13.00 Uhr.

3.4.2.2 Bereitschafts- und Hintergrunddienste

Die Netzärzte wollen den vertragsärztlichen Notfallbereitschaftsdienst verbessern, da teilweise die Wartezeiten zu lang sind und der Bereitschaftsarzt aufgrund seiner Fachrichtung im konkreten Fall häufig nicht weiterhelfen kann. Die eingerichtete Anlaufpraxis entlastet den Notfallbereitschaftsdienst, da mobile Patienten hierhin kommen können. Der fahrende Bereitschaftsdienst hat mehr Kapazitäten für schnelle Hilfe bei kranken Patienten zuhause.

Jede Facharztgruppe stellt in der Netzregion einen eigenen Hintergrunddienst, so daß sowohl die Anlaufpraxis als auch der Bereitschaftsdienst fachärztlichen Rat oder ein Konsil einholen kann.

3.4.3 Ambulantes Operieren

Ambulantes Operieren ermöglicht die Substitution von Krankenhausbehandlung und ist damit auch von Interesse für das Ziel der Vernetzten Praxen, Krankenhausbehandlung zu vermeiden. Die Netzärzte wollen zwei Bedingungen für Ambulantes Operieren verbessern. Erstens können die Operateure innerhalb der Vernetzten Praxen über ihr Operationsangebot ausführlich informieren – viele einweisende Ärzte wissen nicht genügend über die Möglichkeiten des Ambulanten Operierens. Zweitens kann die prä- und postoperative Betreuung von ambulant operierten Patienten durch die Ärztegemeinschaft verbessert werden: Der ärztliche Visitdienst betreut nach der Operation, der fachärztliche Hintergrunddienst steht konsiliarisch zur Seite. Die Kooperation mit ambulanten Pflegediensten sichert auch die Anwendung der medizinischen, postoperativen Therapie.

Die Vernetzten Praxen in Schleswig-Holstein wollen gemeinsam mit der wissenschaftlichen Begleitung die Effektivität des Ambulanten Operierens darlegen und für folgende Behandlungsanlässe / Indikationen z.T. in Verbindung mit Therapien grundsätzlich anbieten[75]:

• Abrasio	• Adenotomie	• Bursitis
• Karpaltunnel-Syndrom	• Dupuytren	• Epicondylitis
• Frakturenbänder	• Glaukom	• Gr. Atherome/Lipome
• Hämatomspaltung	• Hammer - Krallenzehen	• Harnröhreneingriffe
• Hauttumoren	• Katarakt	• Laser-Chirurgie
• Leisten- Nabelhernien	• Lidchirurgie	• Lymphknotenextepertion
• Mamma-PE	• Muskelrisse	• Nasenseptum-OP
• Nasensiebbein-OP	• Ohrchirurgie	• Phimose
• Plastische Chirurgie	• Proktologie	• Schnellender Finger
• Sterilisatio	• Tympanoplastik, Otopexie	• Venen-OP
• Wundversorgungen		

---

[75] Die wissenschaftliche Analyse beschränkt sich auf sieben ausgewählte Indikationen (vgl. Tabelle 23)

3.4.4 Kooperation innerhalb des Netzes

Jedes Mitglied der Vernetzten Praxen verpflichtet sich, an den im Vertrag und in der Richtlinie vereinbarten Zielen aktiv mitzuarbeiten, insbesondere durch Intensivierung der kollegialen Zusammenarbeit, durch bessere und schnellere Information der Kollegen. Instrumente hierfür sind der Patientenbegleitbrief, Konsile bzw. Zweitmeinungen und Qualitätszirkel.

Über Solidarisierung wollen die Netzärzte mit ihren Standespolitikern die zunehmende Konkurrenz untereinander mindern. Sie verpflichten sich, keine Patienten abzuwerben. Sie wollen untereinander abgestimmt eine verminderte Anzahl medizinischer Leistung erbringen und auf Doppeluntersuchungen verzichten, um damit den „Hamsterradeffekt" auszuhebeln – durch Selbstverpflichtung und soziale Kontrolle[76].

Die Nutzung moderner Kommunikationsmedien wie auch die Beschaffung von medizinischen Geräten bis zu Verbrauchsmaterialien werden als strukturelle Elemente der intensivierten ambulanten Versorgung bezeichnet. Diese strukturellen Elemente sind innerhalb der Laufzeit des Modellversuchs jeweils für einen Zeitraum von mindestens 6 Monaten zu erproben[77]. Eine neu gegründete Genossenschaft „Q-info medizinische Informationssysteme e.G." soll in Rendsburg die Kommunikationstechnik professionalisieren helfen.

Weiteres wichtiges Medium der internen wie externen Kommunikation ist in Rendsburg das Informationsblatt „MQR aktuell", das sowohl die Ärzte innerhalb der MQR informiert als auch Vertragspartner und Interessierte regelmäßig unter folgenden Rubriken unterrichtet: Regelmäßige Informationen, Kleinanzeigen, Termine, Erinnerung an Modellversuch, Erinnerung an den Einsatz des Überweisungsbegleitbriefes und die Vorstellung neuer MQR-Mitglieder. Die MQR hat eine Liste für spezielle Diagnostikleistungen herausgegeben[78]. Zu den jeweiligen Spezialdiagnostiken sind die MQR-Ärzte aufgeführt, die die Leistungen durchführen.

Zur Identifikation und auch Wiedererkennung hat sich die MQR ein einheitliches Logo (vgl. Abbildung 5, für RPN-K: Abbildung 6) gegeben, das auf allen Schriftsätzen und Veröffentlichungen zu sehen ist. Außerdem hat jede Praxis Aufkleber und T-Shirts mit dem Logo erhalten. Insbesondere Patienten sollen die MQR wiedererkennen. Sie erhalten eine einheitliche Patienteninformation. In den regionalen Zeitungen wird regelmäßig auf die Anlaufpraxis hingewiesen; regelmäßig erscheint ein Bericht über die MQR in der Zeitung. Professionelles Marketing ist den Ärzten aufgrund ihrer Berufsordnung[79] untersagt. Schon die Akzeptanz des Patientenfolders durch die Ärztekammer Schleswig-Holsteins war bemerkenswert.

3.4.4.1 Patientenbegleitbrief

Der Patientenbegleitbrief (siehe Kapitel 10. D1) soll die Qualität der Versorgung durch eine verbesserte Kommunikation unter den beteiligten Ärzten steigern und gleichzeitig unnötige parallel verlaufende Behandlungsstrategien vermeiden. Dieser enthält die relevanten Informationen über den Patienten und die veranlaßten Maßnahmen und begleitet im wahrsten Sinne den Patienten bei der Behandlung durch das Netz. Daher hat der Begleitbrief eine Hausarzt- und eine Facharztseite. In dringenden Fällen kann „Notfall" vermerkt werden.

---

[76]   „Prinzip der roten Ohren", häufig genannt von Dres. WEISNER und KOSANKE

[77]   Vgl. Vertrag MQR § 3 Abs. 6

[78]   Vgl. MQR aktuell Nr. 17, Ausgabe März 1998; auch die Kieler Ärzte veröffentlichen eine Ärzteliste

[79]   Vgl. Musterberufsordnung der deutschen Ärzte; RATZEL und LIPPERT (1995)

Auch die Kooperation mit den Ärzten im Krankenhaus soll besser werden, wenn der Patient durch den einweisenden Arzt telefonisch angemeldet wird, wenn wichtige Vorbefunde bei Einweisung mit ins Krankenhaus gegeben werden (auch standardisiert durch einen „Einweisungsbrief") oder bei notfallmäßig aufgenommenen Patienten nachgereicht werden.

Der Patientenbegleitbrief ist zwischenzeitlich in die Arzt-Abrechnungs-Software integriert und kann elektronisch erstellt werden.

Erläuterungen zum Überweisungsbegleitbrief (Hausarztseite)[80]:

„Der überweisende Arzt kann ihn sowohl vollständig, teilweise manuell oder mit EDV erstellen, wobei, wenn es die Arbeit erleichtert und Sinn macht, auf Anlagen verwiesen werden kann. Es ist am praktischsten, wenn er parallel zur Aushändigung der Überweisung an den Patienten an die entsprechende Praxis gefaxt wird, sofern bekannt ist, zu wem der Patient geht. Ansonsten ist er dem Patienten zusammen mit dem Überweisungsschein in einem verschlossenen Umschlag auszuhändigen. Zur Eigenkontrolle sollte der überweisende Arzt seine gefaxten Originale oder eine Kopie des mitgegebenen Briefes in geeigneter Weise aufbewahren."

Erläuterungen zum Überweisungsbegleitbrief (Facharztseite)

„Der überweisende Arzt soll unmittelbar über geplante Maßnahmen informiert werden und wissen können, daß sein Patient angekommen ist. Er hat damit auch die Möglichkeit, noch Informationen nachzuliefern. Die Facharztseite ersetzt dann einen Facharztbrief, wenn der Inhalt ausreicht, diesen Zweck zu erfüllen. Das Formular ist für handschriftliche Bearbeitung gestaltet, bei EDV gestützter Bearbeitung kann – falls nicht vermeidbar – vom formalen Aufbau abgewichen werden. Sollte ein Patient einen Facharzt direkt aufsuchen, weil ihm z. B. nicht bekannt ist, daß wir in der MQR die hausärztliche Befundsammlung und Koordinationsfunktion ernst nehmen, so schickt der Facharzt dem vom Patienten benannten Hausarzt unaufgefordert eine „Facharztseite" zu. (Voraussetzung ist selbstverständlich, daß der Patient auch damit einverstanden ist!). Falls der Hausarzt dann erkennt, daß es wichtig ist, Befunde oder andere Hinweise dem Facharzt zukommen zu lassen, nutzt er dafür die „Hausarztseite". Er ist dann auch berechtigt, sich einen Überweisungsschein zur Abrechnung der entsprechenden Abrechnungs- und Gebührennummern auszustellen, falls noch kein Kontakt mit dem Patienten im Quartal erfolgte."

3.4.4.2 Konsile

Die Patientenbehandlung soll auch dadurch verbessert werden, daß ein Klima für ärztliche Konsile gefördert wird. Auch soll das Einholen einer Zweitmeinung durch den behandelnden Arzt bei problematischen Fällen üblich werden, insbesondere bei aufwendigen Verordnungen und vor Krankenhauseinweisungen, sofern nicht aus medizinischen Gründen eine unmittelbare Krankenhausaufnahme erforderlich ist.

3.4.4.3 Qualitätszirkel und Netzkonferenzen

Qualitätszirkel[81] dienen vor allem dazu, durch Analyse tatsächlicher Patientendaten aus der eigenen Praxis im Verbund mit anderen Kollegen gute Behandlungsstrategien zu identifizieren und Schwachstellen aufzudecken (*peer review*[82]). Die Ärzte eines Qualitätszirkels sollen die beschlossenen Behandlungsstrategien regelmäßig auf ihre Einhaltung und Wirksamkeit hin überprüfen, um ggf. ihre diagnostischen und therapeutischen Strategien zu modifizieren. Die Idee des Qualitätszirkels geht davon aus, daß in üblichen universitären, medizinwissenschaftlichen Veröffentlichungen die Situation eines niedergelassenen Arztes, insbesondere des Hausarztes, nicht genügend berücksichtigt ist[83]. Außerdem wird in medizini-

---

[80] Originalveröffentlichung in MQR aktuell Nr. 16, Ausgabe Februar 1998

[81] Vgl. § 135 a SGB V und Richtlinie der KBV zu § 135; vlg. BAHRS et al. (1994)

[82] GROL et al. (1988)

[83] BAHRS et al. (1994)

schen Fachbeiträgen auf die ökonomischen Aspekte des medizinischen Behandelns üblicherweise nicht Bezug genommen.

Netzkonferenzen sind Arbeitsgruppen von Netzmitgliedern zu bestimmten finanziellen oder organisatorischen Fragen, die zur besseren Effizienz möglichst - wie ein Qualitätszirkel - moderiert werden sollten. Im Alltag vermischen sich „Qualitätszirkel und Netzkonferenzen" zu Arbeitsgruppen[84].

Tabelle 8:   Qualitätszirkel und Arbeitsgruppen der MQR

Medizinische Themen

1. Akupunktur	2. Ambulante Rehabilitation	3. Ambulantes Operieren
4. Chirotherapie	5. Dermatosen	6. Diabetes mellitus
7. Erektile Dysfunktion	8. Ethik in der Medizin	9. Gastroenterologie
10. Gerontopsychiatrie/Geriatrie	11. Kardiologie	12. Kinderärztlicher Qualitätszirkel
13. Lasermedizin	14. Pharmakotherapie	15. Phlebologie
16. Psychosomatik	17. Schmerztherapie	18. Sucht- und Substitution
19. Umweltmedizin	20. Urologische Onkologie	

Organisatorische Themen

1. Ambulante Rehabilitation	2. Ärztlicher Bereitschaftsdienst Nortorf	3. EDV-Anwendung in der vernetzten Arztpraxis
4. Hüttener Land	5. Krankenhaus	6. Moderatoren-Supervision
7. Psycho-Netz		

Wirtschaftliche Themen

1. Job-Sharing	2. Personal- und Geräte *pool*	3. AG Einkauf
4. AG-MQR-Mitarbeiter/innen	5. AG Prävention	

Die Ergebnisse der Arbeitsgruppen sollen allen Mitgliedern der MQR zugänglich sein. Daher werden Protokolle oder Handlungsanleitungen in dem Informationsblatt „MQR aktuell" oder im offiziellen Informationsorgan der KVSH „Nordlicht aktuell" veröffentlicht.

3.4.5 Intersektorale Kooperation

Vernetzte Praxen wollen durch eine versorgungsstufengerechte Zuweisung Patienten besser versorgen und Einsparpotentiale realisieren. Um Krankenhausaufenthalte zu verkürzen oder Krankenhauseinweisungen zu umgehen, soll die Patientenversorgung durch intersektorale Kooperation verbessert werden. Der intensivierte Bereitschaftsdienst und die Anlaufpraxis übernehmen ärztliche Aufgaben. Pflegerische Aufgaben übernehmen ambulante und stationäre Dienste.

Zur Information über Kurzzeitpflegebetten und ambulante Pflegedienste in der Netzregion informiert die Leitstelle über alle Institutionen mit Telefonnummern. Die Finanzierung der pflegerischen Mehrleistungen übernimmt die Krankenkasse[85].

---

[84] HEß (1995), LUMMA (1994)

[85] Vgl. Richtlinie RPNK 7.

3.4.5.1   Kooperation mit Akutkrankenhäusern

Vernetzte Praxen haben das Ziel, Krankenhauseinweisungen zu reduzieren und sind daher zunächst ohne Beteiligung der regionalen Krankenhäuser gegründet. Trotzdem bauen die Vernetzten Praxen auf der bisherigen Kooperation auf und erweitern sie beispielsweise mit einer Arbeitsgruppe „Krankenhaus", mit gemeinsamen Workshops, mit einem standardisierten Einweisungsbegleitbrief der Niedergelassenen und Überlegungen, die Anlaufpraxis sowohl in Kiel als auch in Rendsburg als „Notfallambulanz" in das Krankenhaus zu verlegen und gemeinsam mit den Krankenhausärzten zu betreiben[86] - in Rendsburg fällt hierzu im Februar 1998 eine positive Grundsatzentscheidung, die im April 1999 in die Tat umgesetzt wird.

Aufgabe des Netzmanagements wird es sein, Übereinstimmungen mit den Krankenhausleistungen bei den für das Netz wichtigen Zielen zu erreichen: Selbsteinweisungen, Auswahl der Medikamente, Einweisungsbefunde, Entlassungsberichte, Verweildauer. Zur Umsetzung der Kooperation planen die MQR-Ärzte mit dem Rendsburger Krankenhaus Verzahnungsmodule[87], die sogar Modellvorhaben unter einem Globalbudget ermöglichen können:

Modul 1:   Einrichtung einer MQR-Anlaufpraxis als eigenständige Einrichtung innerhalb des Kreiskrankenhauses

Modul 2:   Diabetesschulungen werden innerhalb der Klinik ebenso wie außerhalb des Kreiskrankenhauses von einer neu gegründeten kooperativen Gemeinschaft übernommen.

Modul 3:   Gemeinsamer Betrieb einer radiologischen Gemeinschaftspraxis im Krankenhaus.

Modul 4:   Die vorhandene Dialyseabteilung im Krankenhaus mit zehn Dialyseplätzen bildet eine Kooperationsgemeinschaft, die sowohl die ambulante als auch die stationäre Dialyse miteinander verzahnt.

Modul 5:   Bildung eines ambulanten Operationszentrums unter Einbeziehung aller ambulanten Operateure und einheitlichen Fallpauschalen. Bisherige OP-Einheiten niedergelassener Ärzte sollen eventuell als „Satellitenstationen" integriert werden.

Modul 6:   Gemeinsamer Modellversuch einer integrierten, sektoral übergreifenden, gerontopsychiatrischen Versorgung im Kreis Rendsburg mit einer gemeinsam zu betreibenden gerontopsychiatrischen Ambulanz am Krankenhaus.

Modul 7:   Gemeinsame Qualitätszirkel; insbesondere auch zum Abgleich gemeinsamer Medikamentenlisten.

Modul 8:   Eine gemeinsam zu betreibende Gesellschaft für Endoskopie mit Nutzung, Wartung und Anschaffung der Endoskopiegeräte befindet sich in der Gründungsphase.

---

[86]   Dokumentation von MELCHERT (1999)

[87]   SCHMIDT (1999)

Aktionsplan MQR/Krankenhaus[88]

(1) Feste Telefonsprechstunde des Chefarztes und der Oberärzte der Inneren Medizin

(2) Verlegungsberichte und OP-Berichte an Einweiser und Hausarzt

(3) Hausärzte und Einweiser stellen Vorbefunde zur Verfügung.

(4) Für Notfallpatienten auf Anfrage der Klinikärzte Vorbefunde

(5) Erstellung von Standards für präoperative Diagnostik und Therapie (für die fünf häufigsten Diagnosen/Therapien je Fachrichtung)

(6) Einschaltung des Hausarztes vor der Einweisung der Patienten in Pflege-, Reha- und Hospizeinrichtungen

(7) Faxgerät pro Fachabteilung/Station/Ebene; Erstellung einer entsprechenden Telefonliste

(8) Bei Versterben der Patienten ist der telefonische Kontakt zum Einweiser und Hausarzt zwingend.

(9) Telefonische Anmeldung einzuweisender Patienten durch Hausarzt und Einweiser

(10) Formular als allgemeine Information zum stationären Aufenthalt[89].

3.4.5.2 Kooperation mit Pflegeeinrichtungen

Die Vernetzten Praxen arbeiten gezielt mit Pflegeeinrichtungen zusammen – so jedenfalls die Grundidee. Da die Kurzzeitpflege seit 1997 nicht mehr zu den Leistungen der GKV gehört, haben sowohl der VdAK/AEV als auch die AOK-Schleswig-Holstein die Zusage gemacht, für Netzpatienten die Kurzzeit-Pflegekosten zu übernehmen[90]. In Kiel arbeitet das RPN-K seit Netzbeginn mit 40 unterschiedlichen Pflegeeinrichtungen zusammen.

Hauptkooperationspartner für die MQR in Rendsburg ist die „Pflege LebensNah", die in Rendsburg und Umgebung ambulante Pflege, Kurzzeitpflege, Tagespflege, Betreutes Wohnen und eine Hospiz-Initiative mit dem Hospiz Haus Porsefeld anbietet. Beispielsweise hat die Pflege LebensNah im Mai/Juni 1998 insgesamt 40 Patienten mit 950 Pflegetagen (durchschnittlich 23,75 Tage) versorgt; 2 Patienten befinden sich in Dauerpflege. Die Kostenträger sind Krankenversicherungen (31 %), Pflegeversicherungen (67 %), Private Versicherungen, Bundessozialhilfe und Selbstzahler. Die Rendsburger Kurzzeitpflege entläßt über 50 % der Patienten in die häusliche Umgebung (davon 15 % mit Tagespflege), ca 20 % in die Dauerpflege und 10 % in ein Krankenhaus.

3.5 Finanzierungsstruktur und finanzielle Anreizmechanismen

Grundsätzlich soll durch die Verlagerung von Leistungen und Finanzvolumen aus dem stationären in den ambulanten Bereich sowie durch Verringerung veranlaßter Leistungen die ambulante Versorgung gestärkt werden („Geld folgt der Leistung"). Alle Beteiligten –

---

[88] MELCHERT (1999), MQR aktuell mit den Ausgaben 1998/1999

[89] Vgl. Kapitel 10 „Verträge und Material"

[90] Vgl. Kapitel 10 „Verträge und Material"

Krankenkassen und Ärzte mit ihren KVen – „glauben" an diesen Grundsatz und bauen jeweils mit Engagement und Vorleistungen die Vernetzten Praxen auf. Zusätzliche finanzielle Anreize sollen den Aufbau beschleunigen.

3.5.1 Allgemeine Netzfinanzierung

3.5.1.1 Vorleistung der Kostenträger

Die AOK-Schleswig-Holstein hat als Anschubfinanzierung einen Zusatzetat für das Kieler Regionale Praxisnetz von DM 3,5 Mio. zur Verfügung gestellt[91].

Zur Finanzierung aller MQR-Leistungen haben die Ersatzkassen vorerst einen Betrag in Höhe von DM 3,5 Mio. als Anschubfinanzierung bereitgestellt (siehe Tabelle 9)[92]. Die Verwendung der Mittel ist im folgenden für Vernetzte Praxen beispielhaft an der MQR aufgeführt:

Für **Investitionen** in die MQR-Netzstruktur, Umbau und Einrichtung der Anlaufpraxis sowie Zuschüsse von je DM 2.000,- für die Installation von ISDN- und Fax-Anlagen in den Arztpraxen stehen insgesamt DM 500.000,- zur Verfügung.

Die „**Netz-Betriebsausgaben**" sind mit DM 600.000,- kalkuliert. Sie umfassen:

- Raumkosten, Praxisbedarf und Betriebskosten für medizinische Geräte der Anlaufpraxis

- Personalkosten für Anlaufpraxis, Leitstelle und MQR-Vorstand (Sekretariat, externe Managementunterstützung etc.)

- Kosten für Porto, Telefon, Büromaterial, Fotokopierer und Marketingmaßnahmen

- Versicherungen

Unter Berücksichtigung der von der Projektgruppe festgelegten Finanzierung stellen die zuständigen Gremien der MQR einen Haushalt nach Kontengruppen auf[93].

Für **Mehrleistungen** der Ärzte (Zusatzbudget) sind pauschal DM 2,2 Mio. als zusätzliche Vergütung vereinbart. Die Aufteilung dieses Betrages ist in der Geschäfts- und Verfahrensordnung der MQR festgelegt: Für die Erhöhung des Ersatzkassenhonorarbudgets für medizinische Mehrleistungen sind DM 1 Mio. (DM 125.000,- pro Quartal) in den ersten beiden Jahren des Modellprojektes vorgesehen. Die Vergütung der Struktur- und Steuerungsleistungen im Netz sind mit DM 1,2 Mio. angesetzt. Sie verteilt sich auf die Stundenvergütung des ärztlichen Dienstes in der Anlaufpraxis (DM 500.000,-), ärztliche Managementleistungen im Netz und Aufwandsentschädigungen für

- Verwaltungssonderleistungen (DM 150.000,-) sowie

- Verwaltungspauschalen (DM 1.240,- je Halbjahr pro Arzt) für Steuerungsleistungen wie das Ausfüllen von Patientenbegleitbriefen, Einholen von Zweitmeinungen etc. (insgesamt DM 550.000,-).

---

[91]   Vgl. Vertrag Richtlinien RPN-K (vgl. Kapitel 10 „Verträge und Material")

[92]   Vgl. Vertrag MQR § 6 Abs. 2 a) bis 2g) (vgl. Kapitel 10 „Verträge und Material"), GERDELMANN (1996)

[93]   Vgl. Protokoll Sitzung Projektgruppe VdAK/MQR vom 22.06.1998 in Rendsburg

Tabelle 9: Vorweg-Finanzierung der MQR durch den VdAK/AEV

30.06.1996 bis 30.6.1998[94]			
Investitionen			DM 500.000,-
Netz-Betriebsausgaben			DM 600.000,-
Mehrleistungen der Ärzte	▪ Ersatzkassen-Honorarbudget für Mehrleistungen (1997)	DM 1.000.000	
	▪ Struktur und Steuerleistungen	DM 1.200.000	DM 2.200.000,-
Sonstiges			DM 200.000,-
Vertrag MQR Gesamt			DM 3.500.000,-
01.07.1998 – 30.06.1999[95]			
Anlaufpraxis und Leitstelle			DM 265.597,-
Medizinische Mehrleistungen, Vorstandsentschädigungen, Sitzungsgelder, Verwaltungspauschale			DM 847.000,-
Vertragsverlängerung MQR **Gesamt**	[VdAK/AEV anteilig: DM 890.000 AOK-S.H. anteilig: DM 222.597]		DM 1.112.597,-

Die **Kassenärztliche Vereinigung** beteiligt sich an der Finanzierung der Vernetzten Praxen durch die Bereitstellung der persönlichen und sächlichen Ressourcen zur Umsetzung und Abwicklung ihrer erweiterten Aufgaben. Die KVSH verwaltet und verteilt die von den Kassen für die Projekte zur Verfügung gestellten Gelder entsprechend den Bestimmungen der jeweiligen Verträge. Auch Mietverträge, Personalverträge für Mitarbeiter der Anlaufpraxis/Leitstelle oder ähnliches schließt die KVSH zum Schutze der Netz-Mitglieder ab. Die KVSH führt die Finanzierung für den vorhandenen Notdienst der beteiligten Vertragsärzte fort und übernimmt die hälftigen Kosten für die wissenschaftliche Begleitforschung.

Die Beteiligung an der Finanzierung von Einrichtungen der Vernetzten Praxen (Anlaufpraxis, Leitstelle) von den jeweils anderen Kostenträgern ist im Vertrag aufgrund der Mitnutzung durch Versicherte vorgesehen[96] und durch den 1. Nachtrag[97] dann vertraglich geregelt.

3.5.1.2 Netzerfolg als finanzieller Gesamtrahmen

Die Finanzierung des Modellversuchs MQR ist eine Investition des VdAK/AEV in die Struktur der ambulanten Versorgung. Erwartete Einsparungen im Krankenhausbereich und bei den Verordnungen von Arznei- und Heilmitteln bilden die Rückflüsse. Weitere Einsparungen werden mit den Vorleistungen der Ärzte und der KVSH – die ja von allen Ärzten Schleswig-Holsteins unterhalten wird – verrechnet. Erst der dann verbleibende Betrag wird dem Honorarbudget der vernetzten Ärztegemeinschaft zugeführt. 30 % dieses Betrages wird

---

[94] Vgl. Vertrag MQR § 6 Finanzierung

[95] Vgl. Protokoll Sitzung Projektgruppe VdAK/MQR vom 22.06.1998 in Rendsburg, siehe 1. Nachtrag Vertrag MQR

[96] Vgl. Vertrag MQR § 6 Abs. 2c)

[97] Vgl. Kapitel 10 „Verträge und Material" 1. Nachtrag

an die teilnehmenden Ärzte ausgezahlt, über 20 % entscheidet die Projektgruppe zwecks Fortführung oder Beendigung des Modellprojektes.

Die AOK-Schleswig-Holstein dagegen vergibt die Anschubfinanzierung für Regionale Praxisnetze unter Vorbehalt: Nach Vorliegen konkreter Daten soll sich der Zusatzetat folgendermaßen berechnen[98]:

1. Schritt: Feststellung des bisherigen Krankenhausvolumens pro Jahr der Netzärzte

2. Schritt: Ermittlung des angestrebten Einsparprozentsatzes

3. Schritt: Festlegung des jährlichen Einsparpotentials in DM

4. Schritt: Festlegung des RPN-Zusatzetats und des Einsparvolumens für die Krankenkasse (Teilungsmodus)

5. Schritt: Festlegung der den Zusatzetat beeinflussenden Substitutionskosten.

Der Zusatzetat wird anteilig jeweils am Beginn eines jeden halben Vertragsjahres ausbezahlt, soweit nicht die zeitnahe Erfolgskontrolle zeigt, daß die Einweisungen nicht im erwarteten Umfang rückläufig sind[99].

3.5.2 Finanzielle Steuerung im Netz

Der Netzgedanke geht davon aus, daß die vertragsärztlichen Leistungserbringer über finanzielle Anreize in einem gewissen Rahmen zu steuern sind (vgl. Kapitel 2.3). Hierbei nutzt dem Netzgedanken die von den Kassen gezahlte Gesamtvergütung für Vertragsärzte, die eine grundsätzliche und zentrale Steuerung überhaupt erst möglich macht. Vernetzte Praxen wollen das System aus Gesamtvergütung, EBM und HVM durch bestimmte Zusätze für eine regional begrenzte Ärztegruppe optimieren. Dies ermöglicht sowohl die veränderte Sozialgesetzgebung (§§ 63, 73a SGB V) als auch ein aktualisierter Honorarverteilungsmaßstab der schleswig-holsteinischen Vertragsärzte[100], der den Vernetzten Praxen ein eigenes Honorarbudget ermöglicht[101]. Damit sind sie einerseits unabhängig von der Honorarentwicklung in Schleswig-Holstein, und andererseits wird die Gesamtsolidarität der schleswig-holsteinischen Ärzte durch eventuelle Mengensteigerung in Vernetzten Praxen nicht belastet[102]. Auch erhalten die Netzärzte eigene Steuerungsmöglichkeiten, indem sie durch einen „Netz-Honorarverteilungsmaßstab" einen Teil der Anschubfinanzierung nach eigenem Ermessen verteilen können (siehe Tabelle 10).

Die Etablierung finanzieller Anreize innerhalb Vernetzter Praxen muß sich in einem großen Mix an verschiedenen Finanzierungen und spezifischen Anreizen durchsetzen (siehe Abbildung 11): Beispielsweise erleichtert die Vielfalt der Kostenträger die Verlagerung der Kosten auf den jeweils zahlungswilligsten Kostenträger (*cost-shifting*)[103], wie derzeit der etwa 25 %ige Umsatzanteil einer Praxis von rund 10 % privat krankenversicherten Patienten vermuten läßt.

---

[98]   Vgl. Rahmenvertrag RPN § 6 (vgl. Kapitel 10 „Verträge und Material")

[99]   Aufgrund der Datenproblematik (insbesondere fehlende Arznei- und Heilmitteldaten) konnte dieser Vertragspunkt bisher nicht zeitnah umgesetzt werden.

[100]   Vgl. § 12 HVM Abs. 1c (vgl. Kapitel 10 „Verträge und Versorgung")

[101]   Bisher galten die Gesamtvergütung und der HVM für alle Ärzte; Sonderverträge kamen Ärzten mit medizinischer Spezialisierung und bestimmtem Facharztstatus zugute.

[102]   GERDELMANN W (1996), BECKER (1998b)

[103]   Hierfür sprechen auch die historisch gewachsenen, systematischen Unterschiede in den Pro-Kopf-Ausgaben zwischen Primärkassen und Ersatzkassen bis in die heutige Zeit, die sich in Schleswig-Holstein mit einem um ca. 15 % höheren Punktwert ausweisen.

Abbildung 11: Mix der finanziellen Anreize für Netzärzte

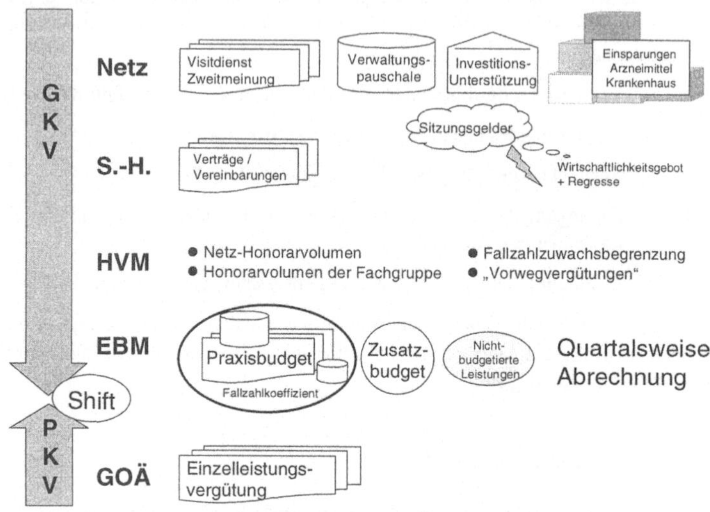

Die Finanzierungsanreize für den individuellen Netzarzt sind sehr unübersichtlich. Vorherrschendes Prinzip ist die budgetierte Einzelleistungsvergütung in Kombination mit einer leistungsunabhängigen Netz-Pauschalen.

Tabelle 10: Finanzielle Steuerungselemente in bezug auf Vertragsziele

Ziel / Funktion	Finanzielles Steuerungselement
Intensivierte ambulant-ärztliche Präsenz	
Betreiben einer Anlaufpraxis	Investitionskosten; zusätzliche ärztliche Behandlung über eigene Abrechnungsnummer vergütet
Verlängerte Öffnungszeiten der Arztpraxen	Zusätzliche Netz-Einzelleistungsvergütung (RPN-K)
Angebot eines ärztlichen Visitdienstes	Zusätzliche Netz-Einzelleistungsvergütung (RPN-K)
Verbesserte ärztliche Kommunikation	
Einsatz Patientenbegleitbrief	Verwaltungspauschale
Nutzen von Kommunikationstechnik	Investitionskosten
Einholen einer Zweitmeinung / Konsile	EBM-Ziffer
Verringerung Krankenhausaufenthalte, Arzneimittelverordnungen und Doppeluntersuchungen	
Vermeiden und Verkürzen von Krankenhausaufenthalten der Patienten	Beteiligung an Einsparungen nach Abzug aller anderen Investitionskosten; eigenes Honorarbudget + Punktwertstützung
Reduktion der Verordnungskosten	Beteiligung an Einsparungen nach Abzug aller anderen Investitionskosten
Beanspruchung von Kurzzeitpflege / Krankenhausvermeidungspflege	Vergütung aus „Anschubfinanzierung"; gesonderte Abrechnung mit der Krankenkasse
Verminderung Doppeluntersuchungen	Durch eigenes Honorarbudget Punktwerterhöhung

Projektorganisation	
Teilnahme an Sitzungen, Qualitätszirkeln, Netzkonferenzen etc.	Verwaltungspauschale für alle, Sitzungsgelder für Funktionsträger; Qualitätszirkel-Pauschale gesondert durch KVSH
Dokumentation der Vernetzten Praxen	Verwaltungspauschale
Projektbüro	Finanzierung durch Anschubfinanzierung

3.5.2.1 Netz-Honorarbudget und Punktwertstützung

Vertragsärztliche Leistungen werden von den Krankenkassen über die Kassenärztliche Vereinigung vergütet. Abrechnungsgrundlage ist der Einheitliche Bewertungsmaßstab (EBM), der die Bewertungen der einzelnen Leistungen untereinander festlegt. Die Bewertungsrelation wird in Punkten ausgedrückt. Die Leistungsanforderung (Punktzahlvolumen) der Vertragsärzte wird dem zur Verfügung stehenden Vergütungsvolumen gegenübergestellt. Das Vergütungsvolumen ist die zwischen der Krankenkasse und der KV ausgehandelte Gesamtvergütung, die mit befreiender Wirkung von der Krankenkasse an die KV gezahlt wird.

Seit 1993 ist diese Gesamtvergütung strengen gesetzlichen Budgetierungsregelungen unterworfen. Die Zunahme vertragsärztlicher Leistungen (Punkte) muß seitdem aus einer Gesamtvergütung finanziert werden, die nicht in dem gleichen Maße steigt. Der Preis für die vertragsärztliche Leistung, der Punktwert, ist für den Vertragsarzt dabei keine kalkulierbare Größe, sondern besitzt eine stetige Negativentwicklung. Um den Umsatz aus kassenärztlicher Tätigkeit bei konstanten bzw. steigenden Praxisfixkosten dennoch annähernd stabil zu halten, haben die Vertragsärzte durch vermehrt erbrachte Leistungen diese Entwicklung noch verstärkt (Hamsterradeffekt).

In diesen Mechanismus wollte die Netzvergütung 1996 eingreifen: Vernetzte Praxen können ihren eigenen Punktwert steuern, da aus der schleswig-holsteinischen Gesamtvergütung ein eigenes Budget für das Praxisnetz herausgerechnet wird[104]. Das Honorarbudget der Vernetzten Praxen erfüllt so zwei Schutzfunktionen: Vermehrte EBM-Leistungen des Praxisnetzes gehen nicht zu Lasten der übrigen schleswig-holsteinischen Ärzte (in den jeweiligen Fachgruppen). Minderanforderungen von EBM-Punkten kommen dem Netz durch einen stabilen oder verbesserten Punktwert zugute – der Ausstieg aus dem Hamsterrad.

---

[104] BECKER (1998b)

Abbildung 12: Stabile Honorarbudgets

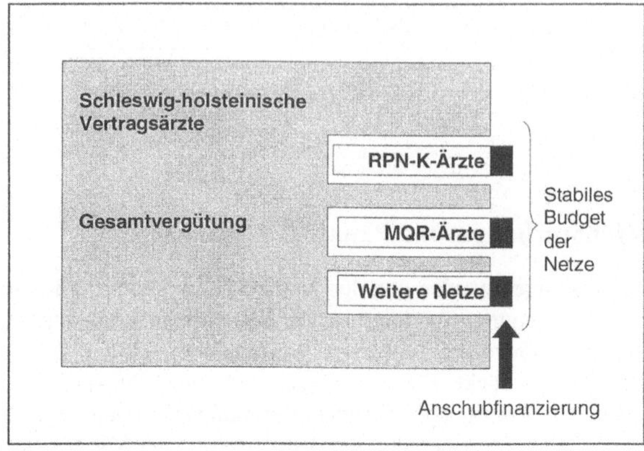

Das vertragsärztliche Honorar wird weiterhin von der KVSH an den einzelnen Netzarzt ausgezahlt[105]; die Bestimmungen von EBM und HVM haben Gültigkeit. Die KVSH schneidet für die Netze das anteilige, dem EBM dynamisch angepaßte Honorarbudget aus der Gesamtvergütung der jeweiligen Krankenkasse, die sich vertraglich mit dem Praxisnetz engagiert hat. Diese Gesamtvergütung des Netzes ist mit der schleswig-holsteinischen Entwicklung der anerkannten Punktzahl gekoppelt. Dem Netz werden dabei die gleichen Zuwächse zugebilligt wie den übrigen Ärzten; sie bilden die fiktive Punktzahl des Netzes. Ist die tatsächliche Punktzahl des Netzes geringer/höher als die fiktive Punktzahl, erhöhen/erniedrigen sich die Punktwerte des Netzes gegenüber den schleswig-holsteinischen Punktwerten über den sogenannten Punktwertkoeffizienten[106].

Gleichung 1: Netz-Punktwert[107]

$$PW_{Netz} = \frac{FPZ_{Netz} * \dfrac{Gesamtvergütung}{(PZAQ_{SH} - PZAQ_{Netz} - PZ_{N\,Ärzte}) + (PZVQ_{Netz} * \frac{(PZAQ_{SH} - PZAQ_{Netz} - PZ_{N\,Ärzte})}{PZVQ_{SH} - PZVQ_{Netz}}) + PZ_{N\,Ärzte}} + Anteil_{Zusatzetat}}{PZAQ_{Netz}}$$

FPZ:	Fiktive Punktzahl	N Ärzte:	Neue Ärzte
FPW:	Fiktiver Punktwert	SH:	Schleswig-Holstein
PW:	Punktwert	PZ:	Punktzahl
AQ:	Aktuelles Quartal		
VQ:	Vorjahresquartal		

---

[105] Vgl. SGB V §§ 72-81; vgl. Vertrag MQR § 5 Abs. 1b); vgl. Geschäfts- und Verfahrensordnung MQR § 7

[106] BECKER (1998b)

[107] BECKER (1998b)

Die Netzpunktwerte können zusätzlich durch Bereitstellung finanzieller Mittel aus dem Zusatzetat der jeweiligen Krankenkasse gestützt werden.

Abbildung 13:   Verlauf der Punktwertkoeffizienten

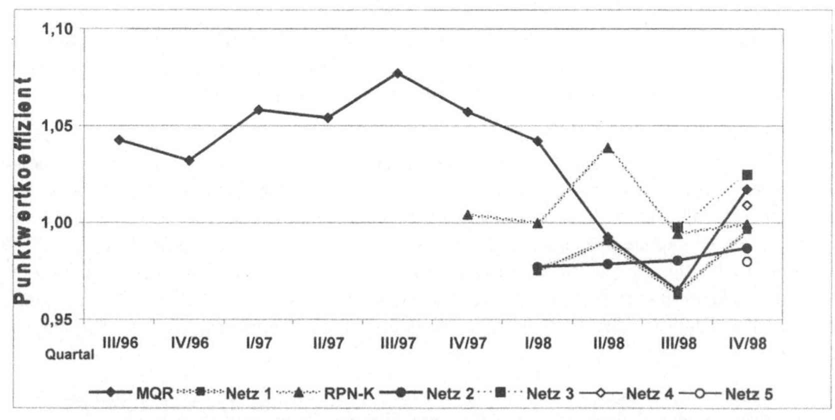

Quelle: KVSH Stand Mai 1999 für MQR und RPN-K; zusätzlich sind die weiteren Netze genannt. Das Honorarbudget der MQR und damit der Punktwert MQR-EK ist von III/96 bis II/98 mit je DM 125.000,- pro Quartal über die Netz-Anschubfinanzierung gestützt, für III + IV/98 gilt eine Stützung mit DM 80.000,-. Diese Stützung macht etwa ein Drittel der Punktwerterhöhung über den Landesdurchschnitt aus; die weitere Erhöhung entsteht durch eine leicht geringere Punktzahlanforderung der MQR-Ärzte im Vergleich zum Landesdurchschnitt.

Tabelle 11:   Punktwert-Koeffizient der MQR und RPN-K

Quartal	MQR	RPN-K
III/96	1,04248	-
IV/96	1,03187	-
I/97	1,05797	-
II/97	1,05384	-
III/97	1,07693	-
IV/97	1,05704	1,00403
I/98	1,04201	0,99963
II/98	0,99248	1,03854
III/98	0,96471	0,99420
IV/98	1,01724	0,99909

Das RPN-K hat sich erst zum 01.10.1997 gegründet. Der Punktwert der Rendsburger Ärzte ist im III. Quartal 1997 um 8 % besser ausgefallen als in Schleswig-Holstein.

Auch auf Bundesebene wird dem Mißstand des Punktwertverfalles mit der EBM-Reform zum III. Quartal 1997 begegnet, indem die abrechenbare Punktzahl mit der Zahl der Fälle zu Praxisbudgets gekoppelt wird, die einer Praxis aufgrund der vergangenen Abrechnung mit einem Steigerungssatz und der Fachgruppenzugehörigkeit zustehen. Wegen der unterschiedlichen Kassenzahlungen und verschiedener Budgets sowohl zwischen als auch innerhalb der Fachgruppen ergibt sich eine (unübersichtliche) Vielzahl verschiedener Punktwerte. Die

Budgetierung zielt insbesondere darauf ab, die ärztliche Leistungserbringung und –abrechnung zu limitieren. Zusätzlich erbrachte Leistungen gehen zu Lasten des erbringenden Arztes.

3.5.2.2 Honorierung ärztlicher Sonderleistungen

Die durch das Modell anfallenden zusätzlichen ärztlichen Leistungen und die Verwaltungstätigkeiten können sich die Netzärzte gesondert honorieren. Das Geld soll die Leistungen ermöglichen und steuern, die zur Vertragserfüllung aus Sicht der Netzärzte nötig sind.

Die **MQR** hat sich entschieden, daß jedes Mitglied der MQR eine Verwaltungspauschale erhält, die den Aufwand für die sich aus den Richtlinien zwingend ergebenden Mehrbelastungen wie die Teilnahme an Sitzungen oder Qualitätszirkeln, Patientenbegleitbriefe etc. berücksichtigt. Die ärztlichen Sonderleistungen erhalten eine Nummer – die sogenannte Pseudoziffer, so daß sie über die Arztabrechnung abgerechnet werden kann. In diesem Fall erfolgt die Abrechnung der Pseudoziffern lediglich aus statistischen Zwecken (vgl. Tabelle 12). Erst Ende 1998 wird die Verwaltungspauschale von DM 620,- auf DM 310,- verringert, um gezielt Leistungsziffern (Überweisungsbegleitbrief) zu honorieren, die der MQR zugute kommen.

Für Managementleistungen in Form von Sitzungen des Leitungsbeirates und/oder des Vorstandes erhalten die Teilnehmer DM 200,- pro Sitzung. Sonderaufgaben können gesondert vergütet werden.

Für die Kommunikation durch moderne Technik erhält jede Arztpraxis einen Pauschalbetrag ursprünglich zur Anschaffung der Geräte. Da innovative, moderne Praxen benachteiligt worden wären, erhält jede Praxis diesen Betrag.

Für die ärztliche Tätigkeit in der Anlaufpraxis wird ein Etatposten für den Modellversuch von DM 500.000,- zur Verfügung gestellt. Diese Summe errechnet sich aus einem ärztlichen Honorar von z. Zt. DM 200,- pro Stunde bei 23 Stunden wöchentlicher Öffnungzeit der Anlaufpraxis. Die Anlaufpraxis hat im Dezember 1996 ihren Betrieb aufgenommen. Den Dienst in der Anlaufpraxis teilen sich rund 30 Ärzte. Die in der Anlaufpraxis erbrachten Leistungen werden mit der KVSH direkt abgerechnet (eigene Abrechnungsnummer). Das sich hieraus ergebende Honorar fließt auf ein Sonderkonto und wird quartalsweise auf die Mitglieder verteilt. Über die Verteilung entscheidet der Leitungsbeirat.[108]

Die EBM-Pseudo-Ziffer 9074 gilt als Dokumentation für das Zweitmeinungsprinzip[109]: Bei Patienten, für die eine Krankenhausbehandlung mit einem anderen Arzt abgeklärt wird, setzen beide Ärzte die 9074 an.

Im Januar 1999 entschied sich der Leitungsbeirat der MQR, den Überweisungsbegleitbrief mit DM 5,- zu honorieren, gemeinsam mit der Stützung der EBM-Ziffern 13 (präoperativer hausärztlicher Untersuchungskomplex, DM 50,-) und 42 (konsiliarische Erörterung zweier oder mehr behandelnder Ärzte, DM 5,-)[110].

---

[108] Vgl. Geschäfts- und Verfahrensordnung MQR § 8 Abs. 1a)

[109] Vgl. MQR aktuell Nr. 17, Ausgabe März 1998

[110] MQR aktuell 25. Ausgabe, Januar 1999

Tabelle 12: Interne Abrechnungsziffern für die MQR[111]

Pseudoziffer	Legende	Honorierung
9067	Betreuungsziffer – nur für ambulante Operateure	(Meldung an das Projektbüro MQR)
9068	Ausstellung einer Arbeitsunfähigkeitsbescheinigung (Erstbescheinigung)	ohne Bewertung
9069	Ausstellung einer AU-Bescheinigung (Folgebescheinigung)	ohne Bewertung
9070	Verordnung häuslicher Krankenpflege anstelle Krankenhausbehandlung (Vordruckmuster 12 mit Vermerk MQR)	ohne Bewertung
9071	Verordnung von Kurzzeitpflege anstelle Krankenhausbehandlung (Vordruckmuster 12 mit Vermerk MQR)	ohne Bewertung
9072	Ausstellung eines Überweisungsbegleitbriefes MQR – Standard –	ohne Bewertung
9073	Ausstellung eines Überweisungsbegleitbriefes MQR – Eilt –	ohne Bewertung
9074	Ausstellung eines Überweisungsbegleitbriefes MQR – Krankenhausvermeidung –	ohne Bewertung

Die Pseudoziffern dienen ausschließlich der internen statistischen Auswertung innerhalb der MQR.

Erfolgshonorar bei Vermeidung von Krankenhausbehandlung (O.K.-Fall)

Die Kieler Netzärzte (RPN-K) fördern die Krankenhausvermeidung ganz gezielt über die sogenannte Ohne-Krankenhaus-Pauschale (O.K.-Fall). Wenn ein Arzt einen Patienten ambulant betreut, auch mit Hilfe der Visitdienste und der Pflegebetten (die die Leitstelle organisiert), kann er auf einem einheitlichen Formular sein Procedere dokumentieren[112] und erhält DM 150,- für seine besonderen Bemühungen bzw. ca. DM 250,- nach neuen O.K.-Fall-Richtlinien (seit 01.06.1999). Die Meldung des O.K.-Falles wird mit DM 25,- abgegolten. Eine Prüfungskommission „O.K.-Fall", der Ärzte mehrerer Fachrichtungen angehören, entscheidet aufgrund von Kriterien, ob für den angegebenen Patienten auch tatsächlich die Pauschale zu gewähren ist.

Tabelle 13: Honorierung von Sonderleistungen im RPN-K

Sonderleistungen	Honorierung
• Präsenzdienst	DM 200,-
• Hintergrunddienst	DM 100,-
• Visitdienst	DM 100,-
• pro Visite werktags / sonn- u. feiertags	DM 60,-/70,-
• O.K.-Fallpauschale[113]	DM 150,-/250,-
• Sitzungsentgelt f. Netzmitglied	DM 100,-
• Sitzungsentgelt f. Beirats-/Vorstandsmitglied	DM 250,-

Quelle: Mitteilung der Leitstelle RPN-K, Stand Mai 1999

---

[111] Veröffentlicht durch die KVSH Abrechnungsziffern Intern, Stand April 1998

[112] Vgl. Kapitel 10 „Verträge und Material"

[113] Ab Mitte 1999 ändert das RPN-K die Honorierung für die Betreuung eines O.K.-Falles in eine Meldegebühr (DM 25,-) und eine Betreuungspauschale (DM 250,-).

4 Konstituierende Faktoren von *managed care* als Orientierung

Effizienzsteigerung ist das übergeordnete Schlagwort für die meisten Veränderungen, die derzeit in allen Bereichen des deutschen Gesundheitswesens angestrengt werden, angefangen bei den Leistungserbringern, bei den Patienten und bis hin zur Gesundheitsadministration. Mit diesem globalen Ziel wird viel in Bewegung gesetzt, ohne daß die Konsequenzen für die unterschiedlichen Interessen im komplexen Gesundheitswesen immer abgeschätzt werden können.

KVSH und Ärzte gründen Vernetzte Praxen in Schleswig-Holstein als Gegenmodell zum kassenseitigen Berliner BKK-TK-Netz, um die „Verkaufsposition" der niedergelassenen Ärzte zu stärken. Und sie begeben sich damit in den Wettbewerb zwischen Einkäufer und Verkäufer von Gesundheitsleistungen, der für *managed care* konstituierend ist. Denn die Krankenkassen wollen schon lange mehr Funktionen erfüllen, als das Geld der Versicherten und ihrer Arbeitgeber zu verwalten und dann auf die Leistungserbringer zu verteilen[114]. Die AOK beispielsweise sieht in der „Domestizierung von *managed care*" geeignete Steuerungsmechanismen, die an den Ursachen der strukturellen Mängel des deutschen Gesundheitswesens ansetzen[115].

Wettbewerb bedeutet Spiel der Kräfte, Wettbewerb bedeutet auch den Sieg des Stärkeren – die Entwicklung von *managed care* beweist einerseits einen ständigen Kampf zwischen Versicherungen und Ärzten/Leistungserbringern mit ihren jeweiligen Organisationen und andererseits zwischen ambulanter und stationärer Leistungserbringung.

Wie sehr Vernetzte Praxen im Spannungsfeld zu *managed care* stehen, zeigen die Vertragsziele im Vergleich zu den gewinnorientierten Zielen von *managed care* (vgl. Abbildung 14), die sich direkt in den Management-Instrumenten ausdrücken (vgl. Kap. 4.2 ff).

Abbildung 14:   Vergleichbare Ziele von Vernetzten Praxen und *managed care*

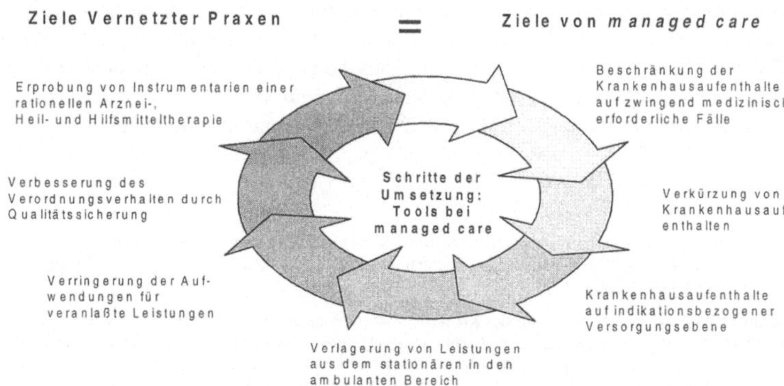

Quelle: Vertrag MQR § 1 Ziele des Modellversuchs (1) bis (4); Rahmen-Vertrag KVSH und AOK-S.H. über RPN, § 1 „Ziele" (1) bis (3), vgl. Kapitel „Verträge und Material".

---

[114] AHRENS und KNIEPS (1998), KOSANKE (1998)

[115] AHRENS und KNIEPS (1998)

[▶] **Zur Orientierung der Vernetzten Praxen ist *managed care* in seiner Entwicklung, mit seinen Organisationen und seinen Steuerungsinstrumenten detailliert erklärt.**

Das Gesundheitswesen in den U.S.A hat offensichtlich einen Entwicklungsprozeß durchlaufen, in dem sich die Gesundheitsausgaben entspannten. Verantwortlich für diese Entwicklung sind zum großen Teil *managed care organizations* (MCO), die sich als marktführende Kostenträger durchgesetzt haben und drei von vier krankenversicherten Arbeitnehmern versorgen (vgl. Abbildung 20). Der bis dahin unbeherrschbaren Gesundheits-Kostenentwicklung begegnet der amerikanische Staat mit seiner Grundphilosophie:

- mit „Markt" und Kräften des Wettbewerbs,

- auf freiwilliger Basis,

- durch dezentrale Lösungen

- mit initialer staatlicher Förderung[116].

Dabei suchen sie globale Ziele für die Weiterentwicklung des Gesundheitswesens industrialisierter Staaten[117] umzusetzen:

1. Verbindung der medizinischen und wirtschaftlichen Verantwortung

2. Funktionsgerechte Zuweisung von Patienten über eine verantwortliche Stelle in der Behandlungskette

3. Budgets mit klaren Aufträgen und Verantwortungszuordnung

4. Ausgewiesene Leistungsqualität

Managed care ist offensichtlich ein Konzept, das scheinbar unerschütterliche Ansprüche in einer Überfluß-Versorgung in Frage stellen kann. Die Versorgungswirklichkeit verändert sich für jeden Beteiligten dramatisch; die Krankenhausversorgung ist ein Indiz dafür: Etwa 200 bis 700 Pflegetage/Jahr pro 1.000 Versicherten in MCO[118] stehen etwa 2.050 Krankenhauspflegetage[119] in Deutschland gegenüber.

Der Begriff *managed care* bezieht sich auf eine Vielzahl struktureller und ablauforganisatorischer Sachverhalte, durch die das Versicherungssystem und die Versorgungsstruktur im amerikanischen Gesundheitswesen in den letzten drei Jahrzehnten stark verändert wurde - hierfür gibt es keine einfache und abschließende Definition (vgl. Abbildung 15). *Managed care* verbindet die versicherungs- und leistungserbringertypischen Funktionen[120]. Die Krankenkassen beteiligen sich an Entscheidungen über medizinische Notwendigkeit und wandeln sich vom passiven Kostenträger zum aktiven Mitgestalter oder sogar Anbieter medizinischer Versorgungsprozesse. Die Ärzte und Krankenhäuser sind in die

---

[116] ERDMANN (1995); das Gesetz über die *Health Maintenance Organizations* unterzeichnete Präsident Nixon am 29.12.1973 (Pub. L. No. 93-222) und bewilligte Bundesmittel zur Gründung und Förderung von anerkannten HMO während der ersten 5 Jahre (Kapitel 4.1).

[117] In der Schweiz ist am 1. Januar 1994 ein neues Krankenversicherungsgesetz in Kraft getreten, daß einen verstärkten Wettbewerb unter den Leistungsanbietern ermöglicht. *Managed Care*-Organisationen sind als „Einkaufsorganisationen" der Krankenversicherungen an den Markt getreten. Derzeit sind etwa 7 % der Schweizer Bevölkerung in *Health-Maintenance-Organizations*-Zentren oder über Hausarztmodelle versichert. Auf die Schweizer Entwicklung wird im vorliegenden Beitrag nicht eingegangen; BUCHS (1999), ZWEIFEL (1998).

[118] ERDMANN (1995)

[119] Bezogen auf 1000 Einwohner und nicht Versicherte; Stand 1995, DÜLLINGS (1998)

[120] *Managed care: Health care systems that integrate the financing and delivery of appropriate health services to covered individuals by arrangement with selected providers to furnish a comprehensive set of health care benefits, formal programms for ongoing quality assurance and utilization review, and significant financial incentives for members to use providers and procedures associated with the plan. The Health Insurance Association of America 1990* (aus: SCUTCHFIELD (1997))

wirtschaftliche Verantwortung für ihre Patienten einbezogen und teilen damit das Morbiditätsrisiko.

Abbildung 15: Entwicklungen von Vernetzten Praxen und *managed care*

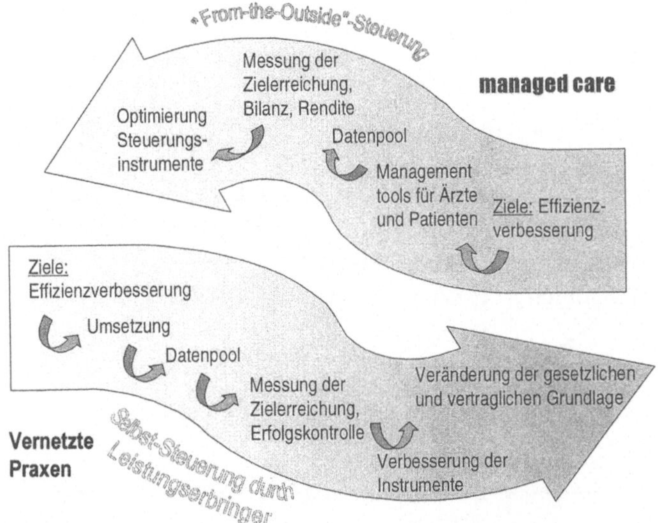

Diese Abbildung soll die mit dem Leitmotiv „Effizienzsteigerung" beginnende Entwicklung von Vernetzten Praxen und von *managed care* zeigen. Sehr strenge Gesundheitspläne haben Versicherte nicht mehr akzeptiert, so daß sich die Entwicklung von managed care derzeit eher in Richtung „GKV" bewegt.

Das eigentliche *management* bezieht sich auf die ärztliche Leistung[121] - der Arzt wird „geführt", da er die Zugänge zu Versicherungsleistungen öffnet und damit die steigenden Kosten im Gesundheitswesen wesentlich mitverursacht. *Managed care* greift damit in den Behandlungsprozeß und die Beziehung zwischen Arzt und Patient direkt ein[122].

Die Regulationsmethoden sind „Techniken, die Einkäufer von Gesundheitsleistungen einsetzen, um die Kosten der Gesundheitswirtschaft unter Kontrolle zu halten"[123]. Sie basieren auf moderner Informationstechnologie, dem möglichen Ausschluß von medizinischen Leistungserbringern und der schnellen Adaptation an Marktbedingungen. Insgesamt sollen die marktorientierten Umstrukturierungen das Versorgungssystem möglichst kostengünstig und auf hohem Qualitätsniveau gestalten[124].

---

[121] *Managed Care: Physician practice is what is „managed" in managed care. The selection of physicians is the starting point of such management and is the single most important feature that distinguished managed care from indemnity (fee-for-service) plan with utilization management.* Robert MILLER & Harold LUFT, JAMA, 1994 (aus: SCUTCHFIELD (1997))

[122] *Managed Care: Broadly defined, the term „managed care" refers to regulatory methods of constraining from the outside the treatment decisions made by patient and their physicians. Sometimes the term is thought to include also negotiation between the providers of health care and those who pay for it over the prices that are paid for health care. The techniques of „managed care" rely heavily on modern information technology;* REINHARDT (1998) 13ff

[123] EICHHORN und SCHMIDT-RETTIG (1998)

[124] SEITZ et al. (1997b)

Diese Beschreibung von *managed care* macht gleichzeitig die wesentlichen Unterschiede zur deutschen GKV deutlich (vgl. Abbildung 15, Abbildung 16).

Abbildung 16:   Versicherungssysteme im Vergleich

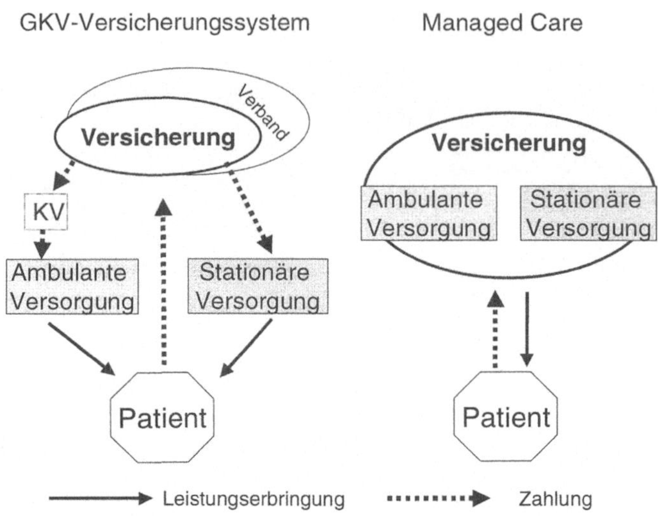

Sowohl die Struktur der Gesetzlichen Krankenversicherung als auch von *managed care* sind stark vereinfacht wiedergegeben.

Tabelle 14:   Traditionelle Verhältnisse in der GKV und *managed care*

Traditionelle Verhältnisse in der GKV	*Managed care* Verhältnisse
▪ Parafiskale *non-for-profit* Organisationen	▪ *Profit* und *non-for-profit* Versicherungsunternehmen
▪ Bürokratische Gesundheitsverwaltung mit vereinzelten Wettbewerbselementen	▪ Markt und Wettbewerb (mit geringer staatlicher Regulierung)
▪ Solidarische Krankenversicherung aufgrund gesetzlichem Leistungskatalog	▪ Risikoversicherung mit individuellen Versicherungsplänen
▪ Finanzierung von sektoralen Institutionen über (z.T. kollektive) Preisabsprachen	▪ Finanzierung von Leistungen über (individuelle) Leistungsverträge
▪ Einzelkontrollen (gesetzlich vorgeschrieben)	▪ Prozeßorientierte Globalsteuerung

4.1   Entwicklungsgeschichte von *managed care*

In den letzten beiden Jahrzehnten haben in den U.S.A. Arbeitgeber, Versicherte und Regierung den Druck auf die Preise für die Krankenversicherung spürbar erhöht, und von diesem Preisdruck ging wiederum ein nachhaltiger Druck auf die Kosten der Versorgung aus. Die entscheidende Kraft hinter der Verbreitung von *managed care* ist somit der Wettbewerb der Kostenträger auf dem Gesundheitsmarkt.

In den U.S.A. ist die Krankenversicherung direkt mit den Arbeitgebern gewachsen. Aufgrund des *Revenue Act* des Jahres 1939 sind Arbeitgeberzahlungen zur Kranken- und Unfallversicherung für Arbeitnehmer nicht mehr steuerpflichtig. Eine Ausdehnung der betrieblichen Gruppenversicherungen bringt ihnen einen größeren Effekt als steuerpflichtige Lohnerhöhungen. Betriebliche Zuzahlungen werden dadurch über die Zeit zu einem dauerhaften Teil der Tarifverträge. Aufgrund des Arbeitsbezuges der Krankenversicherung sind Rentner und Bedürftige lange Zeit nicht versichert; erst 1966 werden *Medicare* und *Medicaid* als staatliche Programme eingeführt[125].

Insgesamt gibt es kaum Regulatorien auf dem angebotsinduzierten Gesundheitsmarkt, so daß die Kosten für die Gesundheitsversorgung in den U.S.A. bis zu 14 % des BIP erreichen; der Staat beteiligt sich mit 46 % an den nationalen Ausgaben für Gesundheit (6,25 % BIP)[126].

Der amerikanische Staat sucht nach Wegen, die Kostenentwicklung einzudämmen und verabschiedet beispielsweise 1973 das Gesetz über die *Health Maintenance Organizations*. Das Gesetz verspricht Bundesmittel zur Gründung von HMOs und für deren Förderung während der ersten 5 Jahre. Um diese Mittel zu erhalten, müssen die HMOs durch die Bundesadministration anerkannt sein[127].

Damit fördert das Gesetz die *Prepaid Group Practices*, die sich bis zum HMO-Gesetz um ärztliche Gemeinschaftseinrichtungen etabliert haben. Unter *Prepaid Group Practices* wird ein regionales Gesundheitssicherungsmodell verstanden, bei denen die Mitglieder durch vorherige Bezahlung (*prepaid*) einer einheitlichen, versichertengruppenbezogenen Prämie (*community rating*) einen Anspruch auf medizinische Behandlung in einer Kooperative ärztlicher Gruppenpraxen erwerben. Das Einkommen der Ärzte ist relativ eng an das Beitragsaufkommen gekoppelt; sie erhalten Fallpauschalen und leistungsabhängige Gehälter.

Weitere Wegbereiter für die HMOs[128] waren:

- gemeinnützige oder *non-profit* Krankenversicherungen (aus überregionalen Gruppenversicherungen z. B. für Lehrer entstanden),

- die kommerziellen oder *profit* Krankenversicherungen (mit risikoäquivalenten Beiträgen, *experience rating*) und

- die Betriebs-Vertragsärzte (große Firmen haben angestellte Ärzte - *contract practice* - für ihre Arbeitnehmer beschäftigt).

Eine zusätzliche staatliche Reaktion zur Eindämmung der Kosten ist die Gründung von *Professional standards review organizations* (PSROs), mit denen die Einhaltung ärztlichen Standards überwacht werden soll. Nachdem die Ärzte der *American Medical Association* AMA durchgesetzt haben, daß in Problemfällen zugunsten der Qualität und gegen die Kostenersparnis zu entscheiden ist, entsteht das *Utilization and quality control peer review organization programme* (kurz PRO) mit folgenden Aufgaben:

- Kontrolle der Leistungen im stationären Bereich zwecks Reduktion unnötiger Einweisungen und postoperativer Komplikationen

- Prüfung auf Vollständigkeit, Angemessenheit und Qualität der geleisteten medizinischen Dienste

---

[125] ERDMANN (1995)

[126] REINHARDT (1998)

[127] ERDMANN (1995)

[128] Vgl. auchTabelle 14

- Bestätigung der Diagnosen und Angaben, die eine Kostenerstattung begründen

Weitere Prüf- und Steuerungsideen im amerikanischen Gesundheitswesen sind aus den PRO entstanden. Bei *Medicare* sollen die PROs auch die Anwendung eines neuen Honorarschemas ermöglichen. Daraus entwickeln sich die *diagnosis-related groups* (DRGs) für 467 Krankheiten, die auch heute Gültigkeit haben (vgl. auch Kapitel 5.2.2).

Auch in Europa beeinflussen Konzepte von *managed care* schon lange die Gesundheitsorganisationen verschiedener Länder, insbesondere die Schweiz hat 1994 mit einem neuen Gesetz zur Gesetzlichen Krankenversicherung mehr Wettbewerb im Sinne privater Krankenversicherungen eingeführt[129], so daß es individuelle Krankenversicherungsverträge, HMOs und Ärzte-Netzwerke gibt. Die verschiedenen Umsetzungen von *managed care* weltweit zu beschreiben, würde den Rahmen dieser Studie sprengen.

4.2 Organisationsstrukturen

Der Wettbewerb der Kostenträger ist als treibende Kraft entscheidend für die starke Verbreitung von *managed care organizations* (MCO), die sich zu verschiedenen Formen in ihrem Reifungsprozeß ausdifferenzieren. Am ehesten läßt sich die Struktur der amerikanischen Krankenversicherung mit der von Privaten Krankenversicherungen in Deutschland vergleichen. Die Wahlmöglichkeiten für die Versicherungsnehmer sind in den USA allerdings weit größer.

Ein wichtiges Unterscheidungsmerkmal von MCO ist ihre Wirtschafts- und Rechtsform. Der überwiegende Teil ist profitorientiert: Kapital, das in der Gesundheits- und Krankenversorgung eingesetzt wird, muß einen entsprechenden Gewinn erwirtschaften (vgl. Abbildung 16). *Non-for-profit*-Organisationen sind dagegen meist kooperativ oder genossenschaftlich organisiert, d. h. sie sind in ihrer Wirtschaftsform keinem externen Geldgeber gegenüber verantwortlich und genießen erhebliche Steuervorteile.

Die *Health Maintenance Organization* **(HMO)** stellt die konsequenteste Organisationsform von *managed care* dar und hat mit 60 Mio. Versicherten neben den konventionellen Kostenerstattungs(*indemnity*)-Versicherungsformen den größten Marktanteil (vgl. Abbildung 20). HMOs können aus sehr unterschiedlicher Trägerschaft, z. B. aus Ärztevereinigungen, Krankenhäusern oder Versicherungsunternehmen entstehen. Durch die Art des Vertragsverhältnisses zum Arzt, insbesondere hinsichtlich Kostenkontrolle und Therapiefreiheit, unterscheiden sich die verschiedenen Typen von HMOs (vgl. Abbildung 17). Die HMO kann Ärzte als Angestellte (*staff model*) beschäftigen und gleicht damit in vielen Zügen den (ost-)deutschen Polikliniken und Ambulatorien. Eine HMO kann auch Versorgungsverträge mit Zusammenschlüssen unabhängiger Ärzte (*Independent Practice Association* oder IPA) abschließen, entweder mit einer größeren Arztgruppe als Praxisgemeinschaft (*group model*) oder mit einem Netzwerk von kleineren Ärztegruppen (*network model*). Die *Physician Hospital Organization* (PHO) kann als eine IPA für den stationären Bereich angesehen werden. Die Integration von Versicherung und Leistungserbringung ist bei einer HMO des Typs *staff model* oder *group model* besonders ausgeprägt. Eine solche HMO unterhält meist ein großes Versorgungszentrum, dessen Teilbereiche nicht nur funktionell, sondern auch räumlich eng miteinander verknüpft sind. Häufig bietet die HMO eine Vielfalt von Dienstleistungen – auch nichtärztliche – im wörtlichen Sinne „unter einem Dach" an: Neben Praxen der Ärzte und der sonstigen Leistungserbringer ist meist auch eine Apotheke vorhanden. Bei entspre-

---

[129] ZWEIFEL (1998)

chender Größe kann eine HMO ein Krankenhaus ausschließlich für ihre Mitglieder unterhalten.

Abbildung 17:   Kostenkontrolle und Kontrolle der Leistungserbringer

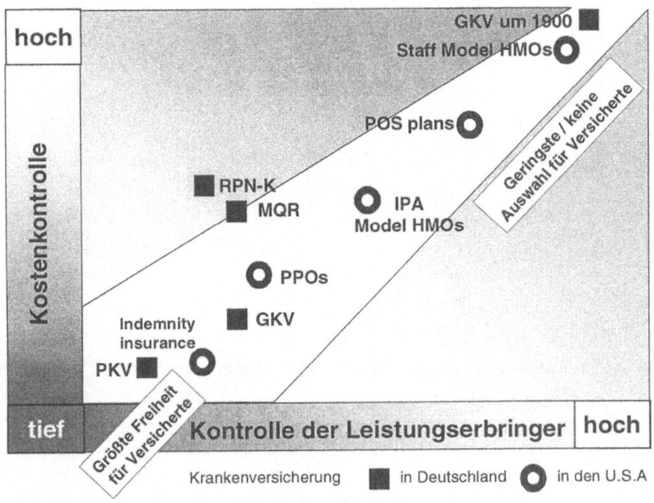

Krankenversicherungen in Deutschland: GKV (Primär- und Ersatzkassen); MQR: Medizinische Qualitätsgemeinschaft Rendsburg, RPN-K: Regionales Praxisnetz Kiel; **Krankenversicherungen in den U.S.A:** HMO: Health Maintenance Organisation; POS: Point-of-Service Organisation; PPO: Preferred Provider Organisation; IPA: Independent Practice Association

Neben der HMO ist die *Preferred Provider Organization* **(PPO)** die wichtigste MCO. Die ersten PPOs entstanden als Organisationen medizinischer Leistungserbringer gegen den zunehmenden Einfluß der HMOs. Sie besitzt keine Versicherungslizenz und kann daher nicht selbständig am Versicherungsmarkt agieren. Die PPOs vereinen Grundzüge der HMOs mit denen von traditionellen *fee-for-service indemnity*-Krankenversicherungen. Das bedeutet für die Versicherten sowohl niedrigere Zuzahlungen (*deductibles; copayments)* als bei herkömmlichen *indemnity*-Versicherungen, als auch größere Freiheiten bei der Arztwahl als in den bisherigen, *closed*-HMOs.

Eine zunehmende Bedeutung kommt den *Point-of-Service-Organizations* **(POS)** zu, die wie HMOs auch die Versicherungsfunktion ausüben und eine Art Einstiegsmodell in das HMO-System darstellen: Der Versicherte entscheidet bei Eintritt der Krankheit, ob er innerhalb oder außerhalb des Netzes seines Gesundheitsplanes (*health plan*) versorgt werden möchte.

Betriebskrankenkassen (*Self-insurance*) sind traditionelle *indemnity*-Krankenversicherungen mit besseren Konditionen. Große Unternehmen können die Krankenversicherungsfonds ihrer Beschäftigten auch nur selbst verwalten (*self-funding*) und die Erbringung der Versicherungsleistung an andere Krankenversicherungsunternehmen delegieren.

Eine zunehmende Anzahl von Ärzten arbeitet mit verschiedenen *managed care*-Verträgen; bevorzugt sind offensichtlich *Preferred Provider Organizations PPOs* (vgl. Abbildung 18).

Abbildung 18:　Ärzte mit *managed care*-Verträgen

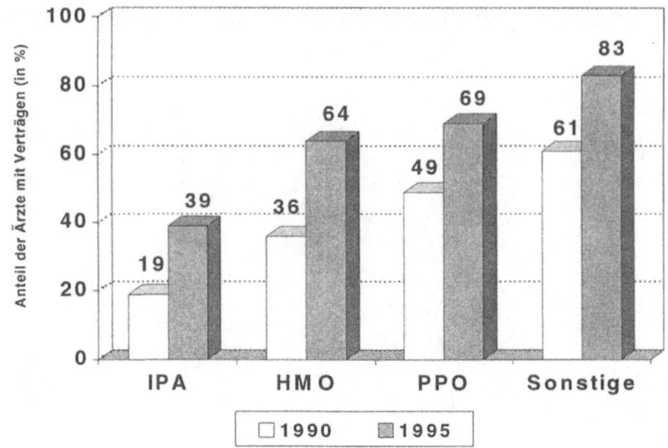

Quelle: *American Medical Association, Socioeconomic Characteristics of Medical Practice*, 1996.

4.3　Leistungen

Die hervorragende Leistung von MCO ist primär die Organisation medizinischer Leistungen, nicht die medizinisch-wissenschaftliche Verbesserung von Diagnostik und Therapie. Grundsätzlich gilt für die Leistungen folgende Beschreibung: *usual, customary, reasonable*[130], entsprechend dem deutschen Standard „notwendig, ausreichend und wirtschaftlich"[131]. Die Charakteristika für *managed care*-Versicherte faßt Tabelle 15 zusammen.

Die meisten Amerikaner haben eine Krankenversicherung, die entweder einem der folgenden Typen zuzuordnen oder eine Kombination von beiden ist:

- Grundsicherung (*basic insurance plans*): notwendige stationäre Betreuung, ambulante diagnostische Untersuchungen, Laboruntersuchungen

- Versicherung der hauptsächlichen medizinischen Leistungen (*major medical insurance*): Ergänzungen zur Grundsicherung, vor allem bessere ambulante Versorgung

Auch die Versicherten von *Medicare* (über 65jährige Rentner) müssen sich für den Versicherungs-Teil A und B entscheiden: Teil A beinhaltet eine obligatorische Krankenhausversicherung, die aus Beiträgen der Arbeitgeber und Arbeitnehmer finanziert wird; Teil B ist dagegen eine freiwillige, private Zusatzversicherung zur ambulanten medizinischen Versorgung und weiteren ergänzenden Leistungen (*Medigap*).

Die medizinischen Leistungen sind über Leitlinien strukturiert, damit sie für eine Verwaltungsorganisation nachvollziehbar sind. Behandlungsleitlinien standardisieren krankheitsarten- und damit indikationsbezogene Versorgungsprozesse im Hinblick auf Diagnostik, Therapie und Pflege, erfassen den Versorgungsprozeß insgesamt und damit die Interaktion der

---

[130] *UCR: What I charged this patient. What I usually charge for the same procedure. What others in the community charge for the procedure;* SCUTHFIELD (1997).

[131] Z. B. § 12 Abs. 1 Wirtschaftlichkeitsgebot SGB V.

unterschiedlichen Leistungserbringer (*clinical pathway*). Die Leitlinien setzen Kriterien, nach denen Leistungen erfüllt sein müssen (Struktur- und Prozeßqualität).

Tabelle 15:   Charakteristika[132] für *managed care*-Versicherte

1. Geringe Krankenhauseinweisungsrate
2. Kürzere Verweildauer
3. Weniger Krankenhaustage pro Versicherten
4. Weniger Tests und Diagnostik
5. Behandlung mit kostengünstigerer Alternative
6. Mehr *Screening* und Vorsorgetests
7. Vergleichbare Versorgungsqualität
8. Zufriedener mit der Versicherungsprämie
9. Unzufriedener mit der Beziehung Arzt/Patient

4.4   Steuerungselemente von *managed care*

Grundlegend für alle *managed care*-Formen ist die Führung der Versorgung eines Patienten durch den Kostenträger, die bei den Patienten selbst und/oder bei den Leistungserbringern ansetzt. Die Patienten werden entweder an bestimmte Orte der Leistungserbringung geführt, zu bestimmten Leistungserbringern oder ihre Anspruchnahme wird durch bestimmte Vorgaben direkt bzw. durch finanzielle Anreize indirekt gesteuert[133].

4.4.1 Steuerung von Ärzten

Die folgenden Strategien zur „Führung der Ärzte" tragen zum Erfolg einer MCO maßgeblich bei (vgl. Abbildung 19), wobei jede MCO die beschriebenen *tools* unterschiedlich umsetzt und kombiniert:

(1) Sorgfältige Auswahl der Leistungserbringer (*credentialing*)

Die Auswahl der Leistungserbringer mit hoher Qualifikation und Reputation ist Bedingung für die medizinische Qualität der Versorgung. Der Ausschluß von Leistungserbringern aufgrund unwirtschaftlicher oder qualitativ nicht zufriedenstellender Leistungen ist ein wichtiges Steuerungselement der MCO.

(2a) Organisation nach der Primärarztstruktur (*gate keeper*)

Die Versicherten müssen in der ambulanten Versorgung einen Primärarzt als erste Station der Versorgungskette aufsuchen. Von dort entscheidet der *gate keeper* über die weitere Versorgung, d. h. über eine eventuelle Hinzunahme von anderen Leistungserbringern. Primärärzte sind meistens Allgemeinmediziner oder Allgemeininternisten, manchmal auch Kinderärzte oder Gynäkologen (hausärztlich tätige Fachärzte). In der Rolle des *case manager* be-

---

[132] SCUTCHFIELD (1997)

[133] SEITZ et. al. (1997) S. 3-23

gleiten und koordinieren sie die Krankheitsepisoden eines chronisch kranken Patienten und sorgen dafür, daß sie in qualitativ wie wirtschaftlich akzeptabler Weise durchgeführt werden.

<u>(2b) Hoher Grad an Arbeitsteilung:</u>

Einige MCOs setzen in der Primärversorgung auch Angehörige medizinischer Hilfsberufe ein, um medizinische Leistungen auf dem niedrigsten noch kompetenten Ausbildungsniveau erbringen zu können. Für diesen Bereich spezialisieren sich Pflegekräfte mit einer zweijährigen Zusatzausbildung zu *nurse practicioners*. Medizin-technische Diagnostik wird meist von technischen Assistenten durchgeführt.

<u>(3) Ökonomische Anreize (*financial incentives*)</u>

Der entscheidende instrumentelle Ansatz von *managed care* zur Steuerung und Kontrolle von Leistung, Qualität und Kosten ist die Übernahme finanzieller Risiken durch die Leistungserbringer. Die Leistungserbringer werden für die von ihnen erbrachten Leistungen so weit wie möglich mit Kopfpauschalen (*capitation*) vergütet: Die MCOs zahlen den Ärzten monatlich für jeden eingeschriebenen Versicherten einen festen Betrag, unabhängig davon, welche und wieviele Leistungen sie tatsächlich für den Versicherten erbracht haben. Auf *capitation*-Basis erhöht der einzelne Arzt sein Einkommen also nicht durch eine Ausweitung der Leistungsmenge; denn je mehr Leistungen für die Patienten erbracht werden, desto kleiner wird sein Einkommen. Jeder Arzt ist stark daran interessiert, daß Patienten sich bei kleineren Problemen selbst helfen. Patientenaufklärung und Prävention werden vom Arzt (aus eigenem finanziellen Interesse) forciert. Innovationen und neueste Methoden können helfen, die Häufigkeit und den Schweregrad der Erkrankungen seiner Patienten zu reduzieren. *Capitation* verlagert Kostendämpfung in die einzelne Arztpraxis[134].

Als Variante kann die Kopfpauschale zweizeitig ausgezahlt werden: einen Grundbetrag und einen zusätzlichen Betrag, der sich am Behandlungsergebnis orientiert. Je entscheidender die Bemühungen des Arztes für die Wahrscheinlichkeit eines günstigen Ergebnisses sind, desto größer ist die erfolgsabhängige Komponente seines Honorars. Bei Totalpauschalen erhält der *gate keeper* eine Pauschale für die gesamte Versorgung seines Patienten (incl. Krankenhaus, Rehabilitation etc.), um die Koordination der Leistungsbereiche zu fördern. Ärzte können über *risk pools* auch an Gewinnen/Belastungen der HMO beteiligt werden.

<u>(4) Direkter Eingriff in das Leistungsgeschehen (*utilization review*)</u>

Fast alle Organisationen setzen Instrumente der Qualitätssicherung ein und/oder bemühen sich, durch Analyse von Behandlungsergebnissen das Behandlungsgeschehen zu kontrollieren. Die Überprüfung findet entsprechend des Behandlungsweges (*utilization review*) von Patienten in folgenden Bereichen statt:

- vor stationären Einweisungen (*precertification review* oder *preadmission certification review*); speziell für Notfälle (*emergency admission reviews*)

- über die Anforderung eines zweiten Gutachtens bei chirurgischen Operationen oder für die Therapie insgesamt (*medical or surgical second opinion*)

- während einer (stationären) Behandlung (*concurrent hospital review*)

- bei der Entlassung / nach einer (stationären) Behandlung (*retrospective hospital review*)

- bei ressourcenintensiven Leistungen (inklusive ambulanter Bereich) (*case management*)

Es gibt unterschiedlich „harte" *utilization reviews* (Grad I bis III). Während die stationäre Verweildauer pro 1.000 Versicherte beim ersten Grad über 700 Tage im Jahr betragen kann,

---

[134] EICHHORN und SCHMIDT-RETTIG (1998)

liegt sie beim zweiten Grad zwischen 450 und 550 und beim dritten Grad bei 200 bis 350 Tagen[135].

Kostenintensive Fälle werden in der Prüfung immer besonders berücksichtigt. Meist werden solche Fälle in spezialisierten Zentren versorgt. Die Leistungserbringung kann von einer MCO auch auf andere Versorgungssysteme übertragen werden. Der umfangreiche Daten-pool der MCO (medizinische und ökonomische Daten) ermöglicht zusätzlich eine gezielte Qualitätssicherung nach vertraglich festgelegten Indikatoren. Hierfür finden Behandlungs-richtlinien oder -leitlinien Verwendung.

<u>(5) Bewertung von Technologien/Pharmazeutika nach Wirtschaftlichkeit</u>

Managed care legt großen Wert auf kostensparende Technologien. Viele Organisationen be-sitzen deshalb eigene Abteilungen, die neue Technologien nach Kosten und Nutzen bewer-ten. Dies gilt auch für neue „konservative" Behandlungsformen und Medikamente.

Abbildung 19:   Steuerungselemente von *managed care*

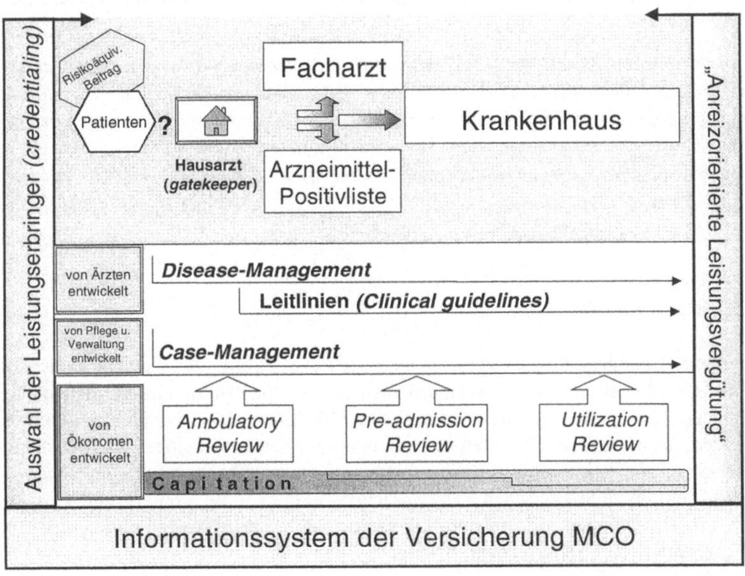

Die Steuerung der medizinischen Leistungserbringung zwecks Kostenkontrolle und Qualitätsver-besserung ist ein einheitliches Prinzip aller MCOs. Von Ökonomen entwickelt ist das „Manager-MC" mit kombinierten Budgets, Kopfpauschalen, einem beschränkten Leistungsangebot oder Arznei-mittellisten. Das von Ärzten entwickelte „Klinische MC" setzt Medizinische Standards, entwickelt *di-sease management* und überprüft die Maßnahmen über *outcomes research*.

---

[135] Erdmann (1995)

4.4.2 Qualitätssicherung

In den U.S.A setzen fast alle Organisationen Instrumente der Qualitätssicherung ein und/oder bemühen sich, durch Analyse von Behandlungsergebnissen das Behandlungsgeschehen zu kontrollieren. Da es nur wenige Erkrankungen gibt, für die zuverlässige Ergebnis- und Prozeßindikatoren vorliegen, gelten als Indikationen für qualitätssichernde Interventionen der Versicherung bei Leistungserbringern z. B.:

- Fehlen eines Weiterbehandlungsplanes bei Entlassung

- Überschreiten der Grenzwerte von physiologischen Parametern

- Tod nach nicht lebensnotwendigem, chirurgischem Eingriff

- Wiederholung eines chirurgischen Eingriffs noch während des stationären Aufenthalts

- Nosokomiale Infektionen

- Im Krankenhaus zugezogene Verletzungen

- Dekubitus

- Nebenwirkungen von Medikamenten

- Diabetisches Koma

- Stationäre Einweisung wegen Hypertonie, Hypokaliämie, geringem Geburtsgewicht, Asthma, Magen- oder Duodenulkus, Harnblaseninfektion oder weit fortgeschrittenem Tumor

Die beschriebenen Indikatoren sind Teil des *disease managements*, d. h. bestimmter Leitlinien für die Diagnostik und Therapie von Erkrankungen. Patienten- (bzw. Diagnose-)gruppen werden durch den Einsatz von Leitlinien zur Prävention und Therapie mit dem Ziel behandelt, die krankheitsbedingten Beeinträchtigungen auch meßbar (z. B. an *health-outcomes*-Indikatoren, Lebenserwartung, Lebensqualität) für diese Population zu reduzieren. Die Leitlinien müssen ständig überarbeitet und angepaßt werden (*Continuous Quality Improvement* im Qualitätsmanagement[136], vgl. Abbildung 9)[137].

4.4.3 Steuerung der Patienten

Individuelle Zahlungsfähigkeit entscheidet in den U.S.A. über den Zugang zu den Leistungen des Gesundheitswesens. Die amerikanische Gesellschaft nimmt an, daß die meisten „Käufer von Gesundheitsgütern" im Laufe der Zeit lernen, über eigene oder vermittelte Erfahrungen, diese Gesundheitswaren und -dienstleistungen zu bewerten. Daß Krankheit dazu führen kann, als Patient eher hilflos zu sein und eben nicht mehr „eigenverantwortlicher Kunde", steht im amerikanischen Versicherungssystem nicht im Vordergrund. Obschon eine Reihe von Instrumenten die Leistungsinanspruchnahme erschweren, nimmt der Anteil an Versicherten in einer MCO zu (vgl. Abbildung 20).

---

[136] HEß (1995)

[137] OLLENSCHLÄGER (1999), BERNDT et al. (1999)

Abbildung 20:   HMO-Versicherte, 1976 bis 1995

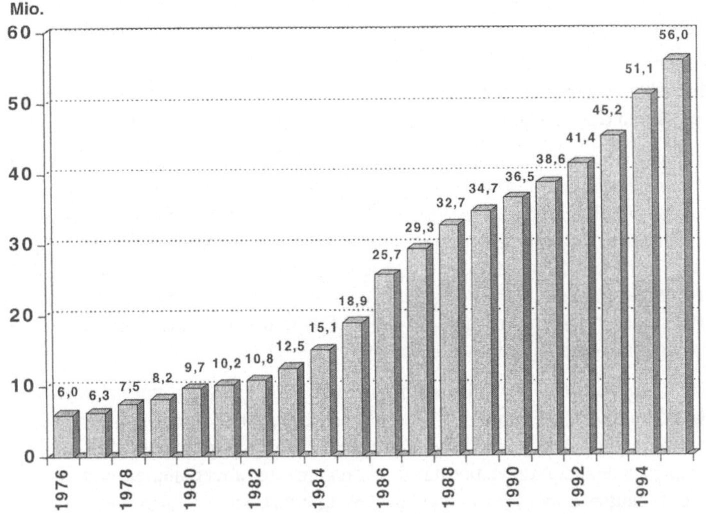

Quelle: Health Affairs (Summer 1988) (1976-1987), GHAA's National Directory of HMOs database
(1988 – 1994); 1995 estimate based on GHAA'S 1994 HMO Performance Report (1995)

Ausgestaltung des Versicherungsvertrages (*health plan*): Viele der beschriebenen *managed care*-Modelle hängen davon ab, daß die Versicherten die in einer MCO unter Vertrag stehenden Leistungsanbieter in Anspruch nehmen bzw. die von der MCO vorgesehenen Prozeduren zur Kosten- und Qualitätssteuerung einhalten. Das heißt, daß sich die Behandlungskosten bei *Non-Compliance* oder bei Nutzung externer Anbieter für den Versicherten signifikant erhöhen. Insbesondere die Arztwahlfreiheit ist eingeschränkt (*gate keeper*, nur Ärzte, die einen Vertrag mit der MCO haben).

Die Grundstruktur der meisten Krankenversicherungen beruhen auf dem Prinzip der **Kostenrückerstattungen** (*reimbursement*). Um das Prinzip der Kostenrückerstattung ranken sich viele Variationen mit dem Ziel, die Leistungsinanspruchnahme so gering wie möglich zu halten.

Indemnity Plan: Die Versicherung zahlt einen Fixbetrag für bestimmte Behandlungen. Der Patient ist für die Differenz aus Rechnung und Erstattung verantwortlich.

Zuzahlungen oder Selbstbeteiligung (*out of pocket expenses*): Der Leistungsmißbrauch durch die Versicherten soll durch *out of pocket expenses* unattraktiv werden. Zuzahlungen können die Leistungsinanspruchnahme deutlich steuern, wenn sie einen Bezug zur in Anspruch genommenen Leistung haben[138].

---

[138] In der GKV tragen die Kassen bei generikafähigen Arzneimitteln nur einen Betrag, der sich am Generikapreis orientiert (Festbetrag), und die Versicherten müssen bei Nutzung von teureren Originalpräparaten den Differenzbetrag selbst tragen – folglich gibt es kaum noch Arzneimittel, die teurer als der Festbetrag sind. Im Gegensatz dazu sind die Zuzahlungen für Medikamente, Heilmittel und Krankenhausbehandlung unabhängig von der Inanspruchnahme und medizinischer Notwendigkeit gleich hoch. Die Steuerungswirkung ist sehr umstritten, die Finanzentlastung der Krankenkasse über Zuzahlungen scheint die Hauptfunktion zu sein.

Selbstbehalt (*deductible*): Hier handelt es sich um den grundsätzlichen Betrag, den der Versicherte individuell zu tragen hat. Durch *deductibles* erfolgt eine dämpfende Wirkung auf die Nachfrage nach Versicherungsleistungen. MCO verlangen geringere Zuzahlungen und Selbstbehalte als die konventionellen Versorgungsformen, weil sie zusätzlich den Arzt an den Kosten beteiligen.

Coinsurance: Nachdem der Versicherungsnehmer die Summe des Selbstbehaltes bei seinen Behandlungskosten überschritten hat, setzt die Kostenerstattung der Krankenversicherung ein. Sie erfolgt in den meisten Fällen jedoch nicht zu 100 Prozent, sondern nur anteilig.

Telefon-Triage System: Die Versicherten vieler MCOs werden angehalten, bei Fragen bezüglich ihrer Gesundheit und vor allem im Falle von Krankheitsbeschwerden als erste Anlaufstelle des medizinischen Versorgungssystems das gebührenfreie Patiententelefon der MCO in Anspruch zu nehmen, dessen Nummer auf jeder Versichertenkarte aufgedruckt wird. Rund um die Uhr wird jeder eingehende Anruf von einer ausgebildeten Krankenschwester entgegengenommen, die dabei von einem EDV-Informationssystem unterstützt wird. Offensichtlich lassen sich durch Telefon-Triage mehr als die Hälfte der Patienten zu einer kostengünstigeren Alternative umleiten[139].

Health Risk Appraisal: Die Methoden des *Health Risk Appraisal* verknüpfen das Konzept der Risikofaktoren (z. B. Framingham Studie) mit einer Analyse der Ausgabenverteilung im Versichertenbestand. Am Versichertenkontingent eines Kostenträgers werden im Rahmen einer Vorsorgeuntersuchung bestimmte Risikoparamenter abgenommen und eine Befragung zu den individuellen Lebensgewohnheiten durchgeführt. Diese Daten werden mit der Ausgabenverteilung zusammengespielt, um ein Muster für den wahrscheinlich entstehenden Versorgungsbedarf zu erhalten. Auffällige Personen sollen gezielt Präventionsmaßnahmen oder dem Fallmanagement zugeführt werden.

4.4.4 *Managed Competition*

Managed competition[140] möchte die Vergleichbarkeit der verschiedenen Gesundheitspläne und Versicherungsprogramme. Einerseits, damit sich der individuelle Versicherte informieren und wählen kann (*consumer's menu of choices*), andererseits damit große Firmen und staatliche Organisationen Versicherungsleistungen gezielt einkaufen können. Ziel sind vergleichbare Informationen über *clinical* und *epidemiological outcomes*, Patientenzufriedenheit, Information über Ärzte/Kliniken und Versicherungswechsel, die unabhängige, externe Auditoren erstellen. Ähnlich einer Unternehmensbilanz (*business account*) würde das Ergebnis der Prüfung zu einer Gesundheitsleistungs-Bilanz (*health care account*)[141] führen.

Das *National Committee for Quality Assurance* (NCQA)[142] untersucht als unabhängige Organisation die *health plans* hinsichtlich ihrer medizinischen Ergebnisse und bewertet die Organisation und die Aktivitäten von Ärzten. Für die Versicherungswilligen ist es angesichts der Fülle an verschiedenen Angeboten der Organisationen schwer, sich für ein Produkt zu entscheiden. Als hilfreich bieten sich derzeit Evaluationsagenturen wie z. B. *Health Plan Employer Data and Information Set* (HEDIS) an. HEDIS versucht, einen objektiven Vergleich der Versorgungssysteme darzustellen, in dem anhand von 65 Indikatoren das Versorgungsgeschehen verglichen wird.

---

[139] STILLFRIED (1997a,b)

[140] *„Managed care" refers to the relationship between a health plan and the providers of health care in the plan's network. „Managed competition", on the other hand, refers to regulatory systems that help consumers pick their own health plans from a menu of competing plans*, REINHARDT (1998)

[141] REINHARDT (1998)

[142] RUTH und DETMER (1995)

4.4.5 Defizite durch die Krankenversorgung über *managed care*

Kritiker der MCO führen an, daß die Qualität aufgrund des Gewinnstrebens und der Kontrakte mit den Leistungserbringern leidet. Personen mit „schlechten Risiken" haben Schwierigkeiten, in eine Versicherung aufgenommen zu werden. Grundsätzlich sind kranke Menschen benachteiligt, da sie am Wirtschaftsleben zeitweise oder grundsätzlich kaum teilhaben können. Die Einschränkungen von Patienten und Leistungserbringern durch *health plans* und Versicherungsvorgaben belasten den Heilungsverlauf. Für die Leistungs- und Kostenkontrolle entsteht ein kostenträchtiger Verwaltungsaufwand, der auf bis zu 30 % der Versicherungsprämie geschätzt wird[143]. Einsparungen in einem Bereich (z. B. Krankenhaus) führen möglicherweise zu unberücksichtigten Kostensteigerungen in anderen Bereichen (ambulant, Rehabilitation)[144].

Grundsätzliche Defizite des amerikanischen Versicherungssystems sind weiter:

- Die Versorgung mit MCO ist nicht flächendeckend, insbesondere nicht in ländlichen Regionen.

- Die Versicherungsleistungen sind abhängig vom Einkommen einer Person.

- 43,5 Millionen Amerikaner sind nicht krankenversichert[145].

- Versicherungen substituieren Originalpräparate ohne Information des Patienten von sich aus durch vergleichbare Generika ohne Rücksprache mit dem Arzt – hierdurch können gesundheitliche Probleme entstehen.

- Während Preisverhandlungen der MCO mit Leistungserbringern stattfinden, können dringend notwendige, sehr teuere Eingriffe hinausgezögert werden

- Die Versicherungsverträge sind zeitlich begrenzt. Ein neuer Vertragsabschluß ist für den Versicherungsnehmer mit nachteiligen Konditionen verbunden.

Weitere Kritikpunkte an den MCOs entsprechen den Kritiken an die freie Versicherungswirtschaft in Deutschland[146]:

- Die Möglichkeiten der Versicherungen sind unübersichtlich – und das mit Absicht. Zur Information älterer Bürger haben die HMOs eine *web site* (www.medicare.gov) und gebührenfreie *hotlines* eingerichtet[147].

- Versicherungen ist es zwar gesetzlich untersagt, Patienten aufgrund ihres Krankheitszustandes abzuweisen. Indirekt werden aber gute Risiken geworben über medizinische Gutachten vor Aufnahme oder Informationsseminare in nicht behindertengerechten Räumlichkeiten.

- Vertragsumstellungen für Patienten werden „illegal" durchgeführt – der Kranke kann sich häufig nicht (mehr) wehren.

- Patienten werden über ihre Rechte gegenüber der Versicherung nicht genügend aufgeklärt.

---

[143] REINHARDT (1998)

[144] GLASER (1998)

[145] REINHARDT (1998)

[146] STIRES (1998)

[147] STIRES (1998)

4.5 Vergleich von Vernetzten Praxen und *managed care*

Die Vernetzten Praxen haben sich innerhalb der GKV entwickelt und neue Ansätze für regionale Modellvorhaben integriert. Die Grundsätze der GKV, insbesondere das Leistungsrecht, gelten unbeschränkt für Vernetzte Praxen und auch andere Modellvorhaben. Die bundesweite Gesundheitspolitik geht mit dem „Referentenentwurf eines Gesetzes zur Reform der gesetzlichen Krankenversicherung ab dem Jahr 2000[148] (GKV-2000) weitere Schritte in die Richtung einer sektorenübergreifenden Versorgung mit Wettbewerbselementen. Damit würde der Gesetzentwurf den Spannungsbogen zu *managed care* Elementen weiter verkleinern. Zum besseren Verständnis sind beide Systeme – GKV und *managed care* – beispielhaft und tabellarisch gegenübergestellt. Vernetzte Praxen und der Entwurf GKV-2000 bilden mögliche Veränderungsstufen, die zur Weiterentwicklung der GKV beitragen. Die folgenden Tabellen 16 bis 21 sind eine Zusammenfassung der Kapitel 2 bis 4.

Tabelle 16:   Gestaltungsmöglichkeiten im Gesundheitswesen

Vergleich	GKV	Vernetzte Praxen	GKV-2000 ?[148]	*Managed care*
Gestaltungs-wille	Gestaltungsfreiraum für gesetzliche Vertragspartner durch Modell- (§ 63 SGB V) und Strukturverträge (§ 73a SGB V).	MQR: Neustrukturierung der ambulanten Versorgung in einer Region vor sozialgesetzlicher Etablierung (2. NOG)	Modellvorhaben (§ 63 ff SGB V) und Integrierte Versorgung (§ 140)	Wettbewerb der *Health Care Industry* im Wettbewerb um Patientenversorgung
Organisa-tionsformen	Selbstverwaltung über Körperschaften des öffentlichen Rechts	Loser Verbund von Ärzten mit vertraglichen Auflagen zur KV	Leistungserbringer mit Verträgen nach § 140 für Integrierte Versorgung	Überwiegend *profit*-Unternehmen oder Ärzteverbände
Verantwort-lichkeiten	Strikte Trennung von medizinischer und wirtschaftlicher Verantwortung; Budgetierung führt medizinische und wirtschaftliche Verantwortung zusammen	Medizinische Verantwortung und in Teilbereichen wirtschaftliche Mitverantwortung über MQR-Vertrag	Globalbudget; unterhalb z.B. „Integrationsbudget" mit Budgetverantwortung der Leistungserbringer/Kostenträger	Medizinische und wirtschaftliche Verantwortung integriert
Finanzierung	Finanzierung von sektoralen Institutionen über (z. T. kollektive) Preisvereinbarungen			Finanzierung von Leistungen über (individuelle) Leistungsverträge
	Beitragssätze der Versicherten; unbedingte Beitragssatzstabilität.	Anschubfinanzierungen der Kassen für MQR und RPN-K [jeweils in Höhe von DM 3,5 Mio.]	Sektorenübergreifende Teilbudgets (z.B. „Integrationsbudget")	Stammkapital, Aktien und Gewinne
Flexible Vertragsformen	Vertragsabschluß derzeit nur zwischen KV und Krankenkasse, Kollektivverträge; einzelne Versorgungsverträge; Kontrahierungszwang im Krankenhausbereich	Beteiligung der Ärzte / Leistungserbringer an Modellprojekt freiwillig, Vertragsabschluß im ambulanten Bereich nur zwischen KV und Kasse	Integrationsverträge zwischen Kassen und Gruppen/Verbänden von Leistungserbringern oder KV	Privatrechtliche Verträge zwischen MCO und Leistungsanbietern.

---

[148] Vgl. Referentenentwurf eines Gesetzes zur Reform der gesetzlichen Krankenversicherung ab dem Jahr 2000 (GKV-Gesundheitsreform 2000), Stand: 25.05.1999; Quelle: http://www.bmgesundheit.de/gkv/sgb/geset.html

Versorgungs-bereiche	Getrennte Versorgungssektoren (ambulant, stationär, rehabilitativ)	Verbesserung innerärztlicher Kooperation	Integrationsvertrag zwischen allen Leistungserbringern (ambulant, stationär, rehabilitativ, ärztlich, nicht-ärztlich) möglich	Integration über Gesamtverträge
Arztauswahl	Standard-Prüfung für Niederlassung (Facharzt, Erfahrung)	Keine Aufnahmebedingungen, Wohnort entscheidend	Versicherter kann sich für „Integrationsversorgung" eintragen	Bewertungsverfahren (*Credentialing*) durch MCO

In einer MCO wird der Arzt, der in der klassischen Vorstellung klinisch autonom und nur der Berufsethik und dem Patienten verpflichtet ist, zu einem Leistungsanbieter mit Erfolgshonorar. Die Rolle des Freiberuflers wandelt sich in der Leistungsanbietergruppe zu der eines gewerblichen Unternehmens. Gleichzeitig wird die weitgehende Autonomie der rein ärztlichen Entscheidungssphäre im Behandlungsprozeß im Interesse einer funktionsübergreifenden „Unternehmensführung" zunehmend abgebaut. Vernetzte Praxen oder mögliche Modelle der „Integrierten Versorgung" zeigen Ansätze in die *managed care* Richtung.

4.5.1 Organisation

In Deutschland sind die Ärzte auch im Aufbau der Vernetzten Praxen dem freiberuflichen Dasein und der Selbstverwaltung verpflichtet (siehe Abbildung 21). In der Selbstverwaltung wird der leitende Vorstand gewählt; der Vorstand hat im Vergleich zu seiner eigenen Praxis oder einem gewerblichen Unternehmen kaum Finanzverantwortlichkeit, gleichwohl muß er Rechenschaft ablegen. In einer MCO entscheiden letztendlich Umsatz und Rendite über die Fähigkeit eines Vorstandes/Geschäftsführung.

Abbildung 21:   Duplizierte Selbstverwaltung

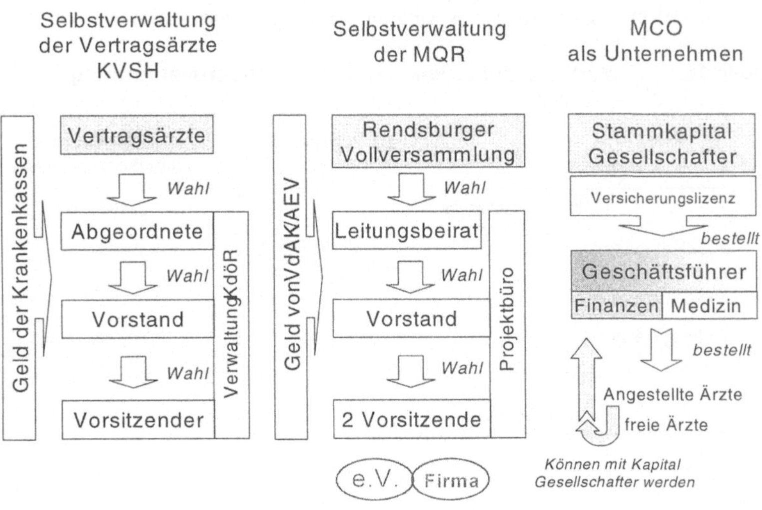

Die Organisationsstrukturen sind sehr vereinfacht dargestellt. Der Entwurf GKV-2000 sieht einen hauptamtlichen Vorstand der KVen vor.

Die Prozeßsteuerung der Unternehmungen unterscheiden sich entsprechend der Organisationsform wesentlich. Offensichtlich sind MCOs in der Lage, medizinische und ökonomische Daten sowohl der Patienten als auch der Ärzte für die Steuerung des Unternehmens zu nutzen. Daten für die Prozeßsteuerung kommen für die Vernetzten Praxen hauptsächlich von der gesundheitsökonomischen Begleitung. Diese kann nur retrospektiv sein und ermittelt außerdem keine medizinischen Outcomes.

Die verschiedenen MCO unterscheiden sich in der Intensität der Kontrolle der Leistungserbringer und damit auch in der Kostenkontrolle. Auch die Modelle in der GKV unterscheiden sich voneinander (vgl. Abbildung 17).

Tabelle 17:   Prozeßsteuerung im Vergleich

Vergleich	GKV	Vernetzte Praxen	GKV-2000 ?[148]	*Managed care*
Daten-Controlling	Reglementierte Erhebung personenbezogener Daten (SGB V§§ 284 ff; Datenschutz); Ausnahme: Forschungsvorhaben (§ 287)[149]	Wissenschaftliche Begleitforschung, übernimmt im Nachhinein die Überprüfung und Kalkulation der anonymisierten Inanspruchnahme von Leistungen	Erfolgsrechnungen sind für Modellvorhaben und Projekte der Integrierten Versorgung vorgesehen; hierfür sind die entsprechenden Daten bereitzustellen.	Zusammenführung der patienten- und leistungserbringerbezogenen Behandlungsdaten sektorenübergreifend zwecks Kostenmanagement und *disease management* durch HMO
Umsetzungsmöglichkeiten der Analyseergebnisse	Sozialrecht, kaum Möglichkeiten der Umsetzung (nur im Rahmen der Wirtschaftlichkeits- und Qualitätsprüfungen)	Ergebnisse bewerten Erfolg der Vernetzten Praxen	Bewertung der Erfolgsrechnungen vertraglich zu regeln; finanzielle Konsequenzen bei nicht eingehaltenen Qualitätsstandards	Befugnisse zur Umsetzung mit Konsequenzen für Leistungserbringer (Privatrecht) und Versicherungsnehmer

4.5.2 Leistungsstrukturen

Die medizinische Leistungserbringung in MCOs wird deutlich intensiver überprüft als in der GKV, die Beziehung zum Patienten ist aufgrund der Informationssysteme aktiver.

Tabelle 18:   Merkmalsausprägungen[150] der Standardversorgung

GKV	Vernetzte Praxen	*Managed care / disease management*
Nachfrageabhängig		Systematisch
Patientenbezogen	Wiss. Begleitung analysiert Diagnosegruppen	Populationsbezogen
Kurativ + präventiv	Verein für Gesundheitsförderung	Präventiv + kurativ
Reagierend	Agierend	Interventionierend
Ärzte als Behandelnde		Ärzte als Experten
Passive Patientenkontrolle		Aktive Patientenkontrolle

---

[149] Versichertenbezogene Behandlungsinformationen nur für folgende Daten routinemäßig erlaubt: Krankenhausaufnahmen und –entlassungen, Arbeitsunfähigkeitsbescheinigungen, Arznei-, Heil- und Hilfsmittelverordnungen

[150] LAUTERBACH (1997)

Der Erfolg der medizinischen Leistungssteuerung (*health plans*) wird in den U.S.A von einer unabhängigen Organisation – *the National Committee for Quality Assurance (NCQA)*[151] – geprüft, die in ihren standardisierten Analysen medizinische Ergebnisse, Organisation und Aktivitäten von Ärzten bewertet.

Tabelle 19: Maßnahmen zur Sicherung der Qualität

Vergleich	GKV	Vernetzte Praxen	GKV-2000 ?[148]	*Managed care*
Qualitäts-definition	Regelung von Strukturqualität über § 135 SGB V	Keine zusätzlichen Qualitätsdefinitionen	Neuregelung von §§ 135 bis 137	Definitionen von Qualität und Kosten (UCR-Standard[152])
Behandlungs-freiheit	Notwendige Leistungen, Wirtschaftlichkeitsgebot; faktisch Behandlungsfreiheit	Behandlungsfreiheit; Qualitätszirkel	Erprobung von Behandlungsleitlinien verstärkt; Ausschuß „Neue Untersuchungs- und Behandlungsmethoden" in Befugnissen gestärkt	Behandlungsrichtlinien (werden überprüft)
Zweitmeinung	Zweitmeinung über Konsile möglich	Zweitmeinung vor Krankenhauseinweisung	Zweitmeinung möglich	Zweitmeinung z. T. zwingend vorgeschrieben
Arzneimittel	Arzneimittelrichtlinien, Arzneimittelbudget	Eigenes Arzneimittelbudget, Qualitätszirkel Pharmakotherapie	Positivliste, Rechtssicherheit für Festbeträge	Arzneimittellisten (Positivliste)
Informationen	Aufbau von Informationssystemen	Standardisierter Patientenbegleitbrief; Aufbau Intranet	Stärkung der Patientenrechte	Medizinische Informationssysteme

4.5.3 Steuerungselemente

Der entscheidende instrumentelle Ansatz von *managed care* zur Steuerung und Kontrolle von Leistung, Qualität und Kosten ist die Übernahme finanzieller Risiken durch die Leistungserbringer. Die Leistungserbringer werden für die von ihnen erbrachten Leistungen so weit wie möglich mit Kopfpauschalen (*capitation*) vergütet.

In der GKV entwickelt sich das fallzahlbezogene Praxisbudget fast zu einer Kopfpauschale. Allerdings ist die weitere Leistungsveranlassung des niedergelassenen Arztes, insbesondere die Krankenhausbehandlung, nicht in das Praxisbudget einbezogen. Niedergelassene Ärzte haften jedoch kollektiv und individuell für die Überschreitung des Arzneimittelbudgets. Der Referentenentwurf GKV-2000 stellt ein „Integrationsbudget" zur Diskussion, aus dem alle Leistungen, die ein Patient der Integrationsversorgung in Anspruch nimmt, finanziert werden sollen.

Die Steuerung der Patienten in ihrer Leistungsinanspruchnahme ist in den MCO sehr differenziert, in der GKV ist die Steuerungsmöglichkeit durch die derzeitige Chipkarte sehr eingeschränkt. Die Vernetzten Praxen in Schleswig-Holstein haben keinen direkten, vertraglichen Einfluß auf die Versicherten. Der Referentenentwurf GKV-2000 soll über die „Integrierte Versorgung" einen Patienten über einen Bonus belohnen, wenn er nur Leistungserbringer der Integrationsversorgung in Anspruch nimmt.

---

[151] RUTH und DETMER (1995)

[152] *Usual - Customary - Reasonable*

Tabelle 20: Finanzielle Steuerungselemente

Vergleich	GKV	Vernetzte Praxen	GKV-2000 ? [148]	*Managed care*
Pauschalen	Gedeckelte Budgets; ambulant: Praxisbudget pro Patient + Einzelleistungsvergütung; stationär: Fallpauschalen, Sonderentgelte, Restbudget		Globalbudget mit sektorenübergreifenden Budgets, ambulant-stationäre Fallpauschalen	Pro-Kopf-Pauschale je eingeschriebenem Patienten (Primärarzt), stationär v.a. Fallpauschalen
Preise	Ambulant: Floatender Punktwert; stationär: Fallpauschalen, Sonderentgelte	Gestützter floatender Punktwert, DM-Vergütungen für Netzleistungen	Einheitliche Fallpauschalen ambulant und stationär für Ambulantes Operieren	Festpreise für bestimmte Leistungen (Facharzt / Krankenhaus)
Anreizsystem	Ambulant: Ideologie der „gleichen Einkommen" bei niedergelassenen Ärzten; stationär: leistungsorientierte Entgelte	Anschubfinanzierung für Gruppe von Ärzten, Verteilung häufig pauschal	„Verteilungskampf" im Globalbudget	Finanzielle Anreize für Leistungserbringer
Bezahlung von Qualität	Grundsätzlich garantierte Vergütung; Qualitäts- und Wirtschaftlichkeitsprüfung	Zusätzliches Geld mit fraglicher Haftung bei Mißerfolg des Projektes	Finanzielle Konsequenzen bei nicht hinreichender Qualität sowohl ambulant als auch stationär	Bezahlung vorgesehen nur bei qualitativer Leistungserbringung
Controlling	Ambulant: Wirtschaftlichkeitsprüfung; stationär: Fehlbelegungsanalysen	Controlling über wissenschaftliche Begleitung	Finanzielle Erfolgskontrollen bei Modellen/Integrationsversorgung	Überprüfung und Steuerung des Leistungs- und Kostengeschehens durch direkte Eingriffe
Ausschluß	Ambulant: Entzug der Zulassung bei Verstoß gegen Kassenarztrecht; stationär: Herausnahme aus dem Krankenhausplan, Kündigungsrecht der Kassen	Keinerlei Konsequenzen bei Ausschluß	Freiwilligkeit der Teilnahme für Leistungserbringer und Patient	Gefährdung der Existenz des Leistungserbringers bei Vertragskündigung

Tabelle 21: Steuerung des Versichertenverhaltens im Vergleich

Vergleich	GKV	Vernetzte Praxen	GKV-2000 ? [148]	*Managed care*
Versicherungsbeitrag	Prozentualer Beitrag nach Einkommen bis zur Beitragsbemessungsgrenze; Risikostrukturausgleich (§ 266 SGB V)			Versicherungsprämie nach dem Risiko-Äquivalenzprinzip
Arztwahl	Freie Arztwahl (§ 76); Stärkung des traditionellen Hausarztprinzips	Freie Arztwahl, Information über Netz-Mitglieder	Versicherter kann „integrierte Versorgung" wählen	Definierter Primärarzt (*gate keeper*); meist keine freie Arztwahl
Leistungsinanspruchnahme	Uneingeschränkte Leistungsinanspruchnahme innerhalb des GKV-Leistungskataloges	Uneingeschränkte Leistungsinanspruchnahme	Möglichst Inanspruchnahme von Leistungserbringern in der „integrierten Versorgung"	Gesteuerte Leistungsinanspruchnahme durch Versicherungsplan (*health plan*)
Kostenerstattung	Sachleistungsprinzip			Kostenerstattung (meist)
Finanzbeteiligung des Patienten	Erprobungsregelung Beitragsrückerstattung (§ 65; durch GKV-SolG aufgehoben) Gesetzlich definierte Zuzahlungen			Zuzahlungen und Selbstbehalt (erheblich, je nach MCO verschieden)
Marketing	Berufsrecht verbietet Werbung für Ärzte; Krankenkassen werben	Patienteninformation mit Logo	Krankenkassen sollen Versicherte intensiver informieren.	Marketing um den Patienten in jeder Hinsicht

5 Konzeption einer Erfolgsbewertung von Vernetzten Praxen

5.1 Methodischer Rahmen

Für den Modellversuch Medizinische Qualitätsgemeinschaft Rendsburg MQR und das Strukturprojekt Regionales Praxisnetz Kiel RPN-K ist die Begleitforschung erstmals in Deutschland in der Lage, die Leistungsinanspruchnahme und das zugehörige Kostengeschehen in der gesamten Patientenkarriere eindeutig zu messen. Die Gründe hierfür sind, daß

(1) über die Krankenversichertenkarte in Verbindung mit den Abrechnungsdaten der KV (gemäß ADT-Satzbeschreibung) die Leistungsinanspruchnahme im ambulanten Bereich patientenbezogen abgebildet werden kann,

(2) ab 1996 über die Daten gemäß § 301 SGB V erstmals patientenbezogen die Leistungsinanspruchnahme im akutstationären Bereich abgebildet werden kann,

(3) diese patientenbezogenen Daten der GS_bG für den Modellversuch mit Einverständnis des Datenschutzbeauftragten des Landes Schleswig-Holstein zur Verfügung stehen,

(4) die Daten in der GS_bG bereichsübergreifend für den jeweils einzelnen Patienten in codierter Form rechnerisch zusammengeführt werden können und

(5) damit im Ergebnis erstmals im Bundesgebiet Patientenkarrieren mit entsprechender Leistungsinanspruchnahme und Kostenbewertung verglichen werden können.

5.1.1 Definition von Erfolgsindikatoren

Der Modellversuch Vernetzte Praxen wird dann als erfolgreich definiert, wenn entweder eine Leistungsverbesserung (Qualität) bei konstanten/geringeren Fallkosten oder eine Senkung der durchschnittlichen Fallkosten bei mindestens gleicher/höherer Leistung (Qualität) erzielt wird. Dieses Erfolgskriterium ist unabhängig davon, ob eine höhere Kostengünstigkeit bei Substitutionseffekten auch tatsächlich zu globalen Ausgabensenkungen im stationären Bereich führt; insbesondere unabhängig von Vertragsverhandlungen für den stationären Bereich.

▶ Damit heißt eine höhere Kostengünstigkeit zunächst Offenlegen von Einsparpotentialen.

Für die Erfolgsbewertung bedarf es detaillierter Erfassungen zum Leistungs- und Kostengeschehen wie deren Bewertung in den verschiedenen Stationen einer Patientenkarriere, und zwar grundsätzlich im Vergleich zum herkömmlichen Versorgungssystem, wie Abbildung 22 für typische Patientenkarrieren zeigt.

Da Vernetzte Praxen die medizinische Versorgung einer Region verbessern wollen, müssen die in einer Region lebenden Patienten wissenschaftlich betrachtet werden. Die Analysen sind also grundsätzlich patientenbezogen und nur in wenigen Ausnahmen leistungserbringerbezogen (vgl. Abbildung 1). Die patientenbezogenen, sektorenübergreifenden Ergebnisse des Kapitels 6 sind deshalb von der Art ihrer Aufbereitung und Analyse neuartig im deutschen Gesundheitswesen.

Abbildung 22:   Patientenkarriere und Erfolg

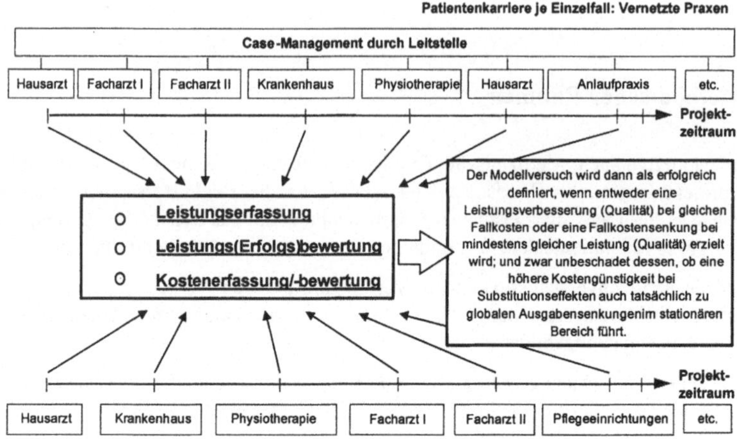

5.1.2 Vergleichsanalysen für die Wirkungen Vernetzter Praxen

Zur Erfassung des Netzeffektes sind zweierlei Arten von Vergleichsanalysen notwendig. Hierbei handelt es sich sowohl um Längsschnittanalysen, d. h. zeitliche Vergleichsanalysen „vor und im Netz" als auch um Querschnittanalysen, d. h. regionale Vergleichsanalysen „mit und ohne Netz"[153]. Die regionalen Vergleichsanalysen sind erforderlich, um den erwarteten Erfolg der Vernetzten Praxen gegenüber der Vergleichsregion beurteilen zu können. Durch den kombinierten Ansatz von Quer- und Längsschnittanalysen ist eine Eliminierung regionaler, temporärer und/oder anderer Überlagerungseffekte, z. B. aufgrund von Strukturbrüchen durch den neuen EBM, HVM, und Praxisbudgets oder durch veränderte Entgelte wie Fallpauschalen im Krankenhaus, erreichbar.

Die zeitnahe Erfolgskontrolle Vernetzter Praxen beschränkt sich auf die finanzielle Dimension. Sie kann jedoch nicht alle Kostenbereiche flächendeckend erschließen. Die Gründe liegen in einem zu hohen Erfassungsaufwand oder erschwerter Meßbarkeit. Alle notwendigen Daten müssen auf Datenträgern vorliegen. Aufgrund erheblicher Finanzwirkungen gehen grundsätzlich nur Abrechnungs- sowie Grunddaten für Budgetverhandlungen („harte Daten") in die Kostenanalysen ein.

Für die Vergleichsanalysen sind gesonderte mathematische Modellbildungen - wie etwa aus dem Gebiet multivariater Analysemethoden - erforderlich. Ansonsten sind für die Leistungs- und Kostenerfassung sowie deren Bewertungen übliche statistische Verfahren wie Trendanalysen, Varianzanalysen und Signifikanztests ausreichend, um signifikante Veränderungen

---

[153] Diese Analysen werden quartals- bzw. halbjahresweise über den Projektzeitraum durchgeführt.

in der Netzregion gegenüber der Vergleichsregion nachzuweisen. Die Auswertung der übermittelten Daten erfolgt mit Standardstatistikprogrammen und eigenentwickelten Tools.

5.1.2.1 Längsschnittanalyse: Zeitpunkte

Die Ermittlung der Kostenwirkungen erfolgt durch Gegenüberstellung der Gesamtkostenvolumina für die Patientenversorgung zu je zwei Zeitpunkten. Verglichen werden die Gesamtkosten im Netz mit den Gesamtkosten vor Netzgründung. Die Gesamtkosten sind vom Landestrend bereinigt. Sollte es sich bei den Kostenwirkungen um Einsparungen handeln, gilt:

$$Kostenvolumen_{bereinigt} \; vor \; Netz - Kostenvolumen_{bereinigt} \; im \; Netz = \\ Finanzieller \; Erfolg \; des \; Netzes$$

Für die MQR gilt als Vergleichszeitraum das zweite Halbjahr 1996, während für RPN-K das erste oder zweite Halbjahr 1997 Grundlage für die weiteren Vergleiche ist (vgl. Tabelle 22).

Tabelle 22: **Vergleichszeiträume für MQR und RPN-K**

Projekt	Basiszeitraum	Vergleichszeitraum
MQR	2. Halbjahr 1996	2. Halbjahr 1998
RPN-K	1. Halbjahr 1997	1. Halbjahr 1998 / 1999 / 2000
	2. Halbjahr 1997	2. Halbjahr 1998 / 1999 / 2000

Abbildung 23:   Querschnitt- und Längsschnittanalyse

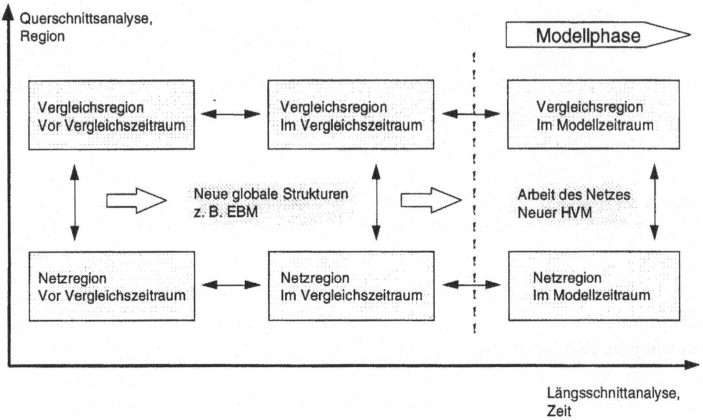

Querschnitt- und Längsschnittanalyse ergänzen sich, um die Ergebnisse der Vernetzten Praxen vom Ländestrend und Regelungen unabhängig der Projekte zu bereinigen.

5.1.2.2 Querschnittanalysen: Regionale Vergleichsgruppen

Vernetzte Praxen arbeiten in Schleswig-Holstein und spiegeln damit auch einen Landestrend wieder. Der Landestrend darf nicht als Effekt der Vernetzten Praxen fehlinterpretiert und muß daher eliminiert werden. Die Patienten der Rendsburger Ärzte werden mit allen schleswig-holsteinischen Patienten (ohne Netzpatienten) verglichen (vgl. Abbildung 23). Die Kieler Netzpatienten werden mit einem Universitäts- und Großstadtklientel, den Lübekker Patienten verglichen, da möglicherweise durch die ländlichen Regionen Schleswig-Holsteins Verzerrungen entstehen. Aufgrund der Annahme, daß das Kieler Netz die medizinische Versorgung verändert, werden alle Kieler AOK-Patienten (Wohnort Kiel) als Grundgesamtheit sowohl mit den Patienten aus Lübeck als auch mit den schleswig-holsteinischen Patienten (ohne Netzpatienten) verglichen. Da sich auch Patienten mit Wohnsitz außerhalb Kiels von Kieler Netzärzten behandeln lassen, bilden die Kieler Netzpatienten mit Umland eine weitere Gruppe zur Durchführung der Vergleichsanalysen.

Abbildung 24: Vergleichsgruppen in den Querschnittanalysen

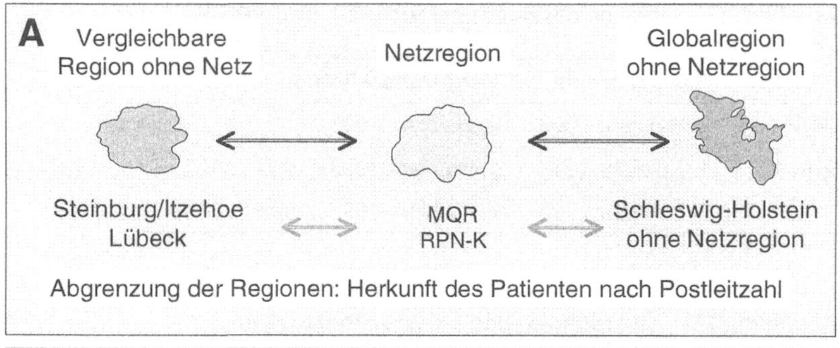

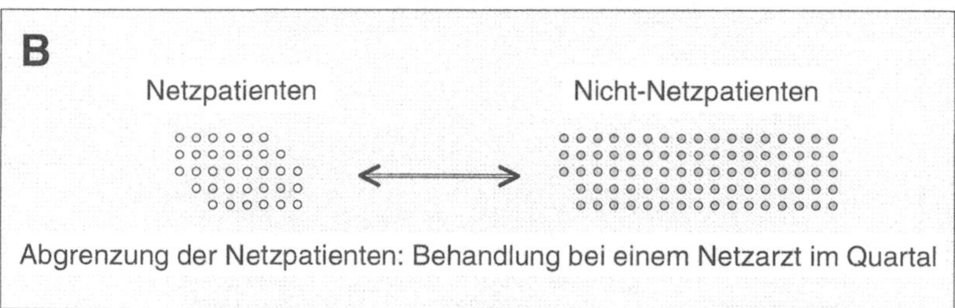

Postleitzahlen für Region Kiel: 241xx; PLZ für Region Rendsburg: 247xx (mit Büdelsdorf, Alt-Duvenstedt); PLZ für Itzehoe/Steinburg: 255xx (mit Wilster, Kellinghusen, Schenefeld, Hanerau-Hademarschen)

Eventuelle Verweildauerverkürzungen, Fallzahleinsparungen im stationären Bereich, ein verändertes Leistungsspektrum oder Änderungen im Verordnungsverhalten der niedergelassenen Ärzte unterliegen also landesweiten Trends. Zur Erfassung des „Netzeffektes" müssen diese Trends aus dem vorliegenden Datenmaterial eliminiert werden. Rechnerisch stellt sich das Prinzip der Trendelimination beispielsweise für die Änderung des Verordnungsvolumens von Arznei- und Heilmitteln wie folgt dar:

Gleichung 2:　Trendelimination für die Änderung des Verordnungs- volumens

$$\Delta\, Vv\_SH \quad = \quad Vv\_SH_{ti} - Vv\_SH_{t0}$$

$$TVv_{ti} \quad = \quad (\Delta\, Vv\_SH)\,/\,Vv\_SH_{t0}$$

$$Vv\_elim_{ti} \quad = \quad Vv_{ti} - Vv_{t0} * TVv_{ti}$$

Vv	Verordnungsvolumen der Netzärzte
Vv_SH	Verordnungsvolumen in Schleswig-Holstein
TVv	Trend Verordnungsvolumen
Vv_elim	Bereinigtes Verordnungsvolumen der Netzärzte
t0	Zeitpunkt am Ende einer Periode vor Beginn des Praxisnetzes
ti	Vergleichbarer Zeitpunkt am Ende einer Periode nach Start des Praxisnetzes

Letztendlich ist die Wahl der Vergleichsgruppe zwecks Trendbereinigung eine politische Entscheidung der Vertragspartner. Statistisch sind die gerechneten Alternativen gleicherma-ßen korrekt.

5.1.2.3　Definition indikationsbezogener Behandlungsanlässe

Für den repräsentativen Vergleich von Patientenkarrieren zur vertieften Analyse der Kran-kenhausvermeidung sowie der Qualitätsverbesserung dienen insbesondere indikationsbezo-gene Patientengruppen. Auf der Grundlage dieser Gruppen werden sowohl in der Netzregion als auch in Schleswig-Holstein repräsentative Stichproben gezogen. Für diese Stichproben werden die Patientenkarrieren mit sämtlichen Leistungsdaten und jeglichen zugehörigen Ko-stenarten im Zeitablauf erfaßt und bewertet.

In gemeinsamer Beratung einer Arbeitsgruppe von Netzärzten und der GS$_b$G unter Einbezie-hung von Mitgliedern der AG-Entgeltsystem beim BMG sowie dem Medizinischen Dienst der Krankenversicherung (MDK) und ausgewählten Fachärzten betroffener Fachgebiete wurden Behandlungsanlässe mit eindeutiger Zuordnung von EBM[154] und ICPM[155] erarbeitet.

Diese eineindeutige (bijektive) Zuordnung - einerseits EBM, andererseits ICPM - zu den gewählten Behandlungsanlässen ist erforderlich, damit im Vergleich zwischen den Arztab-rechnungsdaten (Identifizierung des Behandlungsanlasses über EBM) und den Kranken-hausdaten (Identifizierung über ICPM) eine Analyse zur Krankenhausvermeidung stattfin-den kann (Abbildung 25).

Im Ergebnis wurden letztendlich durch die Netzärzte nachfolgend aufgeführte Patienten-gruppen bestimmt, von denen 7 Gruppen mit eineindeutiger EBM – ICPM Zuordnung insbe-sondere zur Überprüfung der Krankenhausvermeidung und vier weitere zur Überprüfung der erwarteten Qualitätsverbesserung herangezogen werden (vgl. Tabelle 23; vgl. Tabelle 24).

Die zur Überprüfung der Krankenhausvermeidung gebildeten 8 Gruppen mit ihren entspre-chenden Behandlungsanlässen / Indikationen entfallen auf folgende Disziplinen: Gynäkolo-

---

[154] EBM: Einheitlicher Bewertungsmaßstab zur Abrechnung von vertragsärztlichen Leistungen

[155] ICPM: International Catalogue of Procedures in Medicine

gie (Abrasio), Augenheilkunde (Katarakt), HNO (Nasenseptum-OP), Urologie (Phimose), Chirurgie (Karpaltunnel-Syndrom, Leisten- oder Schenkelbruch) und Orthopädie (Entfernung von Osteosynthesematerial) (vgl. Tabelle 23). Zur Überprüfung der erwarteten Qualitätsverbesserung wurden mit Netz-Internisten/Allgemeinärzten Behandlungsanlässe der Pneumonie, Diabetes mellitus, Herzrhythmusstörungen und Herzinsuffizienz ausgewählt (vgl.Tabelle 24). Damit ist die Einbindung der verschiedenen Fachgebiete in die Analyse weitgehend gelungen.

Tabelle 23: Ausgewählte Patientengruppen zur Überprüfung von Krankenhausvermeidung

Nr.	EBM	Text	ICD-9	ICPM
1	1104	Abrasio der Gebärmutterhöhle und des Gebärmutterhalskanals, ggf. einschl. Entfernung von Polypen oder Fremdkörpern, ggf. einschl. Aufbereitung des Gewebematerials zur histologischen Untersuchung	635	5-690.0 bis .2, .x, .y
2	1352 1353	Extrakapsuläre Operation des grauen Stars mittels gesteuerten Saug-Spülverfahrens, ggf. einschl. Iridektomie, ggf. mit Implantation einer intraokularen Linse Phakoemulsifikation, ggf. einschließlich Iridektomie, ggf. mit Implantation einer intraokularen Linse	250.4 359.2 275.4 252.1 366	5-144.0, .1 6. Stelle: .2 bis .4, .x;5-144.2, 6. Stelle: .2 bis .4, .x
3	1425 1426	Plastische Korrektur am Nasenseptum und an den Weichteilen zur funktionellen Wiederherstellung der Nasenatmung, ggf. in mehreren Sitzungen, ggf. einschl. der Leistungen nach den Nrn. 1412, 1414, 1422 und 1430 Plastische Korrektur am Nasenseptum, an den Weichteilen und am knöchernen Nasengerüst zur funktionellen Wiederherstellung der Nasenatmung, ggf. in mehreren Sitzungen, ggf. einschl. der Leistungen nach den Nrn. 1412, 1414,1422 und 1430	470 478.0	5-214.0, .1
4	1741	Plastische Operation der Vorhaut und/oder des Frenulums (Phimose) (ausgenommen: rituelle Beschneidung (keine GKV-Leistung!)	605	5-640.0 bis .3 und .x, .y
5	2275 2276	Operation des Karpal- oder Tarsaltunnelsyndroms mit Dekompression von Nerven oder Spaltung der Loge de Gyon, ggf. einschl. Neurolyse und/oder Tendosynovektomie und/oder Entfernung benigner Neubildungen und Operation eines Ulnaris-Rinnen-Syndroms	354.0 354.2	5-056.3, .4 5-057.3, .4
6	2363 2362	Entfernung von Osteosynthesematerial (z. B. Platten) aus einem großen Knochen Die Entfernung von Osteosynthesematerial nach den Nrn. 2362 und 2363 beinhaltet alle Maßnahmen: Darstellung der Implantate wie z. B. Abmeißelungen von Kallusanteilen, Eröffnung eines Knochenfensters usw.	V54.0 812, 820 821, 823,824, außer 2, .3, .8, .9	5-787.3 bis .6, .8, 6. Stelle: .2, .9, .a; 5-787.79
7	2620	Operation eines Leisten- oder Schenkelbruches, ggf. einschl. Fasziendoppelung oder plastischer Maßnahmen zum Verschluß der Bruchpforte.	550.9, 553.0, 553.1	5-530, 5-531, 5-534, 5. Stelle: je .0 bis .3

Tabelle 24:   Ausgewählte Patientengruppen zur Überprüfung der erwarteten Qualitätsverbesserung

Nr.	EBM	Text	ICD-9	ICPM-GE
8	-	Pneumonie	480-487	-
9	-	Diabetes mellitus	250	-
10	-	Herzrhythmusstörungen	427	-
11	-	Herzinsuffizienz	428	-

Abbildung 25:   Gruppenbildung zwecks Vergleich

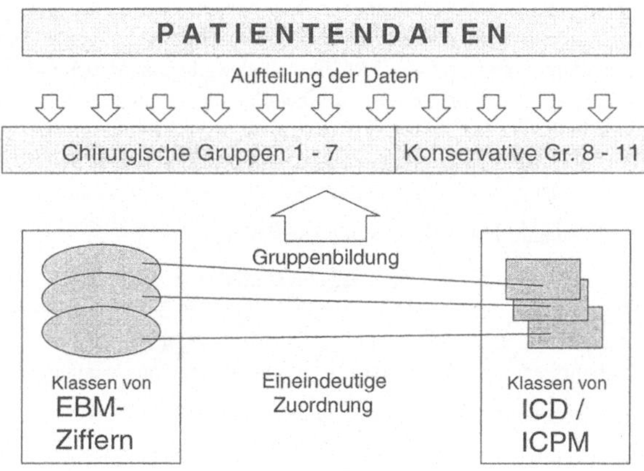

5.1.3 Kostenkalkulation für die Wirkungen Vernetzter Praxen

Kosten stellen den Verbrauch von Ressourcen (Güter und Dienstleistungen) dar, Ausgaben sind dagegen Zahlungsströme. Zahlungsvorgänge bzw. Ausgaben auf seiten der Krankenkassen bilden daher keine Grundlage zur Kostenquantifizierung. Eine Vermischung von Kosten und Ausgaben ist nicht zulässig. Für die zentralen und kostenintensiven Bereiche liegen „harte" Abrechnungsdaten vor (vgl. Kapitel 5.3 „Datenbasis"); diese Daten gehen sämtlich in die Grundformel zur Ermittlung des Kostenvolumens ein (vgl. Abbildung 26).

Die Krankenkassen zahlen für bestimmte Leistungen Preise. Preise entstehen auf einem Markt durch das Zusammenspiel von Angebot und Nachfrage. Auf einem teilweisen Nicht-Markt - wie dem Gesundheitswesen - korrelieren sie mit Kosten, deren Veränderung wiederum die Preisstruktur beeinflußt. So sind die Preise von Fallpauschalen und Sonderentgelten - auch nach Aufhebung des Selbstkostendeckungsprinzips - im **akutstationären Bereich** im Rahmen von empirischen Erhebungen auf der Basis von durchschnittlichen Kosten aus der Vergangenheit abgeleitet worden (BMG-Methodik). Tatsächlich werden sich die entstandenen Kosten im einzelnen Krankenhaus vom Preis unterscheiden. Verbleibt der Klinik durch wirtschaftliche Kostenstrukturen aufgrund der vergüteten Fallpauschalen und Sonderentgelte beispielsweise ein Gewinn, so entspricht dies der Zielsetzung des Gesetzgebers. Daneben orientiert sich die Berechnungsformel der GS$_b$G für die nicht-fallpauschalierten Leistungen im Krankenhaus (vgl. GS$_b$G-Methodik) in gleicher Art an Kosten und stellt ein vereinfachtes System der Fallpauschal-Kalkulation nach BMG-Methodik dar.

Kostenvolumen = Kosten im akutstationären Bereich

Die Erfassung der Kostenwirkungen im Krankenhaus ist außerordentlich problematisch. Vor diesem Hintergrund hat die GS$_b$G eine Methodik entwickelt, die erstmals im Bundesgebiet sehr zeitnah valide Kostenmessungen erlaubt. Die krankenhausindividuell gemessenen Kostenwirkungen werden bei der Erfolgsrechnung verarbeitet, jedoch aus ordnungspolitischen Gründen nicht ausgewiesen.

+ Kosten im ambulanten ärztlichen Bereich

Die Ausgaben für erbrachte ärztliche Leistungen sind im Rahmen der Gesamtvergütung budgetiert. Mehrleistungen führen nicht zu höheren Ausgaben der Krankenkassen, aber zu höheren Kosten in der Arztpraxis. Eine Kostenanalyse je Arzt ist vom Aufwand her nicht durchführbar. Kosten werden daher bei fehlender Kostenträgerrechnung über EBM-Ziffer-Punktwerte bestmöglich geschätzt. Hierbei liegt die Annahme zugrunde, daß sich der EBM an den jeweiligen Kosten ansatzweise orientiert. Das Punktvolumen (Gesamtleistung aller Netzärzte) wird von der KVSH erfaßt und der GS$_b$G übermittelt. Zur Berechnung der Kostenwirkung wird der Quartalspunktwert Primärkassen der KVSH (entsprechend § 12.2 des Honorarverteilungsmaßstabes) vor Netzgründung (IV/97) eingesetzt.

+ Gesamtkosten Arznei- und Heilmittel

Die Kostenerfassung erfolgt über das Trend-Gesamtverordnungsvolumen in DM (Brutto-Zahlen; Patienten-Zuzahlungen und Apotheken-Rabatt sind enthalten) für MQR. Die Daten liegen bei der KVSH auf Datenträgern über das Norddeutsche Apotheken-Rechen-Zentrum vor. Für das RPN-K ermittelt die AOK über die Software PharmPro® das RPN-K- und das Gesamtverordnungsvolumen.

+ Netzkosten inklusive Leitstelle/Anlaufpraxis

Die allgemeinen Netzkosten (z. B. Inanspruchnahme von Pflegebetten) und die Kosten der Leitstelle für Netzverwaltung sowie für ärztliche Mehrleistungen (z. B. Präsenzdienste, Visitdienste und O.K.-Fälle im RPN-K) werden auf der Grundlage KVSH-Buchführung bzw. der RPN-K-Buchführung erfaßt.

Netzinduzierte ärztliche Mehrkosten aller Beteiligten aufgrund eines erhöhten Absprachebedarfs (beispielsweise in Netzkonferenzen, Arbeitsgruppen oder Qualitätszirkeln) sind nicht systematisch erfaßt und können daher nicht in die Berechnung eingehen.

Im **ambulanten ärztlichen Bereich** werden Leistungen ebenfalls in einem Preissystem vergütet: Die EBM-Punkte stellen in Verhandlungen des Bundesausschusses Ärzte/Krankenkassen (Bewertungsausschuß) entstandene Größen dar. Der EBM bringt damit in Verbindung mit den Punktwerten Preise für Leistungen hervor, auch wenn diese erst nach Leistungserstellung („floatende" Punktwerte) feststehen. Die Bewertung der Punktrelationen erfolgt zumindest vom Ansatz her über Durchschnittskosten. Veränderte Praxiskosten und Leistungserbringungen in Schleswig-Holstein fließen in die Vertragsverhandlungen um die ambulante Gesamtvergütung als auch um die Finanzierung von Modell- und Strukturprojekte ein. Um Leistungsänderungen kostenmäßig berechnen zu können, wird der Quartalspunktwert vor Netzbeginn für die gesamte Modellzeit als fester Punktwert herangezogen.

Die Preise für **Arznei- und Heilmittel** sind durch das partiell noch heute geltende Kostenerstattungsprinzip beeinflußt. Marktähnliche Mechanismen beim Preisbildungsprozeß setzen erst allmählich ein.

Abbildung 26:   Genauigkeit der Kosten-Preis-Abbildung der finanziellen Erfolgsrechnung

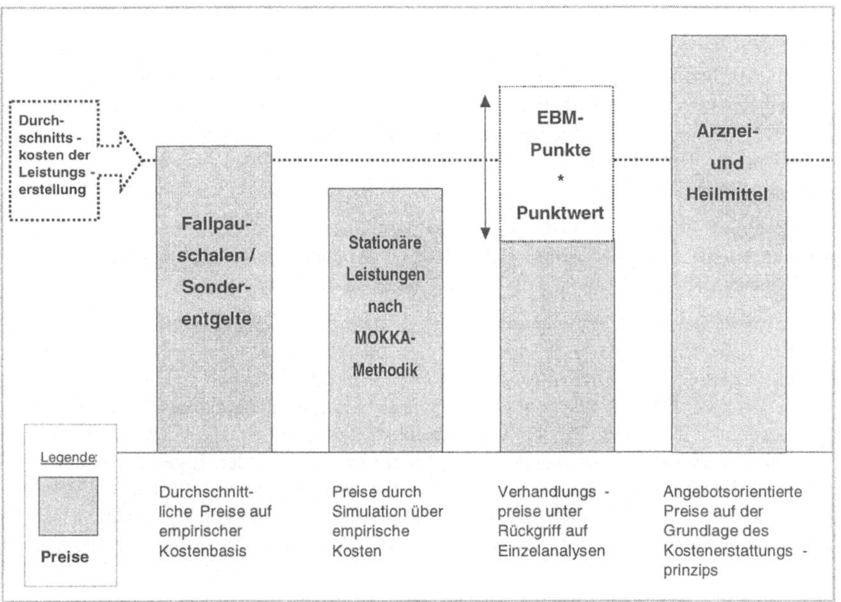

Die Abbildung verdeutlicht die Genauigkeit des Verhältnisses zwischen Kosten und Preis anhand des Vergleichs mit fiktiven Durchschnittskosten der Leistungserstellung im Gesundheitswesen.

5.2   Problematik der Kosteneinsparung und deren Analyse im Krankenhaus

Vernetzte Praxen werden mit der Motivation einer Beteiligung an Kosteneinsparungen im Krankenhaus ins Leben gerufen. Dabei werden häufig durchschnittliche „Kosten" pro Fall von DM 6.000,- genannt. Diese Summe stimmt nicht mit tatsächlich eingesparten Fallkosten bei einzelnen Fallgruppen überein, ebenso wie Berechnungen „Verweildauer multipliziert mit Pflegesatz". Zum besseren Verständnis wird daher zunächst ein Blick auf das Krankenhausfinanzierungssystem geworfen.

5.2.1 Das Krankenhausfinanzierungssystem in Deutschland

Die grundlegenden Entgeltarten für Krankenhausleistungen sind gemäß Bundespflegesatzverordnung von 1995 (BPflV '95) pauschalierte Entgelte (Fallpauschalen und Sonderentgelte) und Abschlagszahlungen auf ein krankenhausindividuelles Budget. Das bedeutet, daß für Leistungen des Krankenhauses, die nicht über Fallpauschalen und Sonderentgelte vergütet werden, ein Abteilungspflegesatz und ein für das Krankenhaus einheitlicher Basispflegesatz in Rechnung gestellt wird. Dieses Mischsystem ist obligatorisch seit dem 1.1.1996 gesetzliche Abrechnungsgrundlage.

Fallpauschalen vergüten die gesamten Kosten eines Krankenhausfalles grundsätzlich unabhängig von der Behandlungsdauer. Sonderentgelte decken im wesentlichen alle im Operationssaal entstehenden Kosten ab. Fallpauschalen und Sonderentgelte basieren auf einer repräsentativen Kostenanalyse des BMG und sind damit Preise auf Kostenbasis für definierte Behandlungsfälle.

Krankenhäuser vereinbaren ein prospektives krankenhausindividuelles Budget auf örtlicher Ebene. Das dem Krankenhaus nach Abrechnung der Erlöse (nicht Kosten) von Fallpauschalen und Sonderentgelten verbleibende Restbudget (inklusive Ausgleiche aus dem Vorjahr) teilt sich auf die übrigen Krankenhausfälle auf. Dieses Restbudget ist die Berechnungsgrundlage des Krankenhauses für Basispflegesatz und Abteilungspflegesätze, wobei diese tagesgleichen Pflegesätze als Abschlagszahlungen auf das Budget zu verstehen sind.

Damit haben Pflegesätze im Gegensatz zu Fallpauschalen und Sonderentgelten nichts mit den Kosten eines Behandlungsfalls zu tun. Sie sind somit auch nicht Indikator für die Wirtschaftlichkeit einer Fachabteilung im Krankenhaus.

Das folgende Beispiel weist noch einmal auf die Problematik hin, Pflegesätze als Grundlage zur Kostenberechnung im akutstationären Bereich einzusetzen. Bei der Bestimmung von PMC-Gruppen (*Patient Management Categories*) in einer chirurgisch-orthopädischen Klinik in Kiel wurden 1988 von der GS$_b$G medizinisch und kostenhomogene Therapiepfade zusammengefaßt. Die in der Tabelle (vgl. Tabelle 25) dargestellten ungewichteten Kosten für Therapieformen eines kostenhomogenen Clusters entstammen den Ergebnissen einer aufwendigen Kostenträgerrechnung der Klinik. Hätte man den damals gültigen tagesgleichen Pflegesatz von DM 298,- zur Berechnung der Kosten zugrunde gelegt, so hätten sich bei ähnlichen Kosten Preisunterschiede vom Faktor 2,55 ergeben (siehe doppelt eingerahmte Kästen).

Tabelle 25:   **Beispielrechnung für Schätzungen von Krankenhauskosten**

Thera-pieformen	Anzahl	Kosten ungewichtet	Verweildauer		Ausgaben: Berechnungstage * Pflegesatz
106525	1	11.007,84	45,00		
65216	1	11.173,09	39,00		
65230	1	11.155,42	18,00	⟹	**5.662,-**
653526	30	10.807,97	34,80		
655521	6	10.928,94	35,00		
65768	7	10.817,08	24,57		
659017	1	10.707,68	40,00		
664521	2	11.280,29	35,50		
666521	1	10.759,04	30,00		
667420	1	11.043,69	30,00		
68002	1	10.942,96	45,00		
680060	2	11.106,47	47,50	⟹	**14.453,-**
691470	1	10.734,63	46,00		
Durchschnitt:		**10.870,-**	⇦ **tatsächliche Fallkosten**		

5.2.2 Alternativen zur Berechnung der Kosten im akutstationären Bereich

Zur Quantifizierung der Kosten einer stationären Behandlung findet sich in der Literatur und Praxis eine Vielzahl von Ansätzen. Sie verfolgen das Ziel, die medizinisch-pflegerischen Leistungen, die an einem konkreten Patienten erbracht wurden, mit Kosten zu bewerten. Die Ansätze setzen jedoch einen unterschiedlich großen und differenzierten Datenbestand voraus und führen zu Ergebnissen unterschiedlicher Schärfe. Häufig genutzte Alternativen sind entsprechend ihrem Schärfegrad drei Gruppen zugeordnet worden (vgl. Abbildung 27).

Vollständige Kostenrechnungssysteme

Mit einer Kostenträgerrechnung (Gruppe A) lassen sich die entstandenen Kosten exakt einem (individuellen) Patienten zuordnen, jedoch mit außerordentlich hohen Anforderungen und damit verbundenem Aufwand. Die Einführung und Nutzung einer Kostenträgerrechnung muß daher das Ziel eines jeden Krankenhauses sein. Gegenwärtig ist jedoch zu konstatieren, daß unter dem Druck des neuen Entgeltsystems allenfalls eine Verteilung der Kosten auf die unterschiedlichen Fachabteilungen vorgenommen wurde. Die Kostenträgerrechnung kann daher im vorliegenden Projekt – auch in absehbarer Zukunft – nicht genutzt werden.

Deshalb wurde im Rahmen des BMG-Projektes zur Ermittlung von Kosten für Fallpauschalen und Sonderentgelte das Konzept der Kostenträgerrechnung vereinfacht und auf eine repräsentative Anzahl von Krankenhäusern beschränkt.

In den U.S.A. ist das **AP-DRG-System** (*all patient diagnosis related groups*) als Klassifikationssystem entwickelt, in dem sämtliche Behandlungsfälle nach Ressourcenverbrauch und medizinischer Zusammengehörigkeit zunächst in 25 Hauptgruppen (*major diagnostic categories*) und dann weiter in insgesamt 641 DRGs zusammengefaßt werden. Aufgrund des Ressourcenverbrauchs ist jede DRG mit einem Relativgewicht (*relative values*) versehen. Der mittlere Fall einer Region wird auf 1,0 festgesetzt. Der mittlere Fallpreis (*base rate*) ergibt sich aus der Division des Gesamtbudgets geteilt durch die Summe aller Relativgewichte aller Fälle. Der Einzelpreis einer Diagnose läßt sich dann aus der Multiplikation von mittlerem Fallpreis und speziellem Relativgewicht der Diagnose errechnen.

Neben dem AP-DRG-System wird in Deutschland zur Weiterentwicklung der Fallpauschalen und Sonderentgelte auch das GS$_b$G-System MOKKA diskutiert, mit dem näherungsweise die patientenindividuelle Zurechnung von Kosten vorgenommen werden kann[156]: MOKKA (**M**odulares **K**lassifikations- und **Ka**lkulationssystem) baut auf den wesentlichen Leistungsbestandteilen einer stationären Versorgung auf und ermöglicht über einen komplexen Algorithmus die Berechnung von fallgruppenspezifischen Kosten. Hierzu werden für Leistungseinsatzmengen Benchmarks und für Verrechnungssätze bundesweit durchschnittliche Kosten verwendet. Für die Erfolgsrechnung Vernetzter Praxen wird MOKKA modifiziert, um eine möglichst gute Abschätzung der fallspezifischen Krankenhauskosten zu erzielen: Statt Benchmarks für Leistungsmengen werden repräsentativ erhobene, stationäre Ist-Werte (z. B. Schnitt-Naht-Zeit) eingesetzt; die Verweildauer jedoch wird fallindividuell berücksichtigt.

---

[156] ROTERING und GS$_b$G (1998)

Abbildung 27:   **Alternativen in Abhängigkeit ihres Erfassungsaufwandes und der Genauigkeit der Kostenabbildung**

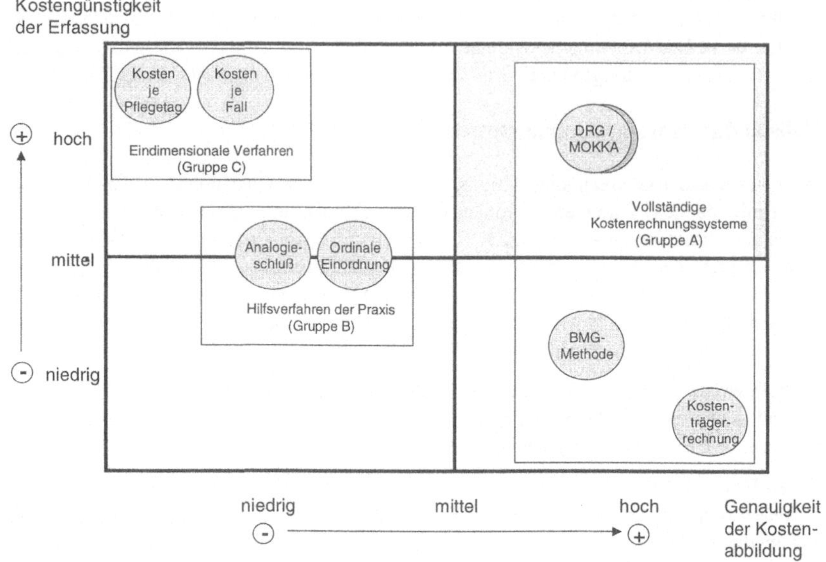

Hilfsverfahren der Praxis

Hilfsverfahren der Praxis basieren auf den gegenwärtig in Krankenhäusern generell verfügbaren Datenkranz im Bereich der Kosten- und Leistungsrechnung und nutzen ergänzend zur Berechnung auch qualitative Einschätzungen (Gruppe B). Aufbauend auf einer kostenträgerbezogenen Kalkulation der Kosten von Fallpauschalen und Sonderentgelten sind beispielsweise durch Expertenmeinung Einstufungen von ausgewählten nicht-pauschalierten Leistungen hinsichtlich der vermuteten Ressourcenverbräuche möglich und können pauschal mit Kosten bewertet werden. Im Rahmen eines einfacheren Verfahrens im Sinne eines Analogieschlusses werden die Ergebnisse einer Fallpauschalenkalkulation auf den Restbudgetbereich übertragen, d. h. es wird davon ausgegangen, daß die Kostenstruktur unabhängig von dem speziell betrachteten Diagnose-/Therapiekomplex für alle Fälle einer Abteilung gleich ist. Die Vielfältigkeit sowie das Fehlen einer einheitlichen und abgestimmten Vorgehensweise führen bei diesen Verfahren dazu, daß eine Akzeptanz gegenüber den Ergebnissen nicht gewährleistet ist.

Eindimensionale Verfahren

Der **Gruppe C** sind die Verfahren zuzuordnen, die fallindividuelle Kosten auf der Grundlage nur einer Bezugsgröße berechnen. Häufig genutzte Bezugsgrößen sind die Fallzahl und die Verweildauer.

Die einfache Durchschnittsbildung auf der Basis von Fällen (Kosten je Fall) führt aufgrund der unterschiedlichen „Kostenträchtigkeit" der Patientenbehandlung (beispielsweise onkologische Behandlung versus diagnostische Abklärung) zu falschen Ergebnissen. Im Regionalen Praxisnetz ist davon auszugehen, daß primär die Anzahl an stationären Einweisungen von leichter erkrankten Patienten abnehmen wird. Da bei diesen Patienten geringere als die durchschnittlichen Kosten anfallen, errechnen sich aus diesem Verfahren der „Fallkostenberechnung" deutlich zu hohe Kosteneinsparungen im stationären Sektor. So würde aus einer ambulant durchgeführten Kataraktoperation eine Fallkosteneinsparung von ca. DM 6.000,- resultieren; die Kostenanalysen des BMG bringt etwa DM 2.600,- für diese Therapie/Indikation hervor. Die Kosten werden in dem Beispiel auf mehr als 200 % überschätzt (vgl. auch Tabelle 25).

Eine analoge Verzerrung der Ergebnisse ist auch bei dem Verfahren auf der Basis der Pflegetage gegeben (Kosten je Pflegetag). Wenngleich der Abteilungspflegesatz nach der BPflV mit Hilfe dieses Verfahrens ermittelt wird, stellt dieser eine von der konkreten Leistung am Patienten abstrahierende Größe dar. Dies räumt auch der Gesetzgeber ein, indem er dem Abteilungspflegesatz den Charakter einer Abschlagszahlung auf das Budget zumißt. Darüber hinaus wird der Abteilungspflegesatz in seiner Höhe nach geltendem Recht durch die Berücksichtigung der Erlöse (nicht Kosten) von Fallpauschalen und Sonderentgelten sowie einer Vielzahl von Abzügen (z. B. Wahlarztleistungen, vor-/nachstationäre Behandlungen) und Ausgleichen/Zuschlägen aus früheren Perioden bestimmt. Ein realistischer Pflegesatz von DM 450,- in der Augenklinik würde mit Bezug auf das obige Beispiel der Kataraktbehandlung, mit im Durchschnitt 2 Tage stationärem Aufenthalt, zu einem fiktiven Kostenansatz von DM 900,- führen. Dies würde eine Unterschätzung auf etwa ein Drittel der tatsächlichen Kosten von DM 2.600,- bewirken (vgl. auch Tabelle 25).

5.2.3 GS$_b$G-Methodik zur Ermittlung der Kosten im stationären Sektor

MOKKA ermöglicht erstmals die flächendeckende Kalkulation aller Fallkosten in einem Krankenhaus. Daher kann die Erfolgsrechnung auf der Basis von MOKKA auch tatsächliche, reale Einsparpotentiale ausweisen.

Das Grundkonzept von MOKKA ist die modulhafte Ermittlung der Fallkosten, wobei jedes Modul auf der Grundlage der BMG-Daten sowie den Daten bundesweit erfolgter Kostenausgliederungen bestmöglich angenähert wird. Simulationen über den BMG-Datenbestand haben valide Ergebnisse mit einer Treffsicherheit von etwa 95% ergeben. MOKKA wird derzeit bei der Weiterentwicklung der deutschen Krankenhausfinanzierung eingesetzt und in Modellvorhaben nach § 26 BPflV'95 erprobt.

MOKKA ermittelt die Kosten eines Krankenhausfalles. Liegt eine Indikation und Therapie im Bereich der Fallpauschalen vor, so sind die Fallkosten gegeben. Liegt ein Sonderentgelt vor, so sind die OP-Kosten erfaßt. Liegt keines von beiden vor, werden die OP-Kosten abteilungsbezogen über durchschnittliche Mengenverbräuche und zugehörige Kostensätze ermittelt. In beiden letztgenannten Fällen werden zusätzlich die Kosten der Station in Abhängigkeit der medizinisch-pflegerischen Betreuungsintensität berücksichtigt. Schließlich werden die Kosten der nicht-medizinisch-pflegerischen Tätigkeiten (Basiskosten) über einen fallbezogenen Kostensatz (Aufnahme, Abrechnung etc.) und verweildauerabhängige Kostenblöcke (Verpflegung, Unterkunft etc.) einbezogen. Diese Kosten werden analytisch hergeleitet. Handelt es sich um konservative Krankenhausbehandlungen, so entfällt das OP-Modul[157].

Im folgenden (vgl. Abbildung 28) wird für die geschilderten Module

---

[157] Vgl. Protokoll Sitzung Projektgruppe VdAK/MQR vom 31.03.1998 in Bad Segeberg: Die Mitglieder der Projektgruppe stimmen der Methodik für die finanzielle Erfolgsrechnung grundsätzlich zu. Alternativrechnungen sollen Berücksichtigung finden.

Abbildung 28:   Module der Fallkostenberechnung

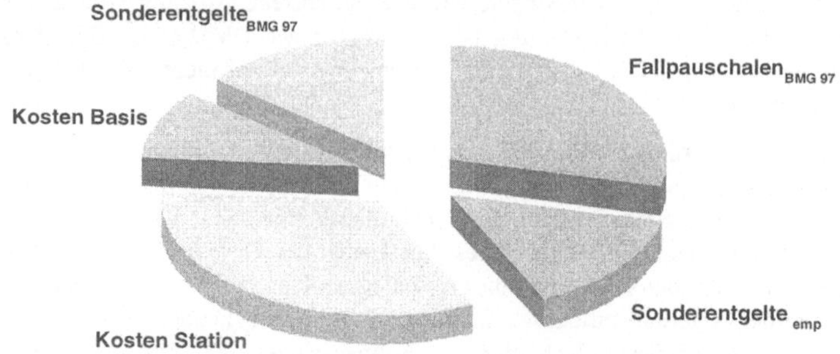

die Kostenberechnung nach der allgemeinen Methodik MOKKA schrittweise durchgeführt:

Herleitung der Berechnungsgrundformel (Schritt 1)

⇩

Erweiterung der Formel um Case-Management-Effekte (Schritt 2)

⇩

Erweiterung der Formel um variable Kostenbestandteile (Schritt 3)

⇩

Erweiterung der Formel um Dynamisierungseffekte (Schritt 4)

5.2.3.1   Herleitung der Berechnungsgrundformel (Schritt 1)

Ein erster Bestandteil der Berechnungsformel ermittelt die Kosten von Patienten, die mit einer Fallpauschale abgerechnet werden. Die Fallpauschale ist im Rahmen der BMG-Projekte durch empirische Erhebung der <u>Kosten</u> in einer Vielzahl von Krankenhäusern entwickelt worden. Dabei wurden bundesweit die Leistungen an Patienten mit Hilfe der Kostenträgerrechnung repräsentativ kalkuliert.

Gleichung 3:   Berechnungsgrundformel

(Fall- kosten)	(gesamter Behandlungsfall)	(OP-Modul)	(Modul Station)	(Modul Basis)	
$FK_{Schritt1}$ =	$FP_{BMG\ 97}$				oder
	$SE_{BMG\ 97}$	+Kosten Station$_{Empirie}$ +	Basiskosten$_{Empirie}$		oder
	$KS\ OP_{Empirie}$	+Kosten Station$_{Empirie}$ +	Basiskosten$_{Empirie}$		oder
		Kosten Station$_{Empirie}$ +	Basiskosten$_{Empirie}$		

Im Jahre 1996/1997 hat das BMG ein Projekt zur Aktualisierung der Kosten für Fallpauschalen und Sonderentgelte durchgeführt. Die hieraus resultierende Reduktion der Pauschalentgelte um insgesamt ca. 6 bis 14 % ist jedoch durch den Gesetzgeber nur teilweise umgesetzt worden. Gleichwohl geben die aktualisierten Daten die gegenwärtigen Kosten bei Behandlung von Pauschalpatienten realistisch wieder. Deshalb werden zur Ermittlung der Fallkosten durch Anwendung der Berechnungsformel die aktualisierten Kosten der Fallpauschalen herangezogen (Punktwert S.-H. multipliziert mit FP$_{BMG\,97}$).

Ein weiteres Modul erfaßt Patienten, die mit einem Sonderentgelt abgerechnet wurden. Für die Ermittlung der Kosten der sonderentgeltrelevanten Leistungen gelten die obigen Ausführungen zu den Fallpauschalen. Auch die Kosten der Sonderentgelte sind auf der Grundlage einer repräsentativen empirischen Datenbasis ermittelt und im Rahmen des im Jahre 1996/1997 durchgeführten BMG-Projektes aktualisiert worden. Zum Zwecke der Ermittlung der Fallkosten werden daher die aktualisierten Kosten der Sonderentgelte herangezogen (Punktwert S.-H. multipliziert mit SE$_{BMG\,97}$).

Die Berechnung des Krankenhausfalles stützt sich, falls keine Fallpauschalen oder für den OP-Bereich keine Sonderentgelte vorhanden sind, auf die modifizierte MOKKA-Berechnungsformel. MOKKA bildet die zentralen Kostenbereiche wie Normalstation, OP-Station, Intensivstation, Medizinische Institutionen, Diagnostik auf der internistischen Station, Basiskosten etc. einzeln in Modulen über die zentralen Mengeneinsätze im Krankenhaus wie z. B. Verweildauer auf der Normalstation, Schnitt-Naht-Zeit je Therapieschlüssel (ICPM), Intensivpflegezeit, teure medizinische Artikel (A-Artikel) etc. ab. Für jeden Bereich (jedes Modul) ist eine multivariate mehrdimensionale Formel vorhanden, die für die Ergebnisrechnung eine Korrelation von Einsatzmengen und Kosten von durchschnittlich 0,98 aufweist. Jeder Einzelfall in Schleswig-Holstein wird nach Behandlungsanlaß (ICD) und Therapie (ICPM) über MOKKA berechnet.

Die Krankenhauskosten bei belegärztlichen Fällen sind deutlich niedriger als die vergleichbaren Fallkosten in den Hauptabteilungen, da die Vergütung der ärztlichen Leistung aus dem stationären Bereich herausfällt (Belegarztabrechnung über KV). Daher erfolgt bei belegärztlicher Behandlung ein fachabteilungsbezogener Abschlag auf die errechneten Krankenhauskosten nach MOKKA. Grundlage sind hierzu die empirischen Kostenerhebungen für belegärztliche Fallpauschalen/Sonderentgelte der BPflV'95 in den einzelnen Fachdisziplinen. Die Belegarztkosten fließen über die KV-Abrechnungsdaten mit Punktwert vor Netzbeginn in die Erfolgsrechnung ein.

5.2.3.2   Erweiterung der Formel um *case management*-Effekte (Schritt 2)

Ein wesentlicher Baustein von *managed care* bzw. Vernetzten Praxen ist das *case management*. Die Koordination aller medizinischen, pflegerischen oder psychosozialen Interventionen für einen meist chronisch kranken Patienten kann auch die Einweisung von Patienten in stationäre Einrichtungen mit einer vergleichsweise niedrigen Kostenstruktur bedeuten.

Die Beurteilung der *case management*-Effekte bedarf daher der Berücksichtigung von krankenhausindividuellen Kostenstrukturen. Ein verändertes *case management* hat einen Effekt auf die Höhe der ggf. eingesparten Kosten im stationären Bereich. Deshalb fließen auch individuelle Kosten von Krankenhäusern in die weitergehende Berechnung ein. Die Berücksichtigung der individuellen Kosten ist allerdings nur dort notwendig, wo *case management*-Effekte zu erwarten sind. Dies ist generell immer dann zu vermuten, wenn der niedergelassene Arzt einen Entscheidungsspielraum bei der Einweisung von Patienten hat.

Individuelle Kosten der Krankenhäuser (Fallwerte) werden immer dann berücksichtigt, wenn Krankenhäuser innerhalb einer geographisch abgegrenzten Region in Konkurrenz stehen, d. h. dem niedergelassenen Arzt ein vergleichbares Leistungsangebot bieten:

Gleichung 4:   Erweiterung der Formel um *case management*-Effekte

$$Fallkosten_{Schritt2} \;=\; Fallkosten_{Schritt1} \;*\; Faktor_{case\ management}$$

Gegenüber der im 1. Schritt entwickelten Berechnungsformel wird bei Berücksichtigung der

Case-Management-Effekte ein Faktor *case management* benötigt, mit dem die individuelle Kostenstruktur der jeweils betrachteten Fachabteilung berücksichtigt wird.

Der Korrekturfaktor wird im Rahmen einer Simulation errechnet. Hierzu wird die Berechnungsformel (von Schritt 1) zur Bestimmung der fiktiven individuellen Gesamtkosten der Fachabteilung herangezogen. Durch Gegenüberstellung mit den tatsächlichen Krankenhausbudgets ergeben sich Unter- oder Überdeckungen. Mit Hilfe der relativen Abweichung werden die fallbezogenen Kosten jeweils nach unten oder nach oben hin korrigiert, so daß die realen Kostenstrukturen der Kliniken berücksichtigt und bewertet werden. Die Effekte durch *case management* werden damit transparent und monetär bewertet.

Die *case management*-Faktoren werden einmalig für die Krankenhäuser Kiels und Umgebung für das Jahr 1997 vor Netzbeginn bestimmt. Die Simulation kann zu einem späteren Zeitpunkt aktualisiert werden.

Grundsätzlich gilt jedoch, daß immer dann, wenn Abteilungen Fallpauschalen preisgünstiger anbieten, eine Ersparnis für eine konkret definierte Leistung direkt als Differenz in die Berechnung eingeht, da die Fallpauschale bereits Kosten widerspiegelt. Jedoch werden aus datenschutzrechtlichen, v. a. aber ordnungspolitischen Gründen weder diese bzw. andere krankenhausindividuelle Kostendaten ausgewiesen noch Aussagen der GS_bG zur Wirtschaftlichkeit einzelner Krankenhäuser abgegeben.

5.2.3.3 Erweiterung der Formel um variable Kostenbestandteile (Schritt 3)

Die GS_bG-Methodik zur Ermittlung der Kosten für den stationären Bereich abstrahiert von der Problematik der fixen bzw. variablen Kosten. Diese besteht darin, daß im Krankenhaus ein bestimmter Anteil der Kosten unabhängig von der Belegung bzw. der Fallzahlentwicklung anfällt. Kurzfristig können nur variable Kosten, mittelfristig auch Fixkostenblöcke über die Schaffung von strukturellen Veränderungen (z. B. Schließung einer Station) eingespart werden. Damit ist zu entscheiden, welcher Anteil der errechneten Kostendifferenzen (Netzerfolg) im stationären Sektor mit dem Kosteneinsparvolumen gleichgesetzt werden kann. Zur Zeit liegen zwei Alternativen vor, variable Kostenanteile festzulegen:

Tabelle 26:   Anteil variabler Krankenhauskosten

Anteil variabler Kosten in %	Quelle
25,0%	BMG – Expertenschätzung
36,1%	GS$_b$G – Schätzung aufgrund empirisch basierter Erhebung in Krankenhäusern zur Fehlbelegungsproblematik; für Vernetzte Praxen eingesetzt

Die Entscheidung über den Faktor zur Berechnung des variablen Kostenanteils ist von den Vertragspartnern gemeinsam zu treffen. Ein netzinduzierter Fixkostenabbau (Schließung von Stationen, Abteilungen oder ganzer Häuser) wird bereits innerhalb der Berechnungsformel durch den zeitbezogenen Vergleich berücksichtigt:

Gleichung 5:   Berücksichtigung variabler Krankenhauskosten

$$Fallkosten_{Schritt3} = Fallkosten_{Schritt2} * Faktor_{variable\ Kosten}$$

5.2.3.4 Erweiterung der Formel um Dynamisierungseffekte (Schritt 4)

Mehrleistungen durch die niedergelassenen Ärzte sind gegenwärtig aufgrund des **„floatenden" Punktwertes** nicht mit erhöhten Ausgaben auf seiten der Krankenkassen verbunden. Wird in den Netzpraxen an dem dynamischen Punktwert festgehalten, so wird die in der Berechnungsformel aufgeführte Position „Kosten im ambulanten Bereich" verzichtbar. Daraus resultiert ein zu gering eingeschätztes - das Netzkonzept belastendes - Kostenvolumen. Deshalb erfolgte die oben dargestellte Festlegung auf einen festen Quartalspunktwert vor Netzbeginn.

Zur Bereinigung von global auftretenden Trends wird die Änderungsrate der Gesamtkosten im Krankenhaus für die entsprechend Versicherten in der Netzregion der Änderungsrate einer Vergleichsregion gegenübergestellt. Die (trend-)bereinigte Änderungsrate ergibt den finanziellen Erfolg Vernetzter Praxen. Als Vergleichsregion werden für die MQR die strukturell ähnliche Region Steinburg wie das Land Schleswig-Holstein ohne Netze (MQR, RPN-K) herangezogen. Als Vergleichsregion für Kiel wird Lübeck herangezogen, da die Stadtstruktur mit ihrer Universitätsklinik zu Kiel ähnlich ist. Korrespondierend werden die Änderungsraten zur Vergleichsregion „Schleswig-Holstein ohne Gebiete Vernetzter Praxen" aufgezeigt. Zur Übersicht, welche Fachgruppen besondere Kostenverschiebungen erzielen, werden die Kostenänderungsraten auch fachgebietsbezogen vorgelegt.

Daneben werden weitere Korrekturfaktoren benötigt, die die Entwicklung der Mitgliederstruktur einzelner Kassen berücksichtigen und die Ergebnisrechnung um ggf. durch Vernetzte Praxen induzierte, „künstliche" Fallzahlerhöhungen seitens der Krankenhäuser bereinigen. Zur Aufdeckung von künstlicher Fallzahlerhöhung läßt sich zu jedem Krankenhaus in Schleswig-Holstein eine indikationsbezogene Häufigkeitsquote bestimmen, wie oft Patienten innerhalb eines Jahres in dasselbe Krankenhaus wieder eingewiesen wurden. Die Quote der Krankenhäuser im Einzugsgebiet Vernetzter Praxen wird dann der Quote der übrigen Krankenhäuser Schleswig-Holsteins gegenübergestellt. Erfahren z. B. die Krankenhäuser Kiels und Umgebung gegenüber Schleswig-Holstein aufgrund der Praxisnetze eine überproportionale Steigerung der Einweisungsquote (eventuell um sinkende Wiedereinweisungen zu kompensieren), so wird der prozentuale Unterschied finanziell bewertet und in die Erfolgsrechnung einbezogen.

Gleichung 6:   **Erweiterung der Formel um Dynamisierungseffekte**

$$Fallkosten_{Schritt4} \;=\; Fallkosten_{Schritt3} \;*\; Faktor_{Vertragsverhandlungen} \;*\; Faktor_{Dynamisierung}$$

Analog zu den einzelnen Arbeitsschritten ergeben sich zeitintensive Bearbeitungsphasen auf dem Rechnersystem. Zur Veranschaulichung seien solche Phasen beispielhaft aufgeführt:

Tabelle 27: Bearbeitungsschritte

1. Schritt: Auswahl der Datensätze ohne psychiatrische Kliniken

2. Schritt: Auswahl der Datensätze ohne psychiatrische Fälle,

         d. h. Fälle mit Diagnoseschlüssel ICD-9 zwischen 290 und 319

3. Schritt: Auswahl der Datensätze für Patientengrundgesamtheit:

         a) Patienten mit Wohnort Kiel / Rendsburg

         b) Patienten mit Wohnort Lübeck / Itzehoe-Steinburg

         c) Patienten mit Wohnort Schleswig-Holstein (ohne Netzregionen MQR/ RPN-K)

         d) Patienten, die im Quartal bei einem Netzarzt waren

         e) Patienten, die im Quartal bei einem Nicht-Netzarzt waren

4. Schritt: Abgrenzung des Zeitraumes: Alle Patienten, deren Aufnahmemonat in einem Quartal liegen, gehören zur Quartalsmenge

5. Schritt: Fachabteilung bestimmen: Die Fachabteilung, in der der Patient am längsten lag, ist die Hauptfachabteilung

6. Schritt: Erfassung und Deutung der Entgeltschlüssel nach § 301 SGB V:

         a) Basispflegesatz

         b) Abteilungspflegesatz mit Fachabteilung

         c) Fallpauschale

         d) Sonderentgelt

         e) Abrechnung nach alter Bundespflegesatzvereinbarung

         f) Vorstationärer Fall

         g) Nachstationärer Fall

         h) Zu- und Abschläge auf Fallpauschalen, Sonderentgelte und Abteilungspflegesätze

         i) Modellvorhaben nach § 26 BPflV'95

         j) Wahlleistungen

         k) Sonderfälle

7. Schritt: Falls Fallpauschale: Preisbestimmung der Fallpauschale unter Beachtung von belegärztlichen Fällen auf Basis der abgesenkten Punktzahlen nach Neukalkulation der BPflV'95; Beachtung der Grenzverweildauer

8. Schritt: Operationskostenbestimmung:

         Bei Sonderentgelt: Preisbestimmung wie bei den Fallpauschalen

         Operationsschlüssel: Bestimmung der Kosten nach MOKKA

9. Schritt: Zuordnung der bundesdurchschnittlichen Verweildauer für diesen Fall zur Bestimmung der Kosten nach MOKKA

10. Schritt: Bestimmung der Kosten auf der Normalstation, der Kosten der Medizinischen Institutionen, der Basiskosten, der Intensivkosten, der Kosten der Inneren Medizin nach MOKKA

11. Schritt: Bestimmung der Abzüge bei belegärztlichen Fällen. Die Belegarztkosten fließen über die KV-Abrechnungsdaten mit Punktwert vor Netzbeginn in die Erfolgsrechnung ein. Die fachabteilungsbezogenen Abschläge ergeben sich aus den Kostenträgerrechnungen der Fallpauschalen und Sonderentgelte der BPflV'95.

12. Schritt: Preisbestimmung der Fallwerte durch Multiplikation mit Punktwert Sachkosten / Personalkosten in Schleswig-Holstein

13. Schritt: Budgetsimulation von einzelnen Krankenhäusern nach MOKKA

14. Schritt: Einrechnung des *case management*-Faktors in ortsnahen Kliniken auf der Grundlage der LKAs. Damit werden die Budgets der betreffenden Kliniken weitestgehend getroffen.

15. Schritt: Abfangen von Sonderfällen:

         a) Vor- und nachstationäre Behandlungen

         b) Modellvorhaben mit eigenen Fallpauschalen

         c) 24-Stunden-Lieger im Krankenhaus

16. Schritt: Korrektur von fehlenden Therapieschlüsseln, da der Datensatz zu Teilen in vergangenen Quartalen unvollständig ist

17. Schritt: Bereinigung der Kosten um landesweiten Trend

18. Schritt: Bereinigung der Kosten um Mitgliederentwicklung

19. Schritt: Bereinigung der Kosten um künstliche Wiederaufnahmen in Krankenhäuser

20. Schritt: Bereinigung der Kosten bei Abrechnung mit alter BPflV

21. Schritt: Plausibilitätsprüfungen

Beispielhaft für konkrete Rechenschritte ist im folgenden die **formale Berechnung der akutstationären Kosten** aufgeführt:

Gleichung 7:   Formale Berechnung der akutstationären Kosten ohne Sondereffekt

$$VST \quad = \quad \Sigma_{KH\,k}\, \Sigma_{ICD/ICPM\,l}\; FK_l \;*\; TF \;*\; F \;*\; K^k \;*\; M \;*\; FE$$

$$FK_l \quad = \quad FP_{BMG\text{-}Gutachten\,97} \qquad , falls\; ICD/ICPM\; l\; \varepsilon\; \{"FP\text{-}Katalog"\}$$

$$SE_{BMG\text{-}Gutachten\,97} + PBK \quad , falls\; ICD/ICPM\; l\; \varepsilon\; \{"SE\text{-}Katalog"\}\backslash\{"FP\text{-}Katalog"\}$$

$$KS_{OP} + PBK \qquad\qquad , falls\; ICD/ICPM\; l\; \varepsilon\; \{"OP\text{-}Katalog"\}\backslash\{"SE\text{-}Katalog"\}$$

$$PBK \qquad\qquad\qquad\qquad , falls\; ICPM = \{\}$$

$$PBK \quad = \quad KP(VD') + KB(VD')$$

$$VD' \quad = \quad VD * TVD$$

VST	Kostenvolumen im stationären Bereich
FK	Fallbezogene Krankenhauskosten vereinfacht nach System MOKKA
TF	Trend Fallzahlen in Schleswig-Holstein
F	Anteil variabler Kosten
K	Korrekturfaktor für Effekte des *case management*
	Bei keinem *case management* gilt: K = 1
M	Korrekturfaktor Mitgliederstruktur der Krankenkasse
FE	Korrekturfaktor künstliche Fallzahlerhöhung
FP	ICD/ICPM-bezogene Fallpauschale nach BMG-Gutachten 1997
SE	ICD/ICPM-bezogenes Sonderentgelt nach BMG-Gutachten 1997
PBK	Pflege- und Basiskosten
KS$_{OP}$	Operationskosten nach MOKKA
KP$_{(.)}$	Kosten der Normalstation nach MOKKA
KB$_{(.)}$	Basiskosten nach MOKKA
VD	Verweildauer
TVD	Trend Verweildauer in Schleswig-Holstein

5.3 Datenbasis

Die Datenbasis zur Kostenanalyse Vernetzter Praxen ist außerordentlich umfangreich. Insgesamt stehen aus dem ambulanten ärztlichen Bereich 2,1 Mrd. Daten über die KVSH und aus dem stationären Bereich 24 Mio. Daten (AOK-Schleswig-Holstein; VdAK/AEV) zur Verfügung. Die Erfassung dieser Leistungsdaten ist sehr aufwendig.

5.3.1 Daten der ambulanten Versorgung zur Leistungs- und Kostenerfassung

Allgemeine Praxisdaten

Die abrechnungsrelevanten Daten der Netzpatienten wie auch der Kontrollgruppen in der Vergleichsregion Schleswig-Holstein werden von der KV Schleswig-Holstein in Form der ADT-Abrechnung (Datensatzbeschreibung Version 10/93) maschinenlesbar geliefert[158]. Mit diesen Daten kann das Leistungs- und Kostengeschehen in den Praxen erfaßt werden.

Die Abrechnungsdaten eines Arztes (Netzarzt oder Arzt der Vergleichsgruppe) können komplett übertragen werden. Dazu muß vorher bei der KV - dem Datenschutz entsprechend - sowohl die Identität des Arztes als auch die des Patienten soweit verschlüsselt werden, daß einerseits kein Rückschluß auf die Person möglich ist, andererseits eine Zuordnung zur Fachgruppe und Region (Arzt) bzw. eine Zuordnung zum Fall und Region (Patient) hergestellt werden kann. Darüber hinaus muß gewährleistet sein, daß bei den jeweiligen Datensätzen die Felder Kennung 3103 (Geburtsdatum des Patienten) und 3110 (Geschlecht des Patienten) nur soweit verschlüsselt werden, daß Geburtsjahr und Geschlecht erkennbar bleiben. Dies ist insofern von Bedeutung, da nur auf der Basis der Alters- und Geschlechtsstruktur eine repräsentative Stichprobe der Patientenkarrieren für weitere regionale Vergleichsanalysen gewährleistet werden kann.

Die Analysen der ambulanten Leistungen bauen auf „Leistungserbringern" auf, d. h. Praxen und Gemeinschaftspraxen oder auf ermächtigten Krankenhausärzten und Polikliniken (KV-Gruppe 74). „Hausärzte" sind immer die allgemeinärztlichen Praxen, Gemeinschaftspraxen und die fachübergreifenden Gemeinschaftspraxen zwischen Allgemeinärzten und Internisten (in den KV-Gruppen 80 bis 99); weitere Unterscheidungen nach hausärztlich tätigen Internisten sind aufgrund der Datenstruktur nicht möglich. Kardiologen sind nicht gesondert ausgewiesen. Ebenfalls zu Gruppen zusammengefaßt werden Praxen von Radiologen und Nuklearmedizinern (KV-Gruppen 53-55 / 59-61) sowie psychotherapeutische Praxen (KV-Gruppe Psychotherapeuten 50-52, Verhaltenstherapeuten 70, mit Ausnahme der Kinder- und Jugend-Psychotherapeuten 71). Die ermächtigten Krankenhausärzte werden gesondert betrachtet und nicht in ihrer jeweiligen Fachgruppe der niedergelassenen Vertragsärzte.

Anlaufpraxis MQR

Die Ärzte erfassen ihre Leistungen in der Anlaufpraxis über eine eigene Abrechnungsnummer unter Angabe der EBM-Ziffern. Die Leistungsdaten der Anlaufpraxis können daher – wie in allen Praxen der MQR-Ärzte – über die Analyse der KV-Daten erfaßt und ausgewertet werden. Dies gilt auch für weitere Netzleistungen, die per Pseudoziffer über die ADT-Abrechnung des Arztes dokumentiert werden.

Daten der Leitstelle

Die speziellen Erfassungsbögen für das *case management* der Leitstelle werden quartalsweise ab dem 1. Quartal 1997 an die GS$_b$G geliefert[159]. Die Kostenerfassung erfolgt durch die Buchführung der KVSH und durch die Buchführung der Leitstellen.

---

[158] Alle Daten werden von der KVSH an die GS$_b$G quartalsweise via CD-Rom übermittelt, retrospektiv ab dem 1. Quartal 1995. Die Daten entstammen den Leistungsfeldern mit der ADT-Feldkennung: 5001 und 6000 bis 6002 der Behandlungsdaten.

[159] Diese Dokumentationsbögen kommen durch die Rendsburger Leitstelle MQR nicht zum Einsatz.

Verordnungen: Arznei- und Heilmittel

Die Daten über das Verordnungsvolumen für Arznei- und Heilmittel[160] liegen bei der KV mit einem übermittlungs- und prüfungsbedingten Zeitverzug von zwei bis drei Quartalen für die Arzneimittel als Bruttogesamtverordnungssumme von Primär-, Ersatz- sowie sonstigen Kassen vor. Der GS$_b$G wird über einen Abfragemodus das ersatzkassen- und primärkassenbezogene Verordnungsvolumen der Arznei- und Heilmittel je Arzt sowie eine arztbezogene Verordnungsfallzahl zur Verfügung gestellt (sogenannte „Trenddaten" des Norddeutschen-Apotheken-Rechenzentrums NARZ).

Analog zur Übermittlung der Praxisdaten wird - dem Datenschutz entsprechend - die Identität des Arztes soweit verschlüsselt, daß eine Zuordnung zur Fachgruppe und Region hergestellt werden kann.

Zusätzlich ermöglicht eine Software der AOK-Schleswig-Holstein – PharmPro$^®$ – eine arztbezogene Analyse des Arznei-Verordnungsvolumens, der einzelnen Verordnungen und der verordneten Arzneimittelgruppen, die für das RPN-K und die Fachgruppen dargestellt werden. Die Arzneimitteldaten entsprechen den Bedingungen von § 300 SGB V „Arzneimittelabrechnung". Die Kosten sind Brutto-Werte, die sowohl den Apotheker-Rabatt als auch die Zuzahlungen der Patienten enthalten. Die für PharmPro$^®$ genutzten Arzneimitteldaten sind noch nicht seitens der AOK auf Richtigkeit der Apothekenabrechnung und der Kostenträger geprüft. Diese Analysen sind im Gegensatz zu denen der ambulant ärztlichen und stationären Versorgung nicht auf den codierten Patienten (mit PLZ) beziehbar, so daß sich im Hinblick auf die Grundgesamtheit Unschärfen ergeben. Sie stellen aber die bestmögliche Annäherung für die Erfolgsrechnung dar.

Häusliche Krankenpflege und Kurzzeitpflege

Für die MQR werden die Daten zur Häuslichen Krankenpflege im Sinne des § 37 (1) SGB V (auch als Krankenhausvermeidungspflege bezeichnet) und zur stationären Kurzzeitpflege im Sinne des § 42 SGB XI (Pflege in einer vollstationären Einrichtung für eine Übergangszeit - von maximal vier Wochen im Jahr - im Anschluß an eine stationäre Behandlung des Pflegebedürftigen) ab dem 1. Quartal 1997 seitens der KV über Pseudo-EBM-Ziffern erfaßt. Über die Ziffern 9070 (Häusliche Krankenpflege) und 9071 (Kurzzeitpflege) wird die Anzahl der verschriebenen Pflegemaßnahmen übertragen. Der Datenerhalt erfolgt quartalsweise ab dem 2. Quartal 1997 über die ADT-Abrechnungsdaten der KV. Die GS$_b$G erhebt durchschnittliche Fallkosten empirisch in ausgewählten Einrichtungen.

Für RPN-K werden entsprechende Daten von der Leitstelle aufgrund direkter Abrechnung mit den Pflegeeinrichtungen zur Verfügung gestellt.

5.3.2 Daten der stationären Versorgung zur Leistungs- und Kostenerfassung

Krankenhausdaten gemäß § 301 SGB V

Die AOK-Schleswig-Holstein überträgt an die GS$_b$G die seit 3. Quartal 1996 gemäß § 301 SGB V auf den Rechnungen der Krankenhäuser vermerkten, reduzierten Datensätze:

* Patientenidentifikation (codiert)

* Verweildauer (Aufnahmemonat / Verweildauer)

---

[160] Die Berücksichtigung von Heilmitteln für die wissenschaftliche Begleitung und Erfolgsrechnung ist zwar vorgesehen; entsprechende Daten können bis zum Studienabschluß weder von den Krankenkassen noch der KVSH zur Verfügung gestellt werden.

- Diagnose / Therapie (ICD-9 / ICPM)

- Entgeltart (Schlüssel)

- Institutionskennzeichen (Krankenhaus, Kasse)

Die Patientendaten werden bei den Krankenkassen codiert, so daß kein Rückschluß auf einzelne Personen möglich, aber eine Zusammenführung mit den KV-Daten realisierbar ist. Analog der KV-Codierung bleiben das Geburtsjahr und das Geschlecht zur Überprüfung der Stichprobenrepräsentativität erhalten.

Diese Datenzusammenstellung ist mit einer Ausnahme den Mitgliedskassen des VdAK/AEV nicht möglich. Deshalb muß für die wissenschaftliche Begleitung der MQR auf eine Totalerfassung wie für RPN-K verzichtet werden. Dankenswerterweise springen die Krankenhäuser des Einzugsgebiets der MQR ein und übermitteln ihre Daten gemäß § 301 SGB V an die GS$_b$G. Mit diesen Daten werden rund 90 % der Krankenhauspatienten von MQR erfaßt. Verzerrungen im Ergebnis sind deshalb – anders als bei RPN-K – nicht auszuschließen.

5.3.3 Datenzusammenführung und Datenschutz

Zur Identifizierung der Patienten beim Wechsel vom ambulanten in den stationären Bereich dient gemäß Absprache mit dem Datenschutzbeauftragten des Landes Schleswig-Holstein ein spezieller Code. Diese Codierung stellt die Zuordnung von Leistungs- und Kostendaten sowohl aus dem ambulanten wie auch aus dem stationären Bereich zu einem Fall / einer Karriere sicher, ohne Rückschlüsse auf die Person zu ermöglichen.

Die Codierung der Patientenidentifikation wird wie folgt vorgenommen:

- Alle Patientenidentifizierungsmerkmale, die einen direkten Rückbezug auf die dahinter stehende Person ermöglichen - insbesondere Patientenname, Versichertennummer, genaue Anschrift etc. -, werden im Datensatz gelöscht.

- Die Patientenidentität wird über eine Kombination aus Buchstaben und Ziffern der Patientenidentifizierungsmerkmale durch einen numerischen Code ersetzt.

- Eine Rückcodierung ist auch maschinell nicht möglich.

Diese Codierung wird in gleicher Weise auch bei Krebsregister-Erhebungen benutzt. Sie ist im eigentlich mathematischen Sinne nicht eineindeutig. Die Wahrscheinlichkeit, unterschiedliche Personen mit demselben Code zu versehen, ist jedoch äußerst gering, so daß einer Verwendung keine Bedenken entgegenstehen.

Die Patientenidentifikationsmerkmale werden bei der Kassenärztlichen Vereinigung in derselben Weise verschlüsselt wie bei der Erfassung der stationären Daten nach § 301 SGB V bei AOK-Schleswig-Holstein und VdAK/AEV, um eine Fallzuordnung herstellen zu können.

Die beschriebenen Daten werden in der GS$_b$G zusammengeführt. Insbesondere werden die Daten von der KV (ambulanter Bereich) mit den Daten des VdAK/AEV bzw. der AOK-Schleswig-Holstein (stationärer Bereich) abgeglichen, um Patientenkarrieren abzubilden. Dieses geschieht über die dargestellte Patientenidentifikation.

Die Krankenkassen und die Kassenärztlichen Vereinigungen dürfen mit Erlaubnis der Aufsichtsbehörde die Datenbestände leistungserbringer- oder fallbeziehbar für zeitlich befristete und im Umfang begrenzte Forschungsvorhaben aufbewahren (§ 287 SGB V).

Der Datenschutzbeauftragte des Landes Schleswig-Holstein hat den Projekten zugestimmt, da alle Patientendaten direkt bei der KVSH bzw. der Krankenkasse verschlüsselt werden[161]. So können anonyme Patientenkarrieren, die von der GS$_b$G erstellt werden, „als Fälle" für die Erfolgsrechnung genutzt werden. Auch die Datenschutzbeauftragten der Mitgliedskassen des VdAK/AEV, der AOK-Schleswig-Holstein und der KVSH haben sich einverstanden erklärt.

5.4 Plausibilitätsprüfung und Validität der Daten

Krankenhausdaten nach § 301 SGB V

Für die Krankenhausdaten wurde eine Vielzahl von Plausibilitätsrechnungen durchgeführt. Drei Ergebnisse werden an dieser Stelle genannt:

(1) Mit der Berechnung der Fallkosten nach modifizierter MOKKA-Formel wurden alle Einzelfälle der AOK SH im I. Quartal 1998 kalkuliert und in ihrem Gesamtkostenvolumen auf das Jahr hochgerechnet. Dieser Wert - ermittelt aus den Einzeldatensätzen nach § 301 SGB V - unterscheidet sich vom „Angesetzten Jahresausgabenvolumen der AOK SH", bereinigt um die Ausgleichszahlungen für 1996/97 wie die auswärtigen Zahlungen, um <u>3,17 %</u>.

(2) Die auf gleicher Grundlage berechneten Budgets der Kieler Krankenhäuser unterscheiden sich von den tatsächlich vereinbarten Budgets (pflegesatzfähige Kosten) um durchschnittlich 3,60 %.

(3) Die ermittelten, durchschnittlichen Fallkosten entsprechen dem nach Universitätskliniken, Schwerpunktkrankenhäusern, Häusern der Regel- und begrenzten Regelversorgung, Beleg- und Psychiatrischen Kliniken gewichteten Durchschnitt der Berechnung der Krankenhausgesellschaft Schleswig-Holstein. Differenzen zum statistischen Bundesmittelwert (etwa DM 6.200,-) konnten gemeinsam mit der Krankenhausgesellschaft erklärt werden (statistischer Durchschnitt ohne 24-Stunden-Fälle; inklusive nichtärztliche Wahlleistungen und nichtpflegesatzfähige Kosten; Grundgesamtheiten der Krankenhäuser nicht identisch).

ADT-Datensätze für die ambulante ärztliche Versorgung

Die Fallwerte nach eigener Berechnung in den Fachgruppen treffen weitestgehend genau die Fallwerte aus Ermittlungen der KVSH.

- Gesamtpunktzahlanforderung AOK SH der ADT-abrechnenden Ärzte (78,8 % aller Vertragsärzte) im Jahre 1998: ohne HVM/EBM-Budgetierung und Abrechnungsbesonderheiten: **5,159 Mio. Punkte**

- Der Anteil der Punktzahlanforderung der ADT-abrechnenden Ärzte beträgt nach Angaben KSVH ca. 73,2 % (Stand: I. Quartal 1997).

- Hochrechnung auf Gesamtpunktzahlanforderung (73,2 % → 100 %): **7,048 Mio. Punkte**

---

161 Erlaubnis Ministerium für Arbeit, Gesundheit und Soziales des Landes Schleswig-Holstein für die KVSH vom 28.07.1998, die Daten gemäß des Vertrages zur Verfügung zu stellen (vgl. § 287 Abs. 2 SGB V: Sozialdaten sind zu anonymisieren.).

- Nach Angaben der KVSH beträgt die Gesamtpunktzahlanforderung für AOK SH der bereichseigenen Ärzte nach Budgetierung mit EBM/HVM: **6,192 Mio. Punkte**

- Ca. 13,8 % liegt damit die empirisch ermittelte Punktzahlanforderung über der von der KVSH ausgewiesenen anerkannten und budgetierten Punktzahlanforderung.

- Nach Nordlicht aktuell (Ausgabe 1/1998) werden in III/97 durchschnittlich ca. 12 % der Leistungen von den Vetragsärzten umsonst erbracht.

Daten zum Verordnungsvolumen Arznei- und Heilmittel

Die von der AOK-Schleswig-Holstein gelieferten Daten sind im Hause der AOK auf Richtigkeit und Plausibilität geprüft.

5.5 Qualitative Bewertung der Vernetzten Praxen

Die Vernetzten Praxen haben sich zum Ziel gesetzt, die Qualität der Patientenbehandlung zu erhöhen und gleichzeitig die Kollegialität zu verbessern. Um diese Ziele zu überprüfen, bedarf es zusätzlich der qualitativen Befragung der Beteiligten und Betroffenen, also der Patienten und der Ärzte.

5.5.1 Befragung von Patienten

Patienten können aufgrund einer einheitlichen Befragung ihre Zufriedenheit mit der medizinischen Behandlung kundtun, außerdem ihre Kenntnisse über die MQR dokumentieren. Die fragebogengestützte Patientenbefragung soll Aussagen liefern, inwieweit die vertraglich vereinbarten Strukturveränderungen auch von den Netzpatienten wahrgenommen werden. Die Zufriedenheit der Patienten in Rendsburg wird mit der Zufriedenheit in Schleswig-Holstein verglichen.

Insgesamt werden drei Patientengruppen in die Befragung einbezogen: Sowohl allgemein erkrankte Patienten, chronisch kranke und ambulant operierte Rendsburger Patienten erhalten einen Fragebogen (vgl. Material) mit krankheitsspezifischen Fragen während der Modellphase der MQR im III. Quartal 1997. Chronisch erkrankte Patienten der Allgemeinärzte sowie Internisten (auch Kardiologen, Pulmologen) und ambulant operierte Patienten haben einen Bezug zu den zur Überprüfung der Krankenhausvermeidung und der erwarteten Qualitätsverbesserung gebildeten medizinisch repräsentativen Vergleichsgruppen.

Alle Arztpraxen werden gebeten, zuerst 50 unselektierte Patienten in der Praxis zu befragen und dann gezielt ambulant operierte Patienten oder Patienten mit chronischer Erkrankung (Lungenentzündung / Herzinsuffizienz / Herzrhythmusstörungen / Diabetes mellitus) um Beantwortung des Fragebogens zu bitten.

Die repräsentative Auswahl der Ärzte bzw. der Arztpraxen in der Vergleichsregion Schleswig-Holstein erfolgt durch die KV (mit Ausnahme der ambulant operierten Patienten) entsprechend der Facharztverteilung in der MQR. Die per Zufall ausgewählten Arztpraxen in Schleswig-Holstein werden angeschrieben und um Teilnahme an der Patientenbefragung gebeten.

Der Patientenfragebogen baut auf der Fragebogen-Entwicklung der Medizinischen Hochschule Hannover, Abteilung Epidemiologie und Sozialmedizin im Demonstrationsprojekt des BMG „Qualitätsmanagement in der Arztpraxis" auf und ist entsprechend den Erfordernissen der MQR/Vernetzten Praxen ergänzt. Die einzelnen Fragen sind aufgrund von *focus group discussions* entstanden und danach in mehreren Schritten evaluiert. Die letztendliche Gestaltung der Fragebögen haben Dres. Marie-Luise DIERKS und Eva-Maria BITZER von der Medizinischen Hochschule Hannover in Abstimmung mit der KVSH und der GS$_b$G vorgenommen.

Aufgrund der Übersichtlichkeit ist die Auswertung der nicht stetigen Zufriedenheitsangaben über eine Zufriedenheitsskala gelöst: „sehr zufrieden" entspricht 100 %Punkte, „eher zufrieden" 66 %Punkte, „eher unzufrieden" 33 %Punkte und „sehr unzufrieden" 0 %Punkte, so daß Prozentangaben auf der Zufriedenheitsskala möglich sind. Zum Teil werden in der Auswertung auch Angaben über die Anzahl an Patienten gemacht, die sich „sehr zufrieden" usw. äußern.

5.5.2 Einschätzung durch Netzärzte

Die Fragebögen zur Einschätzung der MQR durch die Netzärzte (vgl. Material) und die ärztlichen Quartalsberichte werden der GS$_b$G über den gesamten Modellzeitraum quartalsweise übergeben. Darüber hinaus stehen die aus den Fragebögen gewonnenen Erkenntnisse im Sinne eines Feedback den Mitgliedern der MQR zur Verfügung.

Diese Quartalsberichte spiegeln den Stand und die Entwicklung des Modellversuches aus Sicht der Beteiligten wider und enthalten in Freitextform folgende Angaben:

- Darstellung von Stand und Entwicklung des Modellversuches

- Darstellung der Netzaktivitäten (Sitzungen, Qualitätszirkel etc.)

- Akzeptanz des Modellversuches bei Netzärzten und Patienten

Die MQR-Ärzte erhalten quartalsweise einen Dokumentationsfragebogen für folgende ergänzende statistische Angaben[162]:

- Beurteilung der Entwicklung des Modellversuches durch den einzelnen Arzt

- Akzeptanz des Netzes durch die einzelnen Ärzte

- Akzeptanz des Netzes bei den einzelnen Patienten

- Qualitätsverbesserung der ambulanten Versorgung aus Sicht der einzelnen Ärzte und aus Sicht der einzelnen Patienten

- Veränderung des diagnostischen / therapeutischen Vorgehens

- Teilnahme an Netzkonferenzen und Qualitätszirkeln

- Umsetzung von Empfehlungen der Qualitätszirkel

- Inanspruchnahme von Konsilen durch MQR-Ärzte

- Anzahl mit Krankenhausärzten geführter Gespräche zur frühzeitigeren Entlassung eines Patienten aus dem Krankenhaus

---

[162] Der Fragebogen ist im Kapitel 10 „Verträge und Material" wiedergegeben.

6 Ergebnisse der Datenanalysen in Beispielen

Die Ergebnisse der wissenschaftlichen Begleitung Vernetzter Praxen in Schleswig-Holstein bilden das ambulante (2,1 Mrd. Daten) und das akutstationäre (24 Mio. Daten) Versorgungsgeschehen ab. Die Arzneimittelversorgung ist mit mehr als 10 Mio. Datensätzen bei der AOK und den Trenddaten Arzneimittel der KVSH berücksichtigt. Zusätzlich sind etwa 1.400 Patientenbefragungsdaten mit je 30 *items* und 520 Arztbefragungsdaten mit je 15 *items* verrechnet. Wichtigstes Ergebnis sind die sektorenübergreifenden Patientenkarrieren und die Kostenwirkungen der Vernetzten Praxen, die als „Einsparpotentiale" analysiert sind.

Die Erfolgsrechnung allein kann die Vernetzten Praxen nicht umfassend bewerten – dafür ist einerseits das Versorgungsgeschehen zu komplex und andererseits die normative Bewertung der Verantwortlichen zu wichtig. Die Komplexität und die neue Betrachtungsweise spiegeln sich in den Fragen wider, die die Vertragspartner an das Datenmaterial gestellt haben. Diese Fragen sind deshalb im gesamten Ergebniskapitel aufgelistet. In der Beantwortung bemüht sich die GS$_b$G immer, die Bedingungen für die Ergebnisse – insbesondere die Vergleichsgruppen – transparent aufzuzeigen.

Beispielhafte Analysen aus Rendsburg und Kiel zeigen die Wirkungen Vernetzter Praxen auf das Versorgungsgeschehen, zunächst in den einzelnen Bereichen wie ambulant oder akutstationär. Verschiedenen Aspekten von sektorenübergreifenden Patientenkarrieren ist ein Abschnitt gewidmet. Netzleistungen, wie auch der Aufbau einer Leitstelle, werden gesondert berücksichtigt. Die „Schwachstellenanalysen" beantworten weitergehende Fragen, insbesondere nach dem Engagement der beteiligten Vertragsärzte. Zusätzlich kommen die Patienten und Ärzte - Betroffene und Akteure - über ihre qualitative Einschätzung der Vernetzten Praxen jenseits von Leistungszahlen zu Wort.

Zur graphischen Darstellung:

Der Übersichtlichkeit wegen sind in einigen Grafiken die Werte der Y-Achse

- logarithmisch dargestellt (um Gruppen mit stark differierenden Werten miteinander darstellen zu können, z. B. Punktzahlanforderungen für Rendsburger Versicherte gegenüber Versicherten aus Schleswig-Holstein)

- lediglich im interessierenden Bereich dargestellt, d. h. nicht bei 0 beginnend (z. B. Anzahl der Arztbriefe im Vergleich)

Quellen, Zeitraum, Definition von Vergleichsgruppen und Auswahlkriterien sind – soweit möglich – in der Legende dargestellt. Für Analysen zum Regionalen Praxisnetz Kiel RPN-K liegen immer AOK-Daten zugrunde, für Analysen zur Medizinischen Qualitätsgemeinschaft Rendsburg MQR immer VdAK/AEV-Daten. Teilweise ist als Vergleichsgruppe des Rendsburger Versichertenklientels (MQR; VdAK/AEV-Daten) auch die Kieler Patientengruppe aufgezeigt, so daß z. T. anhand von VdAK/AEV-Daten auf den Netzverlauf des RPN-K (AOK) hingewiesen wird (vice versa).

Grundsätzlich gilt, daß die Ergebnisse Versichertengruppen-bezogen sind, d. h. nicht das Leistungsspektrum eines Leistungserbringers abbilden sollen.

Grundlage sind immer Daten schleswig-holsteinischer Patienten, die von schleswig-holsteinischen Leistungserbringern (Vertragsärzte: nur ADT-abrechnende Praxen) behandelt werden. 78,8 % aller Ärzte rechnen zur Zeit per EDV ab. Regionale Unterschiede im Hinblick auf den weiteren Anstieg ADT-abrechnender Ärzte können bei regionalen Vergleichen zu leichten Verzerrungen führen.

6.1 Struktur der Gesundheitsversorgung

Im nördlichsten Bundesland Deutschlands leben 2,757 Mio. Menschen[163], die in gesetzlichen und privaten Krankenkassen versichert sind. In Schleswig-Holstein sind 12.309 Ärzte gemeldet, davon arbeiten 3.973[164] in der niedergelassenen Vertragsarzt-Praxis und 4.613[165] in einem der 102 Krankenhäuser des Landes.

Die vorliegende Dokumentation umfaßt einen relativ großen Ausschnitt dieser Versorgungslandschaft, nämlich mit den bei den Ersatzkassen und bei der AOK-Schleswig-Holstein versicherten Patienten rund 90 % der GKV, die sich bei schleswig-holsteinischen Vertragsärzten und/oder Krankenhäusern mit Planbetten oder Versorgungsvertrag behandeln lassen.

6.1.1 Patienten- bzw. Versichertenstruktur

[?] Unterscheiden sich die Netzpatienten hinsichtlich Versicherten-Status, Geschlecht und Alter gegenüber den Nicht-Netzpatienten?

In die wissenschaftliche Analyse gehen 824.781 Versicherte/Patienten der AOK-Schleswig-Holstein[166] und 1.116.798 Mitglieder (und Familienangehörige)[167] des VdAK/AEV ein (vgl. Tabelle 28). Die AOK-Schleswig-Holstein versichert in Kiel 85.901 und in Rendsburg 40.822 Personen.

Sowohl Netz- als auch Nicht-Netz-Patienten[168] haben ähnliche Merkmale: Etwa 40 % männliche und 60 % weibliche AOK-Patienten konsultieren je Quartal einen Arzt (vgl. Abbildung 31). Die Altersverteilung ist ebenfalls ähnlich. Den zahlenmäßig größten Anteil bildet die Altersgruppe zwischen 50 und 64 Jahren. Unter den Netzpatienten in Kiel sind ca. 5 %Punkte weniger Familienversicherte, dafür ca. 4 %Punkte mehr Rentner als im Klientel der Nicht-Netz-Patienten (vgl. Abbildung 29).

Die Leistungsinanspruchnahme von Mitgliedern, Familienversicherten und Rentnern bewegt sich auf einem unterschiedlichen Niveau (vgl. Abbildung 30); die Kurven verlaufen – wie hier am Beispiel der Allgemeinärzte gezeigt – weitestgehend parallel. In den folgenden Analysen ist die Leistungsinanspruchnahme über alle Versicherten betrachtet.

Tabelle 28: **Gesetzlich Krankenversicherte in Schleswig-Holstein**

Kassenart	Mitglieder	Rentner	Schleswig-Holstein	Anteil der Kassenart
VdAK/AEV	629.356	153.571	782.927	51,25 %
AOK	359.005	229.777	588.782	38,54 %
BKK	31.486	8.948	40.434	2,65 %
IKK	65.380	13.921	79.301	5,19 %
LKK	17.961	18.390	36.351	2,37 %
Gesamt	1.103.188	424.607	1.527.795	100 %

---

[163] Quelle: Statistisches Landesamt Schleswig-Holstein, Stand vom 31.12.1997

[164] Vgl. Tabelle 30

[165] Quelle: Ärztekammer Schleswig-Holstein, Stand 31.12.1998

[166] Quelle: AOK-Schleswig-Holstein vom 01.07.1998 für Mitglieder, Familienangehörige und Rentner

[167] Quelle: VdAK/AEV; Stand 1.7.1998 für Mitglieder und Familienangehörige (ohne Rentner)

[168] Ein Netzpatient ist ein Patient, der im Quartal mindestens einen Netzarzt aufgesucht hat.

Quelle: KVSH mit Stand IV/98; Mitglieder als Beitragszahler ohne Familienangehörige. Zum VdAK gehören folgende Mitgliedskassen: BEK, DAK, TK, KKH, Hamburg-Münchner Ersatzkasse, Handelskrankenkasse, HEK; zur AEV gehören folgende Mitgliedskassen: GEK Gärtner-Krankenkasse, Braunschweiger Kasse, Hamburgische Zimmererkrankenkasse, Berufskrankenkasse für die Binnenschiffahrt, Buchdrucker-Krankenkasse, Krankenkasse „Eintracht".

Die Altersstruktur der Patienten, die im Krankenhaus behandelt werden, ist in Kiel, Lübeck und Schleswig-Holstein nahezu identisch, lediglich in Rendsburg ist der Anteil von Patienten über 74 Jahren wesentlich geringer, sowohl in den VdAK/AEV- als auch in den AOK-Daten[169]. Der Anteil von 50- bis 64jährigen Patienten ist in Rendsburg etwa um 3 %Punkte höher als im Land (vgl. Abbildung 31).

Abbildung 29:　Versichertenstatus von Netz- und Nicht-Netz-Patienten (RPN-K)

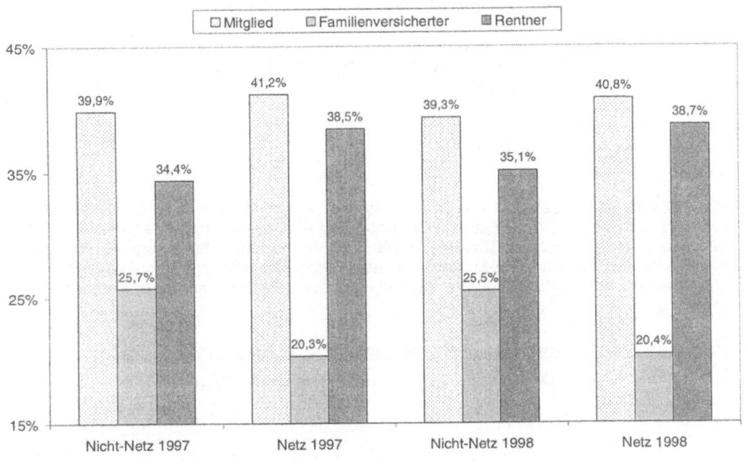

Netz-Patienten sind mindestens bei einem Netzarzt in 1997 gewesen; Nicht-Netz-Patienten haben kein Mitglied des RPN-K konsultiert. AOK-Daten.

---

[169] Die AOK versichert landesweit allgemein mehr Patienten über 60 Jahren als dem Anteil an der Bevölkerung in Schleswig-Holstein entspricht. Im Detail kann die Versichertenstruktur nicht berücksichtigt werden.

Abbildung 30: Mitglieder, Familienversicherte und Rentner: Punktzahlanforderungen am Beispiel der Allgemeinärzte (MQR)

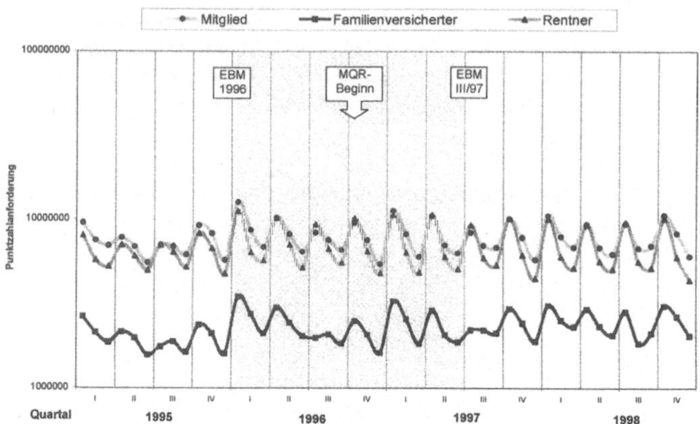

VdAK/AEV-Daten für 1995 bis 1998; die Leistungen für Versicherte werden für die weiteren Analysen nicht nach Mitgliedern, Familienmitversicherten und Rentnern unterteilt. Die Punktzahlanforderungen erhöhen sich nach der EBM-Reform 1996 deutlich. Nach der EBM-Reform III/1997 bestimmen die Praxisbudgets die Punktzahlanforderungen, wobei sich allerdings im grundsätzlichen Leistungsverhalten für Versicherte und Familienmitglieder sowie Rentner kaum etwas geändert hat.

Abbildung 31: Altersstruktur der Kieler und schleswig-holsteinischen AOK-Patienten im Krankenhaus (RPN-K)

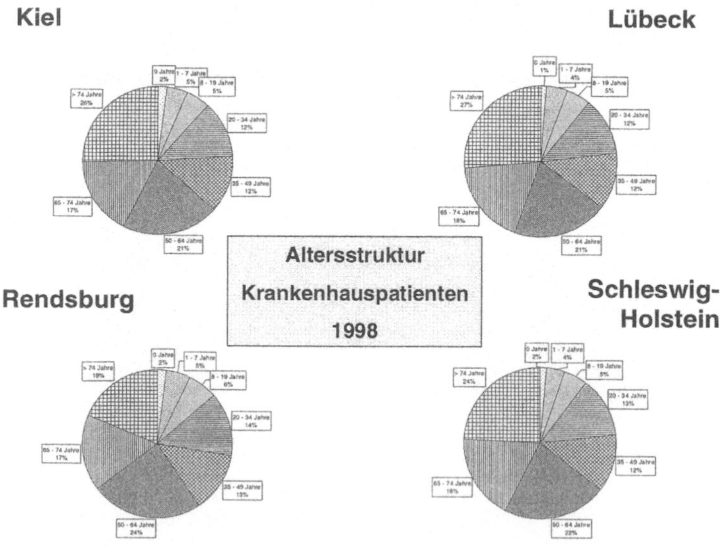

AOK-Daten, Schleswig-Holstein ohne Kiel, Lübeck und Rendsburg. In Rendsburg ist der Anteil an 65-74jährigen höher als im übrigen Schleswig-Holstein, dagegen der Anteil von Patienten über 74 Jahre geringer.

Abbildung 32:   Männer und Frauen der AOK-Versicherten (RPN-K)

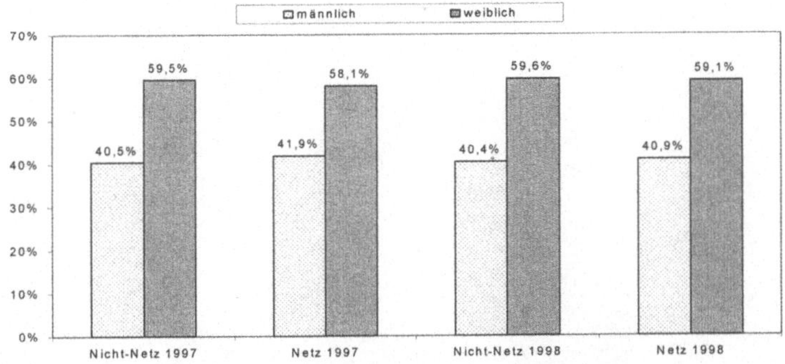

Netz-Patienten sind mindestens bei einem Netzarzt in 1997/1998 gewesen; Nicht-Netz-Patienten haben kein Mitglied des RPN-K konsultiert. AOK-Daten 1997/1998.

6.1.2 Ambulante und stationäre Versorgung in Schleswig-Holstein

In Schleswig-Holstein sichern 102 Krankenhäuser und insgesamt 3973 niedergelassene Vertragsärzte die medizinische Versorgung der Bevölkerung. In den Netzregionen Rendsburg und Kiel sind nahezu 500 Vertragsärzte aktiv. Zu Netzbeginn in IV/96 sind 112 Rendsburger Ärzte in 87 Praxen – den sog. Leistungserbringern[170] - zusammengeschlossen (fast 100 % der Region), in Kiel starten in IV/97 sogar 324 Ärzte in 256 Praxen das Regionale Praxisnetz Kiel (etwa 2/3 der Region). Beide Netze können mehr Ärzte hinzugewinnen, als aus dem Netz austreten, so daß in IV/98 in der MQR 133 Ärzte (103 Leistungserbringer) und im RPN-K 376 Ärzte in 298 Praxen eingeschrieben sind.

Jeder Arzt einer Region kann in ein Netz eintreten – es gibt keine Eingangskriterien, so daß sich Netzärzte grundsätzlich nicht von Nicht-Netzärzten in Schleswig-Holstein unterscheiden. Hierfür spricht auch, daß beispielsweise in Rendsburg nahezu 100 % der Ärzte in der MQR zusammengeschlossen sind.

Tabelle 29:   Krankenhäuser in Schleswig-Holstein

Art der Einrichtungen	Anzahl (am 31.12.1996)	Behandelte [in 1000]	Pflegetage [in 1000]	Verweildauer [in Tagen]
Krankenhäuser insgesamt; davon:	102	465	5.009	10,8
Hochschulkliniken	2	80	777	9,7
Plankrankenhäuser	70	368	3.693	10,0
Vertragskrankenhäuser*	5	2	27	13,8
Sonstige Krankenhäuser	1	1	7	5,1

*außerdem 1 Bundeswehrkrankenhaus mit 2 Betten für Zivilpersonen; Quelle: Statistisches Landesamt Schleswig-Holstein, Kiel, 1998

---

[170] In dieser Studie sind mit Ausnahme der Arztbefragung immer Leistungserbringer untersucht, auch wenn von „dem Arzt" gesprochen wird.

Abbildung 33: Haus- und Fachärzte in Schleswig-Holstein

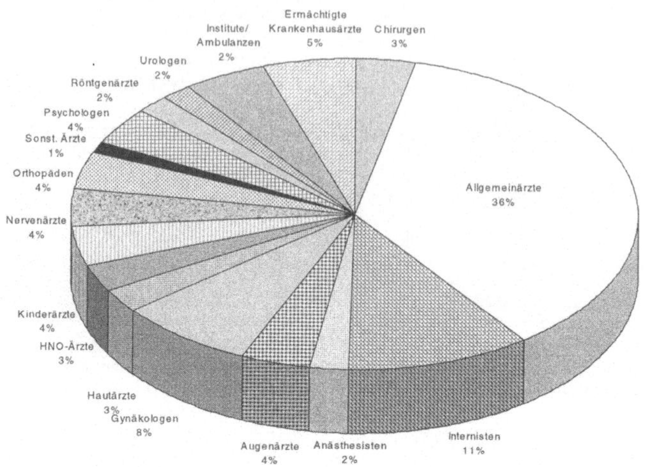

Allgemeinärzte: Praktiker und Gemeinschaftspraxen; Chirurgen mit Mund-Kiefer-Gesichtschirurgen und Neurochirurgen; Psychologen mit Psychotherapeuten; Internisten mit Pulmologen und Kardiologen; Sonstige Ärzte: Laborärzte, Pathologen.

Tabelle 30: Haus- und Fachärzte in Schleswig-Holstein (MQR, RPN-K)

Fachgruppe	Schleswig-Holstein		RPN-K		MQR	
	Leistungs-erbringer	Arzt	Leistungs-erbringer	Arzt	Leistungs-erbringer	Arzt
Anästhesisten	87	98	4	8	1	1
Augenärzte	147	178	9	16	5	8
Chirurgen	83	111	12	17	2	3
Gynäkologen	287	342	31	38	9	10
Hautärzte	97	112	16	17	3	3
HNO-Ärzte	108	123	15	17	3	4
Intern. Land/Gem.-Prax./Kard.	227	275	8	9	10	13
Intern. Stadt/Gem. Prax./Kard.	135	161	34	42	-	-
Kinderärzte	150	178	10	13	4	5
Laborärzte	10	27	2	4	1	2
Lungenärzte	26	29	2	2	1	1
Mund-Gesicht-Kieferchirurgen	20	25	1	1	1	1
Nervenärzte	159	182	14	17	7	8
Neurochirurgen	7	8			1	1
Orthopäden	133	166	22	31	5	5
Pathologen	17	18	1	1	-	-
Prak.-/Fach.- Gem.prax.	306	643	24	45	15	32
Praktiker Land I	196	196	-	-	-	-
Praktiker Land II	224	224	19	19	29	29

Praktiker Land III	317	317	-	-	-	-
Praktiker Stadt	222	222	55	55	-	-
Psycholog. Psychotherapie	102	102	-	-	-	-
Psychotherapeuten	69	69	7	7	1	1
Röntgenärzte	37	85	2	5	1	2
Urologen	72	82	10	12	4	4
Summe	**3.238**	**3.973**	**298**	**376**	**103**	**133**
Notfälle Nichtkassenärzte	57	57	-	-	-	-
Institute	153	153	-	-	-	-
Ermächtigte	198	204	-	-	-	-
Ermächtigte Chirurgen	8	9	-	-	-	-
Ermächtigte Internisten	9	9	-	-	-	-
Ermächtigte Röntgenärzte	6	6	-	-	-	-
Summe	**431**	**438**	-	-	-	-
Gesamt	**3.669**	**4.411**	-	-	-	-

Quelle: KVSH, Stand IV/98. Die Analysen der ambulanten Leistungen bauen auf „Leistungserbringern" auf, d. h. Praxen und Gemeinschaftspraxen oder auf ermächtigten Krankenhausärzten und Polikliniken/Instituten. Mit Hausärzten sind immer Allgemeinärzte gemeint, die in eigener Praxis, in einer Gemeinschaftspraxis oder auch zusammen mit einem Internisten niedergelassen sind; hier als Praktiker/Fach.-Gemeinschaftspraxis und Praktiker Land I bis Land III und Stadt aufgegliedert. Hausärztlich tätige Internisten sind nicht gesondert dargestellt.

6.2 Änderungen im Leistungsgeschehen

Die Vernetzten Praxen in Schleswig-Holstein sind angetreten, das Versorgungsgeschehen in einer Region zu verändern. Dafür entsteht zunächst eine Dokumentation der Versorgungsrealität für Schleswig-Holstein und 90 % der gesetzlich Krankenversicherten. Die Analyse basiert auf den Patienten/Versicherten einer Region (also Rendsburg im Vergleich zu Itzehoe/Steinburg und Kiel im Vergleich zu Lübeck), die sich ambulant und/oder stationär in Behandlung begeben. Die Versicherten einer Region werden immer mit allen Versicherten Schleswig-Holsteins (soweit möglich ohne Netzregionen) betrachtet. Nur wenige Analysen sind bezogen auf den Leistungserbringer und betrachten die Leistungen unabhängig vom Einzugsgebiet der Patienten.

Für Vernetzte Praxen und *managed care* sind die Fragen, Erwartungen, Analyseschritte und die Ergebnisse prägend; sie bedeuten ein Stück weit neues Denken in der medizinischen Versorgung und sollen beim Lesen nachvollziehbar sein. Deshalb werden im jeweiligen Kapitel die Fragen und Erwartungen vorangestellt, nach den Analysen und Ergebnissen folgt eine kurze Bewertung:

? Fragen an die Versorgung der Vernetzten Praxen und deren Auswirkungen

Erwartungen und Hypothesen aufgrund der Projekte Vernetzte Praxen

Zusammenfassende Ergebnisse und Bewertungen

6.2.1 Akutstationärer Bereich

[?] Was sind die entscheidenden Parameter, aus denen sich die Kostenentwicklung im akutstationären Bereich ablesen lassen?

Wie verändern sich die Fallzahlen, die Verweildauer bzw. die Pflegetage im Akutkrankenhaus für die Kieler AOK-Patienten gegenüber den Lübecker und schleswigholsteinischen AOK-Patienten bzw. für die Rendsburger VdAK/AEV-Patienten im Vergleich zu denen in Schleswig-Holstein?

Für welche Fachabteilungen „greift" das Praxisnetz? Welche Änderungsraten hat die Fallzahlentwicklung in den Fachabteilungen? Welche Fachabteilungen bleiben davon unberührt?

Gibt es signifikante Unterschiede zu den Krankenhausfachabteilungen in Lübeck[171] oder Schleswig-Holstein?

Welche Diagnosegruppen weisen einen signifikanten Unterschied in der Veränderungsrate der Fallzahl gegenüber Lübeck und Schleswig-Holstein auf?

Existieren besonders signifikante Veränderungen an Diagnosegruppen im Krankenhaus?

Sind seit Tätigwerden des Netzes bestimmte Krankenhausaufnahmediagnosen (allgemeine Rechtfertigungsdiagnosen) häufiger geworden?

Aufgrund der Ziele von Vernetzten Praxen ist eine Reihe von Veränderungen in der von niedergelassenen Ärzten veranlaßten Krankenhausversorgung zu erwarten, die sich dann in den stationären Fallzahlen und Diagnosen ablesen läßt. Im einzelnen erwarten die Projektteilnehmer:

[⇲] Fallzahlrückgang in der Inneren Medizin und Allgemeinen Chirurgie, da bei einer Reihe von internistischen und chirurgischen Erkrankungen eine ambulante Versorgung bei leichteren Fällen möglich ist. Folglich müßte die konservative Versorgung durch operative Disziplinen weniger werden und die internistischen Diagnosen einen höheren Schweregrad andeuten. Grundsätzlich sollte sich die Verweildauer der Patienten verringern, da die Patienten besser ambulant versorgt werden können. Deshalb könnte der Anteil der Kurzlieger im Krankenhaus steigen.

Folgende Analyseschritte sind in Tabellen und Abbildungen zu diesen Fragen und Erwartungen durchgeführt:

▪ Entwicklung Fallzahlen, Pflegetage und Verweildauer	Abbildung 34
▪ Fallzahlen nach Fachgebieten (Kapitel 6.2.1.1)	Tabelle 31 / Abbildung 35
▪ Fallzahländerungen nach Diagnosen (Kapitel 6.2.1.2)	Tabelle 32 / Tabelle 33
▪ Auswirkungen auf den Fallpauschalbereich (Kapitel 6.2.1.3)	Tabelle 34

---

[171] Der Vergleich zu Lübeck gilt immer nur für Kiel und AOK-Daten.

- Anteil der konservativen Fälle operativer   Abbildung 36
  Fachdisziplinen (Kapitel 6.2.1.4)

- Kurzlieger im Krankenhaus   Tabelle 35
  (Kapitel 6.2.1.5)

Während für RPN-K (AOK) eine Totalerfassung der Krankenhausfälle patientenbezogen für Schleswig-Holstein vorhanden ist, liegen für den stationären Bereich der MQR (VdAK/AEV) lediglich Stichproben von 5 Krankenhäusern aus dem Rendsburger Einzugsgebiet für jeweils das 2. Halbjahr 1996 und 1998 vor, bezogen auf die drei großen Ersatzkassen BEK, DAK und TK.

Die Fallzahlen akutstationärer AOK-Patienten steigen in Kiel innerhalb eines Jahres (1997 – 1998) von 17.879 auf 18.043 (+ 164 Patienten, +0,92 %), obwohl die Versichertenzahl in Kiel um –3,15 % sinkt. Die Verweildauer und Pflegetage verringern sich leicht. In Lübeck ist dieser Trend ähnlich ausgeprägt, allerdings sind die Versichertenzahlen im Gegensatz zu Kiel nur um –1,76 % rückläufig. In Schleswig-Holstein erhöhen sich die Fallzahlen der im Krankenhaus versorgten AOK-Patienten um 1,54 %, auch erhöhen sich die Pflegetage um 0,48 %.

Die Anzahl der Rendsburger Patienten im Krankenhaus ist dagegen nahezu stabil. Für Rendsburger Ersatzkassenversicherte fallen die Verringerung der Verweildauer von –12,46 % und der Pflegetage von –12,00 % auf, obwohl die Mitgliederzahlen des VdAK/AEV für die Region Rendsburg um 2,94 % steigen. Die Fallzahl der Krankenhausbehandlungen steigt um 0,52 %.

▶ Offensichtlich bewirken die MQR- Ärzte eine Verringerung der Verweildauer von akutstationären VdAK/AEV-Patienten. Im RPN-K erhöht sich die Anzahl von AOK-Patienten im Krankenhaus um knapp 1 % trotz Rückgang der Versichertenzahlen.

Abbildung 34: Entwicklung von Fallzahlen, Pflegetagen und Verweildauer (RPN-K)

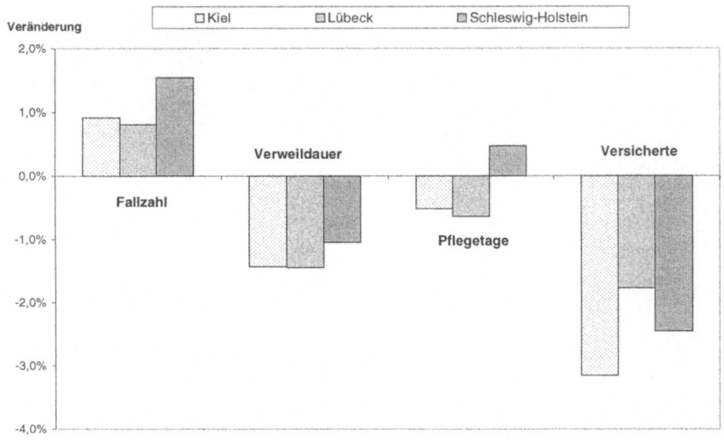

Grundlage sind AOK-Daten von Versicherten aus Schleswig-Holstein. In der Vergleichsregion Schleswig-Holstein sind die Regionen Kiel und Rendsburg nicht enthalten.

6.2.1.1 Fallzahlen in den Fachgebieten

AOK-Versicherte in Schleswig-Holstein (823.357 Versicherte, Stand 1.7.1998) verbringen 1.516.634 Pflegetage[172] in schleswig-holsteinischen Krankenhäusern[173]. Umgerechnet sind dies 1.842 Krankenhaustage/1.000 Versicherte (*Managed care*-Strategien rechnen mit 250 bis 700 Krankenhaustagen/1.000 Versicherte[174]).

Insgesamt haben die Krankenhäuser einen leichten Fallzahlzuwachs: In Kiel einen Zuwachs von 0,92 %; in Lübeck von 0,81 % und landesweit von 1,54 %. In Rendsburg steigt die Krankenhausfallzahl nur um 0,52 %.

Um für die einzelnen Fachgebiete Auskunft geben zu können, werden die 25 häufigsten Diagnosegruppen in den jeweiligen Fachabteilungen der Krankenhäuser vor Netzgründung RPN-K (1997) und im Netz (1998) untersucht. In der Chirurgie lassen sich 30 Kieler Patienten (entsprechend 1,74 %) und in der Inneren Medizin 212 Patienten (entsprechend 8,05 %) zusätzlich im Krankenhaus behandeln. Auffällig ist weiterhin die Steigerung der neurochirurgischen Fälle, die durch einen neuen Wirbelsäulenchirurg an einem Kieler Krankenhaus entstanden sein dürfte: Insgesamt 46 Kieler Kinder werden vermehrt im Krankenhaus behandelt (+ 10,13 %). In Lübeck gewinnt die Chirurgie 2,93 % Patienten hinzu; die Innere Medizin 5,18 %. Im Landesdurchschnitt erhöht die Chirurgie ihre Fallzahl um 0,77 % und die Innere Medizin um 6,49 % im Vergleich von 1997 zu 1998.

In Rendsburg ist eine Verringerung der Geburten bei VdAK/AEV-Patientinnen im Vergleich 2. Halbjahr 1996 zu 2. Halbjahr 1998 zu verzeichnen. In der urologischen Abteilung sind ca. 1/3 Patienten mehr behandelt. Etwa 23 % Rendsburger Patienten werden zusätzlich in der Inneren Medizin stationär aufgenommen.

▶ Grundsätzlich liegen die Fallzahlen im Bereich normaler statistischer Schwankungen. Die Kieler Krankenhausfälle scheinen nicht durch die Netzgründung des RPN-K verändert zu sein. In der Inneren Medizin sind - entgegen den Netz-Erwartungen - die Fallzahlen sowohl in Kiel als auch in Rendsburg deutlich gestiegen; auch in der Pädiatrie. Die Wiederaufnahmeanalyse (vgl. Kapitel 6.3.2) wird klären, inwieweit Patienten mehrfach aufgenommen werden.

---

[172] Pflegetage ohne psychiatrische Fälle.

[173] Krankenhäuser in Hamburg oder Niedersachsen, in denen sich schleswig-holsteinische AOK-Versicherte insbesondere im Hamburger Randbereich versorgen lassen, können aufgrund der Datenlage nicht berücksichtigt werden. Die tatsächliche Zahl „Krankenhaustage/1000 Versicherte" ist damit höher als hier angegeben.

[174] ERDMANN (1995)

Abbildung 35: Entwicklung von Kieler Krankenhausfällen (RPN-K)

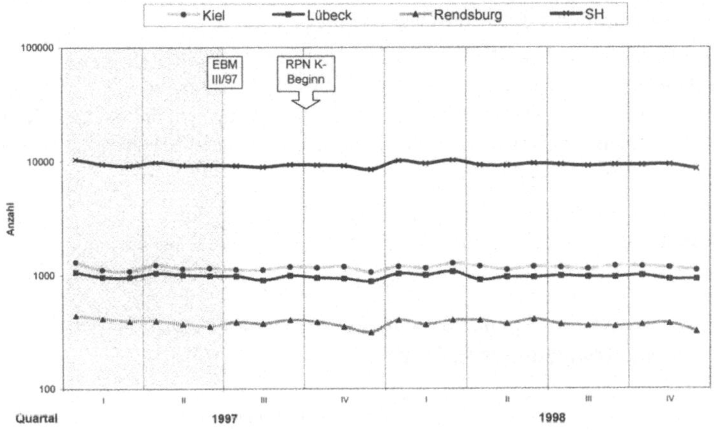

AOK-Daten 1997 bis 1998 für den stationären Bereich, ohne psychiatrische Fälle.

Tabelle 31: Fallzahlentwicklung nach Krankenhausabteilungen (RPN-K)

Nur 25 häufigste Diagnosen:	Kiel			Lübeck			Schleswig-Holstein		
	1997	1998	Diff%	1997	1998	Diff%	1997	1998	Diff%
Allgemeine Chirurgie	1.722	1.752	1,74%	1.673	1.722	2,93%	14.335	14.446	0,77%
Augenheilkunde	1.168	1.083	-7,28%	543	592	9,02%	4.012	3.643	-9,20%
Frauenh./Geb.hilfe	1.665	1.588	-4,62%	1.235	1.041	-15,71%	11.816	11.358	-3,88%
Gefäßchirurgie	163	152	-6,75%	108	91	-15,74%	1.228	1.173	-4,48%
HNO	693	672	-3,03%	449	431	-4,01%	3.298	3.325	0,82%
Innere Medizin	2.633	2.845	8,05%	2.376	2.499	5,18%	21.690	23.097	6,49%
Neurochirurgie	194	214	10,31%	134	156	16,42%	1.381	1.486	7,60%
Orthopädie	602	610	1,33%	522	564	8,05%	4.674	5.036	7,74%
Pädiatrie	454	500	10,13%	302	304	0,66%	3.330	3.350	0,60%
Unfallchirurgie	428	413	-3,50%	384	406	5,73%	3.338	3.432	2,82%
Urologie	692	703	1,59%	523	521	-0,38%	3.904	4.039	3,46%

AOK-Daten 1997 (vor Netz) und 1998 (im Netz), AOK-Patienten mit den 25 häufigsten Diagnosen in den Fachabteilungen der Krankenhäuser. Hier und im folgenden gibt „Diff%" die Veränderungen in Prozent an.

6.2.1.2 Diagnosen

Patienten mit folgenden Diagnosen sind seit Bestehen des RPN-K weniger in Kieler Krankenhäusern behandelt: (1) Katarakt, (2) Bösartige Neubildungen der weiblichen Brustdrüse, (3) Bösartige Neubildungen der Niere [...], (4) Appendizitis o.n.A. und (5) Prostatahyperplasie und sonstige Affektionen des Vestibularapparates. In Lübeck sind Patienten mit anderen Diagnosen zahlenmäßig rückläufig, auch gibt es keinen eindeutigen Landestrend.

Patienten mit folgenden Diagnosen sind seit Bestehen des RPN-K absolut häufiger in Kieler Krankenhäusern behandelt worden: (1) Angina pectoris, (2) Bösartige Neubildung der Luftröhre [...], (3) Essentielle Hypertonie, (4) Bösartige Neubildung der Speiseröhre, (5) Gutartige Neubildung sonstiger Teile des Verdauungssystems.

Auch für Ersatzkassen-Versicherte ist keine eindeutige Veränderung der Diagnosen auszumachen. Auffällig ist der Geburtenrückgang bei VdAK/AEV-Patientinnen im Vergleich 2. Halbjahr 1996 zu 1998. Grundsätzlich ist bei Rendsburger Patienten, die in einem Krankenhaus versorgt werden, der Trend zu Diagnosen mit einem höheren Schweregrad zu ersehen.

▶ Insgesamt sind die Fallzahlschwankungen in der statistischen Norm und die Diagnose-Verschlüsselungen zu vielfältig, um aus den vorliegenden Zahlen eindeutig netzbedingte Effekte ablesen zu können.

Tabelle 32: Fallzahlrückgang für AOK-Patienten nach Diagnosegruppen im Krankenhaus (RPN-K)

ICD-Diagnosen (Rangfolge der absoluten Differenz)	Kieler AOK-Versicherte				Vergleich	
	1997	1998	Diff	Diff%	SH	Lübeck
(1) Katarakt	950	889	-61	-6,4%	-11,2%	13,3%
(2) Bösartige Neubildung der weiblichen Brustdrüse	358	308	-50	-14,0%	4,1%	-41,4%
(3) Bösart. Neub. der Niere sowie sonst. und n.n.bez. Harnorgane	86	46	-40	-46,5%	3,3%	-14,9%
(4) Appendizitis o.n.A.	52	13	-39	-75,0%	20,0%	51,6%
(5) Prostatahyperplasie	126	93	-33	-26,2%	11,3%	5,1%
(6) Diffuse Krankheiten des Bindegewebes	68	37	-31	-45,6%	-7,9%	-22,2%
(7) Knöchelfraktur (Malleolarfraktur)	103	73	-30	-29,1%	-11,3%	3,4%
(8) Komplik./ d.best.näher bez.ärztl.Maßnahmen eigentümlich sind	90	62	-28	-31,1%	19,3%	6,8%
(9) Sonst. Schwangerschaftskomplikationen/ anderw. n. klassifiz.	65	37	-28	-43,1%	-15,3%	-16,0%
(10) Darmdivertikel	128	100	-28	-21,9%	29,5%	-9,7%
(11) Sonstige Netzhautaffektionen	45	17	-28	-62,2%	75,0%	14,3%
(12) Sonstige bösartige Neubildungen der Haut	68	41	-27	-39,7%	21,9%	48,5%
(13) Mononeuropathie der ob. Gliedmaßen u. Mononeuritis multiplex	97	71	-26	-26,8%	13,5%	-40,5%
(14) Epilepsie	132	106	-26	-19,7%	2,8%	0,8%
(15) Herzinsuffizienz	382	356	-26	-6,8%	5,2%	-21,5%
(16) Schwindelsyndrome und sonst. Affekt. des Vestibularapparats	52	26	-26	-50,0%	3,9%	-17,9%
(17) Legale Schwangerschaftsunterbrechung	32	8	-24	-75,0%	2,7%	-40,0%
(18) Weibliche Infertilität	53	31	-22	-41,5%	-7,5%	-25,0%
(19) Symptome, die die Atmungsorgane und den Brustkorb betreffen	93	71	-22	-23,7%	-3,1%	1,3%
(20) Osteoarthrose u. entsprechende Affektionen	333	312	-21	-6,3%	10,0%	16,3%
(21) Bösartige Neubildung des Gehirns	62	43	-19	-30,6%	-33,0%	20,6%
(22) Bösartige Neubildung des Kehlkopfes	41	22	-19	-46,3%	-5,7%	-28,6%
(23) Commotio cerebri	189	171	-18	-9,5%	-2,7%	-15,5%
(24) Sonstige Affektionen der Weichteile	34	16	-18	-52,9%	1,7%	-90,0%
(31) Varizen der unteren Extremitäten	207	193	-14	-6,8%	-4,5%	-15,3%

AOK-Daten für Kieler Patienten (PLZ 241XX) mit Krankenhausaufenthalt in 1997 (vor Netzgründung) und 1998 (im Netz), basierend auf allen Krankenhäusern Schleswig-Holsteins. Zum Vergleich wird die Veränderung (in %) der Krankenhausfälle von Lübecker AOK-Versicherten und vom Land Schleswig-Holstein gezeigt. Die Vergleichsgruppe Schleswig-Holstein ist ohne Versicherte aus Kiel (RPN-K) und Rendsburg (MQR) dargestellt. In dieser Statistik sind Psychiatrische Fälle nicht berücksichtigt.

Differenzen der Fallzahlen nach Diagnosen zu den Fallpauschalen ergeben sich aufgrund unterschiedlicher Verschlüsselungen und Abrechnungen der Krankenhäuser. Die Fallzahlen in den Diagnosegruppen enthalten auch konservativ behandelte Fälle, die insbesondere nicht als Fallpauschalen abrechenbar sind.

Tabelle 33:   Fallzahlsteigerung für AOK-Patienten nach Diagnosegruppen im Krankenhaus (RPN-K)

ICD-Diagnosen (Rangfolge der absoluten Differenz)	Kieler AOK-Versicherte				Vergleich	
	1997	1998	Diff	Diff%	SH	Lübeck
(1) Angina pectoris	147	222	75	51,0%	16,4%	-11,2%
(2) Bösartige Neubildung der Luftröhre/ d. Bronchien u. d. Lunge	206	269	63	30,6%	11,0%	-2,5%
(3) Essentielle Hypertonie	126	180	54	42,9%	1,2%	5,6%
(4) Bösartige Neubildung der Speiseröhre	25	70	45	180,0%	-2,7%	-21,6%
(5) Gutartige Neubildung sonstiger Teile des Verdauungssystems	158	202	44	27,8%	1,8%	20,0%
(6) Intervertebrale Diskopathien	188	231	43	22,9%	11,1%	33,0%
(7) Herzrhythmusstörungen	186	229	43	23,1%	15,4%	-4,9%
(8) Innere Kniegelenksschädigung	170	212	42	24,7%	11,8%	-6,4%
(9) Akute Appendizitis	85	124	39	45,9%	-0,2%	20,3%
(10) Sonstige [..] Affektionen des Rückens	107	138	31	29,0%	-1,9%	9,0%
(11) Myeloische Leukämie	14	45	31	221,4%	-2,4%	63,6%
(12) Akuter Myokardinfarkt	156	187	31	19,9%	3,4%	0,0%
(13) Harnröhrenstriktur	45	75	30	66,7%	5,6%	9,1%
(14) Sonstige u. nicht näher bezeichnete Anämien	39	68	29	74,4%	-8,7%	138,9%
(15) Phlegmone und Abszeß sonstiger Sitze	108	136	28	25,9%	2,2%	-12,5%
(16) Chronische Affektionen d. Tonsillen [...]	393	420	27	6,9%	6,2%	16,0%
(17) Asthma bronchiale	42	68	26	61,9%	-10,0%	64,1%
(18) Regionale Enteritis	24	48	24	100,0%	8,6%	7,7%
(19) Bösartige Neubildung der Harnblase	133	155	22	16,5%	-4,3%	4,8%
(20) Primär-chron. Polyarthritis u.sonst.entzündl.Polyarthropath.	46	67	21	45,7%	14,8%	-3,4%

AOK-Daten für Kieler Patienten (PLZ 241xx) mit Krankenhausaufenthalt in 1997 (vor Netzgründung) und 1998 (im Netz), basierend auf allen Krankenhäusern Schleswig-Holsteins. Zum Vergleich wird die Veränderung (in %) der Krankenhausfälle von Lübecker AOK-Versicherten und vom Land Schleswig-Holstein gezeigt. Die Vergleichsgruppe Schleswig-Holstein ist ohne Versicherte aus Kiel (RPN-K) und Rendsburg (MQR) dargestellt.

6.2.1.3 Fallpauschalen

[?] Welche Auswirkungen hat das Praxisnetz auf den Fallpauschalbereich?

Wie ist die Fallzahlentwicklung in den einzelnen Fallpauschalen?

Wie verhält sich die Verweildauerentwicklung in den einzelnen Fallpauschalen?

In Kiel ist die Anzahl der Geburten für AOK-Versicherte steigend: Die Abrechnung der Fallpauschalen 16.03 bis 16.05 nimmt zu – in Lübeck ist der entgegengesetzte Trend bei AOK-Versicherten zu verzeichnen; in Rendsburg nehmen die Geburten auch bei VdAK/AEV-Patientinnen ab. Weiterhin steigert sich die Zahl der Patienten, die eine laparoskopische Cholezystektomie erhalten (+ 46,4 %); die Patienten liegen 1,23 Tage länger nach dieser Operation im Krankenhaus. In Schleswig-Holstein steigt die Anzahl dieser Patienten um 9,3 %, während sie in Lübeck um 3,3 % fällt. Sowohl in Kiel als auch in Lübeck steigt die Zahl der Patienten, die eine Tonsillektomie benötigen; die Verweildauer sinkt geringfügig.

Auffällig ist für Kiel, daß Patienten mit einer osteosynthetischen Versorgung einer geschlossenen Schenkelhalsfraktur in 1998 durchschnittlich 8,71 Tage länger im Krankenhaus liegen als 1997 (geringe Fallzahl in 1997 berücksichtigt).

Sowohl in Kiel als auch in Rendsburg steigen Tonsillektomie-Operationen überdurchschnittlich häufig.

In Kiel und Lübeck sinkt die Anzahl an Patientinnen etwa um die Hälfte, deren Uterus entfernt wird (Hysterektomie, FP 15.01), während in Schleswig-Holstein die Anzahl um 3,6 % steigt.

▶ Insgesamt scheinen die Fallzahlschwankungen (bei z.T. geringen Fallzahlen) in der statistischen Norm zu liegen und nicht durch das Wirken der Vernetzten Praxen beeinflußt zu sein.

Tabelle 34:   Leistungsänderungen im Fallpauschalbereich (RPN-K)

FP-Nr	Beschreibung der Fallpauschale	Fallzahlentwicklung						Verweildauer-entwicklung		
		Kieler AOK-Versicherte				Vergleich		Kieler AOK-Versicherte		
		1997	1998	Differenz	Diff%	SH	Lübeck	1997	1998	Differenz
12.04	Cholezystektomie, laparoskopisch	69	101	32	46,4%	9,3%	-3,3%	5,75	6,98	1,23
7.01	Tonsillektomie	222	254	32	14,4%	3,5%	16,7%	5,51	5,27	-0,24
17.03	Osteosynthetische Versorgung einer geschlossenen Schenkelhalsfraktur	6	24	18	300,0%	-11,1%	-12,5%	10,83	19,54	8,71
3.01	Extrakapsuläre Operation des Grauen Stars mit Linsenimplantation, ggf. einschl. Iridektomie	15	29	14	93,3%	-5,2%	-11,1%	0,87	1,00	0,13
12.06	Appendektomie, laparoskopisch	3	14	11	366,7%	-10,6%	-41,7%	8,33	7,14	-1,19
12.05	Appendektomie, offen-chirurgisch	84	90	6	7,1%	-7,6%	16,4%	7,25	5,63	-1,62
2.01	Einseitige subtotale Schilddrüsenresektion	9	14	5	55,6%	21,1%	44,4%	4,22	3,50	-0,72
12.09	Operation einer inkarzerierten Hernie, ohne Darmresektion, einseitig	23	18	-5	-21,7%	9,6%	10,0%	7,91	6,22	-1,69
17.12	Operation des Hallux valgus/rigidus durch Resektionsarthroplastik	34	28	-6	-17,6%	31,7%	33,3%	7,76	6,75	-1,01
17.13	Kreuzbandplastik mit Implantat oder Transplantat bei Kreuzbandruptur	19	11	-8	-42,1%	29,0%	-55,6%	9,74	7,45	-2,29
5.01	Submuköse Korrektur am knöchernen Septum, einschl. Korrektur am knorpeligen Septum [...]	99	91	-8	-8,1%	-8,9%	-28,1%	4,57	4,37	-0,20
14.01	Entfernung eines Prostataadenoms, offen-chirurgisch	21	13	-8	-38,1%	37,9%	20,0%	13,76	13,08	-0,68
2.02	Beidseitige subtotale Schilddrüsenresektion	33	23	-10	-30,3%	7,7%	-36,8%	6,58	3,96	-2,62
17.06	Einbau einer Hüftgelenks-Totalendoprothese bei Coxarthrose	128	116	-12	-9,4%	12,6%	21,6%	20,66	20,38	-0,28
17.14	Entfernung von Platten und Marknägeln an großen Röhrenknochen (Femur, Tibia, Humerus)	24	12	-12	-50,0%	-2,9%	0,0%	7,79	7,83	0,04
17.07	Ersatz einer Endoprothese durch eine Hüftgelenks-Totalendoprothese	17	3	-14	-82,4%	16,7%	-16,7%	27,94	27,67	-0,27

17.09	Einbau einer Kniegelenks-Totalendoprothese	53	38	-15	-28,3%	18,7%	35,4%	21,36	22,00	0,64
15.01	Hysterektomie mit vorderer und hinterer Scheidenraffung, ggf. mit Entfernung der Adnexe	48	25	-23	-47,9%	3,6%	-55,6%	14,92	14,44	-0,48
12.02	Cholezystektomie, laparoskopisch	62	35	-27	-43,5%	2,2%	47,1%	7,94	9,14	1,20
3.02	Extrakapsuläre Operation des Grauen Stars mit Linsenimplantation [...]	898	856	-42	-4,7%	-7,8%	14,6%	1,40	1,41	0,01

AOK-Daten für Kieler Patienten (PLZ 241xx) mit Krankenhausaufenthalt in 1997 (vor Netzgründung) und 1998 (im Netz), basierend auf allen Krankenhausdaten Schleswig-Holsteins. Zum Vergleich wird die Veränderung (in %) der Krankenhausfälle von Lübecker AOK-Versicherten und vom Land Schleswig-Holstein gezeigt. Die Vergleichsgruppe Schleswig-Holstein ist ohne Versicherte aus Kiel (RPN-K) und Rendsburg (MQR) dargestellt. Fallpauschalen ohne Modellversuche.

Differenzen der Fallpauschalen zu den Fallzahlen nach Diagnosen ergeben sich aufgrund unterschiedlicher Verschlüsselungen und Abrechnungen der Krankenhäuser. Die Fallzahlen in den Diagnosegruppen enthalten auch konservativ behandelte Fälle, die insbesondere nicht als Fallpauschalen abrechenbar sind.

6.2.1.4 Konservativ behandelte Fälle

[?] Hat das Praxisnetz Einfluß auf den Anteil der konservativ behandelten Fälle in den operativen Fachabteilungen der Krankenhäuser?

Der Anteil konservativ behandelter Patienten in operativen Fachabteilungen der Krankenhäuser scheint gemäß der VdAK/AEV-Daten gestiegen zu sein: Für das Rendsburger Patientenklientel von 41,7 % auf 45,5 % (1996 zu 1998). Landesweit liegt der Anteil für AOK-Versicherte in 1998 bei 49,04 %, in Rendsburg bei 47,02 %, in Lübeck bei 41,26 % und in Kiel bei 40,84 %. Der Landestrend ist mit 0,35 % pro Monat leicht steigend.

[▶] In den Netzregionen Kiel und Rendsburg liegt der Anteil konservativ im Krankenhaus (operative Fächer) behandelter Patienten unter dem Landesdurchschnitt, wobei grundsätzlich eine Intensivierung konservativer Behandlung zu beobachten ist. Möglicherweise wirken die Vernetzten Praxen gegen diesen Landestrend, da Patienten ambulant verstärkt behandelt werden können.

Abbildung 36: Entwicklung des Anteils der konservativen Fälle in den operativen Disziplinen eines Krankenhauses (RPN-K)

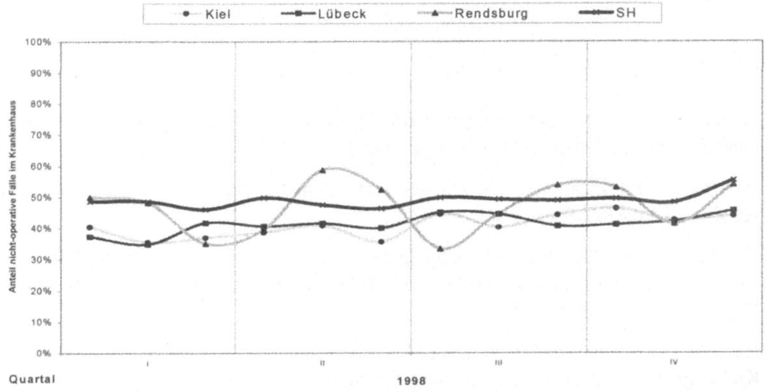

AOK-Daten für Restbudgetbereich, keine Fallpauschalen; operative Fächer: Allgemeine Chirurgie, Unfallchirurgie, Gefäßchirurgie, Herzchirurgie, Urologie, Orthopädie, Augenheilkunde, HNO

6.2.1.5 Kurzlieger

[?] Hat das Praxisnetz Einfluß auf die Kurzlieger im Krankenhausbereich für die Kieler AOK-Versicherten?

Wie ist die Entwicklung der Fallstruktur nach ICD der Kurzlieger für die Kieler AOK-Versicherten gegenüber Lübeck und Schleswig-Holstein?

Insgesamt ist die Zahl der Kurzlieger um 94 Fälle unter den Kieler AOK-Versicherten in 4 verschiedenen Diagnosegruppen gestiegen: Innere Kniegelenksschädigung, Nieren- und Harnleitersteine, Normale Entbindung und Phlegmone / Abszeß sonstiger Sitze. Bei Betrachtung der Fallzahlen entsteht der Eindruck, daß in Kiel die Anzahl der Kurzlieger im Vergleich zu Schleswig-Holstein steigt.

[▶] In der Netzregion Kiel wird der Trend zu „Kurzliegern" offensichtlich gefördert.

Tabelle 35:   **Erhöhung der Fallzahl von „Kurzliegern" (RPN-K)**

ICD	TEXT	Kieler AOK-Versicherte				Vergleich	
		1997	1998	Diff	Diff%	SH	Lübeck
717	Innere Kniegelenkschädigung	76	102	26	34,21%	35,08%	13,79%
592	Nieren- und Harnleitersteine	82	107	25	30,49%	11,33%	6,10%
650	Normale Entbindung	210	233	23	10,95%	7,92%	-7,73%
682	Phlegmone und Abszeß sonstiger Sitze	31	51	20	64,52%	19,18%	-37,50%
150	Bösartige Neubildung der Speiseröhre	15	33	18	120,00%	-10,75%	60,00%
550	Leistenbruch	43	61	18	41,86%	15,10%	80,00%
724	Sonstige [...] Affektionen des Rückens	8	26	18	225,00%	11,52%	-10,53%
374	Sonstige Affektionen des Augenlides	49	66	17	34,69%	17,02%	-50,00%
238	Neubildung unsicheren Verhaltens [...]	4	19	15	375,00%	-9,52%	100,00%

Kurzlieger sind 1 bis 3 Tage im Krankenhaus; AOK-Daten; alle weiteren Fallzahländerungen sind innerhalb normaler statistischer Schwankungen.

6.2.2 Ambulanter ärztlicher Bereich

6.2.2.1 Fachärztliche Versorgung

[?] Welche Einflüsse hat das Praxisnetz auf die Leistungserbringung für den Patienten (in einer Region) in den einzelnen Fachgruppen?

Wie ist die Punktzahlentwicklung der ärztlichen und belegärztlichen Leistungen der AOK- und VdAK/AEV-Versicherten?

Ergeben sich signifikante Unterschiede zu der Punktzahlentwicklung der Kieler AOK-Versicherten zu Lübeck und Schleswig-Holstein bzw. der Rendsburger VdAK/AEV-Versicherten zu Steinburg?

Hat das Praxisnetz Einfluß auf die Arztinanspruchnahme von AOK-Versicherten in Kiel gegenüber Lübeck und Schleswig-Holstein?

Für welche ambulanten ärztlichen Fachgruppen sind signifikante Leistungsänderungen nachweisbar?

⊡ Für das Projekt Vernetzte Praxen erwarten die Netzärzte einerseits, daß sich ihr Punktwert erhöht und andererseits, daß sie Leistungen aus dem stationären Bereich ambulant
erbringen. Dies betrifft vor allem Allgemeinärzte. Arzt/Patientenkontakte müßten sich
erhöhen.

In der folgenden Analyse stehen VdAK/AEV-Patienten im Vordergrund, die in den Regionen Rendsburg, Kiel, Itzehoe/Steinburg und Schleswig-Holstein niedergelassene Ärzte aufsuchen[175]. Die Analyse erstreckt sich über den Zeitraum 1995 bis 1998, also insgesamt über
16 Quartale.

In den Analysen sind verändernde Reformen wie die EBM-Reform zu I/1996 und zum III.
Quartal 1997 markiert, außerdem der Beginn der MQR zum IV. Quartal 1996[176] und des
RPN-K[177] zum IV. Quartal 1997. Um die Punktzahlanforderungen für die verschiedenen Patientengruppen auf einer Grafik darstellen zu können, ist die y-Achse logarithmisch aufgetragen.

▪ Anzahl der Arzt/Patientenkontakte	Abbildung 37
	Abbildung 38
	Abbildung 41
	Abbildung 39
▪ Ambulante ärztliche Leistungen über Punktzahlanforderun- gen der einzelnen Fachgruppen	Abbildung 40
	Abbildung 42
	Abbildung 44

Die Gesamtpunktzahlanforderung der RPN-K-Ärzte für die Versorgung ihrer AOK-
Patienten ist mit –2,09 % rückläufig, obwohl die Patientenfallzahl um 1,68 % steigt – die
AOK hat einen Versichertenrückgang in Kiel von –3,15 %. In Lübeck dagegen steigt die an-
geforderte Gesamtpunktzahl im Vergleichszeitraum 1997/1998 um 4,61 % bei einer Erhöhung der Patientenzahl um 7,89 % - der Versichertenrückgang beträgt –1,76 %. Der schleswig-holsteinische Trend ist gemäßigter.

Die MQR-Ärzte fordern im Vergleich 2. Halbjahr 1996 zu 2. Halbjahr 1998 insgesamt
9,74 % mehr Punkte an und behandeln 10,30 % Patienten(fälle) mehr. Damit liegen die
Rendsburger MQR-Ärzte unter dem Landesdurchschnitt, denn die schleswig-holsteinischen
Nicht-Netzärzte erhöhen ihre Punktzahlanforderungen um 13,29 % und die Fallzahl um
17,56 % bei einem Mitgliederanstieg um 2,99 %. Die kleinstädtische Vergleichsregion Itze-
hoe/Steinburg ist in ihrem Verhalten zwischen Rendsburg und Schleswig-Holstein einzuord-
nen.

▶ Die MQR- und RPN-K-Ärzte erhöhen ihre ambulanten Leistungen in geringerem Maße
als der Landesdurchschnitt.

---

[175] Diese Analyse ist damit keine arztbasierte Fachgruppenanalyse der KVSH.

[176] Vertragsbeginn ist offiziell zum 01.07.1996, da Schwierigkeiten mit der Vertragsanerkennung zu erheblichen Unsi-
cherheiten bei den Ärzten geführt haben, geht die Studie vom Netzbeginn zum IV. Quartal 1996 aus (vgl. Kapitel 4.2.1).

[177] RPN-K-Beginn für AOK-Patienten zum 01.10.1997 zur Orientierung eingetragen, möglicherweise keine Auswirkungen auf VdAK-Patienten.

Weiterhin wird jede einzelne Fachgruppe mit ihren Punktzahlanforderungen für die Patienten der Region im Gruppenvergleich vorgestellt[178]. Die Leistungserbringung der Rendsburger, Kieler, Steinburger und der übrigen schleswig-holsteinischen Ärzte für ihre Patienten ist im Verlauf parallel und mit wenigen Ausnahmen nahezu identisch: Die Leistungskurven verlaufen nahezu parallel. Offensichtlich verhalten sich die Ärzte landesweit sehr ähnlich; dies gilt sowohl für VdAK/AEV- als auch für AOK-Patienten. Auffällig für alle Fachgruppen wie für die Patienten ist ein „Dezembertief" und ein folgendes „Januarhoch". Zu Beginn eines Quartals werden mehr Punkte abgerechnet als gegen Ende. Die Leistungserbringung der hausärztlich tätigen Ärzte ist im Vergleich zu den fachärztlich Tätigen konstanter und geringen saisonalen Schwankungen unterworfen.

Die Anzahl der Arzt/Patientenkontakte verläuft insgesamt in den Regionen stabil – hier haben die EBM-Reformen offensichtlich kaum Auswirkungen. Möglicherweise hat die Praxisbudgetierung (EBM III/97) einen Einfluß auf die abnehmende Zahl von Patientenkontakten „pro Fall" von durchschnittlich 2,2 auf durchschnittlich 1,9, wobei dieser Trend in Schleswig-Holstein stärker ausgeprägt ist als in Rendsburg und Kiel. Die Netzärzte verringern die Zahl der Patientenkontakte offenbar moderater als die übrigen schleswig-holsteinischen Ärzte.

Die durchschnittliche Anzahl der (verschiedenen) Arztbesuche je Patienten im Quartal beträgt bei Kieler Netzpatienten 5,8, während in Schleswig-Holstein lediglich 5 Arztbesuche üblich sind. Kieler Netzpatienten besuchen – statistisch betrachtet – 1,8 unterschiedliche Ärzte, schleswig-holsteinische Patienten nur 1,5.

Auffällig ist, daß sich die Rendsburger Ärzte in ihren Leistungsanforderungen von den Steinburger Ärzten trennen (es entsteht eine „Fläche" zwischen der Rendsburger und der Steinburger Kurve), indem die Steinburger Punktzahlanforderungen stärker steigen als die der Rendsburger.

Einige Auffälligkeiten zu Leistungserbringung für Patienten in den Regionen durch Fachärzte seien erwähnt.

▸ Augenärztliche Leistungen für Patienten nehmen zu.

▸ Bei Gynäkologen wirkt sich die EBM-Reform 1996 in der Steigerung der Punktzahlanforderung zu Quartalsbeginn aus; wahrscheinlich bedingt durch die veränderten Mutterschaftsrichtlinien.

▸ Steinburger Patienten erhalten ab 1996 mehr HNO-Leistungen als Rendsburger Patienten.

▸ Bei den Orthopäden macht sich die EBM-Reform 1996 in einer Steigerung der Punktzahlanforderung bemerkbar, ebenso bei den Urologen.

▸ Ermächtigte Ärzte steigern ihre Punktzahlanforderungen insbesondere seit der EBM-Reform III/97; auch die Anforderungen von Polikliniken und Instituten weist einen positiven Trend auf.

[▸] Die Leistungserbringung (Punktzahlanforderung) für Rendsburger Patienten ist etwas geringer als der Landesdurchschnitt, wobei der Arzt-Patientenkontakt häufiger ist.

Die Patientenkontakte pro Fall sind rückläufig, wobei die Netzregionen hier moderat verfahren.

---

[178] Beispiel: Ein Rendsburger Patient, der sich in Kiel oder einem anderen Ort Schleswig-Holsteins behandeln läßt, ist auch in der Gruppe „Rendsburg" aufgeführt Die Analyse möchte die regionale Versorgung der Patienten erfassen. Hierdurch entsteht natürlich die im Beispiel dargelegte Unschärfe. Bei leistungserbringerbezogener Betrachtung regionaler Patienten könnte ein Anreiz bestehen, Patienten in ein Krankenhaus der Nachbarregion zu überweisen, um statistisch einen „Krankenhausvermeidungserfolg" zu erzielen.

Die Anzahl unterschiedlich aufgesuchter Ärzte nimmt deutlich zu, wobei Kiel und Rendsburg in diesem Trend führend sind.

Abbildung 37: Anzahl der Arzt/Patientenkontakte (MQR)

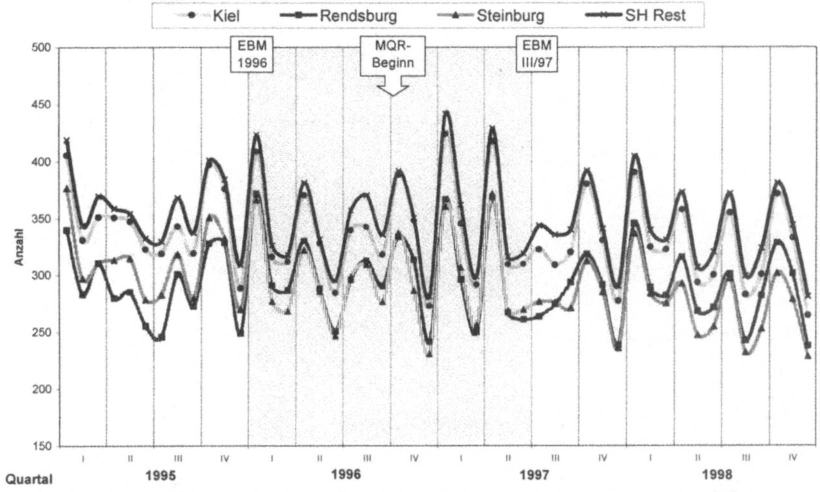

Anzahl der VdAK/AEV-Patientenkontakte je Praxis pro Monat von 1995 bis 1998 in Arztpraxen der Regionen Rendsburg, Steinburg, Kiel und Schleswig-Holstein (ohne Netzregionen Kiel und Rendsburg).

Abbildung 38: Patientenkontakte pro Fall im Quartal (MQR)

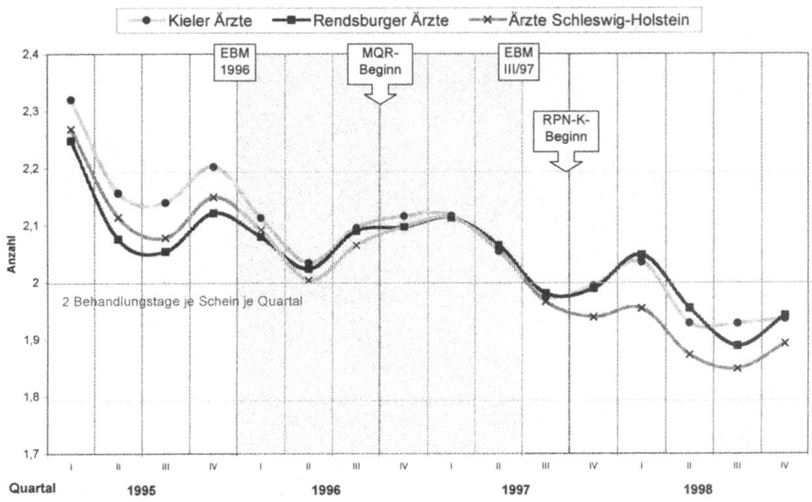

VdAK/AEV-Daten für 1995 bis 1998; als „Kontakt" ist jede Abrechnung eines Vertragsarztes für einen VdAK/AEV-Patienten gezählt.

Abbildung 39:   Anzahl unterschiedlich besuchter Ärzte (MQR)

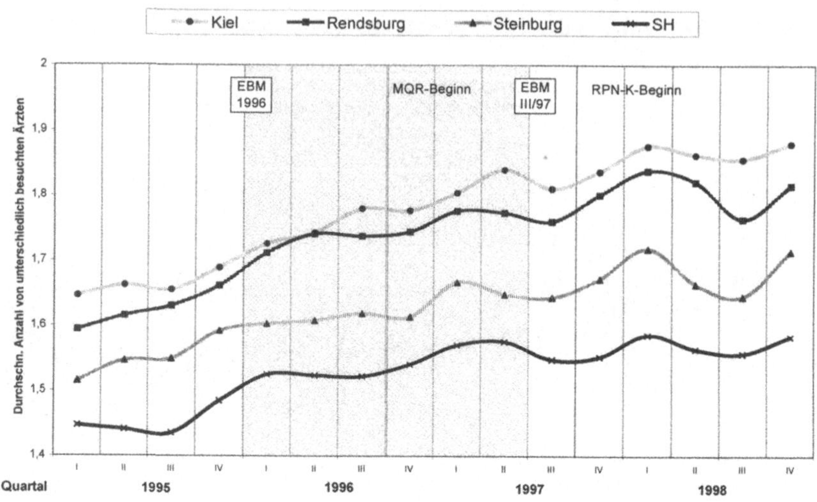

Abbildung 40:   Ambulante ärztliche Leistungen der Allgemeinärzte (MQR)

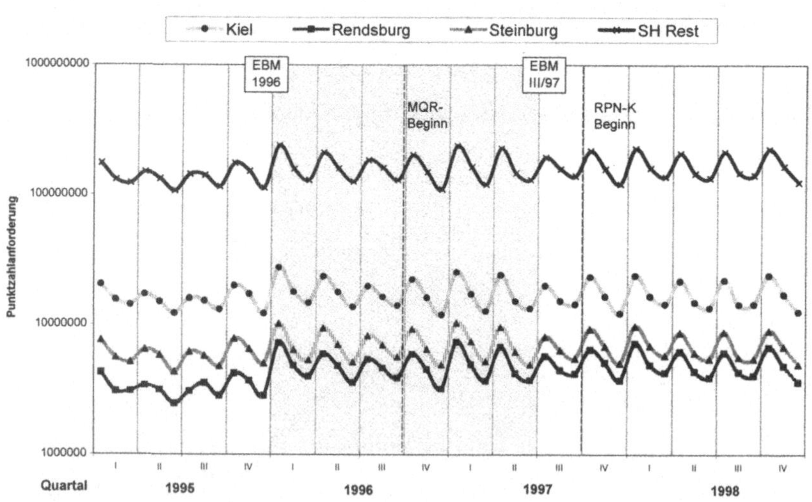

Zu den Allgemeinärzten gehören die KV-Arztgruppen 80 bis 99, zu denen auch fachübergreifende Gemeinschaftspraxen von praktischen Ärzten/Allgemeinärzten und Internisten gehören; VdAK/AEV-Daten.

Abbildung 41:   Patientenkontakte pro Monat der Allgemeinärzte (MQR)

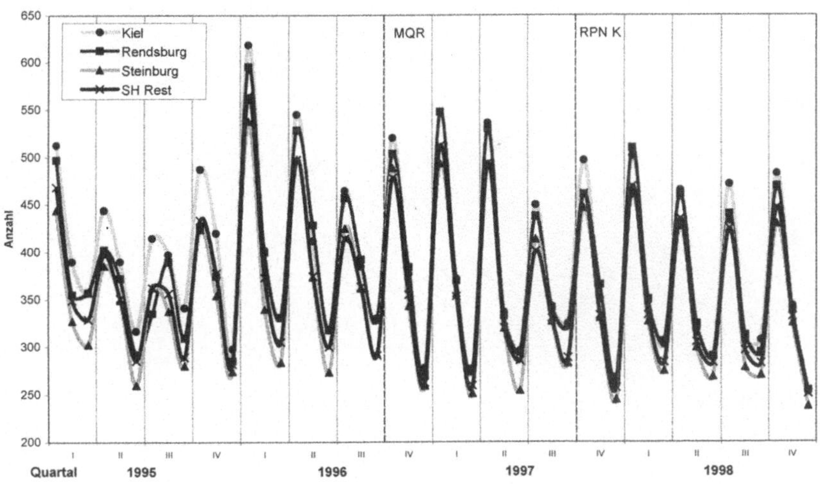

VdAK/AEV-Patienten für 1995 bis 1998.

Abbildung 42:   Ambulante ärztliche Leistungen der Internisten (MQR)

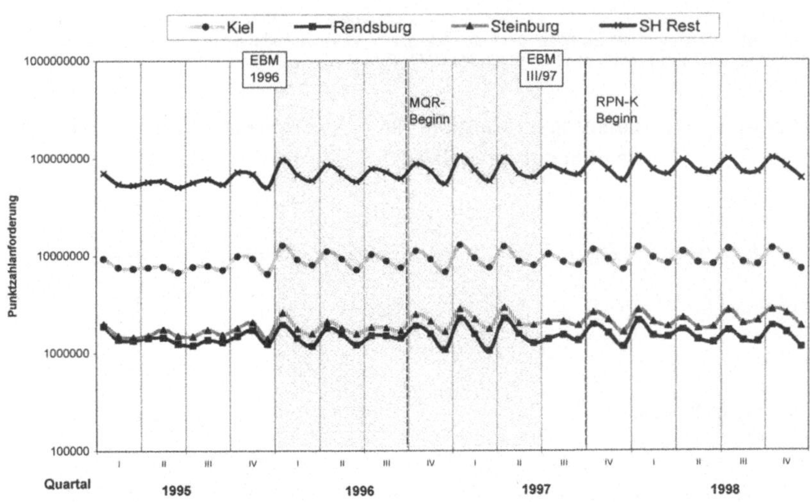

Zu den Internisten werden auch Kardiologen gerechnet (KV-Fachgruppen-Nr: 19 und 20). Eine Unterscheidung zwischen hausärztlich und fachärztlich tätigen Internisten ist aufgrund der Daten nicht möglich; VdAK/AEV-Daten

Abbildung 43: Leistungen für AOK-Patienten ausgewählter Fachgruppen (RPN-K)

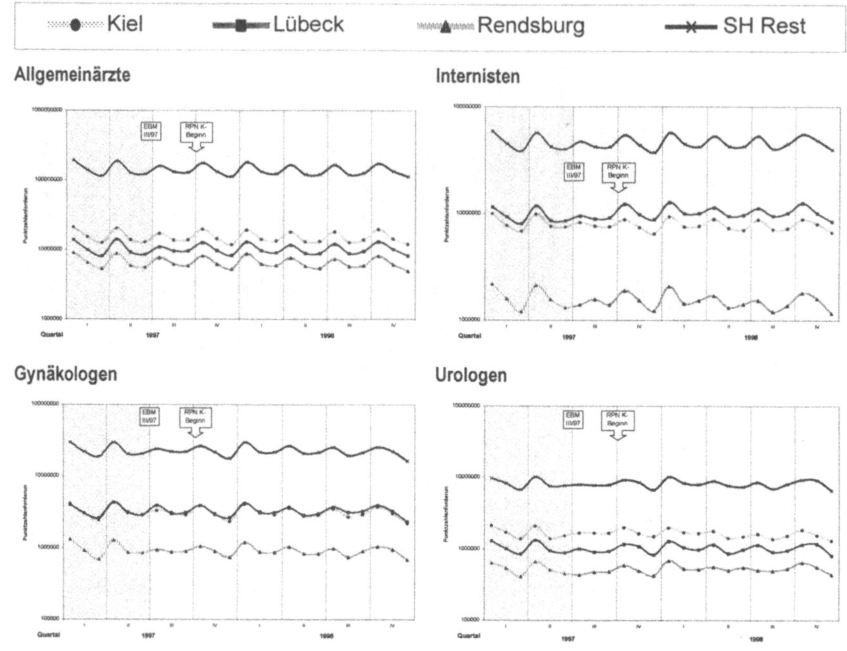

AOK-Daten von I/97 bis IV/98. Die Parallelität der Punktzahl-Anforderungskurven in den Regionen des Landes entspricht den Kurven für VdAK/AEV-Patienten.

Abbildung 44: Leistungserbringung für VdAK/AEV-Patienten in den einzelnen Fachgruppen (MQR)

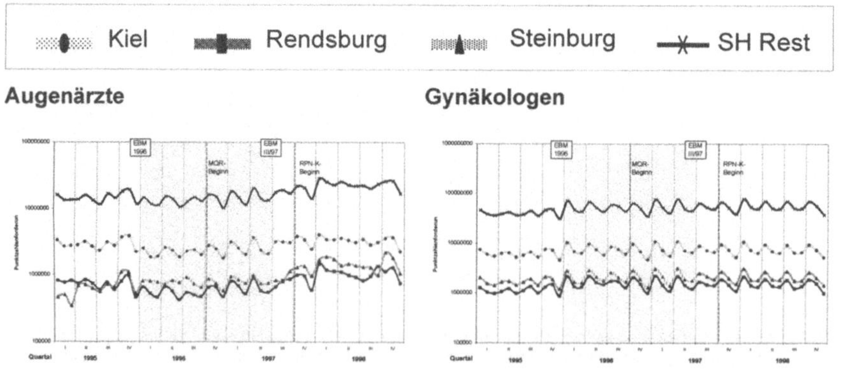

Hautärzte

HNO-Ärzte

Kinder

Orthopäden

Psychiater

Urologen

Ermächtigte Ärzte

Polikliniken / Institute

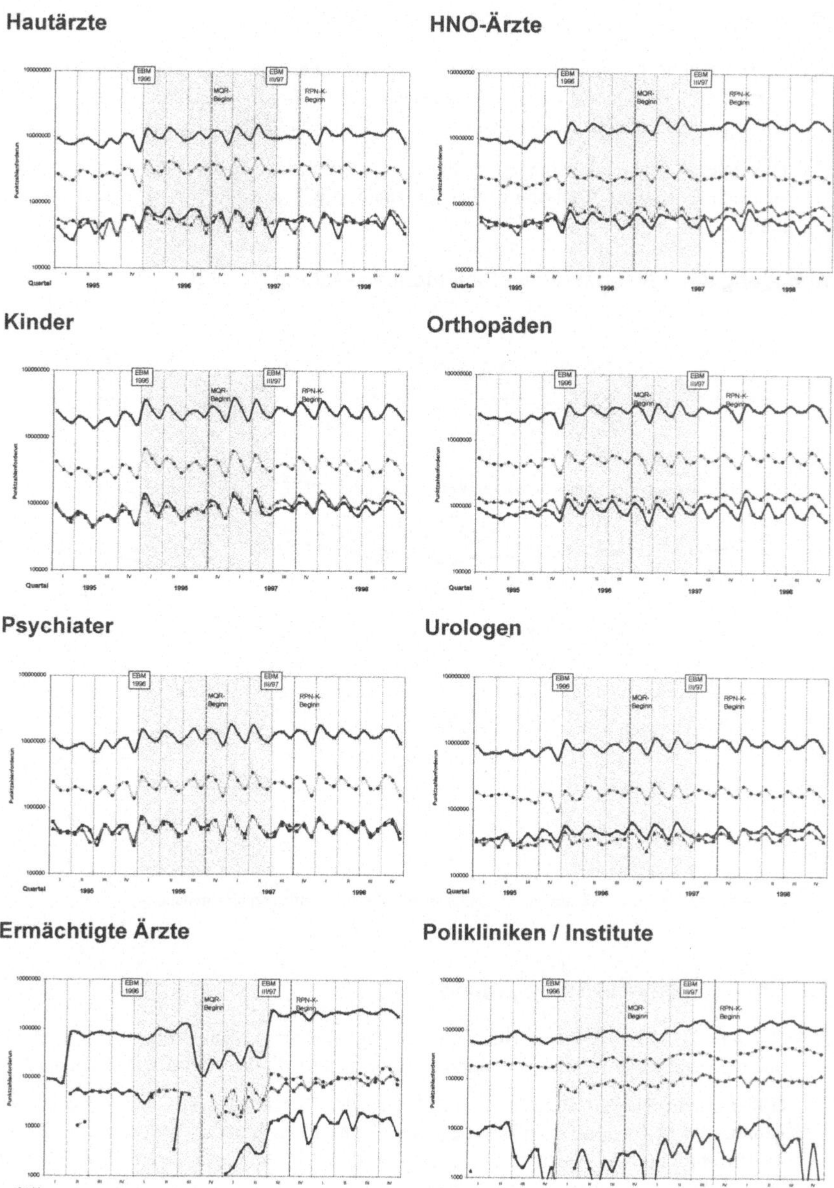

Belegärztliche Leistungen

[?] Erhöhen sich die belegärztlichen Leistungen in den Netzregionen ?

[⊡] Belegärztliche Leistungen sind von vertragsärztlichen Leistungserbringern erbracht – Vernetzte Praxen haben das Ziel, die ambulante Versorgung zu stärken. Folglich müßten die belegärztlichen Leistungen in den Netzregionen langsam steigen.

[▶] Die belegärztlichen Leistungen in den Regionen Schleswig-Holsteins werden offensichtlich in stabiler Auslastung über die Jahre 1997 bis 1998 für AOK-Patienten erbracht.

Abbildung 45: Belegärztliche Patientenbehandlung (RPN-K)

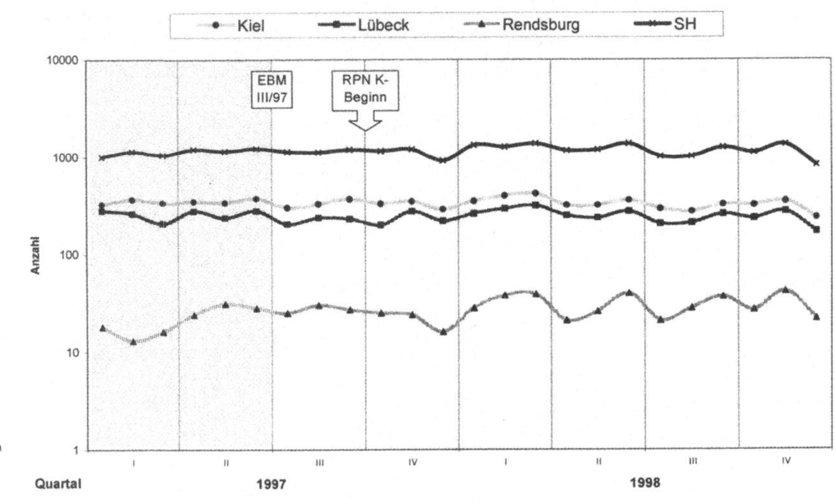

AOK-Daten 1997 bis 1998; Verzerrung durch logarithmische Darstellung für Rendsburg.

6.2.2.2 Ambulante Leistungsgruppen

[?] Hat sich die Versorgung der Netzpatienten gegenüber den Nicht-Netzpatienten im ambulanten ärztlichen Bereich seit Wirken der Vernetzten Praxen signifikant verändert?

Gibt es signifikante Unterschiede im Bereich der Arztbesuche von Netzpatienten gegenüber Nicht-Netzpatienten? Gibt es signifikante Unterschiede im Bereich der Punktzahlanforderung von Netzpatienten gegenüber Nicht-Netzpatienten? Welche Kosten im ambulanten ärztlichen Bereich verursachen Netzpatienten gegenüber Nicht-Netzpatienten?

Welche Änderungen in den <u>ambulanten Leistungsgruppen</u>[179] ergeben sich aufgrund der Vernetzten Praxen?

---

[179] Leistungsgruppen entsprechend der KVSH-Zuordnung für die Wirtschaftlichkeitsprüfung.

Ergeben sich für die Anzahl der Hausbesuche (EBM-Nrn. 25, 26, 26A,) signifikante Unterschiede für die Netzpatienten im Vergleich zu den Nicht-Netzpatienten?

Verändert sich die Anzahl der Notfallsituationen in den Praxen für Netzpatienten im Vergleich zu Nicht-Netzpatienten bzw. bei den Kieler AOK-Patienten im Vergleich zu Lübeck und Schleswig-Holstein?

▣ Für das Projekt Vernetzte Praxen erwarten die Projektbeteiligten, daß netztypische Leistungen wie Hausbesuche, Konsile oder Arztbriefe in den Netzregionen vermehrt erbracht werden. Überweisungen sollten eher zunehmen als Ausdruck der Vernetzung und der Kooperation der Netzärzte untereinander.

Die ärztlichen Notfallkontakte stellen sich „antizyklisch" zur regulären Behandlung dar: In den Sommermonaten und im Dezember nehmen Notfälle zu – die Arztpraxen sind wie ihre Patienten im Urlaub oder feiern die Weihnachts- und Neujahrstage. In Rendsburg steigt die Zahl der behandelten Notfälle, insbesondere durch die Anlaufpraxis.

Überweisungen stellen die Ärzte offensichtlich mehr in der zweiten Hälfte eines Quartals aus – sowohl in Kiel, Lübeck, Rendsburg und Schleswig-Holstein. Der EBM III/97 hat eine deutliche Auswirkung auf das Überweisungsverhalten in Schleswig-Holstein: Werden bis Mitte 1997 durchschnittlich etwa 25 Überweisungen pro Monat für VdAK/AEV-Versicherte ausgestellt, steigt die Überweisungszahl auf fast 50 an. Diese Entwicklung gilt auch für Kiel. In Rendsburg und Steinburg dagegen bleiben die Überweisungen stabil.

▶ Die Netzregion Rendsburg beteiligt sich offensichtlich nicht an der durch die EBM-Reform III/1997 ausgelösten „Überweisungswelle".

In Rendsburg werden in Verbindung mit der Anlaufpraxis mehr Notfälle versorgt.

Die Anzahl der Hausbesuche ändert sich in den Netzregionen nicht.

Die Leistungserbringung in den einzelnen Leistungsgruppen[180] ist über Schleswig-Holstein verteilt sehr stabil.

In den vertragsärztlichen Leistungsgruppen sind zusätzlich folgende Besonderheiten festzustellen, die für Kiel, Rendsburg, Steinburg und Schleswig-Holstein gleichermaßen gelten:

▶ Hausbesuche sind über das gesamte Jahr stabil angefordert, zu Quartalsbeginn offensichtlich am häufigsten.

▶ Beratungsleistungen benötigen Patienten offensichtlich im Januar am nötigsten.

▶ Ärzte untersuchen Patienten eher zu Quartalsbeginn.

▶ Früherkennungsuntersuchungen werden eher zu Jahresbeginn durchgeführt.

▶ Die Laborbasisleistungen sind zu Jahresbeginn und im April (zu Beginn des zweiten Quartals) höher als im konstanten Jahresdurchschnitt.

▶ Die Mutterschaftsvorsorge darf nur einmal pro Quartal abgerechnet werden – dies geschieht hauptsächlich zu Beginn eines Quartals[181].

---

[180] Entsprechend der Wirtschaftlichkeitsprüfung der KVSH.

[181] Die für die Betreuung der Schwangerschaft vorgesehene EBM-NR. 100 wird bei dem ersten Arzt-Patienten-Kontakt im Quartal abgerechnet. Damit sind alle dort beschriebenen Leistungen im Rahmen der Mutterschafts-Vorsorge abgegolten. Schwangere Frauen kommen in der Regel bis zur 32. Schwangerschaftswoche im 4-Wochen-Rhythmus, bis zur 40. Woche dann alle zwei Wochen, soweit die Schwangerschaft regelrecht verläuft.

Abbildung 46:   Notfälle in den Praxen Schleswig-Holsteins (MQR)

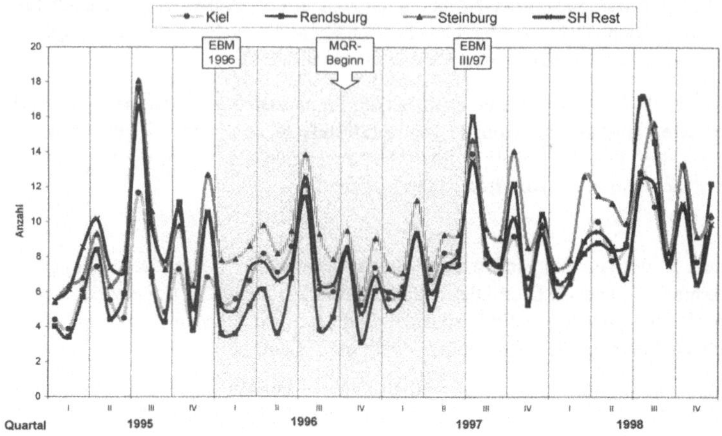

Anzahl der Notfall-Patienten (VdAK/AEV-Versicherte) entsprechend der Satzart „Notfall-dienst/Vertretung/Notfall" pro Monat von 1995 bis 1998 in Arztpraxen der Regionen Rendsburg, Steinburg, Kiel und Schleswig-Holstein (ohne Netzregionen Rendsburg und Kiel).

Abbildung 47:   Überweisungen für die Patienten (MQR)

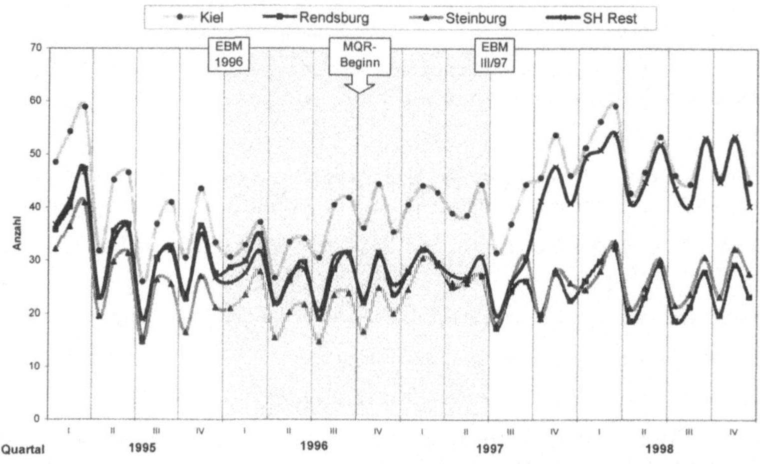

Anzahl der Überweisungen (VdAK/AEV-Versicherte) entsprechend der Satzart „Überweisungsfall" pro Monat von 1995 bis 1998 in Arztpraxen der Regionen Rendsburg, Steinburg, Kiel und Schles-wig-Holstein (ohne Netzregionen Rendsburg und Kiel).

Abbildung 48: Entwicklung von Hausbesuchen (MQR)

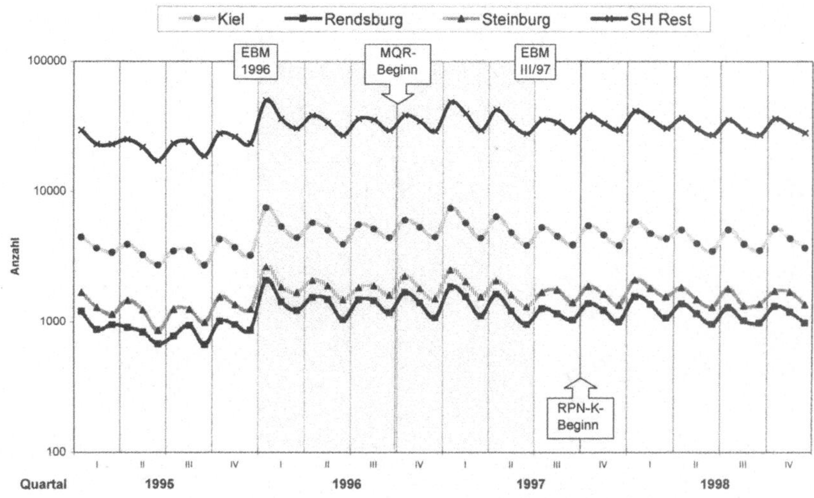

Anzahl der Hausbesuche für VdAK/AEV-Versicherte, die nach den EBM-Ziffern 25, 26 und 26 a pro
Monat von 1995 bis 1998 in den Arztpraxen der Regionen Rendsburg, Steinburg, Kiel und Schleswig-Holstein (ohne Netzregionen Rendsburg und Kiel) abgerechnet werden.

Abbildung 49: Leistungsgruppe Besuche (MQR)

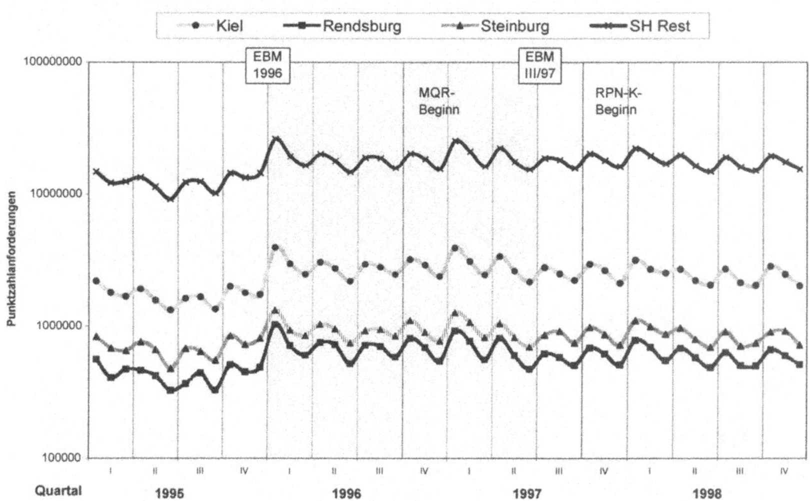

Analyse gemäß der KVSH-Leistungsgruppe 2: Besuche der KV Wirtschaftlichkeitsprüfung; folgende EBM-Ziffern sind gruppiert für den EBM 1996-1998 (25, 26, 26 a, 28, 29, 32, 33, 29, 9002) und
für den EBM 1995 (25, 26, 27, 29, 30, 31, 32, 33, 9002).

Abbildung 50: Beratungen (MQR)

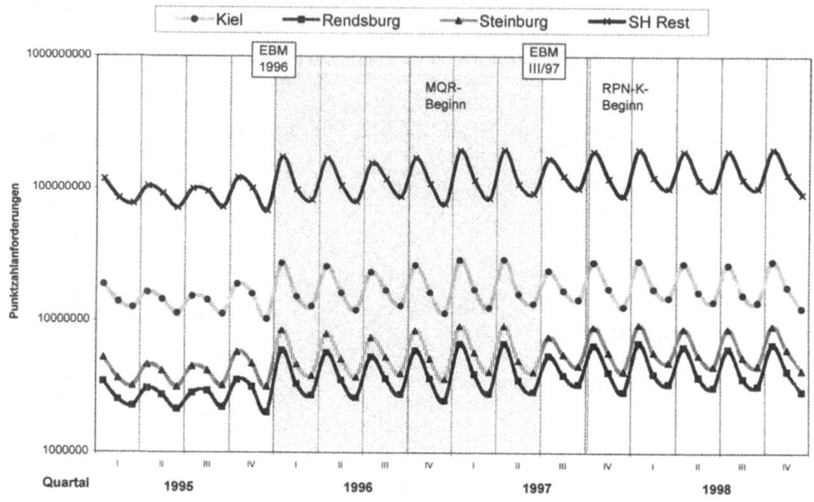

Analyse gemäß der KVSH-Leistungsgruppe für VdAK/AEV-Patienten aus den Regionen Rendsburg, Steinburg, Kiel und Schleswig-Holstein (ohne Netzregionen Rendsburg und Kiel).

Abbildung 51: Untersuchungen (MQR)

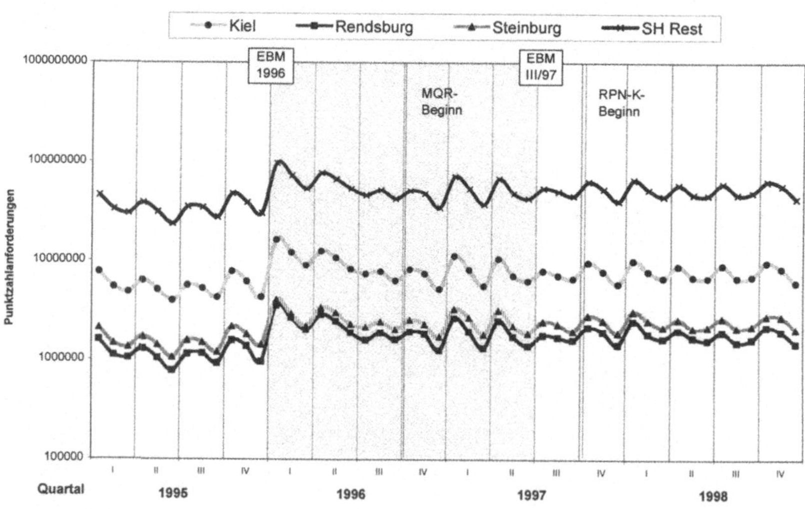

Analyse gemäß der KVSH-Leistungsgruppe für VdAK/AEV-Patienten aus den Regionen Rendsburg, Steinburg, Kiel und Schleswig-Holstein (ohne Netzregionen Rendsburg und Kiel).

Abbildung 52:   Entwicklung von Früherkennungsuntersuchungen (MQR)

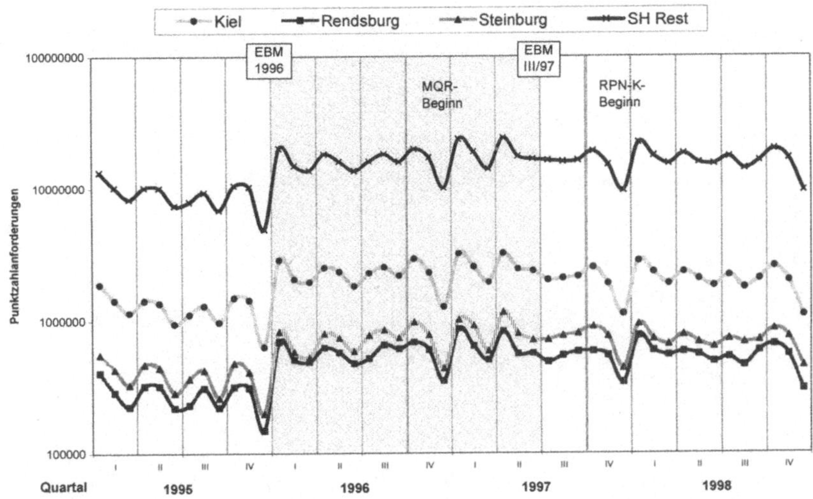

Analyse gemäß der KVSH-Leistungsgruppe für VdAK/AEV-Patienten aus den Regionen Rendsburg, Steinburg, Kiel und Schleswig-Holstein (ohne Netzregionen Rendsburg und Kiel).

Abbildung 53:   Labor-Basisleistungen (MQR)

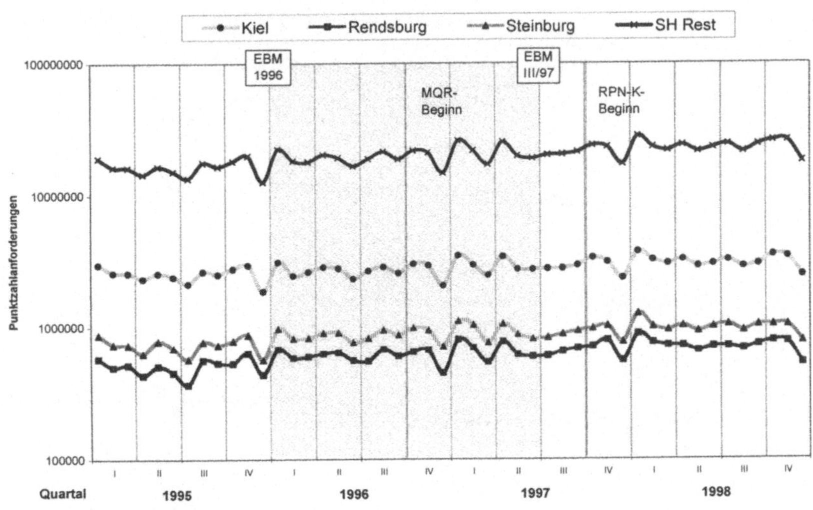

Analyse gemäß der KVSH-Leistungsgruppe für VdAK/AEV-Patienten aus den Regionen Rendsburg, Steinburg, Kiel und Schleswig-Holstein (ohne Netzregionen Rendsburg und Kiel).

Abbildung 54:   Labor-Spezialleistungen (MQR)

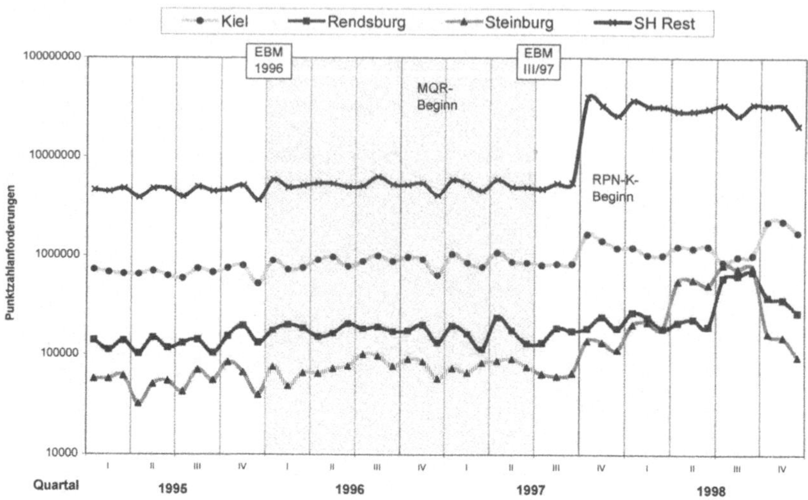

Analyse gemäß der KVSH-Leistungsgruppe für VdAK/AEV-Patienten aus den Regionen Rendsburg, Steinburg, Kiel und Schleswig-Holstein (ohne Netzregionen Rendsburg und Kiel); Punktzahlanstieg zu IV/97 wahrscheinlich bedingt durch Veränderungen der großen Gemeinschaftslabore.

Abbildung 55:   Röntgenleistungen (MQR)

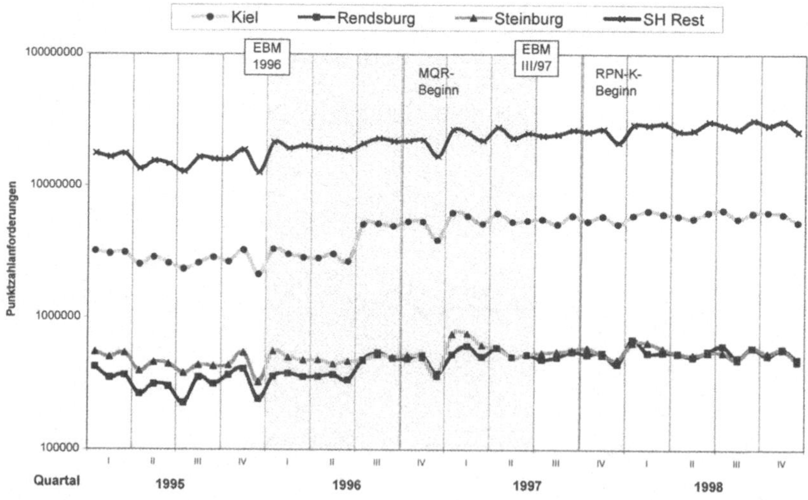

Analyse gemäß der KVSH-Leistungsgruppe für VdAK/AEV-Patienten aus den Regionen Rendsburg, Steinburg, Kiel und Schleswig-Holstein (ohne Netzregionen Rendsburg und Kiel). Die Frage nach der Verlagerung von „Großgeräte-Leistungen" von stationär nach ambulant kann aufgrund der Datenlage nicht beantwortet werden.

Abbildung 56: Physikalisch-medizinische Leistungen (MQR)

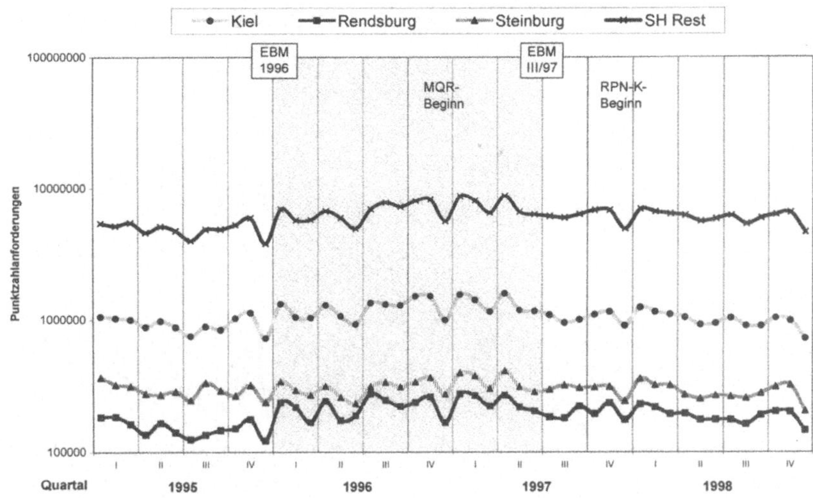

Analyse gemäß der KVSH-Leistungsgruppe für VdAK/AEV-Patienten aus den Regionen Rendsburg, Steinburg, Kiel und Schleswig-Holstein (ohne Netzregionen Rendsburg und Kiel).

Abbildung 57: Entwicklung der Schwangerschafts-Verhütung (MQR)

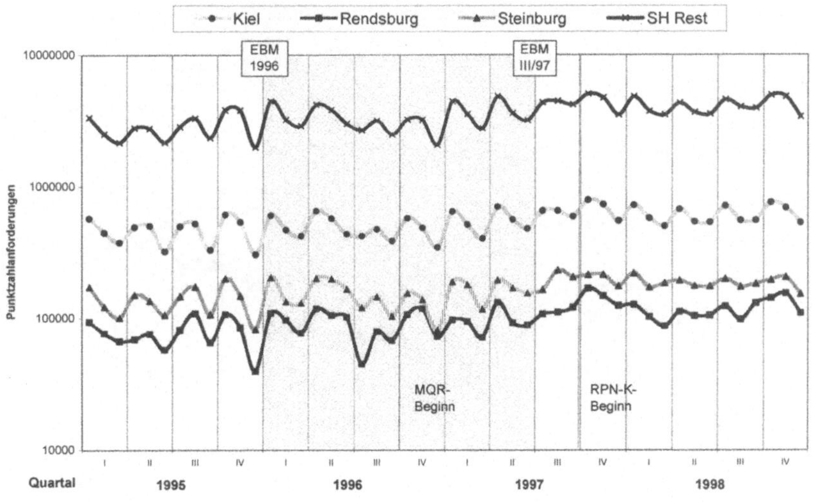

Analyse gemäß der KVSH-Leistungsgruppe für VdAK/AEV-Patienten aus den Regionen Rendsburg, Steinburg, Kiel und Schleswig-Holstein (ohne Netzregionen Rendsburg und Kiel).

Abbildung 58:　Entwicklung Mutterschaftsvorsorge (MQR)

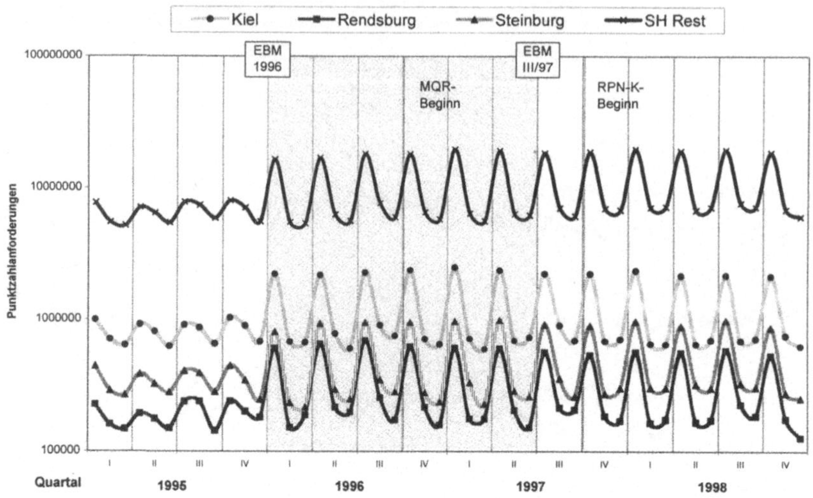

Analyse gemäß der KVSH-Leistungsgruppe für VdAK/AEV-Patienten aus den Regionen Rendsburg, Steinburg, Kiel und Schleswig-Holstein (ohne Netzregionen Rendsburg und Kiel).

Abbildung 59:　„Kosten" in der vertragsärztlichen Abrechnung (MQR)

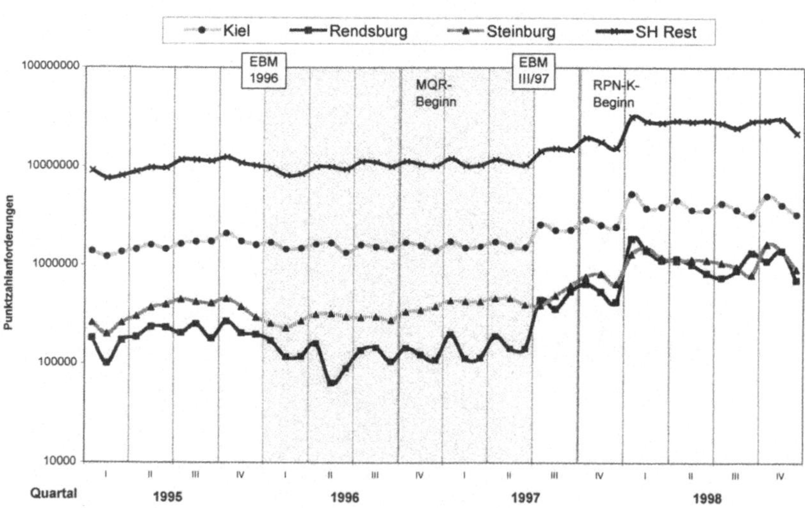

Analyse gemäß der KVSH-Leistungsgruppe „Kosten" (z. B. Briefmarke) für VdAK/AEV-Patienten aus den Regionen Rendsburg, Steinburg, Kiel und Schleswig-Holstein (ohne Netzregionen Rendsburg und Kiel); ab I/98 sind zusätzliche „Kosten" und Vergütungen für besondere Vereinbarungen unter „Kosten" verbucht.

Abbildung 60:   Sonderleistungen (MQR)

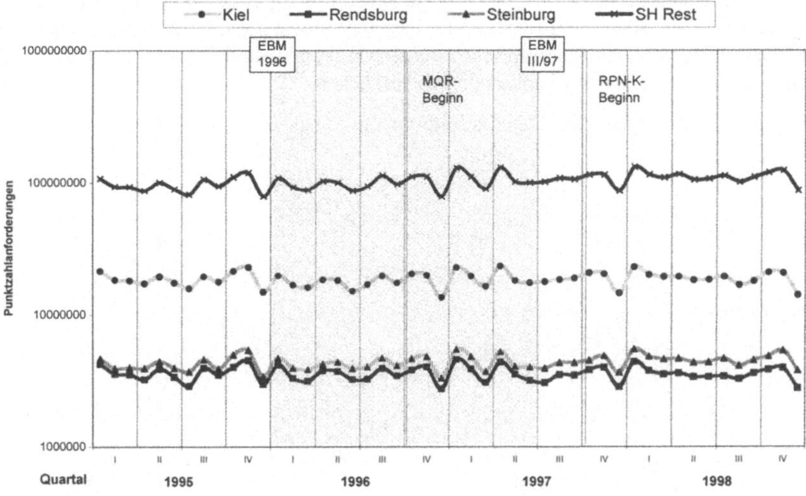

Analyse gemäß der KVSH-Leistungsgruppe für VdAK/AEV-Patienten aus den Regionen Rendsburg, Steinburg, Kiel und Schleswig-Holstein (ohne Netzregionen Rendsburg und Kiel).

6.2.3 Arzneimittel

[?] Hat das Praxisnetz Einfluß auf das Verordnungsverhalten der Netzärzte gegenüber Nicht-Netzärzten?

Verändert sich das Verordnungsvolumen der Netzärzte gegenüber Nicht-Netzärzten?

[⌗] Für das Projekt Vernetzte Praxen erwarten die Netzärzte und Vertragspartner, daß sich die Arzneimittelausgaben verringern. Ein Weg zur Reduktion des Arzneimittelvolumens wäre die Erhöhung des Generika-Anteils am Verordnungsvolumen für hochverordnende Fachgruppen, also Allgemeinärzte, Internisten und Urologen.

Für die Arzneimittel-Analysen kann die AOK-Schleswig-Holstein über ihr Arztberatungsprogramm PharmPro®[182] in Zusammenarbeit mit der GS_bG sowohl die Kosten als auch die verordneten Arzneimittelsubstanzen der Kieler Netzärzte darstellen. Die Arzneimittelkosten sind Brutto-Ausgaben[183], die den Apotheken-Rabatt von 5 % und die Zuzahlungen des Patienten enthalten – de facto bezahlt die Krankenkasse lediglich die Netto-Kosten der Arzneimittel für Patienten. Diese Analysen sind arzt[184]- und nicht patientenbezogen, wie die Analy-

---

[182] PharmPro® ist vom WIdO in Zusammenarbeit mit dem Bundesverband der Ortskrankenkassen seit 1997 entwickelt. Die AOK-Schleswig-Holstein stellt mit ihrem Arzneimittelreferat die aufgeführten Daten (Stand: Mai 1999) zur Verfügung.

[183] In diesem Abschnitt 6.2.3 werden unter „Kosten" die Ausgaben der AOK entsprechend der PharmPro®-Terminologie verstanden.

[184] Genauer: Leistungserbringer, d. h. KV-Abrechnungsnummer entsprechend einer Arztpraxis

sen in Kapitel 6.2.1 und 6.2.2. Damit entstehen bei Gegenüberstellung zum vertragsärztlichen und akutstationären Bereich leichte Verzerrungen.

Zum Vergleich sind in der schleswig-holsteinischen Vergleichsgruppe alle Ärzte zusammengefaßt[185]; die Kieler und Rendsburger Netzärzte sowie die Lübecker Ärzte können aus Software-Gründen nicht ausgeschlossen werden. Weiterhin werden Kieler Praktiker und Internisten mit ihrer Lübecker Facharztgruppe verglichen.

Folgende Analysen durchleuchten das Verordnungsverhalten der Netzärzte:

■ Arzneimittel-Verordnungen und –Kosten des RPN-K im Vergleich zu Schleswig-Holstein (Kapitel 6.2.3.1)	Tabelle 36 Tabelle 37 Abbildung 61 Abbildung 62
■ Arzneimittel-Verordnungen und –Kosten der Kieler Praktiker und Internisten im Vergleich zu Lübeck (Kapitel 6.2.3.1)	Tabelle 38 Tabelle 39 Abbildung 63
■ Die kostenintensivsten und verordnungsstärksten Arzneimittel mit Substitutionspotential (Kapitel 6.2.3.2)	Tabelle 40 Tabelle 41 Tabelle 42 Abbildung 64 Abbildung 65

In die Auswertung sind von 279 Kieler Netzpraxen (III/98) 242 Praxen eingegangen, da Ärzte ohne Verordnungen (Anästhesisten, Pathologen, Neuropathologen, Histologen, Laborärzte, Psychotherapeuten ohne Verordnungen) bzw. Ärzte ohne ausreichende Datendokumentation für III/97 und III/98 nicht berücksichtigt werden. Weiter ist eine Praxis mit besonderen Verordnungen nicht in der Statistik berücksichtigt. Ein Gynäkologe hat sich erst in 1998 niedergelassen und wird trotzdem berücksichtigt. Die Auswertung berücksichtigt die Netzärzte unabhängig von der Dauer ihrer Netzzugehörigkeit. Für die Kieler Netzärzte ergeben sich Ungenauigkeiten aus Arztwechseln innerhalb einer Gemeinschaftspraxis, die nicht in den Vergleich eingegangen sind.

Kieler und schleswig-holsteinische Arzneimittelpatienten lassen sich aufgrund ihrer Altersstruktur gut miteinander vergleichen; in Kiel ist der Anteil an 50 – 59jährigen etwa 2 %Punkte höher, während in Schleswig-Holstein über 70jährige mehr vertreten sind.

6.2.3.1 Arzneimittel-Verordnungen der Fachgruppen

Die Kieler Allgemeinärzte und Internisten verursachen etwa 72 % der Arzneimittel-Verordnungen, d. h. im III. Quartal 1998 mit 158.500 Verordnungen beispielsweise DM 6.735.521,-[186] (79 % der Gesamtkosten[187]). Allerdings sind 9 urologische Praxen mit je einem Verordnungsvolumen von DM 54.079,- für 6 % des Verordnungsvolumens verantwortlich und damit an 3. Stelle der „Hochverordner". In Schleswig-Holstein verursachen die

---

[185] PharmPro-EIS-Auswertung AOK-Schleswig-Holstein Stand Mai 1999

[186] Die Arzneimitteldaten sind auf der Grundlage von PharmPro®errechnet und ergeben bei Hochrechnung nicht die Gesamtsumme der Arzneimittelausgaben, da Verordnungen sonstiger Leistungserbringer, die nicht über Apothekenrechenzentren erfaßt sind, nicht enthalten sind (ca. 2,7 %).

[187] Ohne eine Kieler Praxis mit besonderem Verordnungsverhalten.

Allgemeinärzte/Internisten sogar 83 % der Gesamtverordnungskosten von DM 101.421.428,- (im III. Quartal 1998).

Im Vergleich 1997 und 1998 fällt der Kosten- und Verordnungszuwachs der Nervenärzte und Gynäkologen (insbesondere in Kiel) von 35 bis 40 % auf. Dies mag an einem Innovationspräparat zur Behandlung der Multiplen Sklerose liegen und an ambulanter Chemotherapie in der Gynäkologie. Weiterführende Details sind die traditionell bei den Hautärzten viel verordneten Nichtfertig-Arzneimittel; für andere Fachgruppen spielen die Kosten der Nichtfertig-Arzneimittel kaum eine Rolle.

▶ Grundsätzlich sind die Verordnungskosten der Kieler Netzärzte höher als im Vergleich zu Lübeck oder Schleswig-Holstein, allerdings steigen die Verordnungskosten der Kieler weniger an im Vergleich III/97 zu III/98.

In der Arzneimittelversorgung gibt es erhebliche regionale Unterschiede.

Abbildung 61:   Anteil der Fachgruppen an den Verordnungen (Schleswig-Holstein)

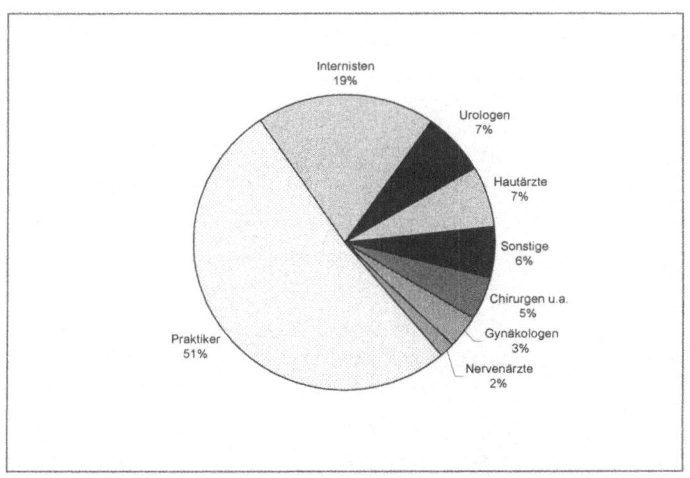

Anteil der Fachgruppen an der Gesamtzahl der Verordnungen für III/1997 (die Anteile sind über die untersuchten Quartale relativ stabil). Sonstige: Orthopäden und Kinderärzte; Chirurgen mit Augen- und HNO-Ärzten; Praktiker ohne Praxis mit besonderem Verordnungsverhalten.

Tabelle 36:   Arzneimittel-Verordnungen und -Kosten für RPN-K-Ärzte

Arzt -Gruppe	II/1997					III/1997				
	Zahl der Ärzte	Verordnungen		Kosten		Zahl der Ärzte	Verordnungen		Kosten	
Chirurgen FAM	29	11.289		210.321		29	9.054		157.386	
u. a.* NFAM		1.115	12.404	24.040	234.361		942	9.996	17.115	174.501
Frauenärzte FAM	26	5.452		189.775		26	4.641		142.068	
NFAM		149	5.601	6.421	196.196		369	5.010	6.835	148.903
Hautärzte FAM	16	7.950		248.454		16	6.433		198.112	
NFAM		9.114	17.064	214.177	462.631		6.909	13.342	152.541	350.653
Internisten FAM	37	43.884		2.115.500		37	32.947		1.597.429	
NFAM		6.290	50.174	168.291	2.283.791		6.162	39.109	153.487	1.750.916

Arzt-Gruppe		Zahl der Ärzte	II/1997 Verordnungen		Kosten		Zahl der Ärzte	III/1997 Verordnungen		Kosten	
Nervenärzte	FAM	9	3.977		198.061		9	3.568		181.380	
	NFAM		28	4.005	1.319	199.380		36	3.604	3.935	185.315
Praktiker^	FAM	85	106.759		4.262.957		85	85.049		3.275.136	
	NFAM		20.744	127.503	463.814	4.726.771		18.720	103.769	430.487	3.705.623
Sonstige°	FAM	30	11.169		185.424		30	9.822		150.715	
	NFAM		1.232	12.401	29.163	214.587		1.306	11.128	29.369	180.084
Urologen	FAM	9	4.967		431.355		9	3.785		381.288	
	NFAM		12.145	17.112	80.991	512.346		9.780	13.565	71.770	453.058
Summe	AM	241		246.264		8.830.063	241		199.523		6.949.053

Arzt-Gruppe		Zahl der Ärzte	II/1998 Verordnungen		Kosten		Zahl der Ärzte	III/1998 Verordnungen		Kosten	
Chirurgen u. a.*	FAM	29	10.558		201.819		29	9.930		198.498	
	NFAM		1.117	11.675	16.951	218.770		952	10.882	18.214	216.712
Frauenärzte	FAM	27	5.493		192.951		27	5.486		193.863	
	NFAM		268	5.761	4.849	197.800		523	6.009	7.194	201.057
Hautärzte	FAM	16	7.168		249.630		16	6.854		244.493	
	NFAM		7.715	14.883	180.084	429.714		6.932	13.786	180.094	424.587
Internisten	FAM	37	37.970		1.991.704		37	37.976		2.035.666	
	NFAM		6.729	44.699	202.681	2.194.385		6.502	44.478	245.052	2.280.718
Nervenärzte	FAM	9	3.933		230.394		9	3.731		250.688	
	NFAM		37	3.970	5.697	236.091		24	3.755	1.553	252.241
Praktiker^	FAM	85	94.466		3.886.215		85	95.388		4.013.066	
	NFAM		18.146	112.612	491.979	4.378.194		18.634	114.022	441.737	4.454.803
Sonstige°	FAM	30	11.383		185.089		30	11.038		181.646	
	NFAM		1.740	13.123	32.033	217.122		1.740	12.778	35.718	217.364
Urologen	FAM	9	4.132		419.292		9	4.377		424.724	
	NFAM		11.729	15.861	62.874	482.166		10.853	15.230	61.988	486.712
Summe	AM	242		222.584		8.354.242	242		220.940		8.534.194

In die Auswertung sind von 279 Leistungserbringern 241 eingegangen. ^Eine Praxis ist aufgrund ihrer besonderen Verordnungen (Anzahl, Wirkstoffe, Kosten) nicht in der Auswertung berücksichtigt.
*: Augen- und HNO-Ärzte; °: Orthopäden und Kinderärzte

FAM: Fertig-Arzneimittel
NFAM: Nichtfertig-Arzneimittel
Quelle: PharmPro®-Auswertung der AOK-Schleswig-Holstein.

Tabelle 37: Arzneimittel-Verordnungen und -Kosten in SH der schleswig-holsteinischen Vertragsärzte

Arzt- Gruppe	II / 1997		III / 1997		II/ 1998		III / 1998	
	Verordnungen [n]	Kosten [DM]	Verordnungen [n]	Kosten [DM]	Verordnungen [n]	Kosten [DM]	Verordnungen [n]	Kosten [DM]
Gesamtheit#	2.712.236	104.158.820	2.142.428	81.166.498	2.449.552	99.946.739	2.448.969	101.421.428
Augenärzte	64.833	1.147.199	50.686	852.320	59.241	1.118.847	56.620	1.116.866
Chirurgen	16.085	390.998	12.433	266.607	15.019	339.705	15.479	353.813
HNO-Ärzte	34.140	662.822	26.433	519.620	34.554	682.393	30.622	634.903
Gynäkologen	74.046	2.355.658	62.202	1.913.724	69.145	2.228.876	68.593	2.195.332
Hautärzte	52.854	1.614.497	41.298	1.334.284	48.894	1.674.693	46.396	1.650.649
Internisten	437.813	20.503.307	329.709	15.647.198	385.240	19.638.486	386.119	19.965.033
Nervenärzte	57.423	3.031.759	47.465	2.554.893	52.588	3.165.394	52.098	3.272.687
Praktiker	1.768.785	66.667.176	1.398.228	51.420.845	1.576.534	62.548.366	1.588.358	63.902.515
Kinderärzte	103.694	1.603.420	92.035	1.386.769	105.091	1.674.853	100.418	1.539.540
Orthopäden	31.976	663.154	27.935	511.097	34.222	639.746	35.326	641.948
Urologen	27.811	2.211.330	21.933	1.923.088	27.123	2.419.966	27.862	2.401.167
Summe	2.669.460	100.851.320	2.110.357	78.330.445	2.407.651	96.131.325	2.407.891	97.674.453

Die Werte enthalten auch die Kieler wie Rendsburger Netzärzte und die Lübecker Ärzte. Die Zahlen beinhalten nur Fertig-Arzneimittel und keine Nichtfertig-Arzneimittel.

#: Mit Gesamtheit sind alle Verordner in Schleswig-Holstein gemeint, auch diejenigen, die nicht in dieser Tabelle als Fachgruppe aufgeführt sind.
Quelle: PharmPro®-EIS-Auswertungen

Bei Vergleich der Kieler Praktiker (79 Praxen) mit Lübecker Praktikern (103 Praxen) fällt auf, daß die Lübecker Praktiker ihre Verordnungskosten um 2,63 %Punkte mehr gesteigert haben (III/97 zu III/98), allerdings verordnen die Lübecker Praktiker je Patient und Quartal Arzneimittel im Wert von DM 170,70 und die Kieler von DM 190,72. Die Kieler Praktiker verordnen häufiger pro Patient und Quartal (4,51 im Vergleich zu 4,25) und teurer (Kosten je Verordnung: DM 42,27 im Vergleich zu DM 40,14).

Die Internisten von Kiel (31 Praxen) und Lübeck (51 Praxen) haben die Kosten ihrer Verordnungen im Vergleich der III. Quartale 1997 und 1998 um ca. 38 % gesteigert – bei ihnen machen sich die veränderten Zuzahlungen durch das 2. NOG-GKV zum 1. Juli 1997 stark bemerkbar. Auch die Kieler Internisten verordnen mehr (4,63 im Vergleich zu 4,49) und teurer (Kosten je Verordnung DM 54,58 im Vergleich zu DM 51,76). Die Kieler Internisten verordnen für alle Altersgruppen bis 70 Jahre mehr als die Lübecker.

Abbildung 62: Arzneimittelpatienten Kiel und Schleswig-Holstein (RPN-K)

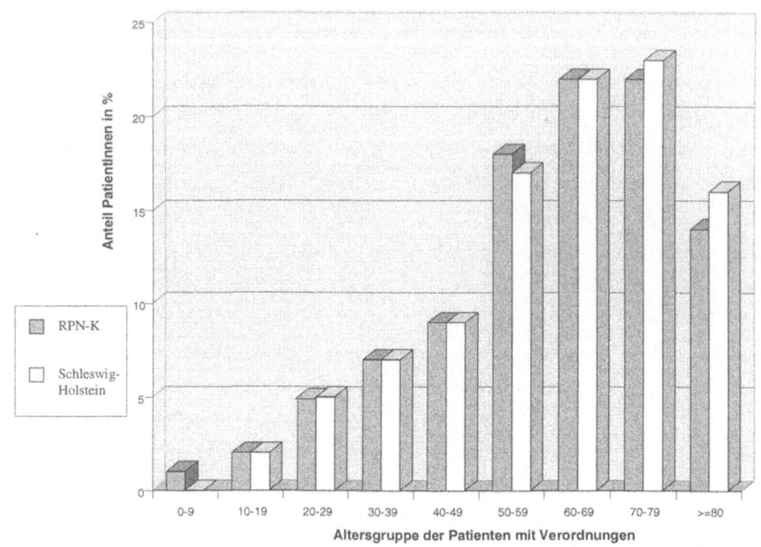

Quartal III/98; Quelle: PharmPro®-EIS AOK-Schleswig-Holstein

Tabelle 38: Verordnungskosten der Praktiker Kiels (RPN-K) im Vergleich zu Praktikern in Lübeck

	III. Quartal 1997	III. Quartal 1998	Diff%
Praktiker RPN-K (79 Praxen)			
Kosten aller Verordnungen	3.116.234 DM (39.446 DM je Arzt)	3.917.294 DM (49.586 DM je Arzt)	25,71%
Anzahl Patienten	19.118 (242 je Arzt)	20.540 (260 je Arzt)	7,44%
Kosten je Verordnung	38,41 DM	42,27 DM	10,05%
Verordnungen je Patient	4,24	4,51	6,37%
Verordnungskosten je Patient	163,00 DM	190,72 DM	17,01%
Praktiker Lübeck (103 Praxen)			
Kosten aller Verordnungen	3.370.057DM (32.719 DM je Arzt)	4.325.073 DM (41.991 DM je Arzt)	28,34%
Anzahl Patienten	23.587 (229 je Arzt)	25.338 (246 je Arzt)	7,42%
Kosten je Verordnung	35,56 DM	40,14 DM	12,88%
Verordnungen je Patient	4,02	4,25	5,72%
Verordnungskosten je Patient	142,88 DM	170,70 DM	19,47%

PharmPro®-Analysen der AOK-Schleswig-Holstein, Stand Mai 1999. In die Analyse sind 79 allgemeinärztliche Praxen/Gemeinschaftspraxen aus dem RPN-K eingegangen und 103 aus Lübeck. Die Kieler Praxen sind ohne eine Praxis mit besonderen Verordnungen dargestellt.

Tabelle 39: **Verordnungskosten der Internisten Kiels (RPN-K) im Vergleich zu Internisten in Lübeck**

	III. Quartal 1997	III. Quartal 1998	Diff%
Internisten Kiel (31 Pr.)			
Kosten aller Verordnungen	1.157.267 DM (37.331 DM je Praxis)	1.598.770 DM (51.573 DM je Praxis)	38,15%
Anzahl Patienten	5.506 (178 je Praxis)	6.331 (204 je Praxis)	14,98%
Kosten je Verordnung	48,05 DM	54,58 DM	13,59%
Verordnungen je Patient	4,37	4,63	5,95%
Verordnungskosten je Patient	210,18 DM	252,53 DM	20,15%
Internisten Lübeck (51 Pr.)			
Kosten aller Verordnungen	1.770.057 DM (34.707 DM je Praxis)	2.441.676 DM (47.876 DM je Praxis)	37,94%
Anzahl Patienten	8.823 (173 je Praxis)	10.506 (206 je Praxis)	19,08%
Kosten je Verordnung	50,23 DM	51,76 DM*	3,05%
Verordnungen je Patient	3,99	4,49*	12,53%
Verordnungskosten je Patient	200,62 DM	232,41 DM*	15,85%

PharmPro®-Analysen der AOK-Schleswig-Holstein, Stand Mai 1999. In die Analyse sind 31 Internisten aus dem RPN-K eingegangen und 51 aus Lübeck. *Die Arzneimittelkosten sind für Lübeck aufgrund des Patientenklientels der Kieler Ärzte mit PharmPro® hochgerechnet.

Abbildung 63: **Gesamtmarkt AOK mit Fertigarzneimitteln (Internisten im RPN-K)**

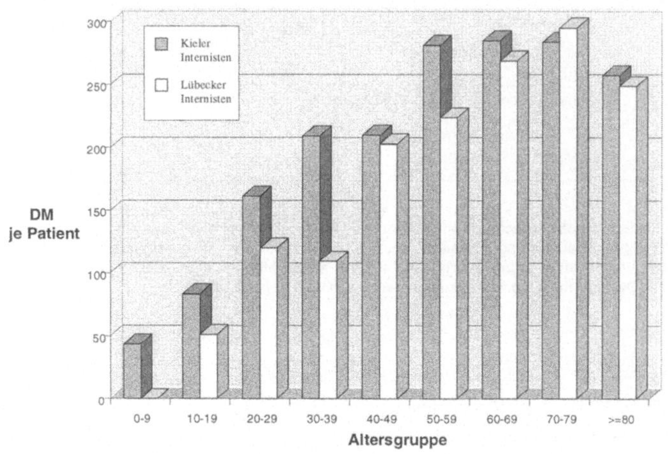

Quelle: PharmPro® AOK-Schleswig-Holstein; 31 Kieler RPN-K Internisten, 51 Lübecker Internisten; Zeitraum: III/98

6.2.3.2 Die kostenintensivsten Arzneimittel im RPN-K

Das Verordnungsvolumen wird weiter aufgeschlüsselt in die Arzneimittel, die am kostenintensivsten sind bzw. am häufigsten verordnet werden[188].

Die kostenintensivsten Einzel-Arzneimittel für Kiel, verordnet von Allgemeinärzten und hausärztlichen Gemeinschaftspraxen, sind Protonenpumpen-Hemmer zur Behandlung von Magenulcera (Antra), Calciumantagonisten zur Behandlung der Hypertonie und ischämischen Herzerkrankungen (Xanef, Norvasc) und Insulin zur Diabetesbehandlung (Depot H Insulin) – dies gilt für III/97 und III/98. Die Magen-Darm-Mittel, ACE-Hemmer, Calcium-Antagonisten und Antidiabetica sind die kostenintensivsten Arzneimittelgruppen, die Hausärzte verordnen. Sicherlich spiegelt die Verordnungspraxis in Kiel auch die Lehrmeinung führender Arztpraxen oder des Universitätsklinikums wider (z. B. unterschiedliche Behandlung in der antidiabetischen Therapie, vgl. Kapitel 6.3.3; ähnliche Auffassung in der Lipid-Senkung, vgl. Abbildung 64); auch aktive Werbekampagnen der Arzneimittelindustrie und des Pharmaaußendienstes haben einen Einfluß.

Tabelle 40:   Kostenintensivste Einzel-Arzneimittel (Praktiker im RPN-K))

Arzneimittel	Beschreibung	III / 97	III / 98	Veränderung
Antra	Protonenpumpen-Hemmer (Magen-Darm-Mittel)	62.960	108.403 DM	72,2%
Xanef	Cacium-Antagonist	47.955	59.497 DM	24,1%
Norvasc	Calcium-Antagonist	42.580	57.227 DM	34,4%
Depot H Insulin	Anti-Diabetikum	46.876	52.009 DM	11,0%
Insulin Actraphane	Anti-Diabetikum	30.656	44.237 DM	44,3%
Zocor	Lipidsenker	24.657	37.922 DM	53,8%
Beloc	ß-Blocker	28.398	36.253 DM	27,7%
Tiklyd	Thrombozytenaggregations-hemmer	25.024	31.658 DM	26,5%
Sortis	Lipidsenker	nicht unter den Kostenintensiven	31.060 DM	-
Berodual	ß-Sympathikomimetikum (Asthma-Therapeutikum)	27.796	29.759 DM	7,1%
Glucobay	Antidiabetikum	26.004	27.751 DM	6,7%
Corangin	Nitroclycerin (Coronarthera-peutikum)	23.977	26.405 DM	10,1%
Pulmicort	Inhalationscorticoid (Asthma-Therapeutikum)	22.478	24.602 DM	9,4%
Cardular	Antihypertonikum	25.693	nicht unter den Kostenintensiven	-

Grundlage sind die Abrechnungsnummern -80- für fachübergreifende Gemeinschaftspraxen zwischen Allgemeinärzten und Internisten und Kieler „Praktiker" (Nr. -84-), insgesamt 91 Leistungserbringer. Verglichen wird das Quartal III/97 als Vor-Netzquartal mit III/98. Die hohen Steigerungsraten sind bedingt durch die Auswirkungen des 2. GKV-NOG in III/1997.

---

[188] Das Arztberatungsprogramm PharmPro® kann diese Analysen insbesondere für den einzelnen Vertragsarzt erstellen, um bei besonders deutlicher Abweichung des Verordnungsverhaltens zur Fachgruppe Ursachen aufzudecken.

Tabelle 41: Verordnungsstärkste Indikationsgruppen der Kieler (RPN-K) im Vergleich mit Lübecker Internisten

Rang	Indikationsgruppe	Verord- nungen	Kosten [DM]	Anteil an Gesamtverordnung [%]		Verordnungen je 100 Patienten		Relative Ab- weichung [%]
		Kiel	Kiel	Kiel	Lübeck	Kiel	Lübeck	KI : HL
1	Analgetika/Antirheumatika	3.958	76.817	13,5	12,9	63	58	8,62
2	Beta-Rezeptorenblocker*	3.285	198.393	11,2	11,1	52	50	4,00
3	Magen-Darm-Mittel	2.741	206.564	9,4	8,4	43	38	13,16
4	Antidiabetika	1.856	236.275	6,3	5,1	29	23	26,09
5	Psychopharmaka	1.332	28.426	4,5	4,5	21	20	5,00
6	Antitussiva/Expektorantia	1.158	19.739	4,0	3,5	18	16	12,50
7	Koronarmittel	1.033	43.854	3,5	4,5	16	20	-20,00
8	Broncholytika/Antiasthm.	1.022	78.017	3,5	3,1	16	14	14,29
9	Diuretika	1.012	32.790	3,5	4,2	16	19	-15,79
10	Antihypertonika	1.009	125.378	3,4	3,8	16	17	-5,88
11	Hypnotika/Sedativa	824	12.983	2,8	3,1	13	14	-7,14
12	Mineralstoffpräparate	803	24.497	2,7	2,1	13	9	44,44
13	Antibiotika/Antiinfektiva	707	35.406	2,4	2,8	11	13	-15,38
14	Kardiaka	603	9.264	2,1	2,3	10	10	0,00
15	Lipidsenker	441	75.967	1,5	1,7	7	8	-12,50
16	Schilddrüsentherapeutika	435	6.710	1,5	2,1	7	9	-22,22
17	Venentherapeutika	433	10.172	1,5	1,3	7	6	16,67
18	Dermatika	431	11.937	1,5	1,4	7	6	16,67
19	Corticoide (Interna)	396	8.822	1,4	1,0	6	4	50,00
20	Gichtmittel	350	6.836	1,2	0,9	6	4	50,00
Summe der Ränge 1 bis 20		23.829	1.248.847	81,4	79,8	377	358	5,31
Summe		29.294	1.598.770	100,0	100,0	463	450	2,88

Die Arzneimittelgruppen orientieren sich an Indikationsgruppen der Roten Liste; Quelle: Pharm-Pro®-Auswertung der AOK-Schleswig-Holstein für III/98. Die hohen Steigerungsraten sind bedingt durch die Auswirkungen des 2. GKV-NOG in III/1997.

*: und Calciumantagonisten u. ACE-Hemmer

Für die Kieler Netz-Internisten kann PharmPro® die 20 verordnungsstärksten und kostenintensivsten Indikationsgruppen aufschlüsseln. Die Indikationsgruppen (der Roten Liste) geben Aufschluß darüber, für welche Erkrankungen in Kiel besonders viel Arzneimittel verordnet werden. 20 Indikationsgruppen umfassen ca. 80 % der Gesamtverordnungen (III/98), wobei in Kiel allein 13,5 % der Gesamtverordnungen für Analgetika und Antirheumatika entstehen (DM 76.817): 63 von 100 internistischen Patienten erhalten diese Medikamente. Antidiabetika erhalten in Kiel 29 von 100 Arzneimittel-Patienten eines Internisten; sie verursachen DM 236.275 Gesamtkosten bei Kosten je Verordnung von DM 127,30 – gegenüber Lübeck ist die Diabetiker-Betreuung in Kiel um ca. 43 % teurer. Inwieweit die Arzneimitteltherapie qualitativen Ansprüchen genügt oder „einfach" teure Originalpräparate verschrieben werden, müssen weiterführende Analysen aufzeigen.

Die Kieler Internisten verordnen 20 % weniger Koronarmittel als ihre Lübecker Kollegen, aber ca. 44 % mehr Mineralstoffpräparate und ca. 17 % mehr Venentherapeutika. Besonders kostenintensiv ist die Behandlung mit Immuntherapeutika und Zytokinen, die in Kiel ca. 33 % teurer je Verordnung sind als in Lübeck.

Tabelle 42: Kostenintensivste Indikationsgruppen der Kieler Internisten (RPN-K) im Vergleich mit Lübecker Internisten

Rang	Indikationsgruppe	Kosten	Verord-nungen	Kosten je Verordnung [DM]		Anteil an Gesamtkosten [%]		Prozentuale Abweichung
		Kiel	Kiel	Kiel	Lübeck	Kiel	Lübeck	KI : HL
1	Antidiabetika	236.275	1.856	127,30	89,06	14,8	8,7	42,94
2	Magen-Darm-Mittel	206.564	2.741	75,36	67,08	12,9	10,9	12,34
3	Beta-Rezeptorenblocker*	198.393	3.285	60,39	56,57	12,4	12,2	6,75
4	Antihypertonika	125.378	1.009	124,26	114,90	7,8	8,4	8,15
5	Broncholytika/Antiasthm.	78.017	1.022	76,34	70,06	4,9	4,2	8,96
6	Analgetika/Antirheumatika	76.817	3.958	19,41	21,75	4,8	5,4	-10,76
7	Lipidsenker	75.967	441	172,26	161,07	4,8	5,4	6,95
8	Immuntherapeutika u. Zytokine	73.096	117	624,76	467,50	4,6	2,0	33,64
9	Koronarmittel	43.854	1.033	42,45	42,17	2,7	3,7	0,66
10	Antibiotika/Antiinfektiva	35.406	707	50,08	46,81	2,2	2,5	6,99
11	Diuretika	32.790	1.012	32,40	27,34	2,1	2,2	18,51
12	Psychopharmaka	28.426	1.332	21,34	28,06	1,8	2,5	-23,95
13	Antianämika	26.076	231	112,88	199,91	1,6	4,2	-43,53
14	Mineralstoffpräparate	24.497	803	30,51	30,24	1,5	1,2	0,89
15	Antitussiva/Expektorantia	19.739	1.158	17,05	14,34	1,2	1,0	18,9
16	Antiarrhythmika	17.623	220	80,10	78,38	1,1	1,6	2,19
17	Antidementiva(Nootropika)	16.250	282	57,62	61,70	1,0	1,4	-6,61
18	Urologika	15.027	202	74,39	76,17	0,9	0,8	-2,34
19	Vitamine	14.894	340	43,81	34,39	0,9	0,6	27,39
20	Thrombozytenaggregationshemmer	14.078	306	46,01	49,23	0,9	0,9	-6,54
Summe der Ränge 1-20		**1.359.167**	**22.055**	**61,63**	**56,02**	**84,9**	**79,8**	**10,01**
Gesamtsumme		**1.598.770**	**29.294**	**54,58**	**51,70**	**100,0**	**100,0**	**5,57**

Die Arzneimittelgruppen orientieren sich an Indikationsgruppen der Roten Liste; Quelle: Pharm-Pro®-Auswertung der AOK-Schleswig-Holstein für III/98. Die hohen Steigerungsraten sind bedingt durch die Auswirkungen des 2. GKV-NOG in III/1997.

*: und Calciumantagonisten u. ACE-Hemmer

Abbildung 64: Indikationsgruppe Lipidsenker (RPN-K)

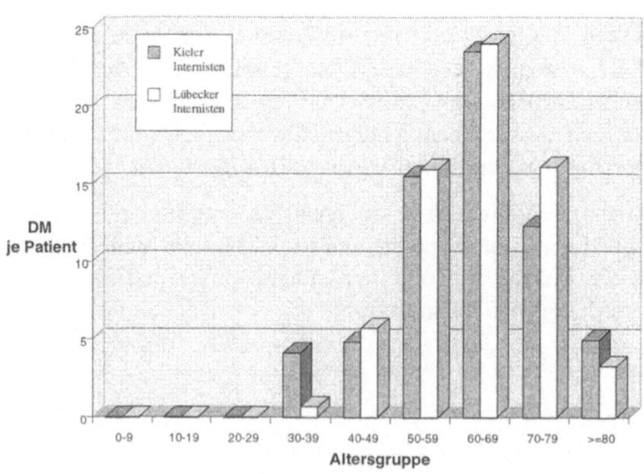

Indikationsgruppe Lipidsenker (Nr. 58 der Roten Liste) der Auswertung für 31 Kieler RPN-K-Internisten und 51 Lübecker Internisten; Quelle: PharmPro® AOK-Schleswig-Holstein

Substitutionsfähige Wirkstoffe

In den Arzneimittelgruppen sind einige Substanzen, die als kostenintensives Originalpräparat und als Generikum von den Praktikern in Kiel eingesetzt werden. Für die analysierten Wirkstoffe (Captopril, Metoprolol, Verapamil, Ranitidin und Tramadol) liegen die Festpreise weitgehend unabhängig von der Darreichungsform und Packungsgröße deutlich über den Marktpreisen der Generika.

▣ Der Umsatzanteil der Originalpräparate gibt einen Anhalt dafür, ob das Regionale Praxisnetz beispielsweise über Arzneimittellisten für Generika die Arzneikosten hat reduzieren können.

Die Analysen über PharmPro® ergeben, daß der Umsatzanteil der Originalpräparate zu Festbetragspreisen im Vergleich III/97[189] zu III/98 leicht rückläufig ist. Wenn für den Umsatzanteil an Originalpräparaten der Kostenanteil des preiswertesten Generikapäparate ausgegeben wird, ergibt sich für die aufgeführten Wirkstoffe für III/1998 eine beispielhafte Einsparmöglichkeit von DM 66.188,- für die Allgemeinärzte in Kiel.

▶ Die Substitution von Originalpräparaten durch kostengünstigere Generika ist im Kieler Praxisnetz im Vergleich zum Substitutionspotential noch nicht voll ausgeschöpft.

Abbildung 65:   Substitutionsfähige Wirkstoffe (RPN-K)

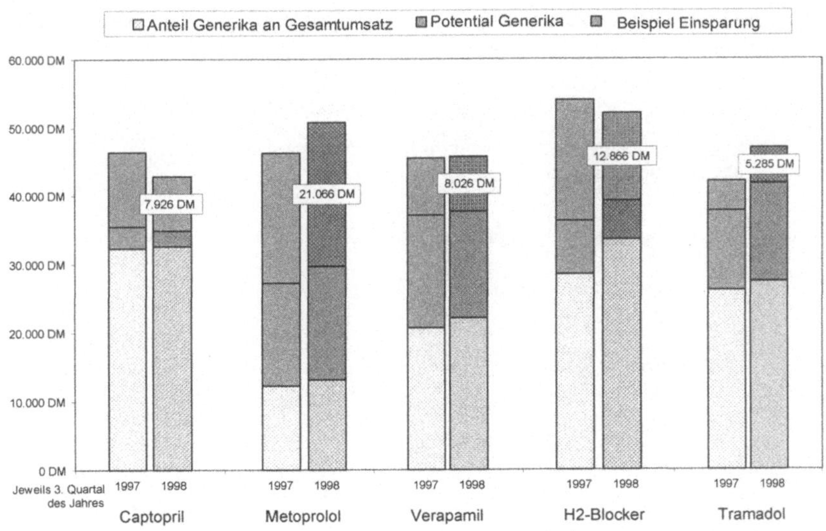

Die Darstellung weist den Umsatzanteil der Originalpräparate am Verordnungsvolumen von 79 Kieler Praktikern für III/97 und III/98 aus. Aus graphischen Gründen ist der Umsatz von III/1997 dem Umsatzdurchschnitt aller Arzneimittel von 1997 mit dem Faktor 1,1416 angeglichen. Aufgrund der Differenz vom Festbetrag zum preiswertesten Generika ergibt sich eine beispielhafte Einsparsumme der Praktiker Kiels. Die Einsparsumme ist hier aufgrund der Arzneimittelpreise des AOK-

---

[189] III/97 ist mit dem Faktor 1,1416 rechnerisch dem Quartalsdurchschnitt von 1997 angeglichen.

Programmes Pharma® (entsprechend Pharma Daik + Lauer) unter der Annahme, es gäbe nur 1
Packungsgröße/Darreichungsform geschätzt; es gelten folgende Annahmen:

Wirkstoff	Beipiel	Festbetrag [DM]	Preiswertestes Produkt [DM]	Preisdifferenz [DM]
Captopril	50 mg, 50 Stück	78,00	17,63	-60,17
Metoprolol	50 mg, 100 Stück	51,90	22,84	-29,06
Verpamil	80 mg, 100 Stück	28,30	18,70	-9,60
H2-Blocker (Ranitidin)	300 mg, 100 Stück	275,44	83,79	-191,65
Tramadol	100 ml	110,79	80,99	-29,80

6.2.4 Netzleistungen und Leitstelle

[?] Hat sich die Kommunikation unter den Netzärzten seit Netzbeginn verändert?

Werden für Netzpatienten mehr Arztbriefe geschrieben oder Konsile eingeholt?

Nehmen Patienten die neuen Leistungen der Leitstellen und der Anlaufpraxis an?

[⯏] Nach einer Phase des Beginns, in der Patienten und Ärzte mit den neuen Serviceeinrichtungen vertraut werden müssen, erwarten Ärzte und Vertragspartner, daß die Auslastung steigt.

Außerdem sollte die Kommunikation über die Patienten über Arztbriefe/Überweisungs-
begleitbriefe in der Netzregion besser werden.

Um diese Fragen beantworten zu können, werden folgende Analysen und Dokumentationen
durchgeführt:

▪ Entwicklung und Anzahl der Arztbriefe und Überweisungsbegleitbriefe und Konsile	Abbildung 66 Abbildung 67 Abbildung 68
▪ Teilnahme an ärztlichen Qualitätszirkeln	Abbildung 70
▪ Ärztliche Netzdienste in Kiel	Tabelle 43
▪ Tätigkeiten der Rendsburger Anlaufpraxis	Abbildung 71 Abbildung 72 Tabelle 44
▪ Dokumentation der Pflege-Aktivitäten (über Pseudoziffern)	Tabelle 45

▶ In Rendsburg steigt die Zahl der über Patienten verfaßten Arztbriefe mit Netzbeginn
sprunghaft: Während noch in 1995 für durchschnittlich 867 Patienten Briefe geschrieben werden, sind es 1998 sogar 1.523.

▶ Die Rendsburger Ärzte setzen Überweisungsbegleitbriefe in großer Zahl ein: in I/97 ca.
1.400 Überweisungsbegleitbriefe, in I/98 sogar 2.500 Briefe, entsprechend etwa 15 bis
20 Standardbriefe pro Arzt und Quartal. Eilige Überweisungsbegleitbriefe fallen über
den betrachteten Zeitraum in der MQR stabil mit ca. 300 pro Quartal an. Begleitbriefe

zwecks Krankenhausvermeidung haben ein Hoch mit 374 Briefen/Quartal in 1997; dagegen sind es in 1998 nur 196 Briefe/Quartal[190].

▸ Der Bedarf an ärztlichen Konsilen ist in Rendsburg mit ca. 710 abgerechneten Konsi-
len/Quartal offensichtlich stabil, es gibt einen leicht positiven Trend. Allerdings schätzen die MQR-Ärzte die Anzahl der Konsile höher ein – möglicherweise zählen sie hier
auch kollegiale Gespräche hinzu, die der Leistungslegende des EBM nicht ganz entsprechen.

▸ Die Mehrzahl der Rendsburger Netzärzte nimmt an Qualitätszirkeln teil – die meisten
zwischen 1 und 3 Mal im Quartal mit steigender Tendenz.

[▶] Die ärztliche Kommunikation über Patienten via Arztbriefe, Überweisungsbegleitbrief,
Qualitätszirkel und Konsile steigt in der MQR insgesamt deutlich an; in Kiel dagegen
bleibt beispielsweise die Anzahl der Arztbriefe trotz Einsatz des Überweisungsbegleitbriefes stabil.

Abbildung 66:   Anzahl der Arztbriefe (MQR)

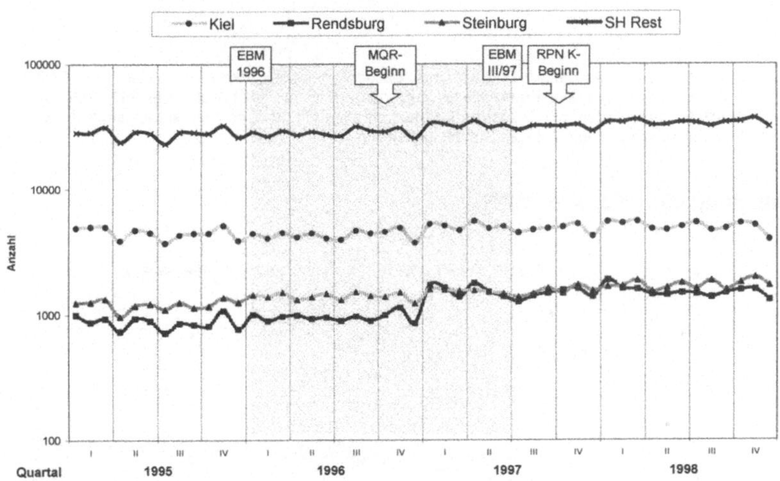

Als Arztbriefe sind die EBM-Nr. 74 (kurzer ärztlicher Bericht, 40 Punkte), EBM-Nr. 75 (Brief ärztlichen Inhalts in Form einer individuellen schriftlichen Information mit Anamnese, Befunden, epikriti-
scher Bewertung, ggf. Therapieempfehlung, 80 Punkte) und die EBM-Nr. 78 (ausführlicher Arztbrief
der Internisten, Pädiater, Nephrologen und Psychiater, 180 Punkte) analysiert. Logarithmische Darstellung; VdAK/AEV-Daten

---

[190] Diese Pseudoziffer kann von zwei Ärzten gleichzeitig angesetzt werden, daher entspricht die Zahl der Dokumentation
nicht der Anzahl der Briefe.

Abbildung 67:   Entwicklung der Überweisungsbegleitbriefe in der MQR

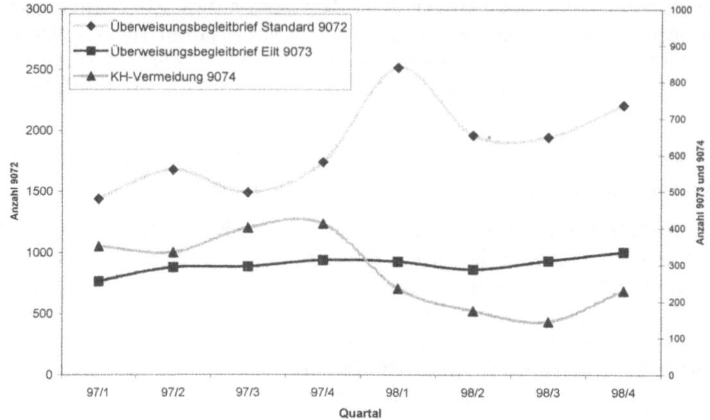

Die MQR-Ärzte haben die eingesetzten Überweisungsbegleitbriefe über Pseudoziffern (vgl. Kapitel 3.4.4.1) dokumentiert. Der Krankenhaus-Vermeidungs-Brief mit der Pseudoziffer 9074 kann von zwei oder mehr Ärzten, die für diesen Patienten tätig werden, dokumentiert und abgerechnet werden. Hier ist die absolute Zahl pro Quartal angegeben.

Abbildung 68:   Konsile (MQR)

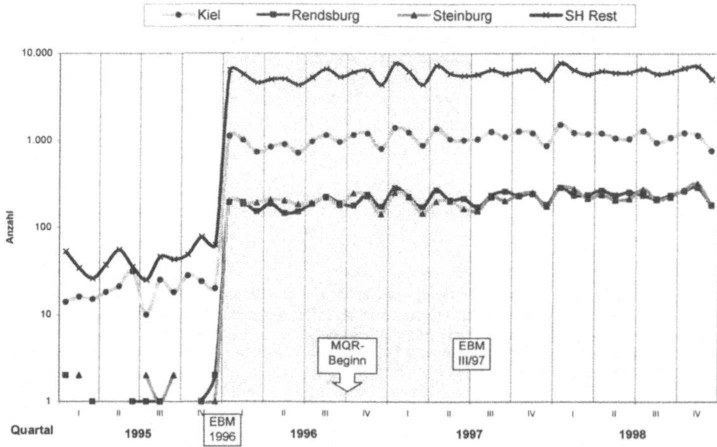

Die vertragsärztlichen Konsile sind aufgrund von VdAK/AEV-Daten für 1995 bis 1998 dargestellt. Auffällig ist eine deutliche Änderung der Leistungsanforderung seit der EBM-Reform 1996. Die Leistungslegende für Konsile hat sich folgendermaßen geändert:

<u>EBM 1995, Nr. 42/43</u>: Konsiliarische Erörterung zwischen zwei oder mehr Ärzten der von ihnen in unmittelbarem zeitlichen Zusammenhang am Bett des Kranken oder in dessen Wohnung erhobenen Befunde, für jeden Arzt (bei Tage 110 Punkte / bei Nacht 240 Punkte)

<u>EBM 1996/III 1997, Nr. 42</u>: Konsiliarische Erörterung bei einer Mindestdauer von 10 Minuten zwischen zwei oder mehr behandelnden Ärzten über die bei demselben Patienten in demselben Quartal erhobenen Befunde, höchstens zweimal im Behandlungsfall, für jeden Vertragsarzt 300 Punkte

<u>EBM 1996/III 1997, Nr. 44</u>: Konsiliarische Erörterung [...] bei Ärzten einer Praxisgemeinschaft oder Gemeinschaftspraxis [...] 120 Punkte

Abbildung 69: Einschätzung und erbrachte Leistung – Konsile (MQR)

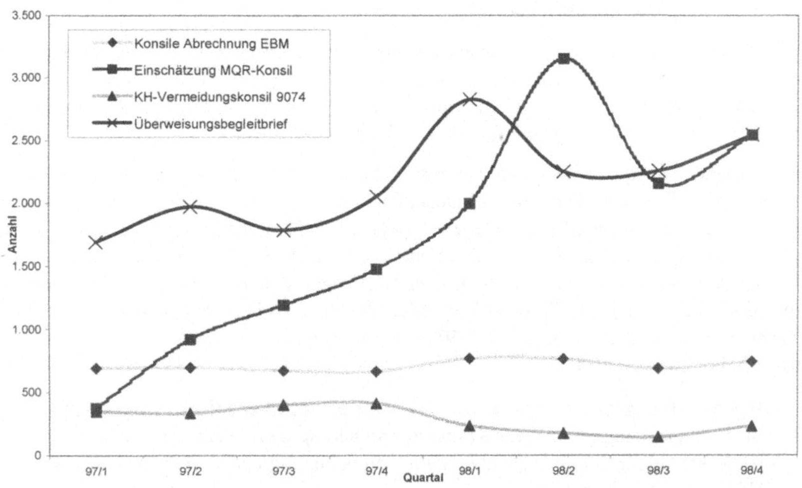

Zu Konsilen sind die EBM-Nrn. 25, 26 und 26a erfaßt. Der Überweisungsbegleitbrief umfaßt die Nrn. 9072 und 9073. Die Einschätzung über die Anzahl der erbrachten Konsile entstammt der Arztbefragung (vgl. Kapitel 6.7); es handelt sich um die absolute Zahl der Einschätzungen der Befragungsteilnehmer. In der Frage ist ein „Konsil" nicht entsprechend der Leistungslegende des EBM definiert, so daß die Rendsburger Ärzte möglicherweise den Informationsaustausch über Patienten dokumentiert haben.

Abbildung 70: Teilnahme an Qualitätszirkeln (MQR)

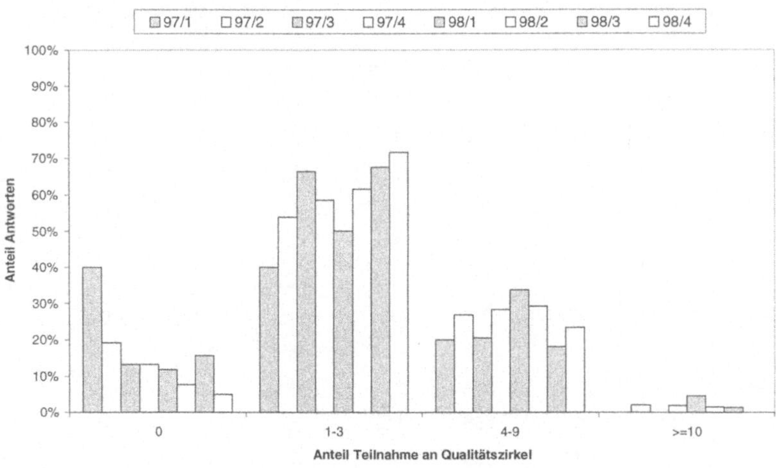

Die Ärzte der MQR sind mit einem Fragebogen kontinuierlich nach ihrer Teilnahme an Qualitätszirkeln befragt. Dieser Grafik ist zu entnehmen, daß ein Großteil der Ärzte 1 bis 3 Mal pro Quartal an einem Qualitätszirkel teilnimmt.

[?] Welche ärztlichen Netzleistungen nehmen Patienten in Anspruch?

[⌂] Wenn die eingeführten Dienste am Bedarf - der Patienten und der Ärzte orientiert - eingeführt sind, dann müßten die Anforderungen kontinuierlich steigen.

Die Leitstelle in Kiel organisiert die verschiedenen ärztlichen Dienste: Visiten als ärztlicher Besuchsdienst für Patienten, die nicht nötigerweise in ein Krankenhaus eingewiesen werden müssen, Präsenzdienste für abendliche Sprechstunden (bis 20.00 Uhr, Samstag vormittags) und Betreuung von O.K.-Patienten („ohne Krankenhaus"-Patienten).

Der Visitdienst scheint in Kiel wenig beansprucht zu sein. Patienten, die aus Sicht der betreuenden RPN-K-Ärzte ohne Krankenhausaufenthalt behandelt werden können, sind kontinuierlich mit etwa 64 im Monat angegeben (weitere Analyse vgl. Kapitel 6.3.1). Der Präsenzdienst ist offensichtlich für eigene Patienten sehr aktiv: 82,54 % der Patienten sind praxisbekannte Patienten, d. h. nur 17,46 „fremde" Patienten. Nur ein Viertel der Patienten sind AOK-versichert, so daß der Präsenzdienst allen Patienten in Kiel zugute kommt. Der fachärztliche Präsenzdienst versorgt seit II/98 etwa die doppelte Anzahl an Patienten als der hausärztliche Präsenzdienst.

[▶] Längere Öffnungszeiten der Praxen – im Sinne eines Präsenzdienstes – werden von den Patienten unabhängig von ihrer Krankenversicherung gern in Anspruch genommen. Der Visitdienst scheint sich gegenüber dem normalen, fahrenden Bereitschaftsdienst der KVSH nicht durchzusetzen.

Tabelle 43:   Ärztliche Netz-Dienste im RPN-K

Monat	Visiten	O.K.-Fälle	Gesamt	davon: eigene Patienten	davon: fremde Patienten	AOK- Patienten	Hausärzte	Fachärzte
Okt. 97	10	24	187	180	7	65	187	-
Nov. 97	13	64	217	187	30	96	217	-
Dez. 97	24	73	296	262	34	94	296	-
Jan. 98	5	60	240	219	21	60	240	-
Febr. 98	14	78	157	121	36	53	157	-
März 98	16	94	195	166	29	51	195	-
April 98	20	68	361	253	108	105	236	125
Mai 98	7	72	290	219	71	73	203	87
Juni 98	1	53	542	374	168	70	127	415
Juli 98	1	117	401	279	122	122	170	231
Aug. 98	2	46	796	651	145	183	163	633
Sept. 98	2	52	708	612	96	166	180	528
Okt. 98	10	60	861	729	132	183	229	632
Nov. 98	15	63	756	659	97	166	243	513
Dez. 98	12	42	683	611	72	186	275	408
Summe	**152**	**966**	**6.690**	**5.522**	**1.168**	**1.673**	**3.118**	**3.572**

Quelle: Mitteilungen der Leitstelle des RPN-K für den Zeitraum IV/97 bis IV/1998.

[?] **Nehmen die Rendsburger Patienten die Anlaufpraxis der MQR in Anspruch?**

[⊡] Wenn die eingeführten Dienste am Bedarf - der Patienten und der Ärzte orientiert - eingeführt sind, dann müßten die Anforderungen kontinuierlich steigen.

Die Anlaufpraxis in Rendsburg behandelt im Monat etwa 150 VdAK/AEV-Versicherte in konstanter Auslastung. Im Dezember (Weihnachts- und Neujahrsfeiertage) ist der Bedarf besonders hoch, wie sich auch landesweit in der Anzahl der Notfälle zeigt (vgl. Kapitel 6.2.2). Die Ärzte der Anlaufpraxis behandeln und beraten ihre Patienten, von denen etwa 7,4 % die Anlaufpraxis mindestens ein zweites Mal im Quartal aufsuchen. Patienten werden neurologisch untersucht, Wunden werden versorgt, EKGs geschrieben und orientierende Labor-Untersuchungen durchgeführt.

[▶] Die Rendsburger Anlaufpraxis ist in das medizinische Versorgungsgeschehen integriert und erbringt umfassende ärztliche Leistungen.

Abbildung 71: Fallzahlen in der Rendsburger Anlaufpraxis (MQR)

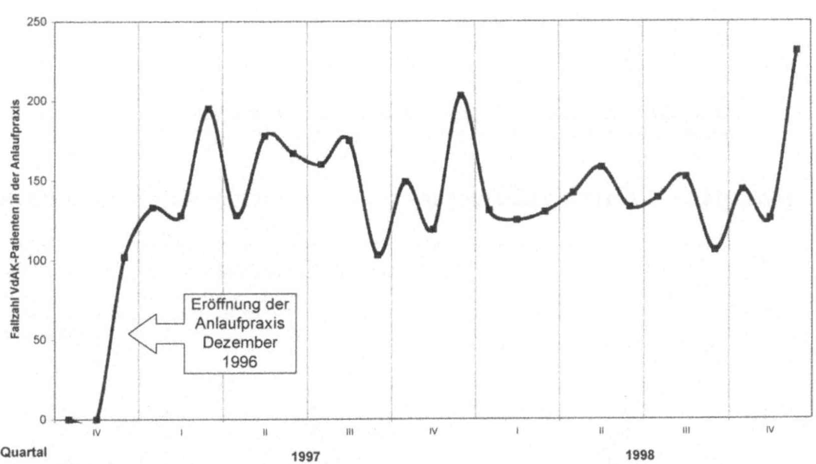

Die Fallzahlen beziehen sich nur auf VdAK/AEV-Patienten, die in der Anlaufpraxis unabhängig von ihrem Wohnort (innerhalb Schleswig-Holsteins) behandelt werden. Darüber hinaus behandelt die Anlaufpraxis alle Patienten unabhängig von ihrer Versicherungsart, so daß die Fallzahlen insgesamt pro Quartal etwa 1.000 Patienten betragen.

Abbildung 72: Ärztliche Tätigkeiten in der Rendsburger Anlaufpraxis (MQR)

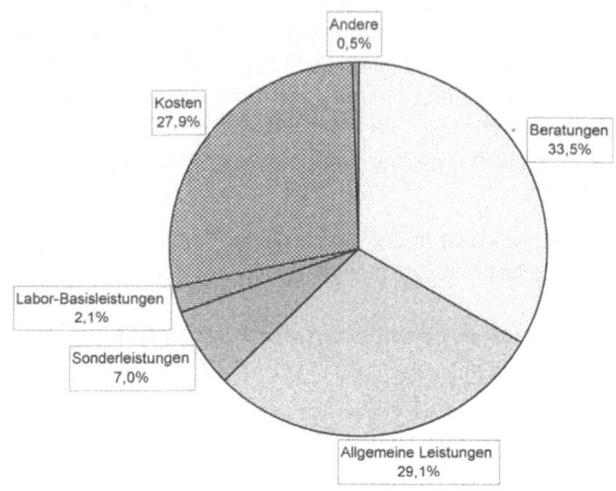

Gruppierungen der Leistungen zur Übersicht nach Leistungsgruppen der KVSH-Wirtschaftlichkeitsprüfung, Grundlage sind VdAK/AEV-Daten über den Projektzeitraum.

Tabelle 44: Ärztliche Leistungen in der Rendsburger Anlaufpraxis (MQR)

EBM-Leistung	Anzahl EBM	Beschreibung der Leistung
5	3681	Gebühr für eine Inanspruchnahme des Arztes durch einen Patienten zwischen 20 und 8 Uhr, an Samstagen - außer bei telefonischer Inanspruchnahme von 8 bis 12 Uhr -, an Sonn- und gesetzlichen Feiertagen, am 24. und 31. Dezember und/oder ...
74	3532	Kurzer ärztlicher Bericht über das Ergebnis einer Patientenuntersuchung
7120	3396	Pauschalerstattung für die Versendung bzw. den Transport von Briefen und/oder schriftlichen Unterlagen bis 20 g (z. B. im Postdienst Standardbrief) oder für die Übermittlung eines Telefax
1	3299	Ordinationsgebühren je Behandlungsfall; für ermächtigte Krankenhausärzte, nicht genannte Arztgruppen oder Institutionen mit Einzelleistungsabrechnung
2	385	Konsultationsgebühr
801	370	Klinisch-neurologische Basisdiagnostik mit Untersuchung von mindestens drei der in Nr. 800 aufgeführten Elemente des vollständigen neurologischen Status oder gezielte neurologische Überprüfung des Verlaufs einer Erkrankung des zentralen oder peripheren Nervensystems oder einer systemischen Muskelerkrankung
3500	145	Orientierende Untersuchung mit visueller Auswertung mittels vorgefertigter Reagenzträger oder Reagenzzubereitungen, auch bei apparativer Auswertung und/oder Verwendung von Mehrfachreagenzträgern
603	105	Elektrokardiographische Untersuchung mit mindestens 12 Ableitungen (Extremitäten und Brustwand), ggf. einschl. Vektorkardiographie
2020	76	Behandlung einer kleinen, nicht primär heilenden Wunde und/oder Abtragung von Nekrosen als selbständige Leistung
2021	66	Behandlung einer großen, nicht primär heilenden Wunde und/oder Abtragung von Nekrosen als selbständige Leistung
378, 381	71	Sonographische Untersuchung mittels Real-Time-Verfahren (B-Mode), einschl. Bilddokumentation, je Sitzung
3841	56	Bestimmung der Thrombozytenzahl und mindestens eines weiteren der folgenden Parameter: Erythrozytenzahl, Leukozytenzahl (ggf. einschl. orientierender Differenzierung), Hämoglobin, Hämatokrit, insgesamt
273	48	Infusion, intravenös oder in das Knochenmark, von mindestens 10 Minuten Dauer ....
8900	26	Impfprohylaxe

EBM-Leistung	Anzahl EBM	Beschreibung der Leistung
3707	25	Zuschlag
3210	22	Gezielter chirotherapeutischer Eingriff an der Wirbelsäule, einschl. Dokumentation der Funktionsanalyse, ggf. einschl. der Leistung nach Nr. 3211, je Sitzung
205	21	Entstauender phlebologischer Funktionsverband an einem Bein unter Einschluß des Fußes und mindestens des Unterschenkels
3661	16	Glukose: Quantitative Bestimmung von Substraten, Enzymaktivitäten oder Elektrolyten, auch mittels trägergebundener (vorportionierter) Reagenzien
42	15	Konsiliarische Erörterung bei einer Mindestdauer von 10 Minuten zwischen zwei oder mehr behandelnden Ärzten über die bei demselben Patienten in demselben Quartal erhobenen Befunde
21	13	Sofortige ärztliche Intervention bei akuter psychischer Dekompensation (z. B. Suizidversuch), ggf. einschl. der ärztlichen Einflußnahme auf die unmittelbar betroffenen Personen des familiären und sozialen Umfeldes des Kranken

Quelle: Leistungsabrechnung der Rendsburger Anlaufpraxis. Leistungen, die weniger als 10 Mal über den Projektzeitraum abgerechnet werden, sind in dieser Darstellung nicht erfaßt. Zeitraum: IV/1996 bis IV/1998.

[?] Organisieren Netzärzte pflegerische Maßnahmen für Netzpatienten?

[⊡] Netzärzte wollen insbesondere Krankenhausaufenthalte aus „sozialen Gründen" vermeiden helfen, d. h. sie nutzen die Infrastruktur des Netzes für die Organisation von Kurzzeitpflege oder ambulanter Pflege.

Die Rendsburger Ärzte haben die Verordnung von Patienten zur Kurzzeitpflege (Pseudoziffer 9071) und zur häuslichen Krankenpflege (Pseudoziffer 9070) dokumentiert. Ambulante Pflege vermeidet sicherlich einen Krankenhausaufenthalt, aber nicht alle Patienten sind durch die Netzkoordination der Pflege zugewiesen.

In Rendsburg verzeichnet die Verordnung von häuslicher Krankenpflege eine Steigerung, die Kurzzeitpflege aufgrund der komplizierten vertraglichen Hintergründe ist eher rückläufig.

Die Kieler Leitstelle vermittelt seit Netzbeginn an 40 unterschiedliche Pflegeeinrichtungen 45 Patienten, die ambulant gepflegt werden und 344 verschiedene Patienten, die stationär in „Netzbetten" versorgt werden.

[▶] Die Bewertung der „Pflege" für Vernetzte Praxen ist aufgrund fehlender Vergleichszahlen (Zeit vor Netz, Schleswig-Holstein) nicht möglich. Offensichtlich ist die Kieler Leitstelle in der Vermittlung von „Pflegebetten" anerkannt.

Tabelle 45: Dokumentierte Sonderleistungen durch die MQR

Pseudoziffer	9068	9069	9070	9071	9072	9073	9074
96 / IV	-	-	-	-	139	14	11
97 / I	152	62	5	5	1.437	254	350
97 / II	506	277	36	12	1.678	293	334
97 / III	799	384	21	9	1.490	295	401
97 / IV	1.119	571	26	9	1.741	313	412
98 / I	1.374	653	34	19	2.517	309	235
98 / II	1.152	567	65	8	1.964	288	175
98 / III	1.289	646	76	2	1.947	311	145
98 / IV	2.502	1.060	70	15	2.209	335	229
Gesamt	**8.893**	**4.220**	**333**	**79**	**15.122**	**2.412**	**2.292**

Pseudoziffern sind Ziffern, die bei der Abrechnung angegeben werden, obwohl sie nicht mit Punkten/DM-Beträgen bewertet sind; sie dienen der Dokumentation des Modellprojektes Medizinische Qualitätsgemeinschaft Rendsburg.

9068   Ausstellung einer Arbeitsunfähigkeitsbescheinigung (Erstbescheinigung)[191]

9069   Ausstellung einer Arbeitsunfähigkeitsbescheinigung (Folgebescheinigung)

9070   Verordnung häuslicher Krankenpflege anstelle Krankenhausbehandlung (Vordruckmuster 12 mit Vermerk MQR)

9071   Verordnung von Kurzzeitpflege anstelle Krankenhausbehandlung (Vordruckmuster 12 mit Vermerk MQR)

9072   Ausstellung eines Überweisungsbegleitbriefes MQR – Standard –

9073   Ausstellung eines Überweisungsbegleitbriefes MQR – Eilt –

9074   Ausstellung eines Überweisungsbegleitbriefes MQR – Krankenhausvermeidung –

6.3 Patientenkarrieren im Vergleich

6.3.1 Ohne-Krankenhaus-Fälle (O.K.-Fälle)

[?] Wie werden Krankenhausvermeidungsfälle (O.K.-Fälle) versorgt?

Kommen von Netzärzten deklarierte Krankenhausvermeidungsfälle zeitnah in ein Krankenhaus?

Auf welche Diagnosegruppen wirken sich Krankenhausvermeidungsfälle aus?

Welche Stationen in der ärztlichen und ambulanten bzw. möglicherweise stationären Versorgung durchlaufen O.K.-Fälle?

Anhand des Datenmaterials werden die Krankenhausvermeidungsfälle (O.K.-Fälle) der Netzärzte in Kiel überprüft. Insgesamt melden die Kieler Netzärzte 586 Fälle (von Oktober 1997 bis einschließlich Juni 1998), allerdings können nur 453 Fälle für die Datenverarbeitung codiert werden.

Die Netzärzte und die Vertragspartner erwarten, daß die ambulante Versorgung für den Patienten vorteilhafter und insgesamt kostensparender ist als die stationäre Versorgung. Die Vertragspartner erwarten, daß O.K.-Fälle nicht zeitnah im Krankenhaus versorgt werden.

Zur Analyse dieser Fragen werden folgende Schritte dargestellt:

▪ O.K.-Fälle im Krankenhaus	Abbildung 73
▪ Ambulante Leistungen für O.K.-Fälle	Abbildung 74
▪ Krankenhaus-Diagnosen für O.K.-Fälle	Abbildung 75

O.K.-Patienten sind ältere Patienten, zu 41 % über 74 Jahre alt.

---

[191] Aufgrund fehlender Vergleichszahlen für Schleswig-Holstein und nicht erhobener Anzahl der AU-Tage konnte diese Dokumentation nicht weiter analysiert werden.

O.K.-Fälle werden insgesamt durchschnittlich ambulant versorgt, wobei sie anteilig mehr Beratungen und anteilig weniger Labor-Basisleistungen in Anspruch nehmen als ein „normaler" Kieler Netzpatient. O.K.-Patienten mit Krankenhausaufenthalt benötigen anteilig mehr Besuche (daher auch mehr „Kosten"), mehr Untersuchungen und Röntgen-Leistungen als O.K.-Patienten, die während des betrachteten halben Jahres nicht in ein Krankenhaus müssen.

Der durchschnittliche Fallwert je O.K.-Fall im Quartal beträgt ca. DM 250,-[192]. Patienten, die als O.K.-Fall innerhalb eines halben Jahres (nach Meldung) ins Krankenhaus kommen, haben einen höheren Fallwert je Quartal (ca. DM 395,-) als allein ambulant versorgte Patienten (ca. DM 195,-).

Den 453 codierten O.K.-Fällen des RPN-K stehen 323 Krankenhausaufenthalte dieser Patienten innerhalb des gesamten betrachteten Zeitraumes (IV/97 – II/98) gegenüber. Die Entlassungsdiagnosen des Krankenhauses besagen, daß Tumorerkrankungen mit 22 % dominieren, gefolgt von (ischämischen) Herzkrankheiten mit 20 %. Insgesamt ist das Diagnosespektrum vielfältig. Aufgrund der Datenlage[193] kann nicht differenziert analysiert werden, aus welchem Grund die Patienten in ein Krankenhaus eingewiesen werden und mit welchem Datum die Patienten als O.K.-Fälle gemeldet sind.

▷ Die Meldung der O.K.-Fälle und die Anerkennung als O.K.-Fall durch das Netzgremium scheint noch nicht einheitlich gehandhabt. Anders ist nicht zu erklären, daß ein Großteil der O.K.-Fälle innerhalb eines halben Jahres doch im Krankenhaus versorgt werden muß. Der Kriterienkatalog zur Anerkennung bedarf dringend der Überarbeitung. Zur näheren Analyse und Evaluation sollten O.K.-Fälle mit ICD-Code statt Klartext ausgewiesen werden.

Abbildung 73:   Altersstruktur von O.K.-Patienten (RPN-K)

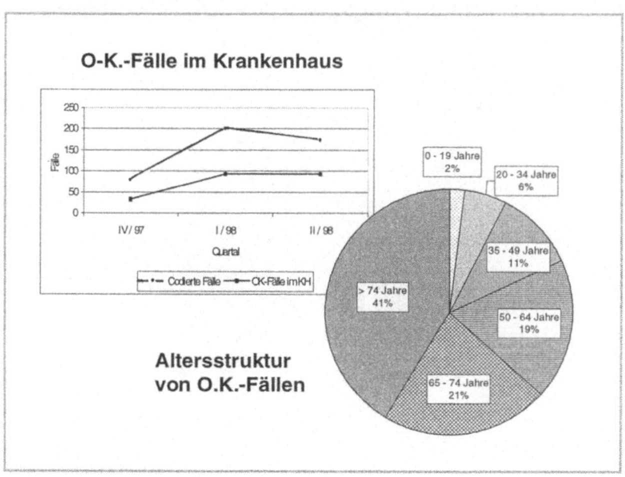

Altersstruktur aller gemeldeter, codierbarer O.K.-Fälle (n = 453).

---

[192] Dieser Betrag errechnet sich aufgrund der Punktzahlanforderungen multipliziert mit einem fiktiven, einheitlichen Punktwert von 7 Pfennigen. Der durchschnittliche Fallwert eines Allgemeinarztes ohne Budgetierung beträgt DM 126 und bei hausärztlichen Internisten DM 146,- im III. Quartal 1997 (vgl. Nordlicht aktuell Nr. 1/98, S. 4).

[193] Die Diagnosen der behandelten Patienten sind nicht codiert (ICD-9 oder ICD-10); mehrdeutige Freitextangaben sind für die wissenschaftliche Begleitung nicht differenzierter umsetzbar.

Abbildung 74: Inanspruchnahme ambulanter Leistungen von O.K-Fällen (RPN-K)

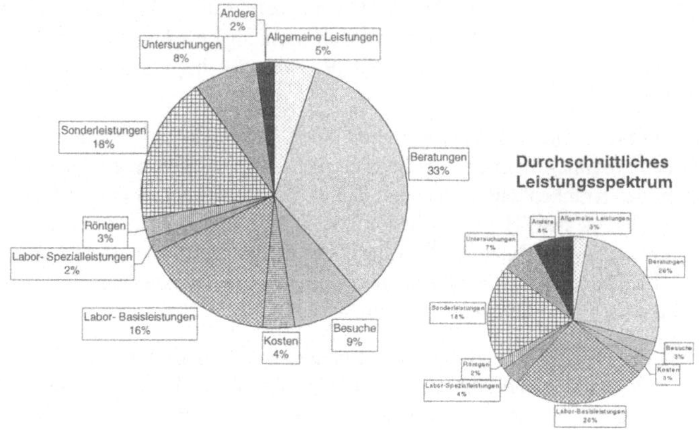

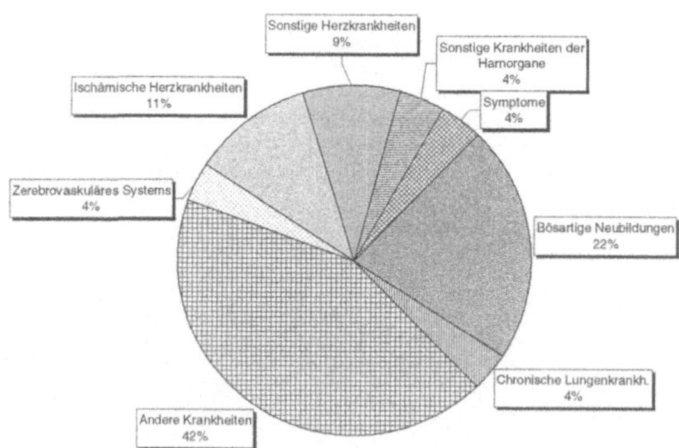

Die Leistungsgruppen entsprechen der KVSH-Wirtschaftlichkeit, Grundlage sind AOK-Daten ab III/ 1997 bis IV/98

Abbildung 75: Krankenhaus-Diagnosen der O.K.-Fälle (RPN-K)

Entlassungsdiagnosen (ICD-Gruppen) der Patienten, die der Leitstelle als O.K.-Fälle gemeldet sind und innerhalb eines halben Jahres im Krankenhaus waren.

Kommentar der Leitstelle RPN-K zu O.K.-Fällen

Regionales PraxisNetz Kiel[194]

Für die wissenschaftliche Begleitforschung

Im Folgenden die von Ihnen gewünschten Zahlen:
Stand 12.05.1999

Es wurden seit Netzbeginn in **40** unterschiedlichen Pflegeeinrichtungen **45** verschiedene Patienten **1383 Stunden ambulant** gepflegt und verursachten DM 62.925,44 Kosten;

344 verschiedene Patienten wurden an **2910** Tagen **stationär** in Netzbetten versorgt und machten insgesamt **DM 388.007,22** Kosten.

Das heißt **389** Patienten wurden nicht in die Klinik verbracht. Wenn denn für jeden nicht in die Klinik eingelieferten Patienten **DM 8.000,-** als Durchschnittskosten veranschlagt werden müssen (Zahl der AOK), dann hat das Netz allein durch diesen Part **DM 2.661.067,34 eingespart.**

Da diese Fälle nur einen geringen Teil unserer **1553** durch unsere Prüfärzte anerkannten OK-Fälle ausmachen, kann man guten Gewissens sicherlich behaupten, daß die von Ihnen dargestellten Kurven, die uns im Vergleich zu Lübeck sowie dem Rest von Schleswig-Holstein derart schlecht aussehen lassen, auch von anderen Faktoren beeinflußt werden. Würden wir die o.g. **389** Patienten von den insgesamt **1553** anerkannten OK-Fällen abziehen, blieben immer noch **1164** Fälle außerhalb der Klinik behandelt.

Selbst wenn es so ist wie Sie behaupten, daß ein Teil der ambulant versorgten OK-Fälle schließlich doch noch im Krankenhaus versorgt werden mußte: Bei **1000** echten Krankenhausvermeidungsfällen wären **DM 8.000.000,-** gespart! **Insgesamt hätte das Netz damit weit über 10.000.000,- DM bis zum heutigen Tag für vermiedene Krankenhauskosten erwirtschaftet.**

Daß die Statistiken und die Kurven eine andere Sprache sprechen, mag daran liegen, daß im klinischen Bereich als Reaktion auf Netzaktivitäten kräftig durch Maßnahmen, wie z. B. Erweiterung des Leistungsspektrums, Verlängerung von Liegezeiten oder Vereinbarung von Wiedervorstellungsterminen, gegengesteuert wird

Ich hoffe Ihnen mit diesen Zahlen gedient zu haben und stehe jederzeit für Rückfragen zur Verfügung.

RPN Leitstelle

6.3.2 Wiederaufnahmen in ein Krankenhaus

[?] Welchen Einfluß haben künstliche Fallzahlsteigerungen der Krankenhäuser auf die Einsparpotentiale der Vernetzten Praxen?

Ist die künstliche Fallzahlsteigerung in den Kieler Krankenhäusern signifikant höher als in den Krankenhäusern in Lübeck und Schleswig-Holstein?

Was kostet ein durchschnittlicher Krankenhauswiederaufnahmefall?

[⮁] Netzärzte und Vertragspartner befürchten, daß Krankenhäuser eine Gegenstrategie zu den Vernetzten Praxen entwickeln und Patienten gezielt wiederaufnehmen, um ihre möglichen Fallzahlverluste auszugleichen.

Die Wiederaufnahmequote für Krankenhauspatienten ergibt sich aus der Betrachtung von Entlassungsdiagnosen in der ICD-Obergruppe über ein Jahr pro Patient und Krankenhaus. Die durchschnittliche Wiederaufnahmerate der Kieler Patienten (AOK-Daten) wird mit dem Landesdurchschnitt wie auch mit Lübeck verglichen. Folgende Analysen werden so durchgeführt:

---

[194] Originalschreiben der Leitstelle des Regionalen Praxisnetzes Kiel vom 18.05.1999; zur Veröffentlichung bestimmt.

- Fachabteilungsbezogene Wiederaufnahmeanalyse   Tabelle 46
                                                        Tabelle 47

- Diagnosebezogene Wiederaufnahmeanalyse für   Tabelle 48
  ausgewählte Fachabteilungen

Die Wiederaufnahmequote beträgt in Schleswig-Holstein 1998 rund 1,14[195] und steigert sich gegenüber dem Vorjahr um 0,62 %. Die Kieler Wiederaufnahmequote liegt leicht darüber, wobei die Veränderung zwischen 1997 und 1998 geringer als im Landesdurchschnitt ausfällt. Für Rendsburger Patienten liegt die Wiederaufnahmequote laut VdAK/AEV-Daten bei 1,088 (2. Halbjahr 1996) und 1,097 (2. Halbjahr 1998) mit einer Steigerung von 0,85 %. Damit läge diese Wiederaufnahmequote deutlich unter dem Landesdurchschnitt.

Auffällig ist jedoch in Kiel wie in Schleswig-Holstein die Steigerung der Wiederaufnahmen in der Inneren Medizin, die in Kiel mit 1,157 noch oberhalb des Landesdurchschnittes liegt. Aufgrund der VdAK/AEV-Daten für Rendsburger Patienten läßt sich diese hohe Wiederaufnahmerate bestätigen. Kieler Patienten der Pädiatrie haben im Gegensatz zu Schleswig-Holstein eine Steigerung der Wiederaufnahmen von 4,3 %. Die Wiederaufnahmequote in der Gefäßchirurgie ist bei den Lübecker Patienten am geringsten.

Grundsätzlich sind wiederholte Aufnahmen bei Patienten mit bösartigen Neubildungen nötig. Von allen Fachabteilungen hat die Urologie bei bösartigen Neubildungen der Harn- und Geschlechtsorgane die höchsten Wiederaufnahmeraten. Offensichtlich werden Patienten in den Regionen verschieden oft im Krankenhaus aufgenommen. In der Inneren Medizin spielt landesweit die Nephritis bzw. das nephrotische Syndrom eine Rolle bei Wiederaufnahmen, insbesondere in der Pädiatrie.

Ein durchschnittlicher Wiederaufnahmefall kostet nach Kalkulation mit MOKKA DM 1.906,86. Wiederaufnahmen haben folgende finanzielle Auswirkungen:

▸ z. B. Kiel gegenüber Lübeck: 0,53 %Punkte.

▸ 0,53% * Fallzahl im Netz (16.220) * DM 1,906,86 im Durchschnitt.

⊡ Für Kieler und Rendsburger Patienten aus der Netzregion steigern die Krankenhäuser die Wiederaufnahmen nicht nennenswert, so daß von keiner gezielten Gegenstrategie der Krankenhäuser gesprochen werden kann. Auffällig sind die Wiederaufnahmen für Kieler Patienten in der Inneren Medizin, die insgesamt durch Erkrankungen mit bösartigen Neubildungen, HIV-Infektionen und Krankheiten der Arterien/Arteriolen und Kapillaren verursacht sind.

Grundsätzlich ergibt sich für die verschiedenen Erkrankungen landesweit ein regional unterschiedliches Wiederaufnahmemuster.

Ein durchschnittlicher Wiederaufnahmefall kostet nach Kalkulation mit MOKKA DM 1.906,86.

---

[195] D. h., jeder Patient kommt aufgrund derselben Diagnose innerhalb eines Jahres akutstationär im Schnitt 1,14mal in das gleiche Krankenhaus. Für die Analyse ist lediglich die Veränderung dieser Quote von Bedeutung, da eine hohe Wiedereinweisungsquote aus medizinischen (z. B. Kataraktoperation des zweiten Auges) und regionalen Gründen (Infrastruktur) gerechtfertigt sein kann.

Tabelle 46: Wiederaufnahmeanalyse aller akutstationären AOK-Patienten (RPN-K)

Kiel			
Fachabteilung	1997	1998	Diff%
Innere Medizin	1,064	1,157	8,7%
Pädiatrie	1,043	1,088	4,3%
Allgemeine Chirurgie	1,061	1,058	-0,3%
Unfallchirurgie	1,096	1,051	-4,1%
Neurochirurgie	1,066	1,080	1,3%
Gefäßchirurgie	1,118	1,094	-2,1%
Herzchirurgie	1,095	1,212	10,7%
Urologie	1,251	1,191	-4,8%
Orthopädie	1,061	1,063	0,2%
Gyn / Geb	1,088	1,133	4,1%
HNO	1,085	1,134	4,5%
Augenheilkunde	1,087	1,159	6,6%
Fallpauschalen	1,075	1,078	0,3%
Gesamt*	**1,149**	**1,153**	**0,35%**

Lübeck			
Fachabteilung	1997	1998	Diff%
Innere Medizin	1,054	1,099	4,3%
Pädiatrie	1,102	1,113	1,0%
Allgemeine Chirurgie	1,045	1,050	0,5%
Unfallchirurgie	1,000	1,000	0,0%
Neurochirurgie	1,050	1,132	7,8%
Gefäßchirurgie	1,000	1,000	0,0%
Herzchirurgie	1,000	1,077	7,7%
Urologie	1,210	1,327	9,7%
Orthopädie	1,113	1,090	-2,1%
Gyn / Geb	1,151	1,138	-1,1%
HNO	1,126	1,107	-1,7%
Augenheilkunde	1,065	1,254	17,7%
Fallpauschalen	1,025	1,026	0,1%
Gesamt*	**1,131**	**1,129**	**-0,18%**

Rendsburg			
Fachabteilung	1997	1998	Diff%
Innere Medizin	1,185	1,131	-4,6%
Pädiatrie	1,017	1,033	1,6%
Allgemeine Chirurgie	1,042	1,087	4,3%
Unfallchirurgie	1,049	1,089	3,8%
Neurochirurgie	1,102	1,055	-4,3%
Gefäßchirurgie	1,111	1,129	1,6%
Herzchirurgie	1,000	1,400	40,0%
Urologie	1,345	1,333	-0,9%
Orthopädie	1,058	1,092	3,2%
Gyn / Geb	1,123	1,116	-0,6%
HNO	1,015	1,060	4,4%
Augenheilkunde	1,053	1,200	14,0%
Fallpauschalen	1,026	1,027	0,1%
Gesamt*	**1,141**	**1,137**	**-0,35%**

SH ohne Kiel, Lübeck und Rendsburg			
Fachabteilung	1997	1998	Diff%
Innere Medizin	1,041	1,137	9,2%
Pädiatrie	1,063	1,074	1,0%
Allgemeine Chirurgie	1,068	1,077	0,8%
Unfallchirurgie	1,048	1,037	-1,0%
Neurochirurgie	1,126	1,127	0,1%
Gefäßchirurgie	1,114	1,115	0,1%
Herzchirurgie	1,109	1,121	1,1%
Urologie	1,270	1,347	6,1%
Orthopädie	1,071	1,086	1,4%
Gyn / Geb	1,137	1,152	1,3%
HNO	1,084	1,114	2,8%
Augenheilkunde	1,122	1,180	5,2%
Fallpauschalen	1,037	1,038	0,1%
Gesamt*	**1,129**	**1,136**	**0,62%**

Quelle: AOK-Datensatz; diese Analyse gilt für Patienten der Region, nicht für Krankenhäuser; Fallpauschalen sind gesondert aufgeführt.*: Gesamt: über alle (auch nicht aufgeführte) Fachgruppen inklusive Fallpauschalen

Tabelle 47: Wiederaufnahmequoten für Rendsburger VdAK/AEV-Patienten (MQR)

Fachabteilung	2. HJ 1996	2. HJ 1998	Veränderung
Allgemeine Chirurgie	1,033	1,050	1,65%
Augenheilkunde	1,176	1,081	-8,08%
Gynäkologie und Geburtshilfe	1,040	1,082	4,04%
Gefäßchirurgie	1,085	1,114	2,67%
Hals-, Nasen-, Ohrenheilkunde	1,031	1,030	-0,10%
Herzchirurgie	1,000	1,167	16,70%
Innere Medizin	1,125	1,150	2,22%
Orthopädie	1,019	1,045	2,55%
Pädiatrie	1,027	1,024	-0,29%
Unfallchirurgie	1,060	1,031	-2,74%
Urologie	1,117	1,189	6,45%
Gesamt	1,088	1,097	0,83%

Quelle: VdAK/AEV-Krankenhaus-Datensatz für Rendsburger Patienten (vgl. Kapitel 5.3)

Tabelle 48: Wiederaufnahmequoten für Patienten der Allg. Chirurgie, Inneren Medizin, Pädiatrie und Urologie (RPN-K)

Text ICD 9	Region	Allg. Chirurgie	Innere Medizin	Pädiatrie	Urologie
Arthropathien und verwandte Affektionen	Kiel		1,214	1,200	
	Lübeck			2,000	
	Rendsburg		1,167		
	SH		1,163		
Bösartige Neubildungen d. Atmungs- u. intrathorakalen Organe	Kiel	1,353	1,962		
	Lübeck		1,426		
	Rendsburg		1,211		
	SH	1,265	1,877		
Bösartige Neubildungen d. Verdauungsorgane u. des Bauchfells	Kiel	1,109	1,736		
	Lübeck	1,127	1,400		
	Rendsburg	1,160	1,320		
	SH	1,495	1,922		1,167
Bösartige Neubildungen der Harn- und Geschlechtsorgane	Kiel	1,118			1,382
	Lübeck	1,154	1,118	2,000	1,755
	Rendsburg				2,190
	SH	1,533	1,210		1,649
Bösartige Neubildungen des lymphat. und hämatopoet. Gewebes	Kiel		2,000		
	Lübeck		1,238		
	Rendsburg		2,875		
	SH		2,335	1,167	
Chronische obstruktive Lungenkrankh. und verw. Affektionen	Kiel		1,161	1,105	
	Lübeck		1,211		
	Rendsburg		1,227		
	SH		1,148		

Text ICD 9	Region	Allg. Chirurgie	Innere Medizin	Pädiatrie	Urologie
Dorsopathien	Kiel	1,182			
	Rendsburg	3,000			
Entzündliche Krankheiten des Zentralnervensystems	Rendsburg			3,000	
	SH			1,136	
Gutartige Neubildungen	Lübeck				1,125
	Rendsburg	1,750			
	SH			1,375	
HIV-Infektion (human immunodeficiency virus)	Kiel		2,000		
	Lübeck		1,500		
	SH		1,333		
Ischämische Herzkrankheiten	Kiel		1,177		
	Lübeck		1,101		
	SH		1,121		
Krankheiten der Arterien/ Arteriolen und Kapillaren	Kiel		1,429		
	Lübeck	1,143			
	Rendsburg		1,364		
	SH	1,159	1,141		
Krankheiten des Blutes und der blutbildenden Organe	Kiel		1,218	1,111	
	Lübeck			2,300	
	Rendsburg		1,182		
	SH		1,269	1,762	
Krankheiten sonstiger endokriner Drüsen	Kiel			1,250	
	Rendsburg		1,143	1,500	
	SH	1,137	1,107	1,179	
Nephritis/ Nephrotisches Syndrom und Nephrose	Kiel		1,200	1,500	
	Lübeck		1,175		
	Rendsburg		1,467		
	SH		1,107	1,333	
Sonstige Formen von Herzkrankheiten	Kiel		1,140		
	Lübeck		1,120		
	Rendsburg		1,165		
	SH		1,149	1,333	
Sonstige Krankheiten der Harnorgane	Kiel	1,219			1,186
	Lübeck			1,500	1,259
	Rendsburg				1,154
	SH			1,158	1,404
Sonstige Krankheiten der Verdauungsorgane	Kiel		1,230		
	Lübeck	1,107	1,145	1,333	
	Rendsburg	1,200	1,108		
	SH		1,112		
Sonstige Krankheiten des Zentralnervensystems	Kiel			1,500	
	Lübeck			1,462	
	Rendsburg		1,214	1,111	
	SH			1,336	
Tuberkulose	Kiel		1,125		
	Lübeck		1,750		

In dieser Tabelle sind die Wiederaufnahmequoten für schleswig-holsteinische AOK-Patienten aus den Netz-Regionen Kiel (RPN-K) und Rendsburg (MQR; hier mit Hilfe AOK-Daten) sowie Lübeck und Schleswig-Holstein (ohne Netzregionen) aufgelistet. Angegeben sind ausgewählte Diagnosen mit Wiederaufnahmequoten > 1,1 und Fallzahlen > 10 für die Fächer Allgemeine Chirurgie, Innere Medizin, Pädiatrie und Urologie, da diese Fächer über alle Diagnosen die höchsten Wiederaufnahmequoten zeigen (vgl. Tabelle 46).

6.3.3 Patienten mit chronischen Erkrankungen

Vernetzte Praxen sollen insbesondere Patienten mit chronischen Erkrankungen den Weg durch das Gesundheitswesen ebnen, da chronisch Erkrankte am meisten einerseits durch unzureichende Kooperation der Ärzte, Doppeluntersuchungen und vermeidbare Krankenhausaufenthalte betroffen sind, aber andererseits ein hohes Maß an ärztlicher Betreuung bedürfen. Zu den chronisch kranken Patienten zählen geriatrische Patienten und Patienten mit Diabetes mellitus, die genauer analysiert werden sollen.

[?] Werden Patienten mit chronischen Erkrankungen „im Netz" anders versorgt als in den Vergleichsregionen?

[🗗] Aufgrund der Kürze der Zeit werden in der Behandlung chronisch Kranker noch keine Änderungen eingetreten sein.

Zur Analyse der Frage nach chronisch kranken Patienten wird untersucht:

• Anteil über 60jähriger im Krankenhaus (Kapitel 6.3.3.1)	Abbildung 76
• Patienten mit geriatrischen Diagnosen im Krankenhaus (Kapitel 6.3.3.1)	Abbildung 77 Abbildung 78
• Versorgung von Diabeteskranken (Kapitel 6.3.3.2)	
(1) Ambulante Versorgung: Diabetikerschulung, HBA1-Kontrolle, Fachärztliche Kontrollen	Abbildung 79 Abbildung 80 Abbildung 81 Abbildung 82 bis Abbildung 92, Tabelle 49
(2) Stationäre Aufenthalte	Abbildung 93

6.3.3.1 Medizinische Versorgung älterer Patienten

Einen Anhalt über den Umgang mit chronisch kranken Patienten gibt die Information über den Anteil älterer Patienten im Krankenhaus. Der Anteil an Rendsburger VdAK/AEV-Patienten über 60 Jahren ist im Krankenhaus stabil (2. Halbjahr 1996: 36,1 %; 2. Halbjahr 1998: 38,5 %, Veränderung: 6,65 %). Rendsburger Patienten mit akutgeriatrischen Diagnosen sind eher seltener im Krankenhaus behandelt – die geringe Fallzahl läßt allerdings keine abschließende Bewertung zu (85 Patienten vor Netz, 67 Patienten im Netz, -21,18 %)

Die AOK-Daten bestätigen einen Anteil von etwa 47 % über 60jähriger im Rendsburger Krankenhaus, landesweit liegt der Anteil von über 60jährigen AOK-Patienten im Krankenhaus bei 53 %. In Schleswig-Holstein sind etwa 1.200 Patienten je Monat netzunabhängig mit geriatrischen Diagnosen durchschnittlich 16 Tage im Krankenhaus.

[▶] Der Anteil an Patienten mit geriatrischen Diagnosen im Krankenhaus ist landesweit stabil. In Rendsburg scheint die Verweildauer von Patienten mit geriatrischen Diagnosen etwa um ein bis zwei Tage geringer zu sein. Da auch schon vor Netz dieser Trend besteht, kann nicht eindeutig von einem Netzeffekt gesprochen werden.

Abbildung 76: AOK-Versicherte über 60 Jahre im Krankenhaus (RPN-K)

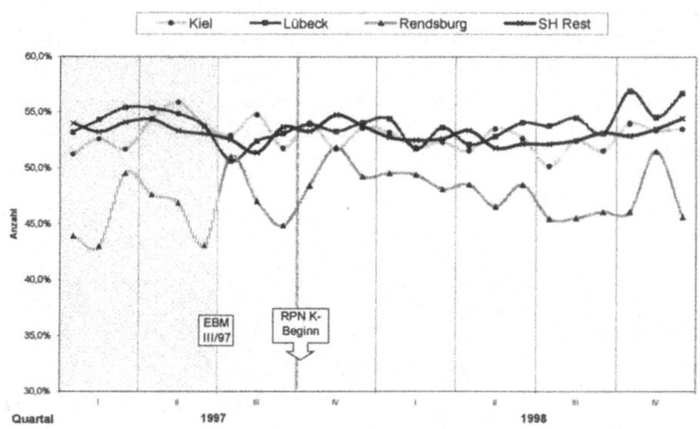

Quelle: AOK-Daten, Totalerfassung der Krankenhäuser in Schleswig-Holstein.

Abbildung 77: AOK-Versicherte mit geriatrischen Diagnosen im Krankenhaus (RPN-K)

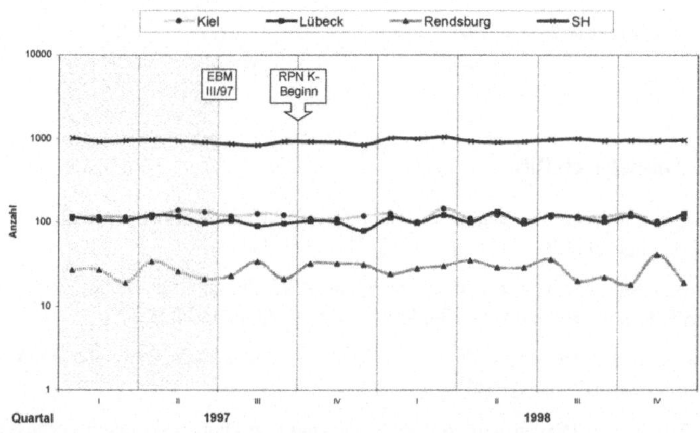

Logarithmische Darstellung verzerrt Darstellung für Rendsburg. Unter geriatrische Diagnosen können u. a. fallen: Multimorbidität, Diabetes Typ II, Demenz, Morbus Alzheimer, Psychosen, Verwirrtheit, Schlaf-Wach-Umkehr, altersbedingte Insomnie etc.

Abbildung 78:   Verweildauer geriatrischer Patienten (AOK) im Krankenhaus (RPN-K)

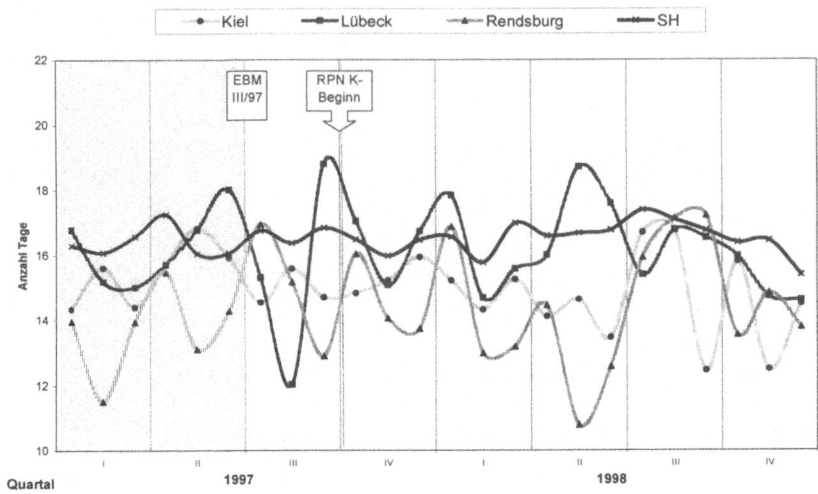

AOK-Versicherte im Zeitraum 1997 – 1998.

6.3.3.2 Diabetes mellitus

[?] Werden durch das Regionale Praxisnetz mehr chronisch erkrankte Patienten (Diabetes) ambulant geschult?

Werden für Netzpatienten mehr ambulante Schulungen für Diabeteskranke durchgeführt (Modellvereinbarungen VdAK/AEV bzw. AOK und KVSH)?

Gibt es einen Unterschied für Kieler VdAK/AEV bzw. AOK-Patienten im Vergleich zu Lübeck oder Schleswig-Holstein?

[⌗] Die Vernetzten Praxen wollen die Versorgung von Diabeteskranken verbessern. Wahrscheinlich ist die Diabetes-Betreuung von engagierten Ärzten abhängig, die je nach regionalen Besonderheiten einem Netz angehören oder nicht.

Die Modellvereinbarung zur Schulung diabeteskranker Patienten (sowohl Typ I – mit den Ersatzkassen, als auch Typ II – mit Ersatz- und Primärkassen) hat offensichtlich für Schleswig-Holstein einen Schub bedeutet.

[▶] Praxen, die Diabetiker-Schulung durchführen, sind in Kiel in das RPN-K bzw. in Rendsburg in die MQR integriert.

Abbildung 79:   Anzahl der ambulanten Diabetes-Schulungen (MQR)

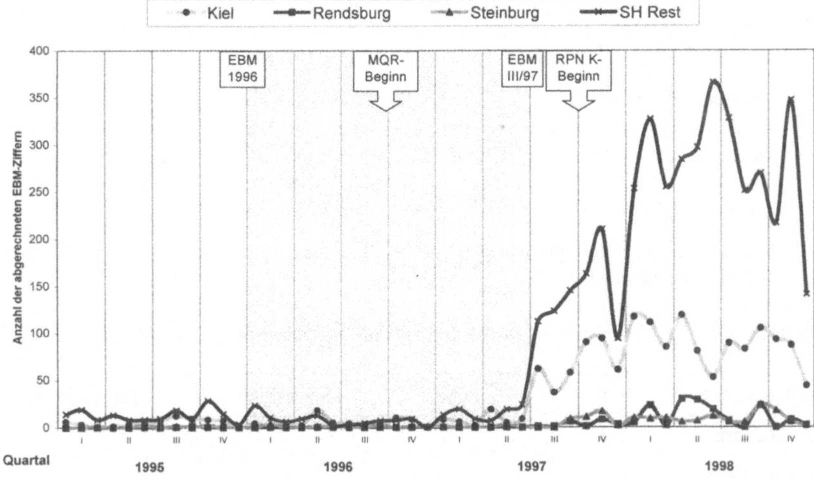

Gesamtanzahl EBM-Pseudoziffern zur Abrechnung von Leistungen der Diabetes-Vereinbarungen
zwischen VdAK/AEV und KVSH zum 01.01.1997:

8013:	Programmierte ärztliche Schulung von Typ-II-Diabetikern ohne Insulinbehandlung
8014:	Programmierte ärztliche Schulung von Typ-II-Diabetikern mit Insulinbehandlung
8015:	Pauschalerstattung Diabetikerschulungsmaterial
9300:	Schulungsprogramm für Typ-I-Diabetiker (EK)
9301:	Pauschalerstattung für verbleibendes Schulungsmaterial je Patient (EK)
9302:	Schulungsprogramm für Insulinpumpen-Patienten (EK)

Patienten mit Diabetes mellitus können im Gegensatz zu anderen chronisch Kranken über
die Abrechnung identifiziert werden[196], da ein Diabetiker regelmäßig zur Kontrolle der glykierten Hämoglobine (z. B. HbA1 und/oder HbA1c) einbestellt werden sollte, um die Effektivität der antidiabetischen Behandlung zu überwachen. Der niedergelassene Arzt kann die
EBM-Nr. 3722 ohne begrenzte Gesamtpunktzahl abrechnen. Über diesen Weg sind 0,8 %
der AOK-Versicherten, insgesamt 6.802 Patienten, als Diabetiker identifiziert[197].

Diabetiker über 50 Jahre – mehrheitlich Diabetiker vom Typ II – suchen ihre Ärzte einheitlich in Schleswig-Holstein etwa 10mal pro Quartal auf; für die Altersgruppen unter 50 Jahren differiert die Betreuung in den verschiedenen Regionen, wobei in Kiel die Führung der
Patienten konstant wirkt (allerdings unabhängig von Vernetzten Praxen).

Das komplexe Krankheitsbild des Diabetikers benötigt eine differenzierte fachärztliche Betreuung: Die Einstellung des Diabetes wird über die HbA1c-Messung regelmäßig etwa einmal pro Quartal überprüft (in Rendsburg 0,8 Mal). Ihren Hausarzt sehen die Diabetiker zwischen 4mal (Lübeck), 5mal (Kiel) und 6mal im Quartal (Schleswig-Holstein). Die Diabetiker sind regelmäßig in augenärztlicher Kontrolle (etwa 0,5mal pro Quartal, z. B. wegen Au-
genhintergrund). Regelmäßige Untersuchungen finden bei Urologen (z. B. wegen Nierenbe-

---

[196]   Ein großes Problem für die Analyse der ambulanten Versorgung chronisch Kranker bildet die Nicht-Verschlüsselung
der Diagnosen in der ADT-Abrechnung (ICD-9 oder ICD-10, für die Abrechnung reicht die Freitextangabe).

[197]   Im Ersatzkassenbereich können diabetische Schwerpunktpraxen die Pseudoziffer 9303 für die spezialisierte Betreuung
der Diabetiker mit einer Pauschale von DM 110,- abrechnen; der Vertrag ist mit der AOK-Schleswig-Holstein noch
nicht abgeschlossen.

teiligung), Orthopäden (z. B. wegen Gelenkbeteiligung) und Chirurgen (z. B. bei Durchblutungsproblemen) statt.

Zwischen 3,0 % und 3,5 % der Diabetiker, die in regelmäßiger ambulanter Betreuung sind, befinden sich jeden Monat in stationärer Behandlung. Für die Regionen Kiel, Lübeck, Rendsburg und Schleswig-Holstein lassen sich keine unterschiedlichen Krankenhaushäufigkeiten ausmachen.

▶ Insgesamt 0,8 % der AOK-Versicherten in Schleswig-Holstein sind Diabetiker, die sich in regelmäßiger ärztlicher Behandlung befinden. Die Diabetiker sind in regelmäßiger fachärztlicher Kontrolle – die Bevorzugung eines Allgemeinarztes oder eines Internisten ist regional verschieden. Etwa 3,0 % bis 3,5 % müssen sich jeden Monat stationär behandeln lassen.

Für Kiel läßt sich kein eindeutiger Einfluß der Netzgründung RPN-K auf die Diabetes-Behandlung ausmachen.

Tabelle 49:   **AOK-Versicherte Diabetiker in Schleswig-Holstein (RPN-K)**

Altersgruppe	Kiel	Lübeck	Rendsburg	Schleswig-Holstein
0 – 30 Jahre	28	9	2	94
31 – 50 Jahre	126	62	23	443
> 50 Jahre	962	595	157	4301
Summe				6.802

Gesamtversicherte Schleswig-Holstein: 823.357; identifizierte Diabetiker: 0,8%.

Abbildung 80:   **Anzahl der Arztbesuche von Diabetikern (über 50 Jahren) (RPN-K)**

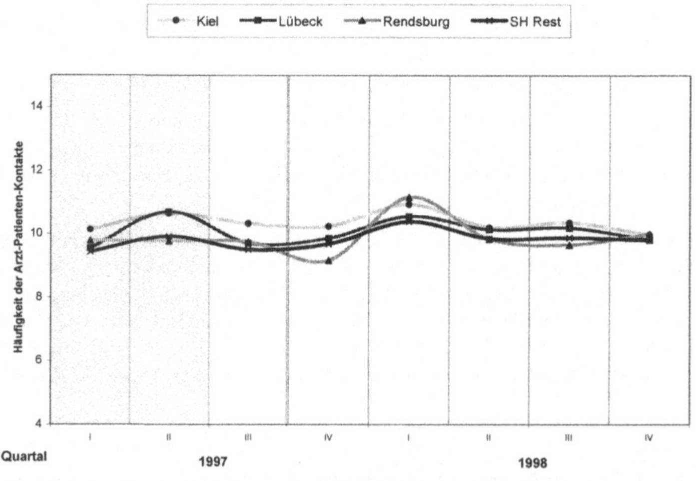

Die Diabetiker – AOK-Versicherte – in Schleswig-Holstein sind folgendermaßen in den ADT-Daten der KVSH identifiziert: Über den Zeitraum von I/1997 bis IV/1998 müssen die Bestimmung von glykierten Hämoglobinen HbA1c (EBM-Nr. 3722) und die Schulung von Typ-II-Diabetikern mit/oder ohne Insulin (EBM-Pseudoziffer 7215, 8014) mindestens 7mal abgerechnet sein. Über dieses Verfahren werden nur Diabetiker erfaßt, die in regelmäßiger ärztlicher Behandlung sind.

Abbildung 81:   Häufigkeit der HbA1c-Messungen pro Monat (RPN-K)

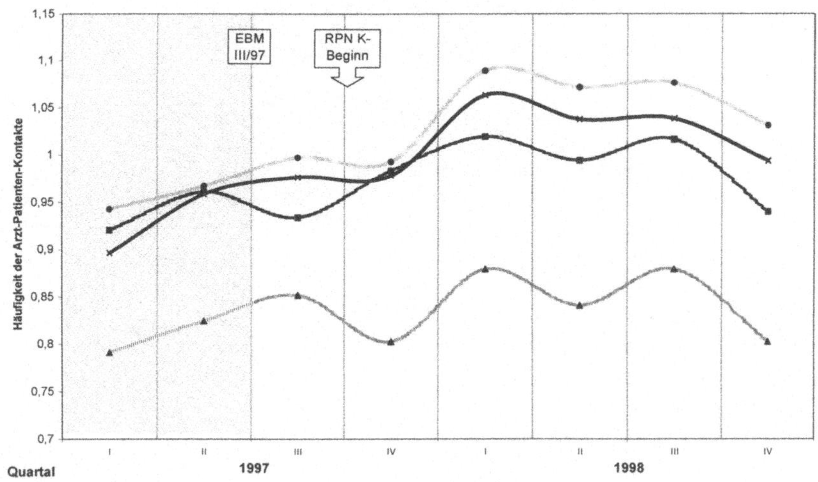

AOK-Daten 1997/1998 über alle Fachgruppen; patientenbezogene Analyse.

Abbildung 82:   Visitationen bei Allgemeinärzten (RPN-K)

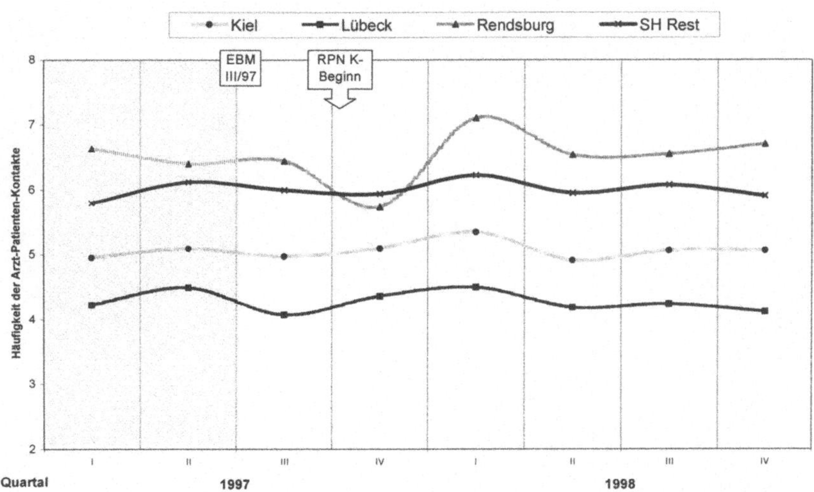

Arztgruppen Allgemeinärzte, in (fachübergreifenden) Gemeinschaftspraxen (Nr. 80 bis 96). In Lübeck ist die Häufigkeit der Arztbesuche beim Allgemeinarzt etwa bei 4 pro Quartal, dafür ist die Betreuung durch einen Internisten höher als in Kiel. Deutlich ist, daß die Grundbetreuung in ganz Schleswig-Holstein vom Allgemeinarzt übernommen wird. AOK-Daten.

Abbildung 83: Besuche beim Internisten (RPN-K)

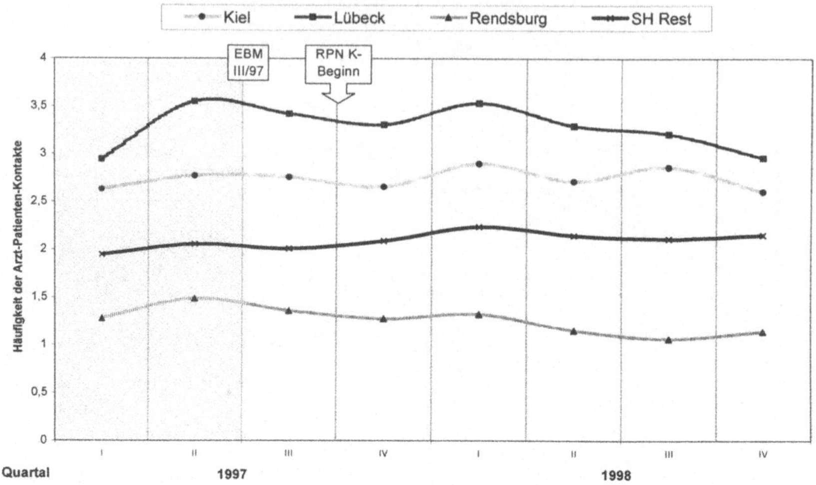

Zu den Internisten zählen auch Kardiologen und Gemeinschaftspraxen (KV-Gruppe 19 und 20)

Abbildung 84: Konsultation bei ermächtigten Krankenhausärzten (RPN-K)

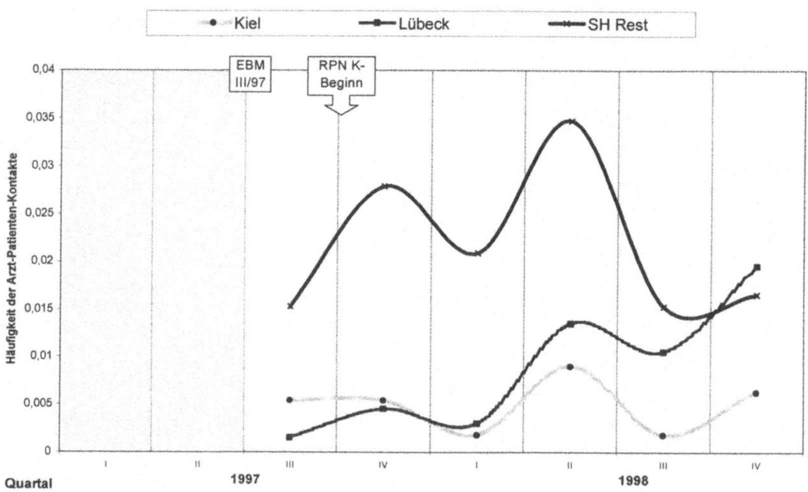

Arztgruppen für die Ermächtigten gelten erst ab III/97 (Gruppe 9, 12, 18, 21, 22, 25, 31, 40, 46, 55, 58). Die ermächtigten Krankenhausärzte spielen offensichtlich in der flächendeckenden Diabetiker-Betreuung kaum eine Rolle, für Kiel und Schleswig-Holstein gilt ein durchschnittlicher Arzt-Patienten-Kontakt von 0,003.

Abbildung 85: Kontrolle bei Augenärzten (RPN-K)

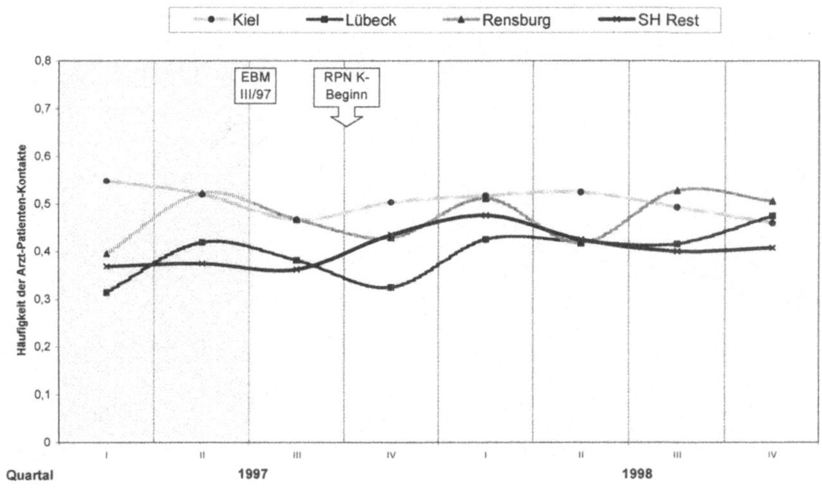

Quelle: AOK-Daten.

Abbildung 86: Arztbesuche beim Chirurgen (RPN-K)

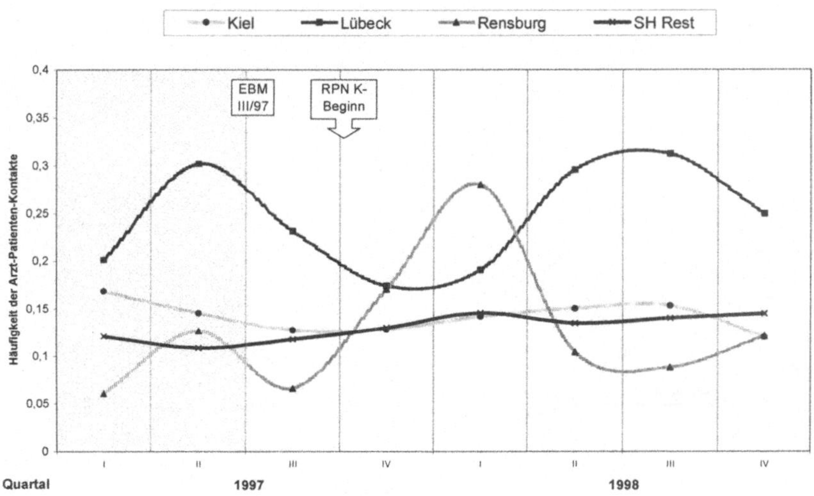

Quelle: AOK-Daten.

Abbildung 87: Behandlung bei Orthopäden (RPN-K)

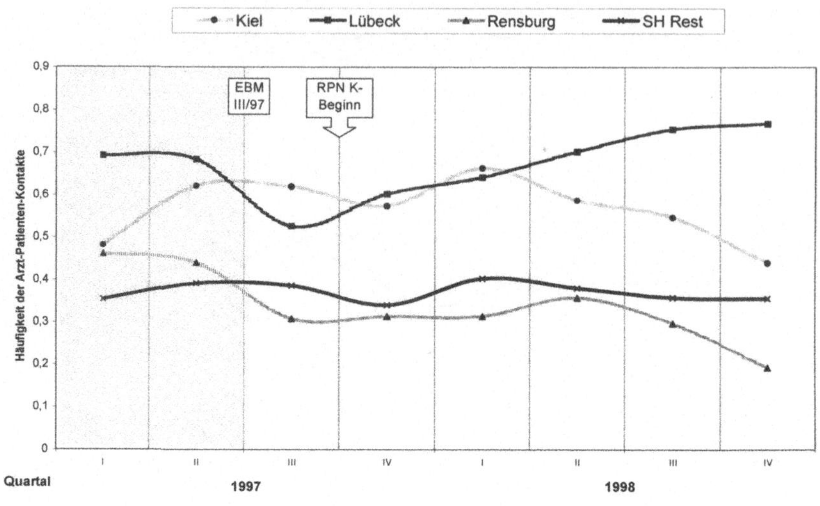

Quelle: AOK-Daten.

Abbildung 88: Kontrolle bei Urologen (RPN-K)

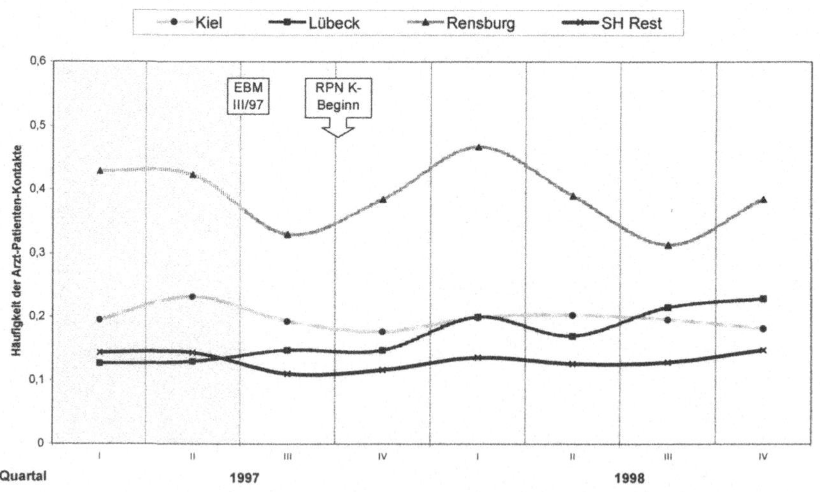

Auch die Besuche bei Gynäkologen sind regelmäßig; allerdings kann in der Analyse zur Zeit nicht das Geschlecht der PatientInnen berücksichtigt werden; AOK-Daten.

Abbildung 89:   Psychotherapeutische Behandlung (RPN-K)

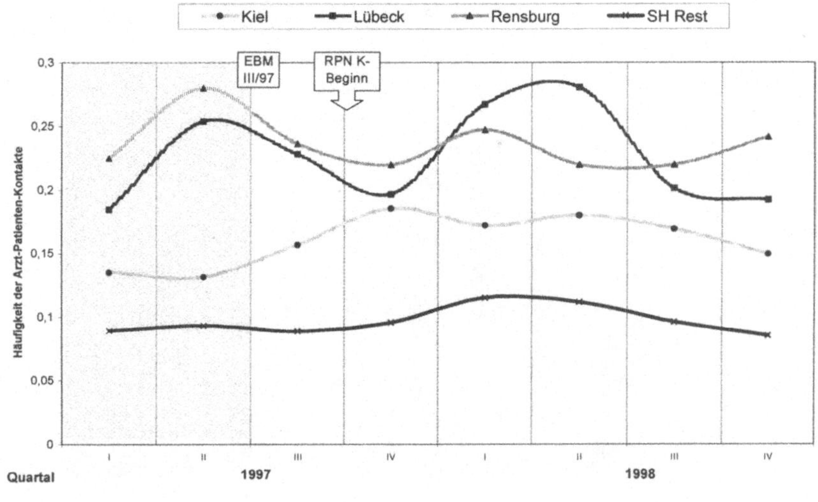

Quelle: AOK-Daten

Abbildung 90: Hautärztliche Betreuung (RPN-K)   Abbildung 91: HNO-ärztliche Betreuung (RPN-K)

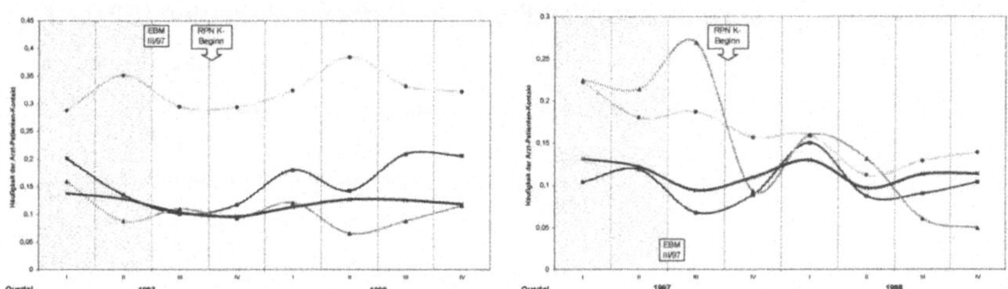

Interessant ist der Vergleich der medikamentösen Diabetes-Therapie in Kiel und Lübeck. In Lübeck werden offensichtlich kaum juvenile Diabetiker bis 30 Jahre betreut. Aber auch für die weiteren Altersgruppen differiert das Kieler Therapie-Programm erheblich vom Lübekker. Differenzierte Analysen der verordneten Antidiabetika müßten folgen, die jedoch den Rahmen dieser Studie sprengen würden.

Abbildung 92: Indikationsgruppe Antidiabetika (RPN-K)

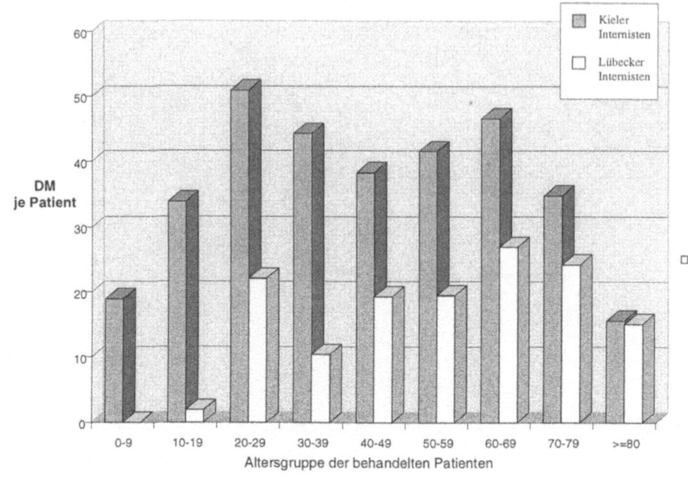

Quelle: PharmPro®-Analyse der AOK-Schleswig-Holstein, Stand Mai 1999; Indikationsgruppe Diabetes (12) für Kieler Internisten (31) und Lübecker Internisten (51) im III. Quartal 1998.

Abbildung 93: Krankenhausbehandlung von Diabetes-Patienten (RPN-K)

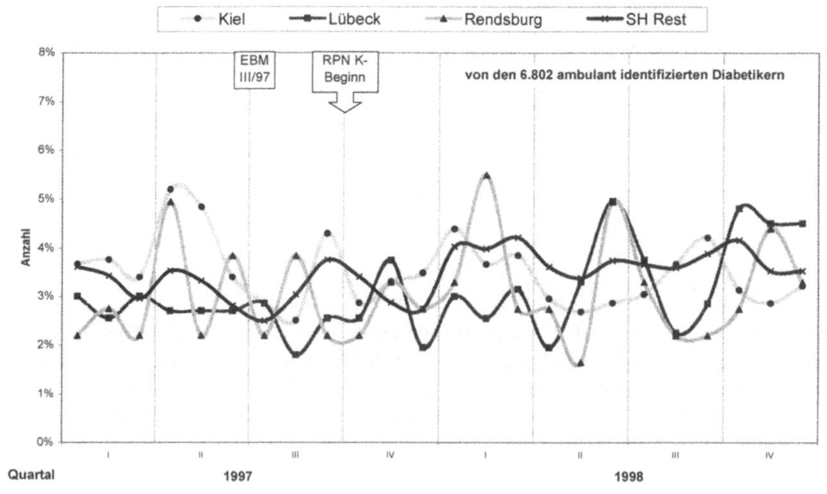

Anteil der 6.802 untersuchten Diabetiker im Krankenhaus je Monat.; AOK-Daten.

> **Mögliche Reaktionen von *managed care* zum *disease management* von Diabetes mellitus:**
>
> ⊠ Weitere Analysen zum Versorgungsgeschehen
>
> ⊠ Regionale Unterschiede in Diagnostik und Therapie erklären
>
> ⊠ Medizinische *outcome*-Indikatoren hinzuziehen
>
> ⊠ Kostengünstige Versorgung mit maximalem *outcome* identifizieren
>
> ⊠ Vertragliche Vereinbarungen mit Ärzten/Krankenhäusern und Patienten

6.3.4 Patienten mit ambulanten Operationen

⚆ Fördert das Praxisnetz die Verlagerung von Operationen vom akutstationären in den ambulanten Bereich?

Gibt es signifikante Unterschiede in den Patientenkarrieren bei Operationen mit ambulantem Substitutionspotential für die Kieler AOK-Versicherten im Vergleich zu Lübeck und Schleswig-Holstein?

Wie ändert sich die Entwicklung der Fallzahlen bei Operationen mit ambulantem Substitutionspotential in den Krankenhäusern bzw. im ambulanten ärztlichen Bereich?

⬚ Die MQR möchte für sieben chirurgische Indikationen ambulante Operationen fördern, so daß stationäre Operationen verringert werden (Substitution). Die ambulanten Rahmenbedingungen der ärztlichen Nachkontrollen/Visiten und der pflegerischen Betreuung (Kurzzeitpflege, ambulante Pflege) sollen das ambulante Operieren attraktiv gestalten. Auch wollen die Netzärzte durch intensivierte Betreuung insbesondere nach einem Krankenhausaufenthalt die medizinische Kooperation verwirklichen und/oder den Krankenhausaufenthalt verkürzen.

Zur datengestützten Analyse dieser Fragen sind folgende Schritte notwendig:

▪ Ambulant operierte Patienten und direkte postoperative Betreuung	Abbildung 94 Abbildung 95
▪ Ambulante Leistungen um stationäre Operationen 1997/1998	Abbildung 96 Abbildung 97 Abbildung 98 Abbildung 99
▪ Ambulante Leistungen um ambulante Operationen 1997/1998	Abbildung 100 Abbildung 101

- Vergleich der ambulanten Leistungen vor/nach einer ambulanten oder stationären Operation[198]:

  (1) Abrasio   Abbildung 102

  (2) Karpaltunnel-Syndrom   Abbildung 103

  (3) Katarakt   Abbildung 104

  (4) Leistenbruch   Abbildung 105

  (5) Nasenseptumkorrektur   Abbildung 106

  (6) Osteosynthese   Abbildung 107

  (7) Phimose   Abbildung 108

Die Vernetzten Praxen können bisher in Schleswig-Holstein das Finanzierungsproblem[199] des Ambulanten Operierens nicht lösen – der Modellvertrag „Ambulantes Operieren" des VdAK/AEV dagegen fördert offensichtlich das Ambulante Operieren in 1998, insbesondere auch in Rendsburg. In 1995 lassen sich Rendsburger Patienten ca. 10mal pro Monat in den o. g. 7 Leistungsgruppen ambulant operieren; bis 1997 haben sie sich auf rund 80 ambulante Operationen/Monat gesteigert. In Kiel lassen sich im Verhältnis zu den ländlicheren Regionen von Rendsburg und Steinburg deutlich weniger Patienten ambulant operieren. Die postoperative Betreuung ist seit 1996 konstant für Patienten erforderlich.

▶ Der Vertrag „Ambulantes Operieren" (VdAK/AEV) fördert das Ambulante Operieren, die Netzgründungen scheinen keinen Einfluß auf die Anzahl der ambulant operierten Patienten zu haben.

Abbildung 94:   Ambulant operierte Patienten (MQR)

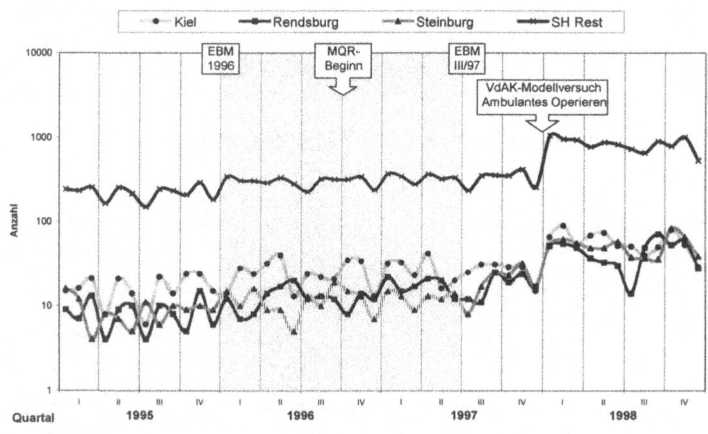

Diese Analyse geht von VdAK/AEV-Patienten der o.g. Regionen aus, die sich innerhalb der o.g. 7 Leistungsgruppen haben ambulant operieren lassen. Logarithmische Darstellung.

---

[198] Eingrenzung der Indikationen: vgl. Kapitel 5: Methodik (eineindeutige Abbildung zwischen EBM und OPS 301 muß möglich sein).

[199] Auf die Problematik der Qualitätssicherung und der Risikobereitschaft der Versicherten (Infrastruktur der Krankenhäuser bei Komplikationen) wird hier nicht näher eingegangen.

Abbildung 95: Ambulante postoperative und tagesklinische Betreuung in Schleswig-Holstein (MQR)

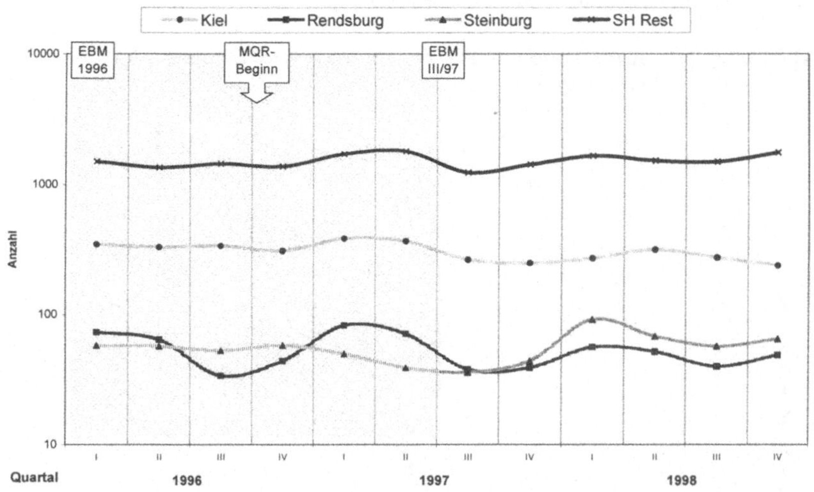

Analyse aufgrund von VdAK/AEV-Daten 1996 - 1998, EBM-Nr. 63 bis 66: Beobachtung eines Kranken während der Aufwach- und/oder Erholungszeit bis zum Eintritt der Transportfähigkeit mehr als 2 Stunden (900 Punkte), mehr als 4 Stunden (1.400 Punkte), mehr als 6 Stunden (1.900 Punkte), mehr als 12 Stunden (2.500 Punkte).

[?] Wie wird ein operierter Patient vor / nach seiner Operation ambulant ärztlich betreut?

Die ambulante Leistungsinanspruchnahme (über Punktzahlanforderungen) von Patienten mit ambulanten und stationären Operationen ist Gegenstand der Analyse. Patienten mit <u>genau einer</u> Operation im II. und III. Quartal 1997/1998 werden identifiziert[200] und ihre ambulante Betreuung 100 Tage vor und nach der Operation in einer Tageskumulation dargestellt. Zur graphischen Darstellung wird der 12-Tage- bzw. 20-Tage-Durchschnitt gewählt.

Die ambulante Betreuung um eine Operation unterscheidet sich kaum, ob ein Patient stationär oder ambulant operiert wird. Etwa eine Woche vor der Operation steigen die ambulanten Leistungen an, bei ambulanten Operationen um ein Niveau von durchschnittlich 130 Punktanforderungen je Patient täglich, bei stationären Operationen etwa 90 Punktanforderungen; hier handelt es sich wahrscheinlich um präoperative Diagnostik. Auffällig ist die intensive präoperative Behandlung in Lübeck, die sich postoperativ nicht fortsetzt, insbesondere bei Patienten mit Karpaltunnel und Leistenbruch. Die Grundbetreuung für Patienten ist in Kiel am intensivsten – sowohl 1997 als auch 1998. Für die ambulante Osteosynthese-Operation ist die ambulante Betreuung in allen Regionen intensiver als für die stationäre Operation.

---

[200] Patienten, die beispielsweise am linken und am rechten Auge innerhalb von 2 Monaten operiert werden, sind nicht in die Analyse einbezogen. Auch Patienten, die verschiedene Operationen im Betrachtungszeitraum erhalten, sind nicht berücksichtigt.

▶ Die direkte postoperative Betreuung ist in Rendsburg in 1998 am intensivsten – sie hat sich im Vergleich zu 1997 deutlich gesteigert und ist möglicherweise als Netzerfolg zu werten.

Grundsätzlich unterscheidet sich die ambulante Betreuung um eine Operation kaum, ob ein Patient stationär oder ambulant operiert wird.

Abbildung 96: Ambulante Leistungen um stationäre Operationen (1997, RPN-K))

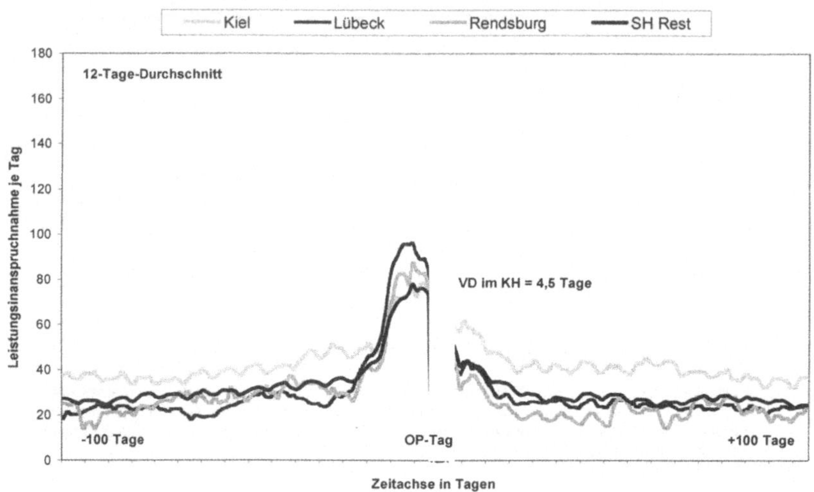

Legende für Abbildung 96 bis Abbildung 108: Durchschnitt über die sieben analysierten Operationen (vgl. Kapitel 5.1.2.3) der ambulanten prä- und postoperativen Betreuung, gemessen an der Punktzahl-Inanspruchnahme pro Tag. Zur graphischen Darstellung ist ein 12-Tage-Durchschnitt (bzw. 20-Tage-Durchschnitt) gebildet. Die Verweildauer (VD) im Krankenhaus ist für Schleswig-Holstein angegeben. AOK-Daten.

Abbildung 97: Ambulante Leistungen um stationäre Operationen (1998, RPN-K)

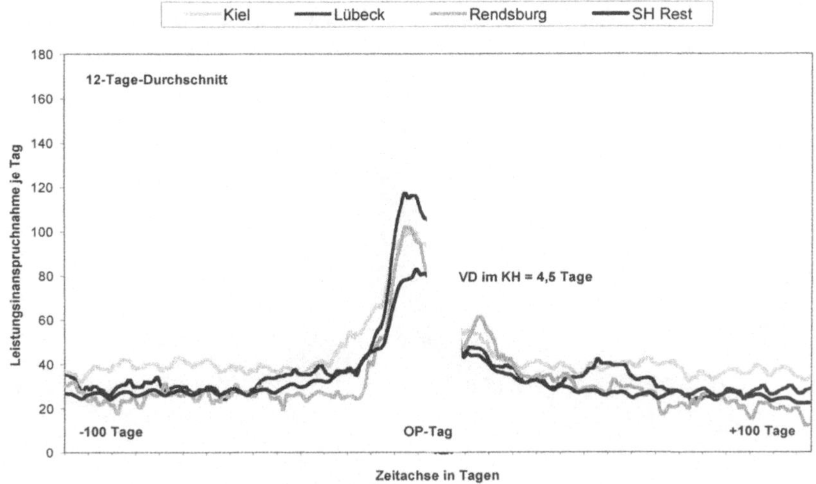

Abbildung 98: Ambulante Leistungen um stationäre Operationen (1997, RPN-K)

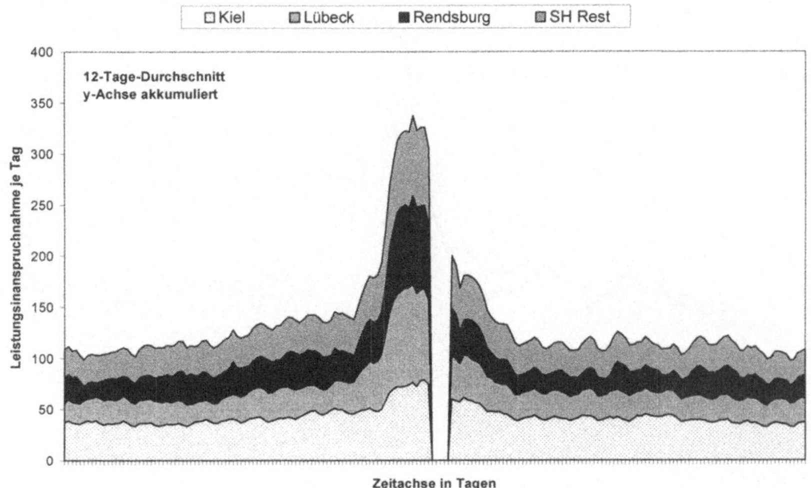

Abbildung 99: Ambulante Leistungen um stationäre Operationen (1998, RPN-K)

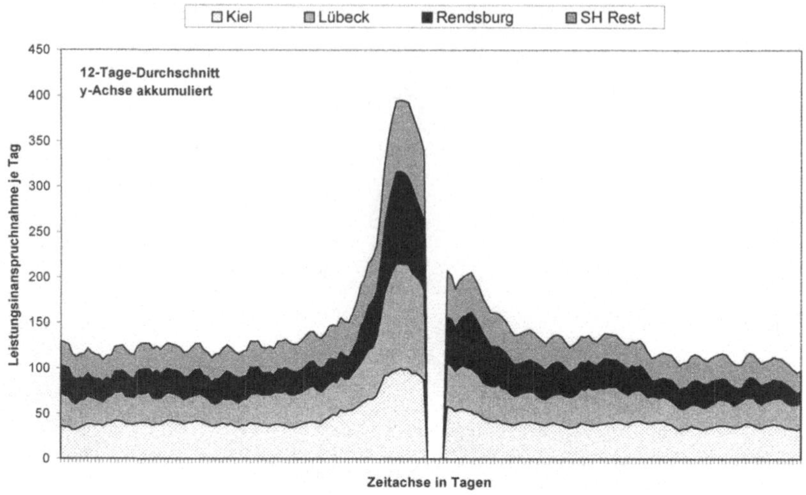

Abbildung 100: Ambulante Leistungen um <u>ambulante</u> Operationen (1997, RPN-K)

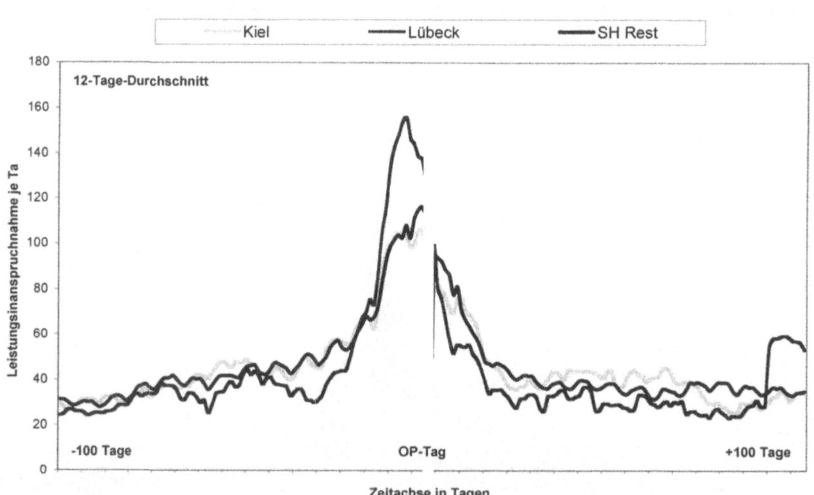

Abbildung 101: Ambulante Leistungen um <u>ambulante</u> Operationen (1998, RPN-K)

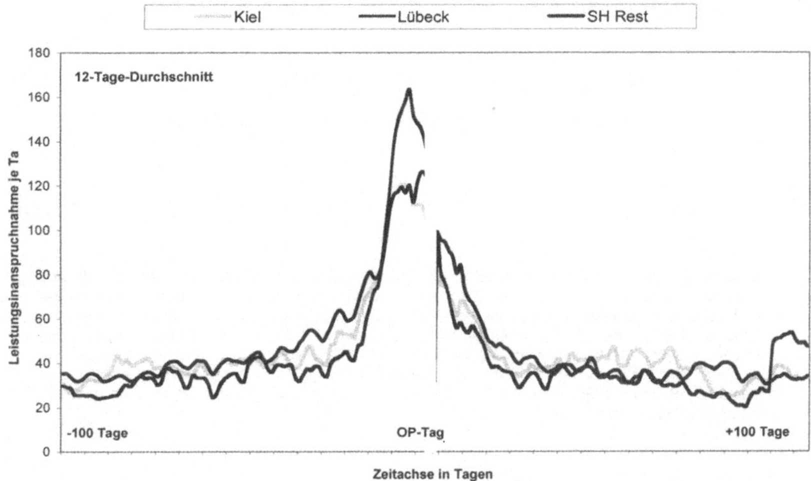

Tabelle 50: Anzahl der analysierten ambulanten Operationen (RPN-K)

Ambulante Operation		Kiel	Lübeck	Rendsburg*	SH-Rest	Gesamtergebnis
Abrasio	1997	123	96	13	701	933
	1998	125	122	8	657	912
Karpaltunnelsyndrom	1997	33	18	10	270	331
	1998	27	22	10	180	239
Katarakt	1997	227	51	83	1603	1964
	1998	176	60	37	1289	1562
Leistenbruch	1997	45	67	3	138	253
	1998	42	61	1	116	220
Nasenseptum	1997	47	9	12	183	251
	1998	50	9	17	143	219
Osteosynthese	1997	15	13	7	88	123
	1998	15	29	1	73	118
Phimose	1997	65	26	14	257	362
	1998	52	29	10	280	371

Die Anzahl der durchgeführten ambulanten Operationen bei AOK-Patienten bezieht sich jeweils auf das II. und III. Quartal 1997 und 1998; es sind nur AOK-Patienten gezählt, die <u>genau</u> eine ambulante Operation im betrachteten Zeitraum erhalten haben. In 1997 sind 4.217 ambulante Operationen analysiert, in 1998 insgesamt 3.641. Diese Zahlen geben <u>keine Auskunft</u> über die Gesamtzahl der ambulanten Operationen. Diese Selektion dient dazu, ein vergleichbares Patientenklientel zu identifizieren.

*:   Aufgrund der geringen Fallzahlen in den Operationsindikationen erfolgt keine graphische Darstellung.

Abbildung 102 bis Abbildung 108:

Ambulante Leistungen vor und nach einer
ambulanten oder stationären Operation (RPN-K)

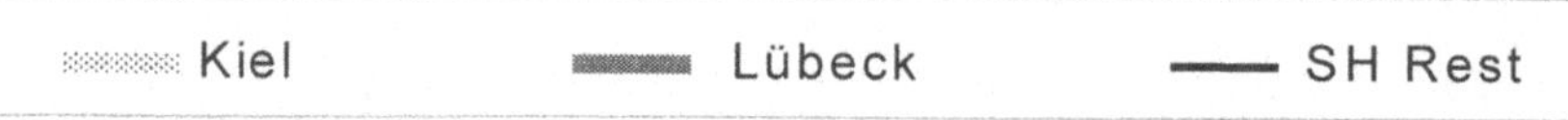

In den folgenden Darstellungen wird immer die ambulante Betreuung eines AOK-Patienten, die sich über die Punktzahlanforderungen abbildet, vor und nach ambulanter wie stationärer Operation gegenübergestellt. Die durchschnittliche Punktzahlanforderung für alle operierten Patienten pro Indikation wird je Tag in bezug auf Operationsdatum aufgezeichnet. Die Durchschnittsbildung über alle Patienten ergibt für den einzelnen Tag eine geringe Punktzahlanforderung; gibt dennoch den Verlauf der Patientenbetreuung sehr gut wieder. Diese Darstellung ermöglicht zusätzlich den Vergleich zwischen 1997 und 1998, wobei 1997 als Zeitraum vor Netzgründung und 1998 als Zeitraum nach Netzgründung interpretiert wird.

Ambulante Operation 1997	Ambulante Operation 1998
Stationäre Operation 1997	Stationäre Operation 1998

Abbildung 102: Abrasio

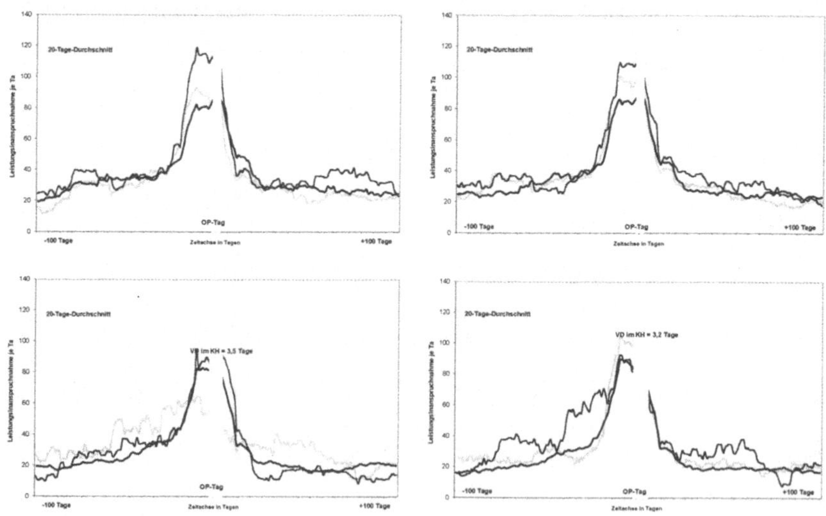

Abbildung 103: Karpaltunnel-Syndrom

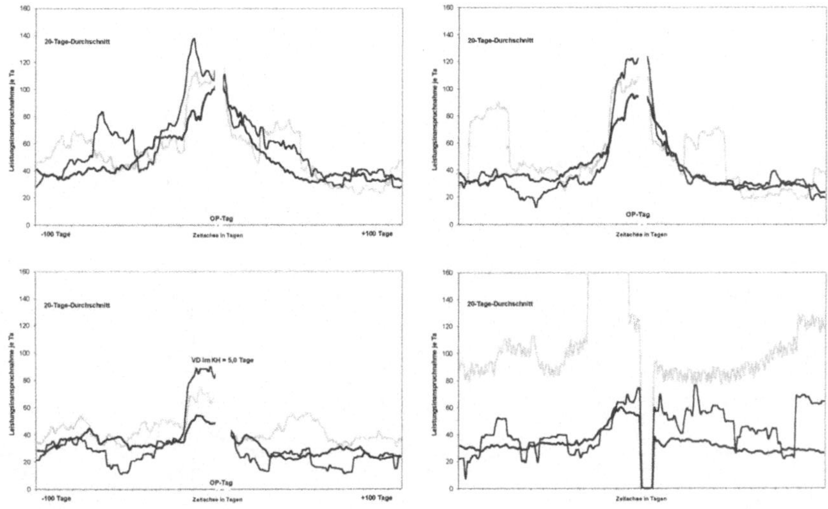

Abbildung 104: Katarakt

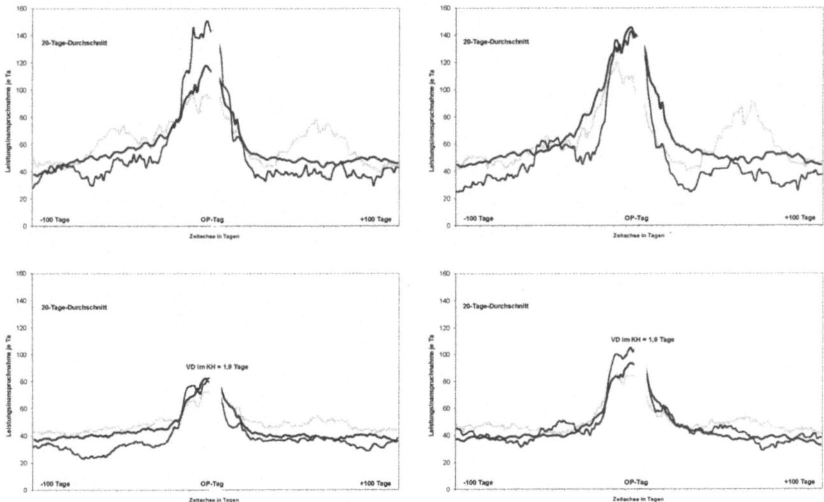

Abbildung 105: Leistenbruch

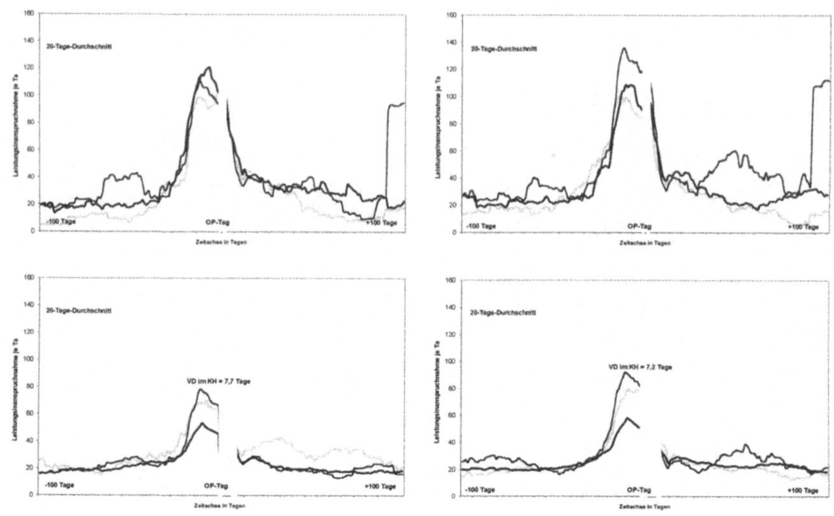

Abbildung 106: Nasenseptumkorrektur

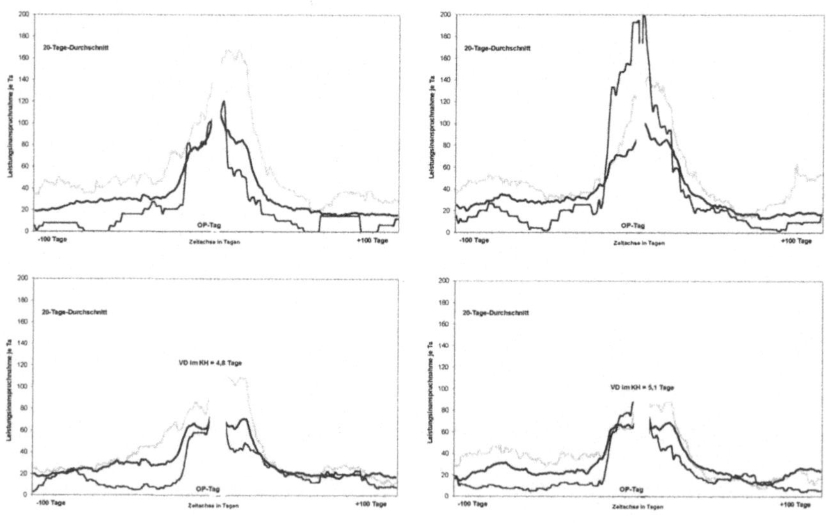

Abbildung 107: Osteosynthese

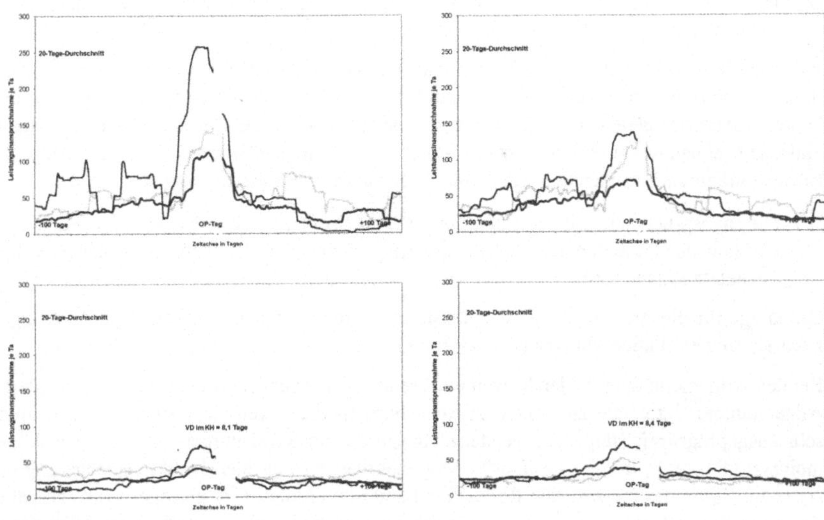

Abbildung 108: Phimose

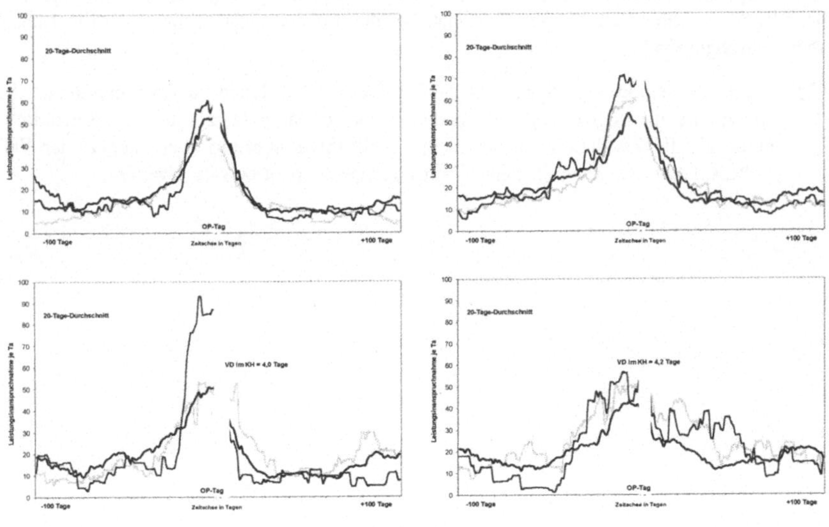

6.3.5 Zweitmeinungen niedergelassener Ärzte

[?] Holen Ärzte und Patienten in den Netzregionen häufiger eine zweite Meinung (*second opinion*) ein als in Schleswig-Holstein?

Patienten holen sich eine zweite Meinung von einem weiteren Arzt der gleichen Fachrichtung ein, beispielsweise vor einer anstehenden Operation. Ärzte bieten Patienten an, einen weiteren Arzt der gleichen Fachrichtung aufzusuchen, bevor sie eine einschneidende medizinische Maßnahme durchführen lassen. Auch kann ein hinzugezogener zweiter Kollege die Einweisung in ein Krankenhaus möglicherweise durch sein Spezialwissen verhindern.

[⧉] Die Inanspruchnahme einer *second opinion* ist damit einerseits ein Maß für die Aufgeklärtheit der Patienten als auch für die Kooperation der (Netz-)Ärzte – beides wollen Vernetzte Praxen fördern.

Grundlage für die Analyse ist die datenbasierte Abfrage, wieviele <u>verschiedene</u> Ärzte <u>einer</u> Fachrichtung ein Patient durchschnittlich pro Quartal aufsucht.

Bei den Allgemeinärzten ist landesweit ein Trend zu verzeichnen, im Quartal einen weiteren Allgemeinarzt[201] zu Rate zu ziehen. In Rendsburg ist die allgemeinärztliche Zweitmeinung sehr ausgeprägt; mit steigender Tendenz konsultiert ein Rendsburger Patient einen Allgemeinarzt (1,16mal), in Kiel 1,10mal[202]. Möglicherweise spielt hier die aktive Steuerung der Ärzte im Sinne des Netzes eine Rolle. Der Landesdurchschnitt ist geringer (1,09 besuchte Ärzte pro Patient). Bei den Internisten ist das Zweitmeinungsniveau im Zeitvergleich stabil, hier scheint in den Universitätsstädten Kiel und Lübeck der größte Bedarf zu liegen.

Landesweit werden Kinder hauptsächlich einem Kinderarzt vorgestellt, in den analysierten Städten –- allen voran Lübeck – kommt beispielsweise statistisch jedes 8. Kind zu einem weiteren Kinderarzt (Rendsburg: 1,13 besuchte Ärzte; Lübeck: 1,17 besuchte Ärzte).

Fachärzte wie Haut- und Augenärzte (nicht abgebildet) werden kaum für eine zweite Meinung aufgesucht; bei Urologen dagegen zeichnet sich in Rendsburg und Kiel ein deutlicher Trend zur Zweitmeinung ab, der sich auch bei den Gynäkologen insbesondere in Lübeck schon durchgesetzt hat.

[▶] In der Netzregion Rendsburg gibt es den deutlichsten Trend zu Zweitmeinungen bei Allgemeinärzten, der sich allerdings schon vor der MQR-Netzgründung abzeichnet[203]. Inwieweit die Zweitmeinung auch eine „Fallzahlvermehrung" bei budgetierter Fallpunktzahl darstellt, kann im Rahmen dieser Analyse nicht bewertet werden.

---

[201] Inwieweit als „zweiter Allgemeinarzt" eine fachübergreifende Gemeinschaftspraxis zwischen einem Allgemeinarzt und einem Internisten konsultiert wird, ist nicht weiter analysiert.

[202] Die „Zweitmeinung" kann auch als Fallzahlvermehrung gedeutet werden.

[203] Das Rendsburger Hausärzteforum ist sehr aktiv und hat letztlich auch zur Gründung der ersten Vernetzten Praxen in Rendsburg geführt (vgl. Kapitel 4.2.1).

Abbildung 109: Anzahl der Zweitmeinungen bei Allgemeinärzten (MQR)

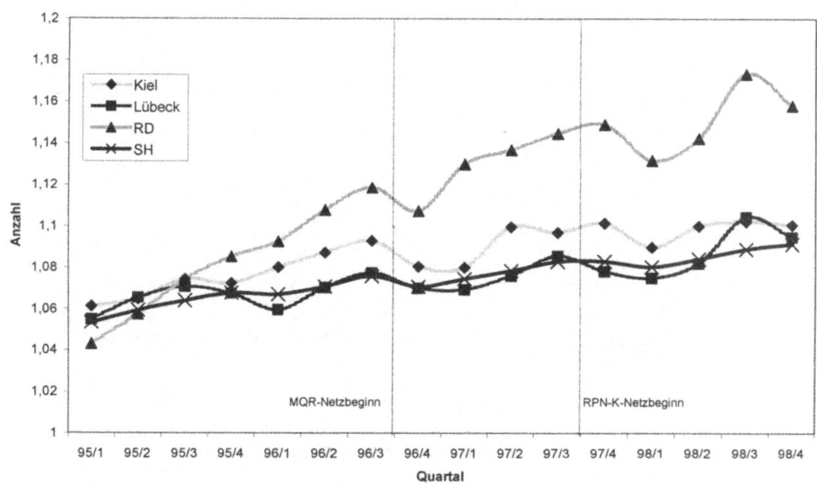

VdAK/AEV-Daten von 1995 bis 1998.

Abbildung 110: Anzahl der Zweitmeinungen bei Internisten (MQR)

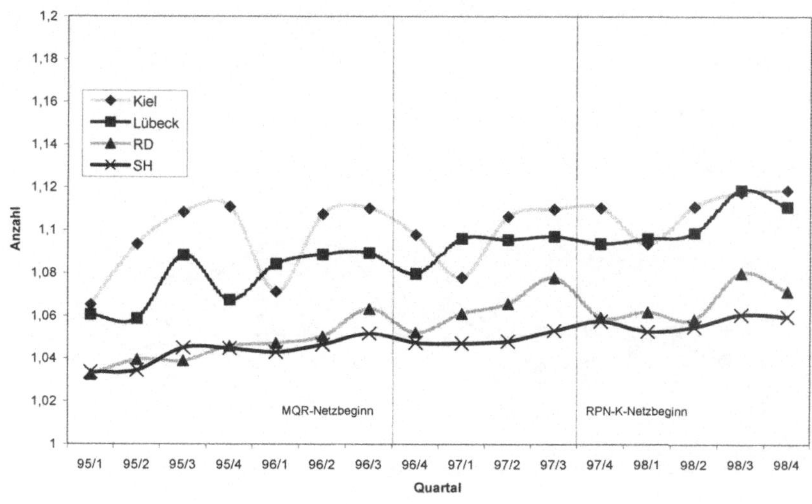

VdAK/AEV-Daten von 1995 bis 1998.

Abbildung 111: Anzahl der Zweitmeinungen bei Kinderärzten (MQR)

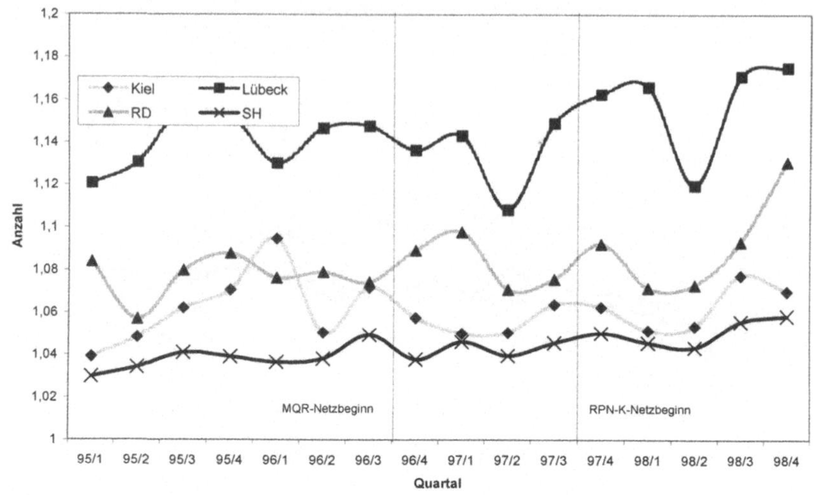

VdAK/AEV-Daten von 1995 bis 1998.

Abbildung 112: Anzahl der Zweitmeinungen bei Gynäkologen (MQR)

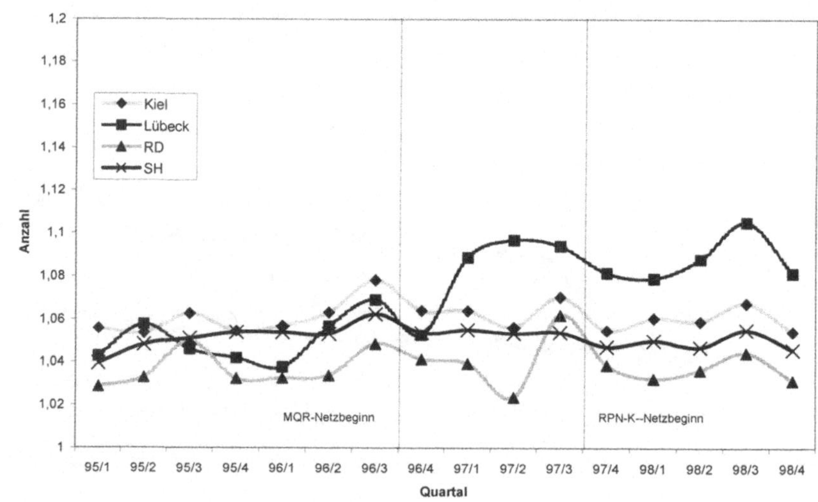

VdAK/AEV-Daten von 1995 bis 1998.

Abbildung 113: Anzahl der Zweitmeinungen bei Hautärzten (MQR)

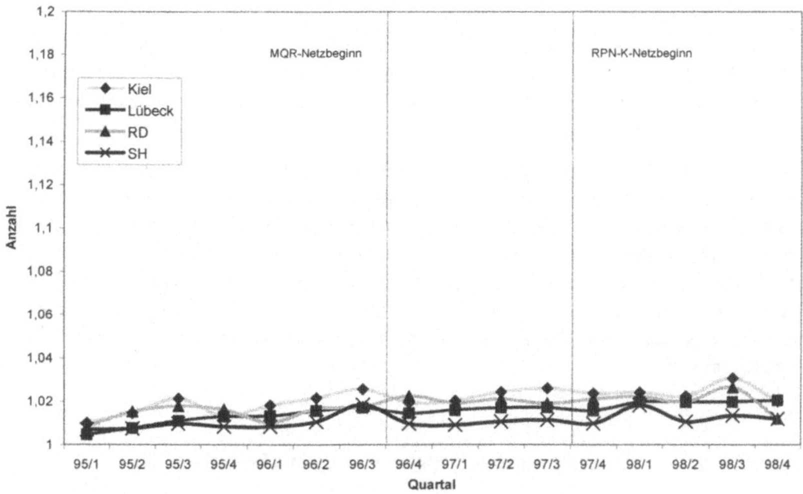

VdAK/AEV-Daten von 1995 bis 1998.

6.3.6 Doppeluntersuchungen im ambulanten Bereich

[?] Vermeiden Ärzte in Vernetzten Praxen Doppeluntersuchungen für ihre Patienten?

Welchen Eindruck haben Patienten, wenn sie nach „Doppeluntersuchungen" gefragt werden?

[⊞] Die Verringerung von Doppeluntersuchungen ist ein erklärtes Ziel Vernetzter Praxen.

Überweisungsbegleitbriefe sollen die nötigen Informationen zu dem weiterbehandelnden Arzt transportieren. Einerseits verringert sich eine mögliche Belastung für den Patienten, andererseits belasten Doppeluntersuchungen das Honorarbudget der Fachgruppe/des Netzes mit Punktwertverfall bzw. Nichtvergütung bei Überschreiten der (Praxis-)Budgets.

Doppeluntersuchungen werden für „Blut-, Urin-, EKG- und Röntgenuntersuchungen" allgemein angenommen. Als Indikator für die Untersuchungen gilt die Röntgen-Brustorgane-Übersicht (EBM Nr. 5051), die Bestimmung der Blutkörpersenkungsgeschwindigkeit (BSG, EBM-Nr. 3550), das einfache EKG (EBM-Nr. 602 u. 603) und die Urin-Stix-Untersuchung (EBM-Nr. 3500, 3501). Analysiert werden die jeweiligen Untersuchungen für einen <u>zweiten</u> aufgesuchten Arzt (unabhängig der Fachrichtung), der die Untersuchung im <u>gleichen</u> Quartal „wiederholt" – in vielen Fällen mag dies für eine Verlaufskontrolle sinnvoll sein; dennoch sind in den vorgelegten Zahlen vermutete Doppeluntersuchungen enthalten.

Die orientierende Röntgen-Thorax-Aufnahme wird sehr selten doppelt durchgeführt, und es ist für die Regionen kein „Muster" erkennbar (Anzahl für Schleswig-Holstein: 1,006). Dagegen ist ein deutlicher Unterschied für die doppelte Leistungserbringung bei der BSG für Schleswig-Holstein einerseits (durchschnittlich etwa 1,03) und Rendsburg/Kiel andererseits (durchschnittlich etwa 1,05) bei allgemein ansteigender Tendenz. Die BSG ist sicherlich als „Verlaufskontrolle" eines Patienten geeignet. Urin-Untersuchungen werden noch häufiger auch bei einem zweiten Arzt durchgeführt: Nahezu jeder zehnte Patient erhält im Durchschnitt „wiederholte" Untersuchungen mit steigender Tendenz und ähnlichem Verhalten in ganz Schleswig-Holstein (1,10 durchgeführte Urin-Untersuchungen in IV/98).

▶ Im Gegensatz zu den Erwartungen ist die Anzahl der Doppeluntersuchungen (aufgrund von vier Indikatoren) im ambulanten Bereich in Schleswig-Holstein sehr gering. Doppeluntersuchungen zwischen ambulantem und stationärem Bereich können nicht analysiert werden.

Grundsätzlich besteht ein leichter Aufwärtstrend zugunsten von Doppeluntersuchungen, der insbesondere in den Netzregionen Kiel und Rendsburg im Vergleich zu Schleswig-Holstein ausgeprägt ist – möglicherweise liegen *second opinion* und „doppelte" Untersuchungen nah beieinander.

Patienten, die in Rendsburg und Schleswig-Holstein die Frage nach Doppeluntersuchungen beantworten[204], haben den Eindruck, daß Doppeluntersuchungen recht häufig durchgeführt werden, falls sie mehr als einen Arzt in den letzten 4 Wochen konsultiert haben: Etwa 30 % der Patienten in der MQR geben Doppeluntersuchungen entweder für Blut-, Urin-, EKG- oder Röntgenuntersuchungen an. Dagegen haben Patienten in Schleswig-Holstein in 42,5 % der Fälle den Eindruck von Doppeluntersuchungen. Die Frage des Fragebogens unterscheidet allerdings nicht nach Verlaufskontrollen / Doppeluntersuchungen und bezieht auch das Krankenhaus mit ein.

Abbildung 114: Doppeluntersuchungen Röntgen-Thorax (MQR)

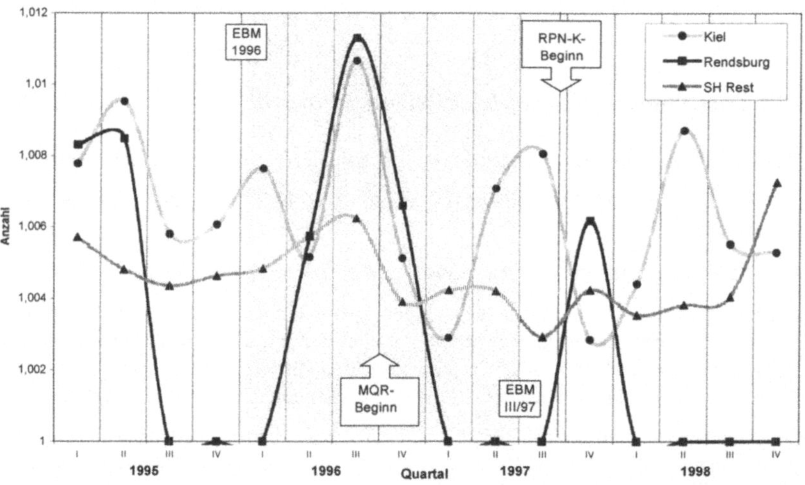

Legende für Abbildung 114 bis Abbildung 117: Grundlage für diese Analysen sind die ADT-Abrechnungen für VdAK/AEV-Versicherte; hier Indikatoruntersuchung Röntgen-Thorax EBM-Nr. 5051.

---

[204] Vgl.Kapitel 5.5.1, Kapitel 6.6 und Kapitel 10 „Verträge und Material" (Fragebogen)

Abbildung 115: Doppeluntersuchungen der Blutkörperchensenkungsgeschwindigkeit (MQR)

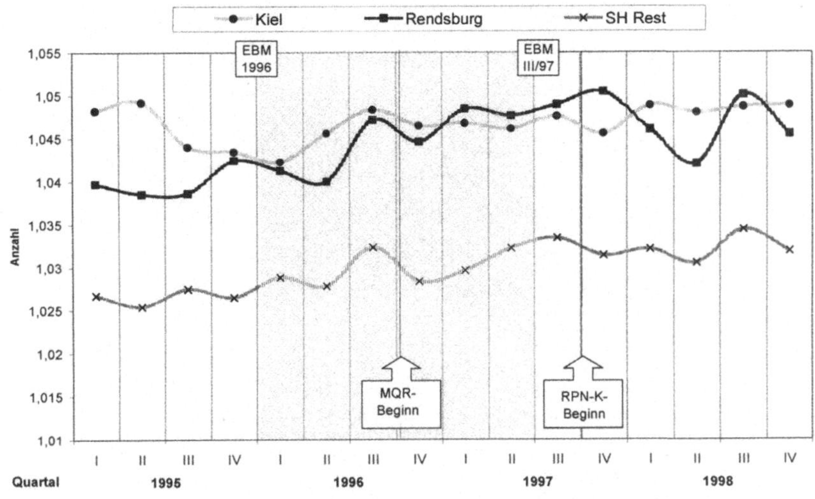

Indikator Blutuntersuchung BSG über EBM-Nr 3550 für die Versicherten vom VdAK/AEV.

Abbildung 116: Doppeluntersuchungen Urin mit Stix (MQR)

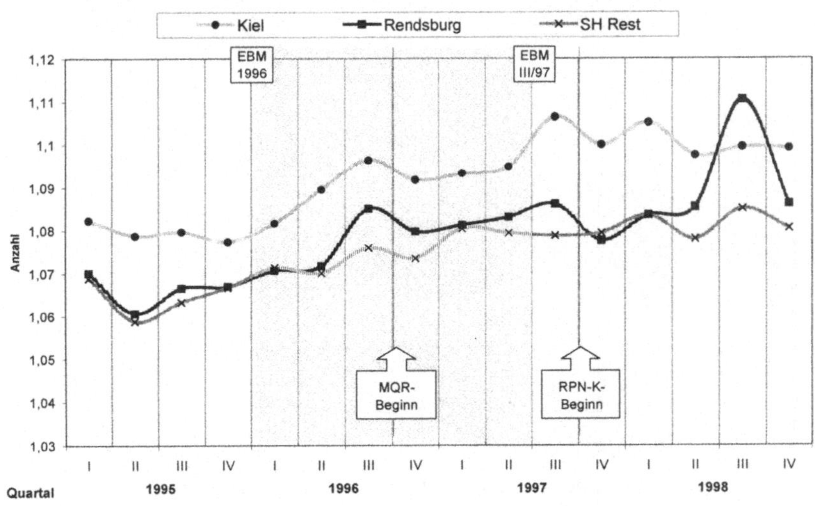

Indikator Urinuntersuchung EBM-Nr 3500, 3501 für die Versicherten vom VdAK/AEV.

Abbildung 117: Doppeluntersuchungen EKG (MQR)

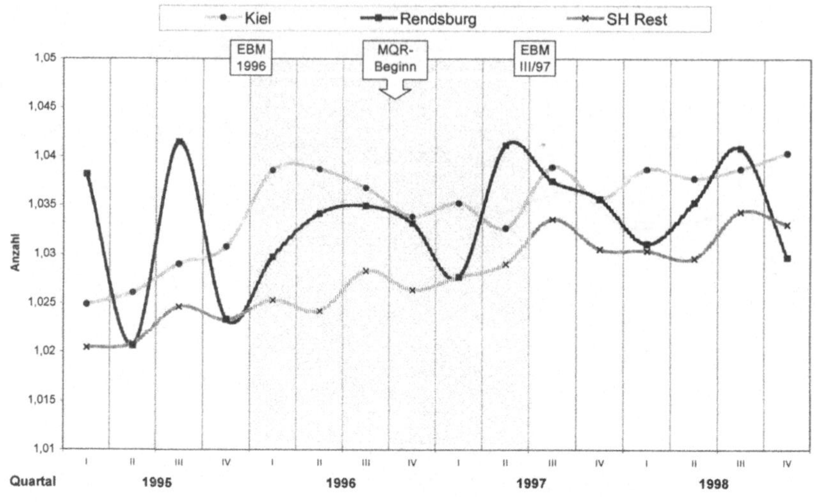

Analyse der EBM-Nr. 602/603 für VdAK/AEV-Patienten

Abbildung 118: Angaben über Doppeluntersuchungen aus Sicht des Patienten (MQR)

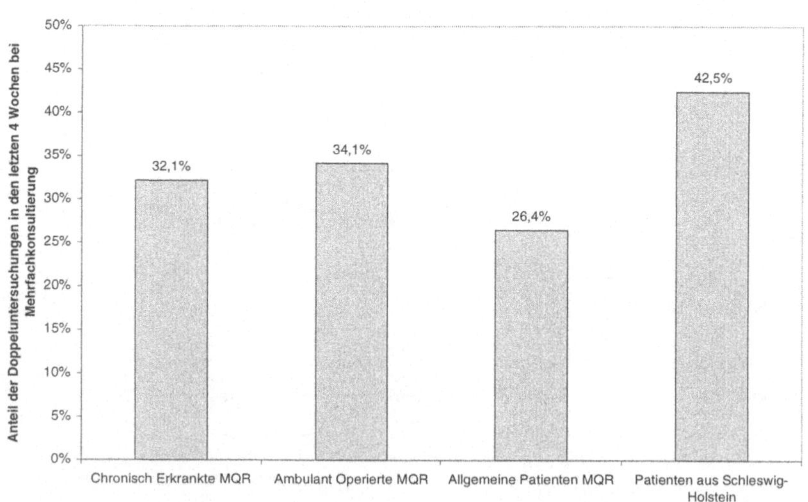

Patientenbefragung nach Doppeluntersuchungen in den verschiedenen Gruppen bei Aufsuchen von mehr als einem Arzt in den letzten 4 Wochen (vgl. Kapitel 6.6 und Material). Die Angaben für Doppeluntersuchungen sind aufsummiert (Röntgen-, Blut-, Urin-, EGK-Untersuchungen); Mehrfachnennungen sind möglich. Die allgemeinen Patienten der MQR sind ohne chronisch Erkrankte und ambulant Operierte betrachtet; die Patienten aus Schleswig-Holstein sind ohne chronisch Erkrankte analysiert.

6.3.7 Patientenkarriere am Beispiel Kreuzbandruptur[205]

[?] Inwieweit können die Analysen einzelner Patientenkarrieren die Wirkungen von Vernetzten Praxen anzeigen?

[⊟] Ziel der Vernetzten Praxen ist die Verkürzung des stationären Aufenthaltes durch eine intensive vor- und nachstationäre ambulante Betreuung.

Um die Kooperation der Ärzte einerseits und die veranlaßten Kosten andererseits im Gesundheitswesen wirklich bewerten zu können, müssen Patientenkarrieren im gesamten Verlauf analysiert werden.

▪ Zusammenführung der Leistungsdaten	Abbildung 119
▪ Patientenkarriere Kreuzbandruptur	Abbildung 120
▪ Kosten der Patientenkarriere	
– akutstationäre Leistungen	Abbildung 123
– vertragsärztliche Leistungen	Abbildung 121
– Arzneimittel	Abbildung 122
– Heil- und Hilfsmittel	Abbildung 125
	Abbildung 126
– Rehabilitation	Abbildung 124
▪ Gesamtkosten	Abbildung 127

Patientenkarrieren im Detail aufzuzeigen, soll exemplarisch für die Diagnose Kreuzbandruptur gezeigt werden. Dazu werden weitergehende statistische Daten weitgehend manuell erfaßt, aufbereitet und insbesondere bereinigt[206]. Auch die Datenzusammenführung geht über die in Kapitel 5.3 beschriebene Datenbasis weit hinaus (vgl. Abbildung 119), da zu-

---

[205] Vgl. Methodik und alle Ergebnisse dieses Kapitels 6.3.7 bei RÜSCHMANN B (1999)

[206] In den jeweiligen Datensätzen fehlen zum Teil Angaben bei Patienten. Sie werden bei fehlenden Patienten hochgerechnet. Zur Hochrechnung dienen die Durchschnittswerte der erfaßten Patienten sowie Plausibilitätsüberlegungen. Als äußerst aufwendig und schwierig stellt sich die Zuordnung der entsprechenden Leistungen zur Kreuzbandkarriere heraus. Da die Datensätze alle Leistungen umfassen, die von den Patienten in Anspruch genommen werden und somit nicht unbedingt zur Kreuzbandbehandlung gehören, müssen die Daten bereinigt werden. Dies ist bei der akutstationären Versorgung durch Angabe der Diagnose- und Operationenschlüssel problemlos. Von den weiteren 152 akutstationären Aufenthalten zur Fallpauschale 17.13 (Kreuzbandruptur) können 110 den Patientenkarrieren zugerechnet werden. Hierbei handelt es sich im wesentlichen um die Arthroskopie vor der eigentlichen Kreuzbandoperation sowie die Operation Materialentfernung. Sehr aufwendig ist die Identifikation der Leistungen im ambulanten Bereich sowie bei Arznei-, Heil- und Hilfsmitteln, die im Rahmen der Krankengeschichte Kreuzbandruptur erbracht werden. Bei der Aufbereitung der Daten wird stets der sachliche und der zeitliche Aspekt der Kreuzbandkarriere betrachtet. Anhand des umfangreichen Datenmaterials werden die Leistungen in den einzelnen Bereichen anhand des zeitlichen Rahmens überprüft, der sich aus akutstationärem Aufenthalt, Rehabilitation, Arbeitsunfähigkeit usw. ergibt. Der sachliche Zusammenhang wird beispielsweise bei den ambulanten Leistungen sowie der Arznei-, Heil- und Hilfsmittel mit Hilfe von Orthopäden und Apothekern für jede einzelne Leistung sorgfältig kontrolliert. Hier zeigt sich der enorme Zeit- und Arbeitsaufwand bei der Analyse der einzelnen Patientenkarrieren. Insgesamt werden 30,17 % der ärztlichen und 9,52 % der belegärztlichen Leistungen ausgeschlossen. Hierzu gehören insbesondere Leistungen, die Ärzte aus Fachgebieten wie z. B. Augen, HNO, Haut, Gynäkologie und Urologie erbringen, da sie keine Grundlage für eine Zuordnung zur Kreuzbandbehandlung gewähren. Bei den Heil- und Hilfsmitteln sind vor allem Ausgaben für Kniegeräte wie Orthesen sowie die ambulante Rehabilitation berücksichtigt. Von den insgesamt DM 532.433,92 Ausgaben der AOK-SH für Heil- und Hilfsmittel verbleiben nach der Plausibilitätsprüfung noch DM 467.914,72 für eine Zuordnung zu den untersuchten Patientenkarrieren (ohne Hochrechnungen). Bezüglich der Arzneimittel werden die Nettoausgaben der AOK-SH (ohne Zuzahlungen der Patienten) um 64,59 % gekürzt. Die Arbeitsunfähigkeitstage werden um 28,26 % bereinigt.

sätzlich die Karrieren in ihre sektoralen Einzelteile bezüglich der verschiedenen Gesundheitssektoren zerlegt und miteinander verglichen[207] werden.

Zur „Patientenkarriere Kreuzbandruptur" sind alle Patienten der AOK Schleswig-Holstein zusammengefaßt, die im 2. Halbjahr 1997 und 1. Halbjahr 1998 in Schleswig-Holstein stationär[208] am Kreuzband bei Abrechnung der Fallpauschale 17.13 Kreuzbandruptur operiert werden[209]. Von diesen 142 Patienten zählen 22 Patienten zu den Vernetzten Praxen in Kiel und 120 Patienten zur herkömmlichen Versorgung in Schleswig-Holstein (ohne Kiel). Der Patientenmix[210] in den beiden Gruppen ist gleichmäßig verteilt.

Abbildung 119: Zusammenführung der Versorgungsdaten für eine vollständige Patientenkarriere

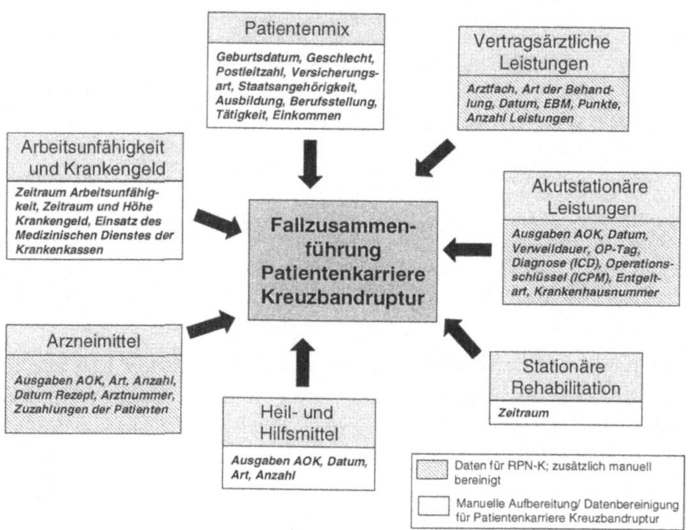

Die Patienten erhalten vor und nach den Krankenhausaufenthalten **ambulante Leistungen** von den Vertragsärzten. Im Mittel gibt es in Kiel 20,47 Arztkontakte pro Patient. In Schleswig-Holstein liegt die Zahl um durchschnittlich 7 Besuche höher (27,47 Arztkontakte je Patient). Diese Kontakte lassen sich weiter differenzieren. Von allen Arztbesuchen in Kiel fallen durchschnittlich 72,28 % unter die Kategorie ärztliche Behandlung, 19,38 % sind Überweisungen, 6,66 % belegärztliche Tätigkeit und 1,68 % Notfälle. Schleswig-Holstein

---

[207] Sämtliche Ergebnisse sind anhand statistischer Tests auf Signifikanz mit einem Fehlerniveau von α=0,05 geprüft.

[208] Es liegen nur AOK-Schleswig-Holstein-Daten vor, so daß diese Fragestellung nicht für VdAK-Patienten in Rendsburg beantwortet werden kann.

[209] Ambulantes Operieren außerhalb des Krankenhauses konnte bei der Diagnose Kreuzbandruptur wegen mangelnder Zuordnung im vertragsärztlichen Bereich nicht berücksichtigt werden, da im ambulanten Bereich keine Diagnose- oder Operationsschlüssel wie im akutstationären Bereich vorliegen und die EBM-Zuordnungen nicht eineindeutig sind.

[210] Patientenmix: Geschlecht, Alter, Staatsangehörigkeit, Berufsstellung, Ausbildung, Tätigkeit, Versicherungsart, Einkommen, Schweregrad

verzeichnet in diesen Bereichen 79,68 % ärztliche Behandlungen, 9,77 % Überweisungen, 9,55 % belegärztliche Tätigkeit und 1,00 % Notfälle. Der höhere Anteil der Belegleistungen in Schleswig-Holstein läßt sich anhand der Fallpauschale erklären, da in Kiel 45,45 % und in Schleswig-Holstein 54,17 % Patienten belegärztlich operiert werden.

▶ Auffällig ist der erhöhte Anteil der Überweisungen in Kiel.

Als weitere Analyse wird der Verlauf der Patientenkarriere bezüglich des ersten Arztkontaktes untersucht (vgl. Abbildung 120). In Kiel suchen jeweils knapp die Hälfte der Patienten zu Beginn einen Allgemeinarzt auf, der sie dann im weiteren Verlauf der Patientenkarriere an einen Orthopäden oder Chirurgen überweist. Die knapp andere Hälfte geht direkt zu dem Orthopäden oder Chirurgen; rund 10 % sind Notfallpatienten. Im Vergleich dazu suchen in Schleswig-Holstein 50,00 % direkt den jeweiligen Facharzt auf und 36,73 % gehen zuerst zum Allgemeinarzt. 8,16 % der Patienten lassen sich ausschließlich vom Allgemeinarzt behandeln und 5,1 % sind Notfallpatienten. Der Arztwechsel, d. h. wie oft die Patienten innerhalb der Fachgruppen den Arzt wechseln, ist in Schleswig-Holstein höher als in Kiel z. B. bei den Allgemeinärzten, die in Kiel pro Patient im Mittel 0,15mal und in Schleswig-Holstein 0,48mal gewechselt werden.

Der Behandlungszeitraum vor der Kreuzbandoperation der Fallpauschale 17.13 beträgt im Mittel bei den Patienten Kiel 133,72 Tage und bei den in Schleswig-Holstein 179,44 Tage. Die Differenz ist mit 45,72 Tagen sehr hoch, wenn auch nicht signifikant. Geringere Unterschiede zeigen sich bei der ambulanten Behandlung nach der Operation, die einen Zeitraum von 136,06 Tagen in Kiel und 139,25 in Schleswig-Holstein beansprucht.

▶ Kieler Patienten werden nach kürzerer ambulanter Behandlungszeit operiert als schleswig-holsteinische Patienten.

Die belegärztlichen Leistungen für die Kreuzbandruptur werden zu den Ausgaben der entsprechenden **Krankenhausaufenthalte** addiert. Je nach Versorgung gibt es drei Kategorien der Fallpauschale 17.13 mit Versorgung durch die Hauptabteilung, mit Belegoperateur oder mit Belegoperateur und –anästhesist. Die mittlere Verweildauer der Fallpauschale beträgt in Kiel 7,91 Tage und in Schleswig-Holstein 7,13 Tage. Pro Patient gibt es in der Gruppe Kiel 0,95 zusätzliche Krankenhausaufenthalte mit der durchschnittlichen Verweildauer von 5,59 Tagen.

Abbildung 120: Patientenkarriere Kreuzbandruptur im Vergleich (RPN-K)

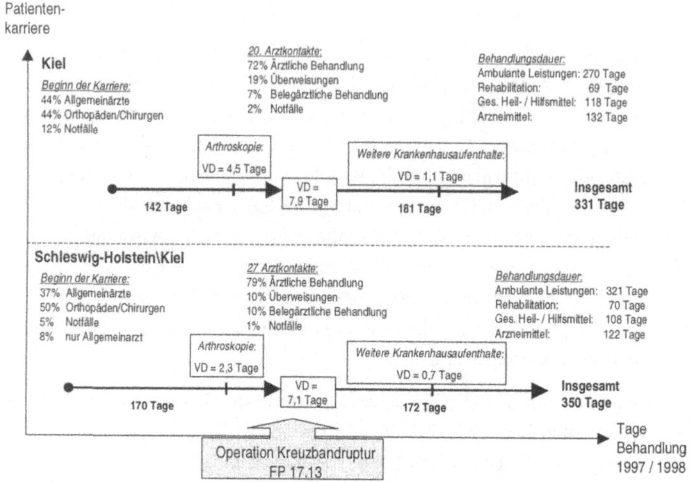

Die schleswig-holsteinischen Leistungen sind ohne die Kieler Leistungen berechnet. Für die Ermittlung der Preise ambulant-ärztlicher Leistungen ist der durchschnittliche Quartalspunktwert von III/97 bis II/98 mit 7,263 Pf zugrunde gelegt. VD: Verweildauer

Dagegen entstehen in Schleswig-Holstein je Patient nur 0,75 weitere akutstationäre Aufenthalte bei einer Verweildauer von 3,02 Tagen. 80,95 % dieser Aufenthalte liegen in Kiel (76,67 % in Schleswig-Holstein) zeitlich vor der Fallpauschale. Hierbei handelt es sich im wesentlichen um die diagnostische Arthroskopie, bei der zusätzliche Begleitschäden zur Kreuzbandläsion behandelt werden.

▶ In Kiel ist der stationäre Aufenthalt zur Vorbehandlung von Kreuzbandläsionen (vor der eigentlichen Kreuzband-Operation) um durchschnittlich 2,2 Tage länger als in Schleswig-Holstein, so daß das RPN-K für Patienten mit Kreuzbandruptur keine Verkürzung der Krankenhausaufenthalte erwirken kann.

Patienten, die am Kreuzband operiert werden, erhalten in der Regel im Anschluß an die Operation **ambulante Rehabilitation**. Sie stellt unter den Heil- und Hilfsmitteln den größten Ausgabenblock dar, gefolgt von Kniegeräten wie Orthesen, Bandagen und Schienen. Lediglich vier Patienten in Schleswig-Holstein nutzen stationäre Rehabilitation, die in den Gesamtkosten der Kreuzbandkarriere berücksichtigt werden. Des weiteren werden Arzneimittel, insbesondere blutgerinnungshemmende Stoffe, Analgetika und Antirheumatika, verschrieben. Hierbei handelt es sich um die Nettoausgaben der AOK SH, d. h. Zuzahlungen der Patienten sind in den Beträgen nicht enthalten.

In der Schlußbetrachtung werden die Gesamtzeit der Behandlung und die **Gesamtkosten** zwischen den beiden Gruppen verglichen. Hierbei werden sämtliche Komponenten der medizinischen Behandlung mit einbezogen. Zur Ermittlung der Gesamtzeit wird auch die Arbeitsunfähigkeitsdauer involviert. Der Behandlungszeitraum der Patienten Kiel beträgt durchschnittlich pro Patient 312,77 Tage und der für die Patienten Schleswig-Holstein 331,31 Tage. Als Gesamtkosten der Kreuzbandkarriere ergeben sich durchschnittlich DM 19.370,06 für die Patienten Kiel und DM 17.615,56 für Schleswig-Holstein.

☐ In Kiel ist die durchschnittliche Kreuzbandbehandlung kürzer und teurer. In den Kosten sind nicht die Arbeitsunfähigkeitskosten oder Zahlungen wie Engeltfortzahlung und Krankengeld sowie Zuzahlungen seitens der Patienten berücksichtigt.

Neben den dargestellten Analysen gibt es vielfältige Fragestellungen, die über einen detaillierten Patientenvergleich beantwortet werden können. Ein weiterer wesentlicher Aspekt betrifft die **Arbeitsunfähigkeitszeiten**, die neben den Zahlungsströmen wie Entgeltfortzahlung und Krankengeld auch erhebliche volkswirtschaftliche Kosten aufgrund von Produktionsausfällen verursachen. Innerhalb der Kreuzbandbehandlung werden je Patient durchschnittlich 208,6 in Kiel und 165,89 Arbeitsunfähigkeitstage in Schleswig-Holstein erfaßt. Die Differenz von 42,71 Tagen ist erheblich, wenn auch nicht signifikant, und kann zu enormen Einsparungen führen. Ein Vergleich der Karrieren sowie die Analyse der Ergebnisse und ihre Umsetzung (Lenkung der Patienten) kommen somit nicht nur den Krankenkassen als wesentliche Kostenträger zugute, sondern wirken sich auch auf die gesamtwirtschaftlichen Kosten aus. Als letzter Aspekt sollen die Patienten erwähnt werden, die einen nicht unerheblichen Teil der Kosten aufgrund von Zuzahlungen tragen müssen[211]. Sie profitieren ebenso von einer günstigen und effizienten Behandlung.

☐ Die Analyse von Patientenkarrieren eignet sich als Instrument zur Aufdeckung von Effizienzreserven im Gesundheitswesen, so daß als Konsequenz die Patienten bestmöglich kostengünstig und medizinisch qualitativ hochwertig durch das System geführt werden können.

Im folgenden wird der Ressourcenverbrauch in den verschiedenen Sektoren für die 142 Kreuzbandpatienten dargestellt. Das Beispiel soll die analytischen Möglichkeiten bei der Betrachtung von Patientenkarrieren illustrieren.

In den folgenden Grafiken werden die durchschnittlichen Kosten der erfaßten Patienten für die Kreuzbandbehandlung einzeln in den verschiedenen Sektoren des Gesundheitswesens und als Gesamtkosten abgebildet. Die Kosten werden in Abhängigkeit des patientenindividuellen Aufnahmedatums in das Krankenhaus bei Abrechnung der Fallpauschale 17.13 jeweils in Monaten vor und nach diesem Bezugstag betrachtet (vgl. auch Kapitel 6.3.4).

Der Patient mit Kniebeschwerden ist zunächst in ambulanter ärztlicher Behandlung und verursacht in der Arztpraxis durchschnittliche Kosten noch 6 Monate vor der Operation von DM 22,19, im Monat direkt vor dem Eingriff von DM 103,-, nach Operation der Kreuzbandruptur von DM 48,-. Der größte Kostenblock in der Patientenkarriere entsteht durch die Kreuzband-Operation mit Kosten von DM 8.924,-, wobei weitere Krankenhausaufenthalte vor und nach der eigentlichen Operation offensichtlich nötig sind. Nach der Operation benötigen die Patienten Rehabilitation für durchschnittlich DM 854,- im ersten Monat und DM 762,- im zweiten Monat. In der rehabilitativen Phase benötigen die Patienten Arzneimittel – zum größten Teil Schmerzmittel – im Monat nach der Operation von DM 39,- und Kniegeräte im Wert von DM 1.148,-. Sowohl Arzneimittel als auch Kniegeräte sind schon vor der Operation im Einsatz: Arzneimittel im monatlichen Wert von rund DM 10,- bis 20,- und Kniegeräte für rund DM 30,- bis 263,- (im Vierteljahr vor Operation).

---

[211] Bezüglich der Zuzahlungen sind Bereiche wie Arznei-, Heil- und Hilfsmittel, akutstationäreAufenthalte sowie Rehabilitation betroffen. Zu den einzelnen Bestimmungen vergleiche SGB V.

Auffällig ist die (kosten-)intensivere vertragsärztliche Betreuung der Kieler Patienten vor der Kreuzband-Operation; allerdings spielt der Kostenanteil der ambulant-ärztlichen Versorgung in der Gesamtkarriere eines Kreuzbandpatienten keine entscheidende Rolle. Die Kieler Patienten werden bis zu drei Monate nach der Operation rehabilitiert; die schleswig-holsteinischen Patienten erhalten Rehabilitationsleistungen bis zu einem halben Jahr nach Operation.

Abbildung 121: Vertragsärztliche Leistungen - durchschnittliche Kosten je Patient vor und nach Kreuzband-Operation

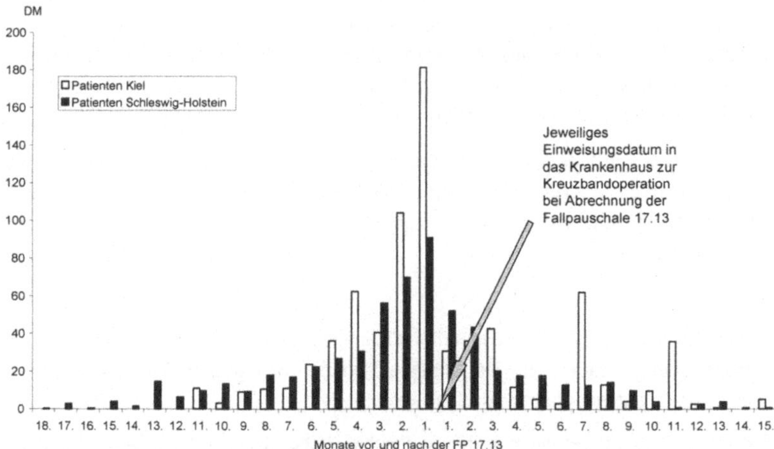

Quelle der Abbildung 121 bis Abbildung 127: AOK-Daten aufbereitet und analysiert von RÜSCHMANN B (1999). Die Punktzahlanforderungen sind ohne Berücksichtigung von Budgetierungen mit dem Durchschnitt der Quartalspunktwerte von III/97 bis II/98 mit 7,1378 Pf. bewertet.

Abbildung 122: Arzneimittel - durchschnittliche Kosten je Patient vor und nach Kreuzband-Operation

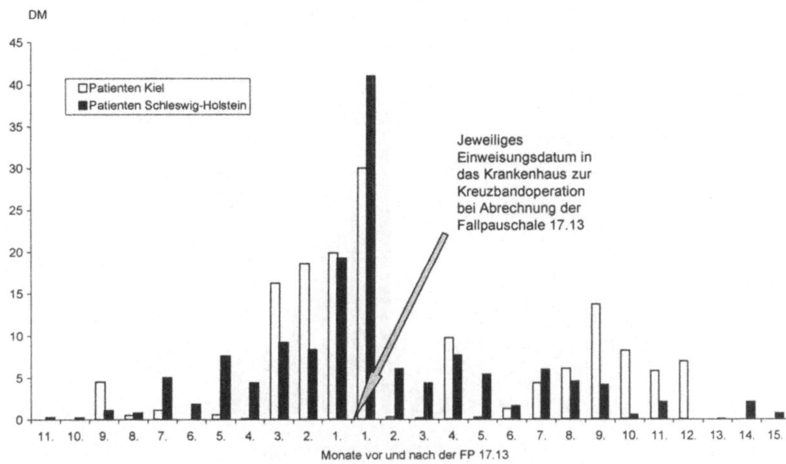

Die Arzneimittelkosten enthalten keine Zuzahlungen der Patienten. Nicht verordnete Arzneimittel (OTC-Präparate) sind nicht in der Kalkulation enthalten.

Abbildung 123: Akutstationäre Leistungen - durchschnittliche Kosten je Patient vor und nach Kreuzband-Operation

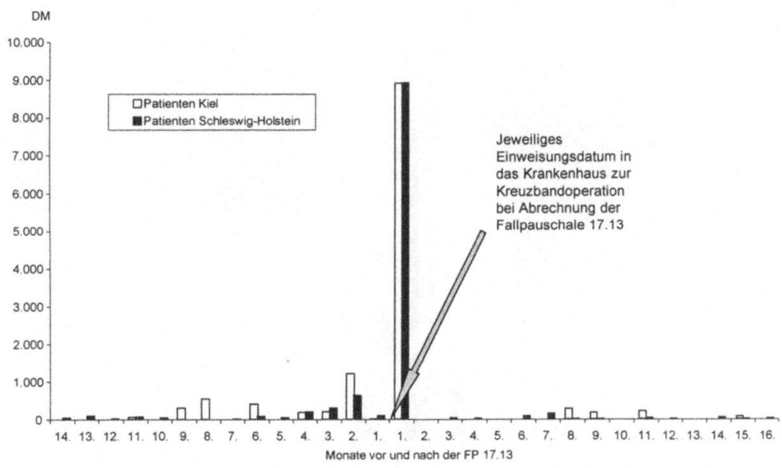

Die Kosten der diversen stationären Aufenthalte sind mit einem nach MOKKA modifizierten Kalkulationsverfahren ermittelt (mit Ausnahme der Fallpauschale 17.13). „Nach" Operation bedeutet genau genommen nach Aufnahme zwecks Operation.

Abbildung 124: Rehabilitation (ambulant und stationär) - durchschnittliche Kosten je Patient vor und nach Kreuzband-Operation

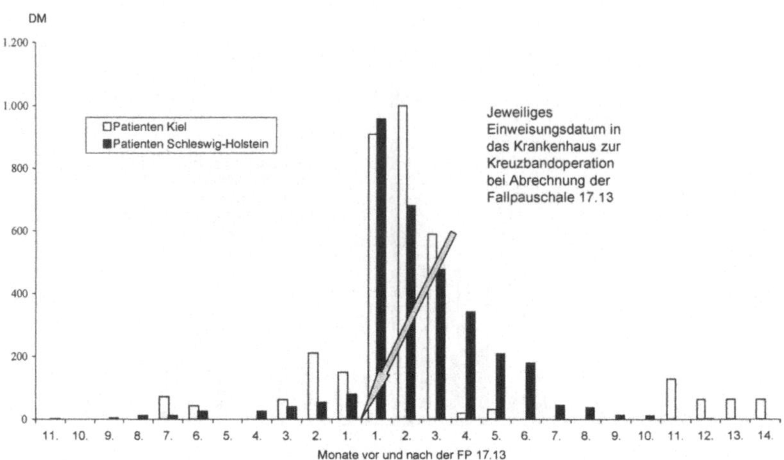

Als Kostengrundlage für ambulante Rehabilitation gelten hier die der AOK in Rechnung gestellten Leistungen von Rehabilitationsträgern. Für stationäre Rehabilitation sind die Kosten über den durchschnittlich gewichteten Pflegesatz der schleswig-holsteinischen Rehabilitationseinrichtungen aus 1998 anhand der Anzahl der Rehabilitationstage ermittelt.

Abbildung 125: Kniegeräte als Hilfsmittel - durchschnittliche Kosten je Patient vor und nach Kreuzband-Operation

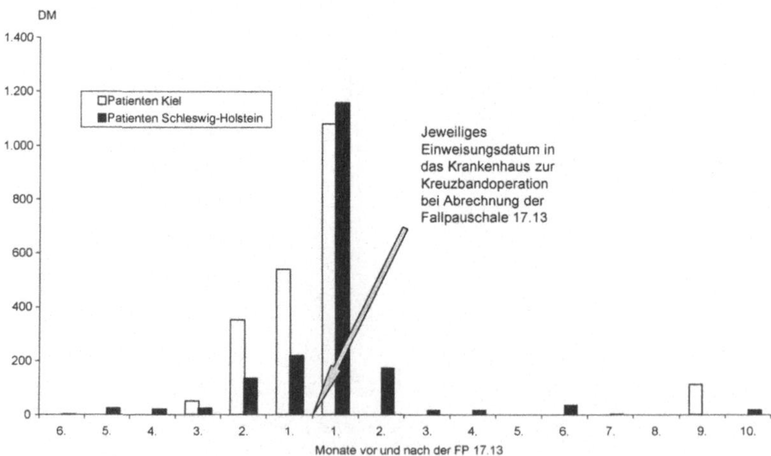

Die Kosten der Kniegeräte beinhalten keine Zuzahlungen der Patienten.

Abbildung 126: Übrige Heil- und Hilfsmittel - durchschnittliche Kosten je Patient vor und nach Kreuzband-Operation

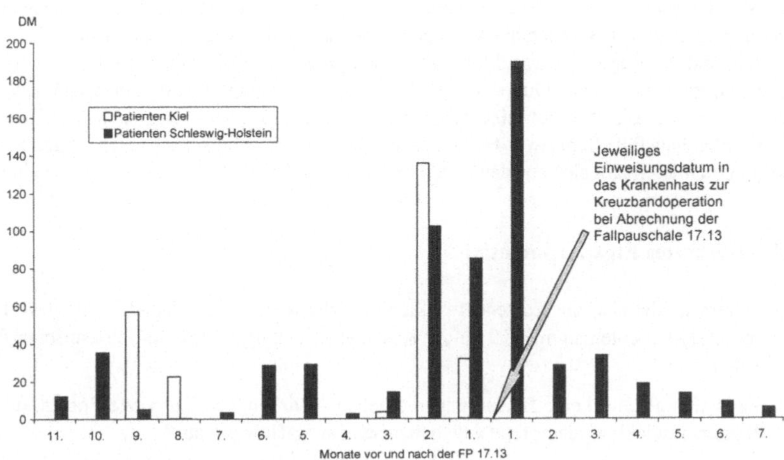

Die Kosten entsprechen den Abrechnungen der jeweiligen Leistungserbringer bzw. der Hilfsmittel und enthalten keine Zuzahlungen der Patienten.

Abbildung 127: Gesamtkosten der Patientenkarriere Kreuzbandruptur

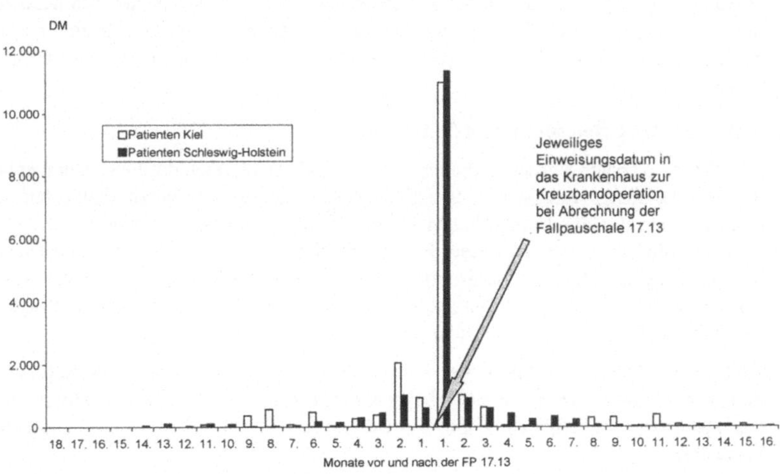

AOK-Daten; die Gesamtkosten entstehen aus der Addition der einzelnen Kostenbereiche (vgl. Abbildung 121 bis Abbildung 126)

6.4 Bewirkte Einsparpotentiale durch Vernetzte Praxen

Die Kalkulation der Einsparpotentiale berücksichtigt den ambulanten und akutstationären Bereich. Verglichen werden grundsätzlich die von AOK- bzw. VdAK/AEV-Patienten verursachten absoluten Kosten vor Netzgründung als auch im Netz; separat werden die Kosten in den Vergleichsregionen Lübeck, Itzehoe/Steinburg und Schleswig-Holstein ausgewiesen. Berücksichtigt wird zusätzlich die Mitgliederentwicklung der Krankenkassen für Schleswig-Holstein und die Regionen. Das definitive Einsparpotential ergibt sich nach der Trendbereinigung durch Längs- und Querschnittanalysen. Dabei werden Einsparpotentiale z. B. im akutstationären Bereich durch eine fallbezogene Kostenträgerrechnung nach MOKKA für alle Krankenhausfälle Schleswig-Holsteins ermittelt. Das Ergebnis der Berechnungen zu den Einsparpotentialen läßt sich aus den Daten der Tabellen daher nicht ableiten (vgl. Kapitel 5).

6.4.1 Gesamtes Einsparpotential

[?] Unterscheidet sich die Kostenentwicklung für die Rendsburger VdAK/AEV bzw. Kieler AOK-Patienten signifikant zu der Kostenentwicklung schleswig-holsteinischer Patienten?

Falls sich absolut keine Einsparungen ergeben – wirken sich Vernetzte Praxen auf die Kostenentwicklung dämpfend gegenüber Schleswig-Holstein aus?

Die Einsparpotentiale müssen im Gesamtzusammenhang aller vorgestellten Ergebnisse gesehen werden; sie sind nicht isoliert zu betrachten.

Das Einsparpotential des Regionalen Praxisnetzes Kiel beträgt im Vergleich zu Schleswig-Holstein DM 409.073,26; im Vergleich zur Universitätsstadt Lübeck entsteht ein Verlustpotential von DM –1.166.955,91. Für die Medizinische Qualitätsgemeinschaft Rendsburg entsteht ein jährliches Einsparpotential von DM 360.634,20.

Diese Ergebnisse schwanken um die „Nullinie" und sind Ausdruck normaler statistischer Schwankungen. Bezogen auf die Gesamtausgaben der beteiligten Krankenkassen handelt es sich um Potentiale in der Größenordnung von 0,01 % - auch dies spricht für eine normale statistische Varianz. Beide Regionen zeigen demzufolge eine stabile Leistungserbringung für ihre Patienten.

[▶] **Aufgrund der Erfolgsdefinition** (vgl. Kapitel 5.1.1)

„Der Modellversuch Vernetzte Praxen wird dann als erfolgreich definiert, wenn entweder eine Leistungsverbesserung (Qualität) bei konstanten/geringeren Fallkosten oder eine Senkung der durchschnittlichen Fallkosten bei mindestens gleicher/höherer Leistung (Qualität) erzielt wird. Dieses Erfolgskriterium ist unabhängig davon, ob eine höhere Kostengünstigkeit bei Substitutionseffekten auch tatsächlich zu globalen Ausgabensenkungen im stationären Bereich führt; insbesondere unabhängig von Vertragsverhandlungen für den stationären Bereich."

sind beide Projekte – MQR des VdAK/AEV wie RPN-K der AOK-Schleswig-Holstein – erfolgreich, denn sie haben bei annähernd gleichen bzw. leicht geringeren Fallkosten die Struktur- und Prozeßqualität der medizinischen Versorgung verbessert.

Tabelle 51:   Gesamte Einsparpotentiale gegenüber Vergleichsregionen für das RPN-K im ersten Jahr (AOK)

Erfolgsrechnung bei Vergleichsregion Lübeck

Verlustpotential	Krankenhaus	-1.800.821,76 DM
Einsparpotential	Ambulante ärztliche Versorgung	2.287.354,86 DM
Einsparpotential	AOK-Daten Arzneimittel[#]	
Einsparpotential		**486.533,10 DM**
Kosten	■ Leitstelle	262.229,54 DM
Kosten	■ Med. Mehrleistungen**	1.391.259,47 DM
Netzkosten		**1.653.489,01 DM**
▶ **Netzerfolg RPN-K**	(Einsparpotential ./. Kosten) .	**-1.166.955,91 DM**

Erfolgsrechnung bei Vergleichsregion Schleswig-Holstein*

Einsparpotential	Krankenhaus	1.287.127,20 DM
Einsparpotential	Ambulante ärztliche Versorgung	694.372,65 DM
Einsparpotential	AOK-Daten Arzneimittel	81.062,42 DM
Erfolgspotential		**2.062.562,27 DM**
Kosten	■ Leitstelle	262.229,54 DM
Kosten	■ Med. Mehrleistungen**	1.391.259,47 DM
Netzkosten		**1.653.489,01 DM**
▶ **Netzerfolg RPN-K**	(Einsparpotential ./. Kosten)	**409.073,26 DM**

*   Schleswig-Holstein ohne Netzregionen (Kiel und Rendsburg)

\#   Arzneimitteldaten im Vergleich zu Lübeck nicht für die Gesamtheit der Ärzte verfügbar (vgl. Kapitel 6.2.3).

**   Kosten von 15 Monaten auf 12 Monate heruntergerechnet wegen gleichmäßiger Zuordnung Grundbetrag.

In der Region Lübeck ist die Änderung von Fallzahl, Fallstruktur und zugehörigen Fallkosten für die AOK-Patienten im Krankenhaus unter Berücksichtigung der Entwicklung der Versicherten in dieser Region günstiger als in Kiel – so entsteht das akutstationäre Verlustpotential für RPN-K im Vergleich zu Lübeck. Offensichtlich kompensieren die niedergelassenen Lübecker Ärzte die geringere stationäre Versorgung durch intensivierte ambulante Behandlung (bei niedrigeren Arzneimittelkosten pro Patient und Quartal), insbesondere im Vergleich zu Kiel. Hierdurch entsteht der Eindruck, daß die Kieler Ärzte im ambulanten Bereich Einsparungen erwirken. Würde der Vergleich lauten „Lübecker Netzregion im Vergleich zu Kiel", wäre das Einsparpotential für die Lübecker Ärzte positiv. Dies begründet sich möglicherweise durch die gute Kooperation in der „Bereitschaftsambulanz Lübecker Ärzte".

Tabelle 52:   Gesamte Einsparpotentiale eines Jahres bei Vergleich mit Schleswig-Holstein für die MQR (VdAK/AEV)

Erfolgsrechnung bei Vergleichsregion Schleswig-Holstein*		
Einsparpotential	Krankenhaus[+]	1.116.222,40 DM
Einsparpotential	Ambulante ärztliche Versorgung	436.873,52 DM
Verlustpotential	Trenddaten Arzneimittel**	(-96.210,46 DM)
Einsparpotentiale		**1.553.095,92 DM**
Kosten	• Anlaufpraxis und Leitstelle	345.461,72 DM
Kosten	• Med. Mehrleistungen[#]	847.000,00 DM
Netzkosten		**1.192.461,72 DM**
▶ **Netzerfolg MQR**	(Einsparpotential ./. Kosten)	**360.634,20 DM**

* Schleswig-Holstein ohne Netzregionen (Kiel und Rendsburg)
** Die Trenddaten Arzneimittel sind nur eingeschränkt zu verwerten.
\+ Die Vergleichsdaten für den Krankenhausbereich Schleswig-Holstein sind nicht repräsentativ.
\# vorläufige Schätzung; Haushaltsansatz für ein Jahr (1.7.1998 bis 30.6.1999).
Aufgrund mangelnder Krankenhausdaten und fehlender Mitgliedszahlen der Ersatzkassen für den Bereich Itzehoe/Steinburg ist eine Erfolgsrechnung zur Vergleichsregion nicht möglich.

Die GS$_b$G präferiert zur Ermittlung der Kostenveränderungen durch Vernetzte Praxen alle Maßnahmen, die zu einer möglichst exakten Quantifizierung der Kosten führen. Deshalb empfiehlt die GS$_b$G eine Anpassung bzw. Modifikation des Korrekturfaktors zur Ermittlung der Kosten im stationären Sektor. Gleichfalls spricht sich die GS$_b$G für eine Offenlegung der durch Mehrleistungen im ambulanten Sektor resultierenden Kosten aus. Die Entscheidung über die Bewertung der Kosten liegt letztlich bei den Vertragspartnern.

Mögliche Reaktionen von *managed care*[212] bei dieser Bilanz :

$ Vertragsmodifikationen (vgl. Kapitel 3.2; 4.2; 4.4; 7 und 8)

6.4.2 Akutstationärer Bereich

⁇ Erzielen Netzärzte durch ihre Verhaltensänderung bzgl. der Krankenhausaufenthalte der Kieler AOK-Patienten bzw. der Rendsburger VdAK/AEV-Patienten Einsparungen im Krankenhausbereich?

Wie verhält sich die Kostenentwicklung im Krankenhausbereich für die Kieler AOK-Patienten, wenn man den Lübecker Kostentrend bzw. den schleswig-holsteinischen Kostentrend zugrundelegt?

Trotz des Mitgliederrückgangs bei der AOK-Schleswig-Holstein nimmt die Anzahl behandelter Patienten in den Krankenhäusern Kiels und Schleswig-Holsteins zu, auch wenn die Verweildauer und Pflegetage sinken.

Das errechnete Einsparpotential im Krankenhausbereich für das RPN-K von DM 1.287.127,20 wird im Vergleich zu Schleswig-Holstein auf die tatsächlich einsparbaren,

---

[212] Die vereinfachte Formulierung „von *managed care*" muß korrekt heißen: Mögliche Reaktionen des Managements einer *Managed Care* Organisation, beispielsweise einer HMO.

variablen Kostenanteile (Annahme: 36,1 %) umgerechnet, so daß ein umsetzbares Einsparpotential von DM 464.652,92 resultiert. Im Vergleich zu Lübeck entsteht ein Verlustpotential von DM –1.800.821,76. In Lübeck sinken die Krankenhaus-Gesamtkosten um 2,01 % (Kiel: -1,21 %), aber der Mitgliederrückgang beträgt vergleichsweise nur -1,76 % (Kiel: -3,15 %).

Tabelle 53:   Einsparpotentiale in der akutstationären Versorgung (RPN-K)

Kiel	1997	1998	Veränderung	in %
Gesamtkosten*	75.984.444 DM	75.068.146 DM	-916.298 DM	-1,21%
Fallzahl	17.879	18.043	164	0,92%
Verweildauer	8,23	8,12	-0,12	-1,42%
Pflegetage	147.218	146.455	-763	-0,52%
Versicherte Kiel	88.691	85.901	-2.790	-3,15%
Lübeck	**1997**	**1998**	**Veränderung**	**in %**
Gesamtkosten*	63.935.045 DM	62.651.904 DM	-1.283.141 DM	-2,01%
Fallzahl	14.554	14.672	118	0,81%
Verweildauer	9,31	9,18	-0,13	-1,44%
Pflegetage	135.523	134.658	-865	-0,64%
Versicherte Lübeck	68.916	67.701	-1.215	-1,76%
Schleswig-Holstein	**1997**	**1998**	**Veränderung**	**in %**
Gesamtkosten*	605.010.505 DM	611.623.847 DM	6.613.342 DM	1,09%
Fallzahl	139.543	141.693	2.150	1,54%
Verweildauer	9,47	9,37	-0,10	-1,05%
Pflegetage	1.322.034	1.328.322	6.288	0,48%
Versicherte S.-H. ohne Netze	714.136	696.634	-17.502	-2,45%

Ergebnisrechnung RPN-K[#]

▶ Einsparpotential bei Vergleichsregion
Schleswig-Holstein ohne Netzregionen
Rendsburg und Kiel   **1.287.127,20 DM**

davon: variable Kosten$^{x:}$ **464.652,92 DM**

▶ Einsparpotential bei Vergleichsregion
Lübeck   **-1.800.821,76 DM**

Erfolgsrechnung für das 1. Jahr RPN-K, Vergleich 1997 zu 1998, AOK-Patienten mit Wohnort in Kiel (PLZ 241xx), AOK-Patienten mit Wohnort in Lübeck (PLZ 235xx), AOK-Patienten aus Schleswig-Holstein ohne Regionen Kiel und Rendsburg.

Datenmäßig nicht erfaßbare Überlagerungen wie veränderte Leistungsinanspruchnahme als Folge einer veränderten Versichertenstruktur können nicht berücksichtigt werden (geringe Ergebnisverzerrungen möglich).

* Anpassung von Unstetigkeitssprüngen der Gesamtkosten bei Transplantationen; Bereinigung der Gesamtkosten aufgrund fehlender Abrechnungen der Modellfallpauschalen operative Onkologie (CAU Kiel); Krankenhausdatensätze ohne psychiatrische Diagnosen, psychiatrische Krankenhäuser und psychiatrische Tageskliniken. Die Fallzahl enthält zusätzlich die 24-h-Lieger und die vor- und nachstationären Fälle sowie ambulante Operationen im Krankenhaus; Wahlleistungen und nicht pflegesatzfähige Kosten werden nicht berücksichtigt, so daß insgesamt die vollstationären Kosten je Fall und die vollstationäre durchschnittliche Verweildauer entsprechend höher liegen als hier ableitbar bzw. angegeben. Ohne AOK-Versicherte in Hamburger Krankenhäusern.

ˣ Annahme von 36,1 % variabler Kosten (vgl. Kapitel 5.2.3.3).

Die Ergebnisrechnung beinhaltet eine Trendelimination aufgrund von Querschnitts- und Längsschnittanalysen (vgl. Kapitel 5.1.2), so daß das Einsparpotential nicht aus den angegebenen Daten für Gesamtkosten, Fallzahl, Verweildauer, Pflegetage und Mitglieder zu errechnen ist.

In der Krankenhausversorgung der Rendsburger Patienten erwirken die MQR-Ärzte ein Einsparpotential von DM 558.111,20 für ein halbes Jahr (2. Halbjahr 1996 im Vergleich zum 2. Halbjahr 1998) und damit ein jährliches Einsparpotential von DM 1.116.222.40. Im Vergleich zu RPN-K steht zur Erfolgsrechnung im akutstationären Bereich bei MQR eine Stichprobe von lediglich 5 Krankenhäusern im Rendsburger Einzugsgebiet zur Verfügung (und hier auch nur BEK-, DAK- und TK-Versicherte). Wenngleich die Stichprobe repräsentativ für Rendsburger Patienten ist, kann die Vergleichsgruppe – Nicht-Rendsburger Versicherte in diesen Häusern – nicht mehr als repräsentativ angesehen werden. Aufgrund der nicht repräsentativen Stichprobe für Schleswig-Holstein können erhebliche Verzerrungen nicht ausgeschlossen werden.

Für Rendsburger Ersatzkassenversicherte fallen die Verringerung der Verweildauer von –12,46 % und der Pflegetage von –12,00 % auf, obwohl die Mitgliederzahlen des VdAK/AEV für die Region Rendsburg um 2,94 % steigen. Die Fallzahl der Krankenhausbehandlungen steigt um 0,52 %. Insgesamt verringern sich die Gesamtkosten der Krankenhausbehandlung Rendsburger Ersatzkassenpatienten um –7,44 %.

Mögliche Reaktionen von *managed care* bei dieser Bilanz :

$ Krankenhäuser müssen eine „Mittelverwendungs-Prüfung" *utilization review* nachweisen und darlegen, wie sie die Notwendigkeit der stationären Aufnahme von Patienten prüfen (*preadmission review*; vgl. Kapitel 4.4.1, vgl. Kapitel 4.5).

$ Sollte sich eine Zentrale Aufnahmestation als Filter vor einer stationären Aufnahme eignen (vgl. Kapitel 7.3.1), würden vertraglich auch andere Krankenhäuser verpflichtet, eine solche Aufnahmestation einzurichten.

$ Das durchschnittliche Einweisungsverhalten niedergelassener „Vertrags"-Ärzte würde unter Berücksichtigung des versorgten Patientenklientels geprüft und bei Überschreitung möglicherweise zur Kürzung der Kopfpauschale *capitation* oder zur Vertragskündigung insgesamt führen (vgl. Kapitel 4.4.1 und 2).

6.4.3 Ambulanter ärztlicher Bereich

[?]   Hat die Verhaltensänderung der Netzärzte Einfluß auf das Kostengeschehen im ambulanten ärztlichen Bereich?

> Unterscheidet sich die Kostenentwicklung im ambulanten ärztlichen Bereich für die Rendsburger VdAK/AEV-Patienten bzw. Kieler AOK-Patienten signifikant zu der Kostenentwicklung von Steinburger/Lübecker oder schleswig-holsteinischen Patienten?

> Wie verhält sich die Kostenentwicklung im ambulanten ärztlichen Bereich für die Patienten, wenn man den schleswig-holsteinischen Kostentrend zugrunden legt?

Das Leistungsgeschehen und damit das Kostengeschehen im ambulanten Bereich wird über die Punktzahlanforderungen der niedergelassenen Ärzte und die Anzahl behandelter Patienten erfaßt – Punkt- und Fallzahl-Budgetierungen sind deshalb nicht berücksichtigt.

In Kiel entsteht ein Einsparpotential im ambulanten Bereich im Vergleich zu Schleswig-Holstein von DM 694.372,65, da die Gesamtpunktzahlanforderung in Schleswig-Holstein um 0,21 % steigt (bei Fallzahlerhöhung von 4,81 %) und in Kiel um –2,09 % fällt (bei Fallzahlerhöhung um 1,68 %). Im Vergleich zu Lübeck entstehen für das RPN-K deutliche Einsparpotentiale im ambulanten Bereich von DM 2.287.354,86. In Lübeck erhöht sich die Gesamtpunktzahlanforderung um 4,61 % (trotz Rückgang der belegärztlichen Tätigkeit um – 3,93 %) bei einer Fallzahlerhöhung um 7,89 %. Dies geschieht vor dem Hintergrund eines Mitgliederrückganges bei der AOK in Kiel von –3,15 % und in Lübeck von –1,76 %.

In Schleswig-Holstein ist ein Punktzahlanstieg von 13,97 % und eine ambulante Fallzahlsteigerung von 17,91 % für den VdAK/AEV-Bereich (2. Halbjahr 1996 zu 2. Halbjahr 1998) zu beobachten, wobei die Mitgliederzahlen um 2,99 % steigen. Rendsburg dagegen verzeichnet einen moderaten Punktzahlanstieg von 9,74 % und eine Fallzahlsteigerung von 10,30 %. Daher errechnet sich ein Einsparpotential im Vergleich zu Schleswig-Holstein von DM 218.436,76 (für ein halbes Jahr) und im Vergleich zum strukturähnlichen Steinburg von DM 136.088,94. Diese Einsparungen bewirken die Vertragsärzte bei sich selbst.

Tabelle 54:　　Einsparpotentiale in der vertragsärztlichen Versorgung (RPN-K)

Kiel	1997	1998	Veränderung	in %
Gesamtpunktzahl*	602.740.888	590.149.134	-12.591.754	-2,09%
▪ davon ambulant	579.227.030	566.809.509	-12.417.521	-2,14%
▪ davon belegärztlich	23.513.858	23.339.625	-174.233	-0,74%
Patientenfallzahl	388.859	395.377	6.518	1,68%
Versicherte Kiel	88.691	85.901	-2.790	-3,15%
Lübeck	**1997**	**1998**	**Veränderung**	**in %**
Gesamtpunktzahl*	462.729.562	484.053.722	21.324.160	4,61%
▪ davon ambulant	445.411.693	467.417.192	22.005.499	4,94%
▪ davon belegärztlich	17.317.869	16.636.530	-681.339	-3,93%
Patientenfallzahl	297.128	320.578	23.450	7,89%
Versicherte Lübeck	68.916	67.701	-1.215	-1,76%
Schleswig-Holstein#	**1997**	**1998**	**Veränderung**	**in %**
Gesamtpunktzahl*	4.297.019.152	4.306.085.702	9.066.550	0,21%
▪ davon ambulant	4.193.725.676	4.206.139.535	12.413.859	0,30%
▪ davon belegärztlich	103.293.476	99.946.167	-3.347.309	-3,24%
Patientenfallzahl	2.952.097	3.094.221	142.124	4,81%
Versicherte SH o. Netze	714.136	696.634	-17.502	-2,45%

Ergebnisrechnung für RPN-K

▶ Gesamteinsparpotential bei Vergleichsregion
Schleswig-Holstein ohne Netzregionen Rendsburg
und Kiel

　　▪ Multipliziert mit Punktwert vor Netz　　　　　　　　　　　　**694.372,65 DM**

▶ Gesamteinsparpotential bei Vergleichsregion
Lübeck

　　▪ Multipliziert mit Punktwert vor Netz　　　　　　　　　　　　**2.287.354,86 DM**

(1) Quartalspunktwert vor Netzbeginn III/97 für Primärkasse AOK: 7,263 Pfennige (Quelle: KVSH)

(2) AOK-Patienten mit Wohnort in Kiel (PLZ 241xx)

(3) AOK-Patienten mit Wohnort in Lübeck (PLZ 235xx)

*   Einschränkung der Erfolgsrechnung auf folgende Haus- und Facharztgruppen: Allgemeinärzte, Anästhesisten, Augenärzte, Chirurgen, Gynäkologen, Hautärzte, HNO-Ärzte, Internisten, Kinderärzte, Lungenärzte, Mund-Kiefer- und Gesichtschirurgen, Nervenärzte, Neurochirurgen, Nuklearmediziner, Orthopäden, Psychotherapeuten, Röntgenärzte, Urologen; für die jeweiligen Fachgruppen werden die ermächtigten Krankenhausärzte nicht berücksichtigt.

\#   Schleswig-Holstein ohne Netzregionen Kiel (RPN-K) und Rendsburg (MQR)

Tabelle 55:   Einsparpotentiale in der vertragsärztlichen Versorgung (MQR)

Rendsburg	2. HJ 1996	2. HJ 1998	Veränderung	in %
Gesamtpunktzahl*	76.787.769	84.269.126	7.481.357	9,74%
▪ davon ambulant	75.998.764	83.422.495	7.423.731	9,77%
▪ davon belegärztlich	789.005	846.631	57.626	7,30%
Patientenfallzahl	62.544	68.984	6.440	10,30%
Mitglieder Rendsburg**	19.162	19.726	564	2,94%
Steinburg	**2. HJ 1996**	**2. HJ 1998**	**Veränderung**	**in %**
Gesamtpunktzahl*	100.272.411	112.222.935	11.950.524	11,92%
▪ davon ambulant	98.724.229	110.465.465	11.741.236	11,89%
▪ davon belegärztlich	1.548.182	1.757.470	209.288	13,52%
Patientenfallzahl	87.740	99.921	12.181	13,88%
Schleswig-Holstein$^\#$	**2. HJ 1996**	**2. HJ 1998**	**Veränderung**	**in %**
Gesamtpunktzahl*	2.965.818.243	3.360.025.014	394.206.771	13,29%
▪ davon ambulant	2.902.943.875	3.290.773.897	387.830.022	13,36%
▪ davon belegärztlich	62.874.368	69.251.117	6.376.749	10,14%
Patientenfallzahl	1.971.015	2.317.043	346.028	17,56%
Mitglieder gesamt	615.393	633.821	18.428	2,99%

Ergebnisrechnung MQR

▷ Gesamteinsparpotential bei Vergleichsregion
Schleswig-Holstein ohne Netzregionen Rendsburg /
Kiel

   ▪ Multipliziert mit Punktwert vor Netz*   **218.436,76 DM**

▷ Gesamteinsparpotential bei Vergleichsregion
Steinburg

   ▪ Multipliziert mit Punktwert vor Netz*   **136.088,94 DM**

*   Einschränkung der Erfolgsrechnung auf folgende Facharztgruppen: Augen, Chirurgie, Gynäkologie, HNO, Haut, Innere, Kinder, Psychiatrie, Orthopädie, Psychotherapie, Radiologie, Urologie, Kinder- und Jugendpsychotherapie, Allgemeinärzte; die ermächtigten Krankenhausärzte der jeweiligen Fachgruppe sind nicht berücksichtigt.

**   Hochrechnung der Mitglieder in Rendsburg auf der Basis von Stichproben der großen Mitgliedskassen.

(1) Berechnet für VdAK/AEV-Patienten mit Wohnort in Rendsburg (PLZ 247xx), VdAK/AEV-Patienten mit Wohnort in Steinburg/Itzehoe (PLZ 255xx).

(2) Vergleichszeitraum aufgrund der vorliegenden Krankenhausdaten gewählt; Halbjahresergebnis.

*   Der Punktwert vor Netz ist für die MQR schwer zu ermitteln: In I+II/1996 sind die Gesprächsleistungen insbesondere für hausärztlich tätige Ärzte rückwirkend budgetiert worden, der Ausgleich ist überwiegend in III+IV/1996 durchgeführt; ein definitiver Ausgangspunktwert für alle am Netz beteiligten Ärzte für II/1996 ist daher kaum aussagekräftig. Da es in der Erfolgsrechnung im wesentlichen auf eine einheitliche Leistungsbewertung der vertragsärztlichen Leistungen über die

Quartale ankommt, wird als bestmögliche Annäherung als Ausgangspunktwert der durchschnittliche Quartalspunktwert der Angestellten-Ersatzkassen von I bis IV/1995 und I+II/1996 zugrundegelegt: 8,1478 Pfennige.

Auf Wunsch der Vertragsärzte oder der KVSH verwendet die GS$_b$G alternativ jeden anderen Ausgangspunktwert für die Erfolgsberechnung.

\# Schleswig-Holstein ohne Netzregionen Kiel (RPN-K) und Rendsburg (MQR)

Tabelle 56: Punktwerte VdAK/AEV-Bereich „vor Netz"

Quartal	Primärkassen	Ersatzkassen	Angestellten EK*	Arbeiter EK
I/95	7,439		8,537	8,577
II/95	7,876		9,070	8,560
III/95	7,498		8,883	7,896
IV/95	7,446		8,848	7,865
I/96	7,325	6,238		
II/96	6,032	7,311		

Quelle: KVSH; Mittelwert dient als Bewertung der Punktzahldifferenz in DM für die Erfolgsrechnung
*: ca. 90 % der Mitgliedskassen im VdAK/AEV

Mögliche Reaktionen von *managed care* bei dieser Bilanz :

$ Weitere Analysen der (individuellen) Leistungsstruktur von niedergelassenen Ärzten (Haus- und Fachärzte) und Ambulatorien/Polikliniken/Instituten.

$ Revision der Verträge bei Bedarf, insbesondere Kürzung der Kopfpauschale *capitation* (vgl. Kapitel 4.4.1) oder Kündigung von einzelnen Leistungserbringern.

$ Finanzielle Beteiligung der Leistungserbringer am Versicherungsrisiko; Gewinnbeteiligung (vgl. Kapitel 4.2).

6.4.4 Arzneimittel

[?] Wie ist die Kostenentwicklung bei Arzneimitteln[213] für die Kieler AOK-Versicherten oder die Rendsburger VdAK/AEV-Versicherten?

Aufgrund der vorliegenden Daten kann diese Frage nicht patientenbezogen sondern nur arztbezogen beantwortet werden.

In die Auswertung sind von 279 Kieler Netzärzten (III/98) 242 Ärzte eingegangen, da Ärzte ohne Verordnungen nicht berücksichtigt werden (Anästhesisten, Pathologen, Neuropathologen, Histologen, Laborärzte, Psychotherapeuten ohne Verordnungen).

Die Wahl von Vergleichsquartalen ist äußerst schwierig, da die gesetzlichen Änderungen in 1997 (2. GKV-NOG) bzw. 1999 (GKV-SolG) die Verordnungswünsche der Patienten erheblich beeinflußt haben: Aufgrund erhöhter Zuzahlungen ab 1. Juli 1997 haben Patienten sich in II/97 Arzneimittel im Voraus verordnen lassen („Hamsterkäufe"), so daß die Arzneimittelverordnungen in III/97 weit unterdurchschnittlich sind; die reduzierten Zuzahlun-

---

[213] Für Heilmittel liegen bis zum Abschluß der Erfolgsrechnung keine validen Daten vor.

gen ab I/99 haben in IV/98 die Verordnungszahlen reduziert. Der Vergleichszeitraum „vor Netz" ist das II. und III. Quartal 1997[214] zu „im Netz" II. und III. Quartal 1998.

Die Kieler Netzärzte erwirtschaften ein Arzneimittel-Einsparpotential von DM 40.531,21 im Vergleichszeitraum in bezug auf die schleswig-holsteinischen Vertragsärzte, obwohl in Kiel die Kosten je Verordnung um DM 2,18 und die Gesamtverordnungskosten um DM 673.009 (+ 5,66 %) gestiegen sind. Der schleswig-holsteinische Zuwachs beträgt allerdings 6,81 % der Gesamtkosten, d. h. DM 10.421.262 (von II/III 1997 zu II/III 1998).

Tabelle 57: Einsparpotentiale bei Arzneimitteln (AOK)

RPN-K-Ärzte	II/III 1997	II/III 1998	Veränderung	in %
Gesamtkosten*	11.900.617 DM	12.573.626 DM	673.009 DM	5,66%
Verordnungen	352.546	349.883	-2.663	-0,76%
Kosten je Verordnung	33,76 DM	35,94 DM	2,18 DM	6,46%
Versicherte Kiel	88.691	85.901	-2.790	-3,15%
KVSH-Ärzte	II/III 1997	II/III 1998	Veränderung	in %
Gesamtkosten*	153.127.108 DM	163.548.370 DM	10.421.262 DM	6,81%
Verordnungen	4.427.271	4.465.659	38.388	0,87%
Kosten je Verordnung	34,59 DM	36,62 DM	2,04 DM	5,89%
Versicherte S.-H. ohne Kiel	755.635	737.456	-18.179	-2,41%

Ergebnisrechnung RPN-K

▶ Einsparpotential bei Vergleichsregion
Schleswig-Holstein (ohne Kiel)   **40.531,21 DM**

Grundlage der Berechnungen sind AOK-Arzneimitteldaten vom jeweils II. und III. Quartal 1997 und 1998; Heilmitteldaten liegen nicht vor. Berücksichtigt sind die Zuzahlungen der Patienten und der Apothekerrabatt. Ein Vergleich zu den Lübecker Ärzten ist zur Zeit nicht möglich; Einschränkung der Erfolgsrechnung auf folgende Facharztgruppen: Augen, Chirurgie, Gynäkologie, HNO, Haut, Innere, Kinder, Psychiatrie, Orthopädie, Urologie, Allgemeinärzte.

Tabelle 58: Bereinigung der Arzneimitteldaten

		II/97	Bereinigung	III/97	Bereinigung	Gesamt
RPN K	Kostenvolumen	7.841.847	6.811.964	6.083.514	5.088.654	11.900.617
	Verordnungen	195.447		157.099		352.546
KV-Ärzte	Kostenvolumen	100.851.320	87.606.340	78.330.445	65.520.768	153.127.108
	Verordnungen	2.669.460		2.110.357		4.779.817
		II/98		III/98		Gesamt
RPN K	Kostenvolumen	7.357.094	6.200.738	7.542.644	6.372.888	12.573.626
	Verordnungen	175.103		174.780		349.883
KV-Ärzte	Kostenvolumen	96.131.325	81.021.828	97.674.453	82.526.542	163.548.370
	Verordnungen	2.407.651		2.407.891		4.815.542

Bereinigung um 5 % Apothekerrabatt und danach um Zuzahlungen (siehe Tabelle 59).

---

[214] Dieser Durchschnitt ist zusätzlich mit den landesweiten Apothekerumsätzen im GKV-Bereich für 1997 verglichen, die der AOK-Bundesverband monatlich erstellt (Quelle hier: Rundschreiben 482/99 vom 05.05.1999). Der Quartalsmittelwert beträgt DM 247.92 Mio., II/97 weicht um 10,63 % nach oben, III/97 um 9,65% nach unten ab.

Tabelle 59: Durchschnittlicher Zuzahlungsanteil an den Arzneimittel-Gesamtausgaben der KVSH-Ärzte 1997/1998

		Apr in %	Mai in %	Jun in %	II. Quartal in %	Jul in %	Aug in %	Sep in %	III.Quartal in %
'97	Mitglieder	9,1	8,9	9,0	9,0	12,6	12,8	12,8	12,8
	Familienangehörige	5,8	5,8	6,0	5,9	8,4	8,0	7,5	7,9
	Rentner	8,7	8,6	9,0	8,8	11,9	12,5	12,4	12,3
	Gesamt	8,5	8,4	8,7	**8,6**	11,7	12,1	12,0	**12,0**
'98	Mitglieder	12,0	11,9	11,7	11,9	11,5	11,5	11,8	11,6
	Familienangehörige	7,4	7,2	7,1	7,2	7,2	7,5	6,8	7,1
	Rentner	11,9	11,8	11,5	11,7	11,6	11,5	11,4	11,5
	Gesamt	11,5	11,3	11,1	**11,3**	11,1	11,1	11,0	**11,1**

Quelle: AOK-Schleswig-Holstein aufgrund von NARZ- u. AVN-Rechnungen, Stand Mai 1999. Die durchschnittlichen Zuzahlungen der Versicherten werden in der Erfolgsrechnung subtrahiert, um das tatsächliche Einsparpotential im Arzneimittelbereich auszuweisen.

Zur Ermittlung des Einsparpotentials der Rendsburger Ärzte stehen Trenddaten der KVSH bis IV/1998 zur Verfügung. Die Brutto-Trenddaten enthalten etwa 98 % der schleswig-holsteinischen Verordnungen, deren Richtigkeit noch nicht überprüft ist. Sie stellen gegenwärtig die bestmögliche Annäherung an die Arzneimittel-Verordnungen dar. Das Ergebnis des Verlustpotentials für die Rendsburger Ärzte von DM –48.105,23 für ein halbes Jahr ist daher nur eingeschränkt bewertbar.

Tabelle 60: Einsparpotential Arzneimittel (MQR)

MQR-Ärzte	2. Halbjahr 1996	2. Halbjahr 1998	Veränderung	in %
Gesamtkosten*	5.114.201 DM	6.649.644 DM	1.535.443 DM	30,02%
Rezepte	88.817	109.677	20.860	23,49%
Kosten je Verordnung	57,58 DM	60,63 DM	3,05 DM	5,29%
Fälle der MQR-Ärzte	81.765	97.532	15.767	19,28%
KV-Ärzte ohne MQR	**2. Halbjahr 1996**	**2. Halbjahr 1998**	**Veränderung**	**in %**
Gesamtkosten*	183.504.219 DM	207.898.387 DM	24.394.167 DM	13,29%
Rezepte	3.214.573	3.354.270	139.697	4,35%
Kosten je Verordnung	57,09 DM	61,98 DM	4,90 DM	8,58%
Fälle Schleswig-Holstein ohne MQR	2.957.706	3.096.509	138.803	4,69%

Ergebnisrechnung MQR

▶ Einsparpotential bei Vergleichsregion
Schleswig-Holstein (ohne Kiel) **- 48.105,23 DM**

Vom VdAK/AEV liegen zu diesem Bereich keine Daten vor. Deshalb liegen der Erfolgsrechnung Trenddaten der KVSH zugrunde, die eine bestmögliche Annäherung darstellen. Der Betrag enthält die Zuzahlungen der Patienten und den Apothekerrabatt.

Einschränkung der Erfolgsrechnung auf folgende Facharztgruppen: Augen, Chirurgie, Gynäkologie, HNO, Haut, Innere, Kinder, Psychiatrie, Orthopädie, Psychotherapie, Radiologie, Urologie, Kinder- und Jugendpsychotherapie, Allgemeinärzte. Die ermächtigten Krankenhausärzte der jeweiligen Fachgruppe sind nicht berücksichtigt.

Die hohe Veränderung der Trend-Arzneimittelkosten für die MQR ist auf den hohen Zuwachs der Arzneimittelfälle zurückzuführen. Da diese Analyse auf den Arzneimittelkosten der Rezeptpatienten pro Arzt basiert, entsteht der hohe Zuwachs im wesentlichen durch die weitere Aufnahme von Ärzten in die MQR.

Mögliche Reaktionen einer *managed care organization* bei dieser Bilanz :

$ Erstellen von datenbasierten Arznei-Leitlinien für häufige und kostenintensive Indikationen (vgl. Kapitel 4.3.1.2; vgl. 4.5; vgl. 5.1.3, vgl. 6.2.3)

$ Preisverhandlungen mit Arzneimittelfirmen

$ Erstattung/Kostenübernahme nur für Generika-Grundbetrag (vgl. Kapitel 4.4.3)

6.4.5 Netzleistungen und Leitstelle

[?] Was kostet die Organisation der Vernetzten Praxen über die Leitstelle?

Welche Kosten verursachen die ärztlichen Zusatzleistungen?

Die Leitstelle ist die Organisationszentrale der Vernetzten Praxen; hier werden die zusätzlichen ärztlichen Tätigkeiten für Netzleistungen organisiert und auch dokumentiert. Die Verwaltung, insbesondere der Arztdienste und Sitzungen, wird hier geführt. Die Aufwendungen für Netzleistungen und Leitstelle müssen selbstverständlich mit den Einsparpotentialen im ambulanten und stationären Bereich verrechnet werden.

Tabelle 61: Kostenaufstellung der Leitstellen MQR / RPN-K

Kostenaufstellung AOK der Leitstelle Kiel vom 01.10.1997 bis 31.12.1998		Kosten
Investitionen	• Betriebs- und Geschäftsausstattungen	24.498,29 DM
	• Hardware	10.140,04 DM
	• Software	1.098,04 DM
		35.736,37 DM
Personalaufwand	• Löhne und Gehälter	201.415,81 DM
	• Sozialabgaben	5.390,30 DM
		206.806,11 DM
Sachaufwand	• Geschäftsbedarf	23.322,54 DM
	• Aufwand für Fernmeldedienste	10.629,09 DM
	• Porto	6.781,08 DM
	• Aufwand für Mieträume	19.800,65 DM
	• Instandhaltungskosten	2.698,39 DM
	• Lfd. Aufwand für die Datenverarbeitung	2.539,53 DM
	• Sonstige Sachaufwendungen	19.473,17 DM
		85.244,45 DM
Gesamt		**327.786,93 DM**

Kostenaufstellung VdAK/AEV der Leitstelle/Anlaufpraxis MQR

01.01.1998 bis 31.12.1998		Kosten
Investitionen	▪ Investitionen	9.968,92 DM
Personalaufwand	▪ Personalaufwand	279.409,91 DM
Sachaufwand	▪ Geschäftsbedarf	8.737,19 DM
	▪ Aufwand für Fernmeldedienste	6.554,75 DM
	▪ Porto	783,50 DM
	▪ Aufwand für Mieträume	22.440,13 DM
	▪ Instandhaltungskosten	3.329,87 DM
	▪ Aufwand für Datenverarbeitung	157,76 DM
	▪ Beratungskosten	2.699,90 DM
	▪ Sonstige Aufwendungen	11.379,79 DM
		56.082,89 DM
	Gesamt	345.461,72 DM

Quelle: Die Kosten sind der vorläufigen Bilanz der KVSH zum 31.12.1998 entnommen (Originalaufstellung), die vertragsgemäß den Haushalt der Vernetzten Praxen führt.

Tabelle 62: **Verordnete häusliche Krankenpflege und Kurzzeitpflege**

Rendsburg MQR Quartal	Ambulante Kranken-pflege*	Kurzzeit-pflege#	Gesamt	Exempl. Kosten Krankenpflege	Exempl. Kosten Kurzzeitpflege
I / 97	5	5	10	10.439 DM	20.466,56 DM
II / 97	35	11	46	73.073 DM	45.026,44 DM
III / 97	20	7	27	41.756 DM	28.653,19 DM
IV / 97	22	9	31	45.932 DM	36.839,81 DM
I / 98	32	19	51	66.809 DM	77.772,94 DM
II / 98	59	8	67	123.180 DM	32.746,50 DM
III / 98	65	2	67	135.707 DM	8.186,63 DM
IV / 98	47	14	61	98.126 DM	57.306,38 DM
Summe	**285**	**75**	**360**	**595.021,92 DM**	**306.998,44 DM**
Kiel RPN-K Projektzeitraum	45	344	389	**62.925,44 DM**	**388.007,22 DM**

Quellen:

(1) Dokumentation über Pseudoziffern der MQR-Ärzte für das Rendsburger Patientenklientel mit PLZ 247xx;
*häusliche Krankenpflege:Pseudoziffer für MQR 9070;
#Kurzzeitpflege für MQR: Pseudoziffer 9071.
(2) Dokumentation der exemplarischen Kostenrechnung der Pflege Lebensnah mit durchschnittlicher Verweildauer Kurzzeitpflege: 12,2 Tage in 1997, für Haus Porsefeld; 23,75 Tage für Kurzzeitpflege im Mai/Juni 1998 mit durchschnittlichen Kosten DM 172,35 (01-02/98); häusliche Krankenpflege DM 67,94 / Stunde.
(3) Durchschnittliche Pflegestunden pro Patienten zwecks exemplarischer Kalkulation vom RPN-K übernommen (30,73 Stunden pro ambulanter Pflegepatient).
(4) Für RPN-K Mitteilung für Projektzeitraum bis 12.05.1999.

Abbildung 128: Schätzung des Aufwandes für Netzkonferenzen und Qualitätszirkel in der MQR

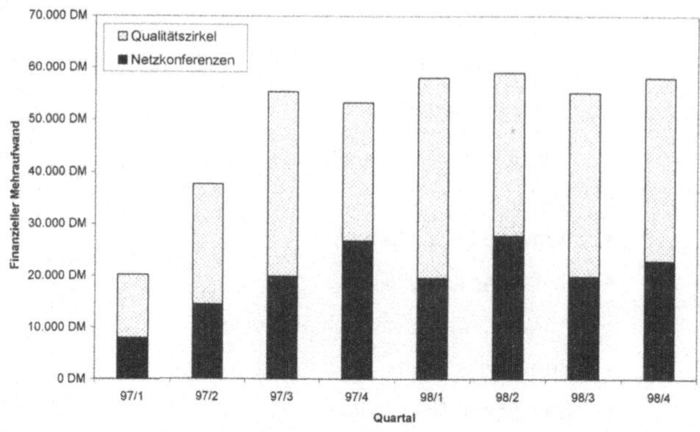

Angaben über Qualitätszirkel und Netzkonferenzen von durchschnittlich 65 Ärzten, die sich an der Ärztebefragung zur wissenschaftlichen Begleitung der MQR beteiligt haben; es handelt sich hier nicht um Abrechnungsdaten über Sitzungsgelder oder Qualitätszirkel. Für die Schätzung ist eine Stundenbewertung von 80,- DM eingegangen, die durchschnittliche Dauer einer Sitzung ist mit 2 h schätzungsweise bewertet.

Mögliche Reaktionen einer *managed care organization* bei dieser Bilanz :

$ Reorganisation der Leitstellen, insbesondere die Verantwortlichkeiten im Hinblick auf Zielerreichung

$ Reduktion der Sitzungstätigkeit

6.5 Schwachstellenanalyse

Die weiterführende und differenzierte Analyse der Daten, um Ursachen und Schwachstellen aufzudecken, ist ein zentrales Element von *managed care* in den Modellprojekten Vernetzte Praxen. Derzeit können Krankenkassen und Ärzte – nur mit Hilfe der wissenschaftlichen Begleitung – neben globalen Analysen auch sogenannte „schwarze Schafe" auf Seiten der Leistungserbringer herausfiltern, die beispielsweise überdurchschnittlich viele Patienten in ein Krankenhaus einweisen.

6.5.1 Struktur der Netzmitglieder

[?] Ist der netzinterne Kern der Ärzte aktiver bei der Umsetzung der Netzziele und den daraus folgenden Einsparungen?

Wie verhalten sich die Einsparungen der Ärzte, die formale Funktionen in den Lenkungsgremien des Netzes haben, gegenüber den übrigen Netzmitgliedern bzw. Nicht-Netzärzten?

Haben die Netzpatienten andere Häufigkeiten wie z. B.mehr/weniger Behandlungstage oder mehr/weniger unterschiedlich besuchte Ärzte?

Die Erwartungen der Netzärzte und der Vertragspartner sind nicht ausgesprochen. Es gilt die Vermutung, daß netzaktive Ärzte mehr Einsparungen erzeugen, d. h. beispielsweise weniger Krankenhauseinweisungen vornehmen. Dann wäre daraus zu folgern, daß es sich für ein Praxisnetz lohnt, möglichst viele Netzärzte in Aktivitäten des Netzes hineinzuziehen.

Um diese schwierigen Fragen beantworten zu können, sind eine Reihe von Analyseschritten notwendig:

■ Definition „netzaktive Ärzte"	Abbildung 129
■ Fallzahlen netzaktiver Ärzte	Abbildung 130
■ Patientenkontakte in Rendsburger Arztpraxen	Abbildung 131 Abbildung 132 Tabelle 63
■ Überweisungsverhalten netzaktiver Ärzte und Anzahl konsultierter Ärzte	Abbildung 133 Abbildung 134
■ Behandlung von Notfällen	Abbildung 135

Aktive Netzärzte sind Ärzte, die an Präsenzdiensten teilnehmen, sich für O.K.-Fälle engagieren (RPN-K), Dienste in der Anlaufpraxis tätigen (MQR), an Netzkonferenzen teilnehmen oder Sitzungsgeld beziehen[215]. In Kiel sind dies 39 % der eingetragenen Netzpraxen, in Rendsburg 27 %. In Rendsburg, aber auch in Kiel, ist das Verhältnis von Haus- und Fachärzten sowohl unter den Mitgliedern als auch den Aktiven paritätisch. Auffällig in Rendsburg ist die Beteiligung der Internisten und der Psychiater/Psychotherapeuten.

Die aktiven Netzärzte in Rendsburg gewinnen offensichtlich über den Projektzeitraum kontinuierlich Patienten hinzu (**Fallzahlerhöhung** um 3,3 % im Jahr); sie gehören allerdings schon vor Netzgründung zu den Ärzten mit einer höheren Fallzahl. Die übrigen Mitglieder der Netze können ihre Fallzahlen nicht steigern[216].

Die aktiven Netzärzte tun etwas für ihre Patienten: Die Anzahl der **Patientenkontakte** ist insgesamt höher. Die Patientenkontakte sind zu Beginn eines Quartales am höchsten und fallen zu Ende eines Quartals ab – dies gilt für alle Ärzte. Die nicht-aktiven MQR-Mitglieder betreuen weniger VdAK/AEV-Patienten (ca. 280/Monat), während die aktiven MQR-Ärzte etwa 360 VdAK/AEV-Patienten pro Monat betreuen. Der Schleswig-Holstein-Schnitt liegt bei knapp 400 Patienten. Die Anzahl der Patientenkontakte scheint weder durch die EBM-Reformen noch durch die Netzentwicklung besonders beeinflußt.

Eine deutlich andere Entwicklung scheint die MQR-Gründung in der Anzahl der Behandlungen je Patient anzustoßen: Während die Netzaktiven Ärzte die Anzahl mit durchschnittlich gut 2 Behandlungen pro Patient stabil halten, verringern sich die Behandlungen bei den normalen Mitgliedern auf 1,9 pro Quartal. Die höhere Anzahl an Behandlungen ist nicht durch „Verwaltungstätigkeit" für den Patienten (EBM-Nr. 3, etwa 1 % der Abrechnungen)

---

[215] Die Zuordnung zur Gruppe der netzaktiven Ärzte hat die KVSH für die Vernetzten Praxen individuell nach verschiedenen Gesichtspunkten vorgenommen.

[216] Der EBM III/97 erlaubt eine fachgruppenbezogene Fallzahlsteigerung von +5 %.

bedingt, Ordination- und Konsultationsgebühr werden in etwa gleichen Anteilen von den Ärzten für die Patienten abgerechnet.

Das **Überweisungsverhalten** verändert sich deutlich durch die beiden EBM-Reformen in Schleswig-Holstein, während in Rendsburg ein eher gegengesetzer Trend zu beobachten ist. Noch in 1995 geht der Trend zu weniger Überweisungen (-1,15 pro Monat), da induziert die EBM-Reform III/97 eine Überweisungsvermehrung pro Praxis von insgesamt etwa 15/Monat in Schleswig-Holstein. Die netzaktiven Praxen – vor Netzgründung und EBM-Reform eher „Hochüberweiser" – behalten ihr Überweisungsverhalten bei, erhöhen etwa um 5 Überweisungen/Quartal. Die normalen Netzmitglieder verringern ihre Überweisungstätigkeit kontinuierlich über den Projektzeitraum und überweisen in 1998 durchschnittlich etwa 15 bis 25 Patienten pro Monat.

Rendsburger Patienten haben nach Kieler Patienten die höchste Anzahl von unterschiedlich besuchten Ärzten, wobei der Landestrend allgemein ansteigend ist.

Die Behandlung von Notfällen (und auch Vertretungen) ist stark von den Urlaubszeiten im Juli und im Dezember abhängig – sonst verhält sich die Zahl der pro Praxis behandelten Notfälle in Schleswig-Holstein stabil.

▶ Zusammenfassend wird deutlich, daß die aktiven Netzärzte sich anders verhalten als die normalen Mitglieder. Die Aktiven betreuen mehr Patienten, und diese intensiver. Sie behandeln mehr Notfälle, aber überweisen auch mehr Patienten.

Inwieweit die normalen Netzmitglieder Nutznießer des stabilen „Netzhonorartopfes" sind – geringere Leistungsanforderungen führen zu einem höheren Punktwert – kann im Rahmen dieser Analyse nicht beantwortet werden.

Abbildung 129: Netzaktive Praxen in Rendsburg (MQR)

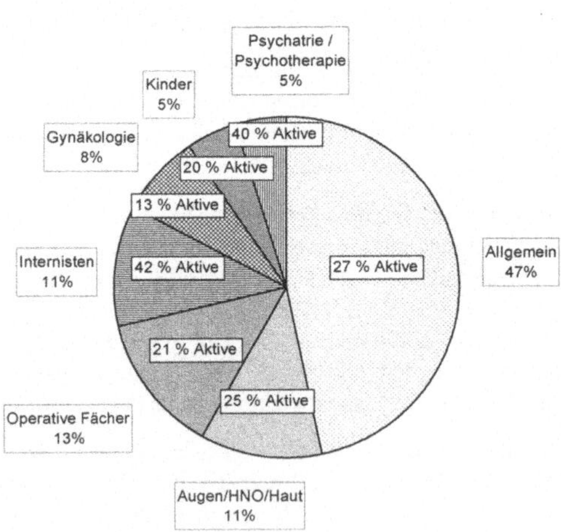

Angabe der aktiven MQR-Mitglieder und der MQR-Mitglieder in Prozent aus Anonymitätsgründen. Aktive MQR-Ärzte sind Ärzte, die an Sitzungen teilnehmen, Leitungsaufgaben und Dienste in der Anlaufpraxis übernehmen.

Abbildung 130: Fallzahlen von aktiven Netzärzten (MQR)

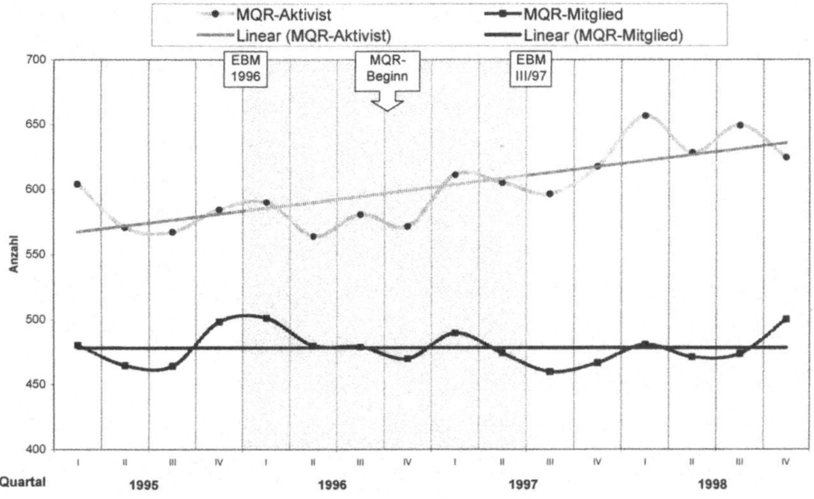

Arztbezogene Analyse aufgrund der VdAK/AEV-Daten 1995 bis 1998

Abbildung 131: Trend der Patientenkontakte je Arztpraxis (MQR)

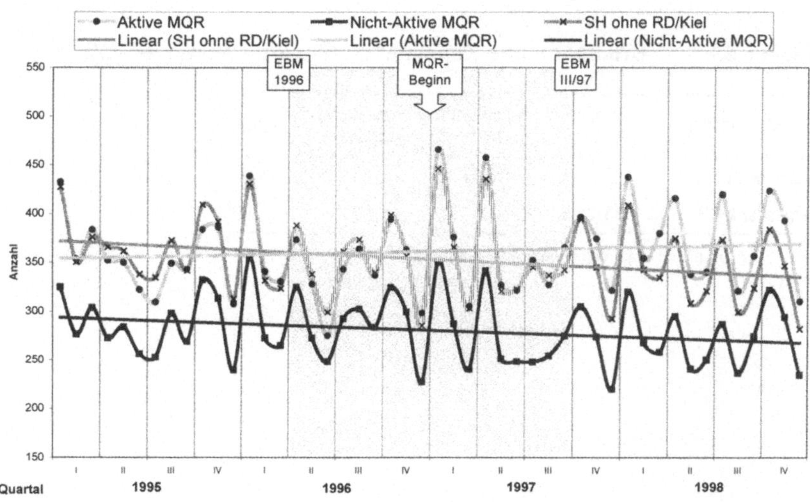

Anzahl der Patientenkontakte (Ärztliche Behandlung) der Netzaktiven im Vergleich zu Mitgliedern je Praxis und Monat, Schleswig-Holstein ohne die Ärzte der Region Rendsburg und Kiel; Grundlage sind VdAK/AEV-Daten 1995 bis 1998. Geprüft ist der Anteil an Gemeinschaftspraxen (Gruppe 80) in den Gruppen der Aktiven bzw. Mitglieder (jeweils 18 %).

Abbildung 132: Anzahl der Behandlungen je Patient (MQR)

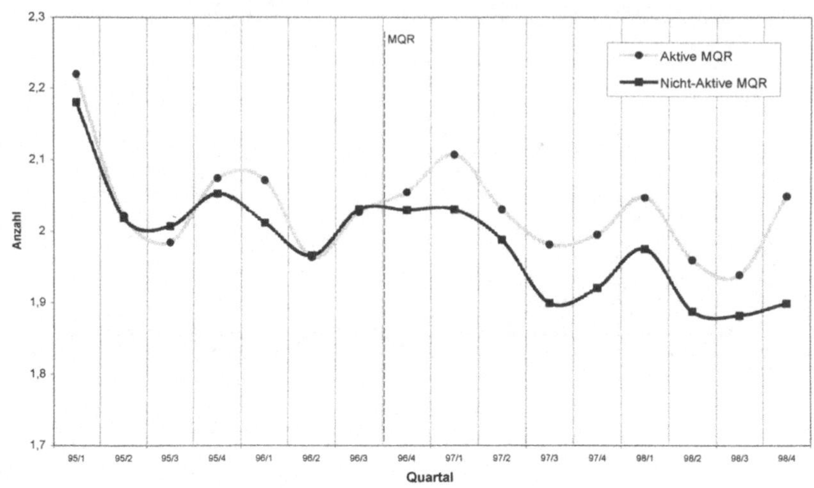

Jede Punktzahlabrechnung ist als „Behandlung" in diese Auswertung eingegangen. Grundlage sind VdAK/AEV-Daten 1995 bis 1998.

Tabelle 63:   Ordination und Konsultation für aktive Netzärzte (MQR)

Aktiv III/1998	Ordination (EBM-Nr. 1)	Konsultation (EBM-Nr. 2)	Verwaltung (EBM-Nr. 3)	Andere*
Aktive MQR	32,59%	51,33%	1,03%	15,05%
Mitglieder MQR	33,71%	52,31%	1,09%	12,89%

*: Alle weiteren abgerechneten EBM-Ziffern

Abbildung 133: Überweisungsverhalten netzaktiver Praxen (MQR)

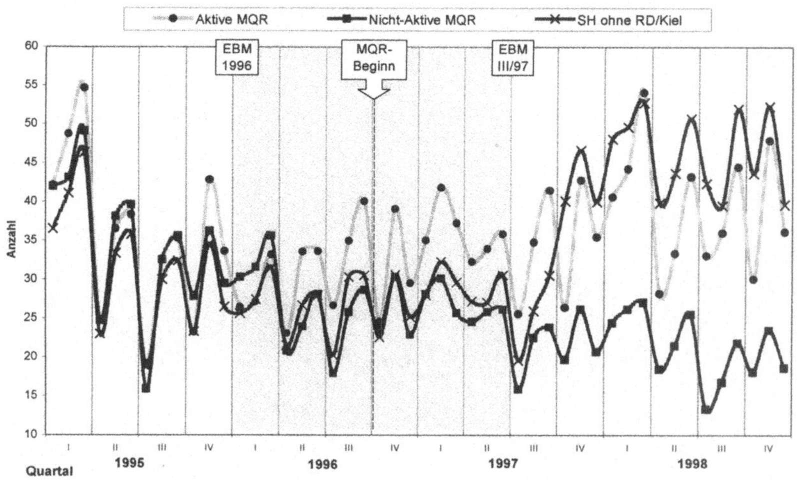

Grundlage sind VdAK/AEV-Daten; Satzidentifikation „Überweisungsfall", Feldkennung 0102.

Abbildung 134: Durchschnittliche Anzahl von unterschiedlich besuchten Ärzten (MQR)

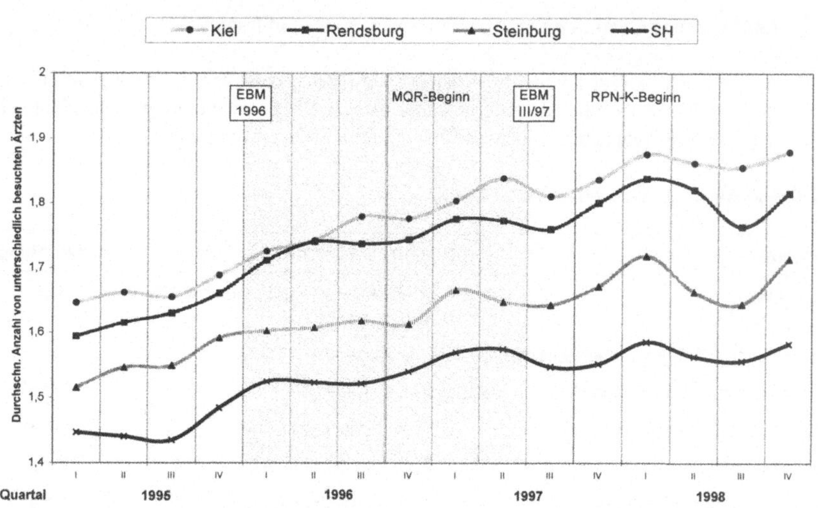

In diese Analyse sind alle Fachgruppen mit einbezogen, also auch Laborärzte, Radiologen, Pathologen, Histologen; VdAK/AEV-Daten

Abbildung 135: Notfälle pro Praxis in Rendsburg (MQR)

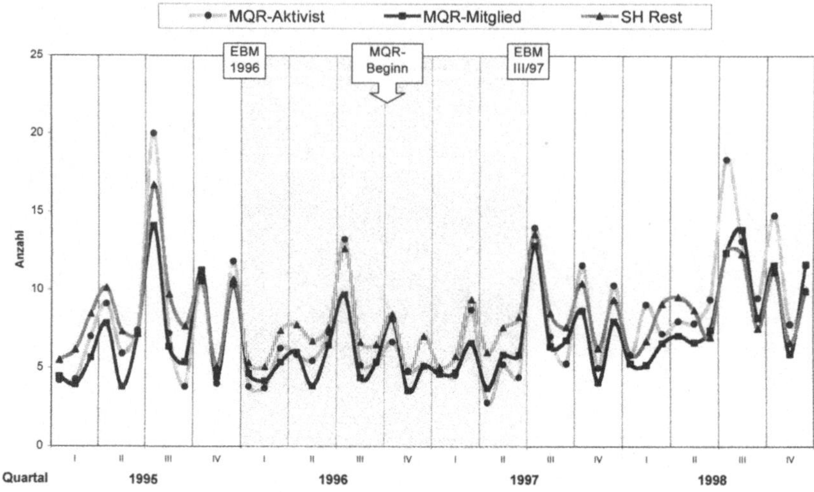

Grundlage sind Rendsburger Patienten (VdAK/AEV-Daten); Satzidentifikation „Notfall", Feldkennung 0104; die Anlaufpraxis der MQR ist in dieser Statistik nicht enthalten.

[?] **Läßt sich der Grad der Vernetzung an Parametern ablesen?**

[▶] Anhand eines *scores* könnte der Grad der Vernetzung eines Praxisnetzes deskriptiv erfaßt werden, wobei die Einsparergebnisse nicht in die Scorebildung mit eingehen sollten. Die Netzziele haben folgendes Gewicht für die Netzausprägung[217]:

Tabelle 64: Grad der Vernetzung

Parameter	Berechnung / Schätzung	Gewichtung
O.K.-Fälle	Anzahl O.K.-Fälle/Gesamtzahl Krankenhauseinweisungen	hoch
Entwicklung Notfall- und Vertreterscheine	Anzahl V + N / Gesamtfallzahl Netz	leicht
Entwicklung der Überweisungen	Anzahl Ü/Gesamtfallzahl Netz	leicht
Zahl der Patientenbegleitbriefe	Anzahl * Ärzte / Gesamtzahl Ärzte	leicht
Zahl der Visit- und Präsenzdienste	Anzahl * Ärzte /Gesamtzahl Ärzte	leicht
Zahl und Beteiligung an Q-Zirkeln	Anzahl * Ärzte / Gesamtzahl Ärzte	mittel
Inanspruchnahme Anlaufpraxis	Anzahl Fälle / Krankenhausnotfälle	hoch
Nutzung Leitstelle	?	hoch

---

[217] Vorschlag zur Bildung der Scores von der KVSH (Ekkehard Becker vom 26.01.1999)

Zahl/Teilnahme an Netzkonferenzen	Anzahl * Ärzte / Gesamtzahl Ärzte	mittel
Netzschulungen	Anzahl * Teilnehmer / Gesamtzahl Ärzte (bzw. Praxispersonal)	hoch
Zahl der Funktionsträger	Anzahl / Gesamtzahl Ärzte	hoch
Patientenpaß	ja/nein	hoch
Kommunikationsmedien	ja/nein	hoch
EDV-Nutzung	Anzahl EDV-Ärzte / Gesamtzahl Ärzte	hoch

6.5.2 Einweisungen von Patienten

[?] Hat sich die Versorgung der Netzpatienten gegenüber den Nicht-Netzpatienten seit Wirken der Vernetzten Praxen signifikant verändert?

Gibt es signifikante Unterschiede im Bereich der Krankenhausfälle von Netzpatienten gegenüber Nicht-Netzpatienten?

Wie sind die durchschnittlichen Krankenhauseinweisungsraten für verschiedene Fachgruppen aller Kieler Ärzte?

Hat das Praxisnetz Auswirkungen auf die Fallzahlentwicklung der Selbsteinweiser?

[⊡] Die Erwartungen sind an die allgemeinen Netzziele geknüpft, Krankenhausaufenthalte zu vermeiden oder zu verkürzen. Eine Schwachstelle sind die Patienten, die sich selbst in ein Krankenhaus einweisen – die betreuenden Ärzte sollen im Netzverbund Wege finden, die Selbsteinweisungen zu verringern. Allgemein wird erwartet, daß netzaktive Ärzte nicht zu den Hocheinweisern gehören.

Die Struktur der Krankenhauseinweisungen ist aufgrund der Datenlage für die wissenschaftliche Begleitung sehr eingeschränkt zu analysieren: Krankenhauseinweisungen sind aufgrund der unterschiedlichen Codierung der KV-Ärzte in den ambulanten und stationären Datensätzen keinem Einweiser zuzuordnen.

Der Anteil der Selbsteinweiser ist aufgrund der Datenlage ebenfalls nicht mit Sicherheit zu bestimmen. In den Statistiken verbergen sich hinter dem Aufnahmeanlaß „Krankenhaus" die Selbsteinweiser.

Folgende Arbeitsschritte werden trotzdem aufgezeigt:

• Aufnahmeanlaß in ein Krankenhaus	Abbildung 136
• Quote der Krankenhauseinweisungen von Kieler Netzärzten	Abbildung 137 Abbildung 138
• Substitutionspotential Innere Medizin (Kapitel 6.5.2.1)	Tabelle 65
• Schwachstellenanalyse Allgemeinärzte und Internisten	Abbildung 139 Abbildung 140 Abbildung 141 Abbildung 142 Abbildung 143 Abbildung 144
• Substitutionspotential Chirurgie (Kapitel 6.5.2.2)	Tabelle 66
(vgl. zusätzlich Kapitel 6.3.4: Patienten mit ambulanten Operationen)	

<table>
<tr><td>▪ Schwachstellenanalyse Chirurgen</td><td>Abbildung 145
Abbildung 146
Abbildung 147</td></tr>
</table>

Der Anteil der Selbsteinweiser ist in Lübeck mit 31,1 % am höchsten, landesweit mit 12,8 % am niedrigsten. In Kiel kommen im Jahr 1998 insgesamt 3.200 Patienten (17,5 %) aus eigenem Antrieb in ein Krankenhaus. In Kiel werden 10.364 Patienten (56,8 %) von Ärzten in ein Krankenhaus eingewiesen, 4.094 Patienten (22,4 %) sind Notfallpatienten (Notdienst, Notarztwagen, Rettungsdienst). In den beiden Uniklinik-Städten Kiel und Lübeck ist der Anteil an einweisenden Allgemeinärzten und ermächtigten Ärzten/Poliklinik gleich. In Schleswig-Holstein dagegen dominieren die Allgemeinärzte (ca. 42% Einweisungen durch Allgemeinärzte; Analyse nicht abgebildet).

Abbildung 136: Aufnahmeanlaß in ein Krankenhaus (AOK)

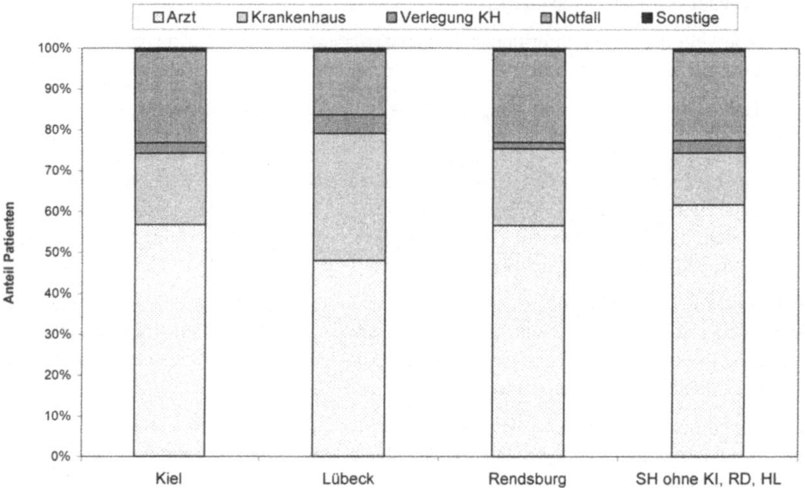

Krankenhausfälle aus 1998 (SB 460-463, 531, 552 ohne Dialyse, vor- sowie nachstationärer Behandlung, psychiatrische Diagnosen); die sogenannten „Selbsteinweiser" sind Patienten, die über das Krankenhaus selbst aufgenommen werden.

Quelle: AOK-Schleswig-Holstein, Stand April 1999

Die Netz-aktiven Ärzte und die übrigen Netz-Mitglieder in Kiel behandeln durchschnittlich etwa 9 Patienten im Monat, die im betreffenden Quartal auch akutstationär sind; die Netzaktiven haben vor Netzbeginn durchschnittlich eher einen Patienten mehr im Krankenhaus als die übrigen Netz-Mitglieder. Dieser Unterschied nivelliert sich seit Beginn des RPN-K. Bezogen allerdings auf die Anzahl der Patienten, die eine Praxis versorgt, haben die Netzaktiven durchschnittlich 4,9 % Patienten mit sinkendem Trend (-0,005/Monat) im Krankenhaus, während die Mitglieder mit steigender Tendenz (+ 0,01/Monat) etwa 5,8 % Krankenhauspatienten versorgen.

▶ Die Rate der Selbsteinweisungen von Patienten ist in den Netzregionen Kiel und Rendsburg etwa gleich, allerdings höher als der Landesschnitt.

Netzaktive Ärzte (in Kiel) versorgen in bezug auf ihre Patientenzahl im Schnitt einen Patienten weniger im Krankenhaus. Die Krankenhausfallquote ist bei Netzaktiven eher rückläufig.

Abbildung 137: Quote der Krankenhausfälle von Kieler Netzärzten (RPN-K)

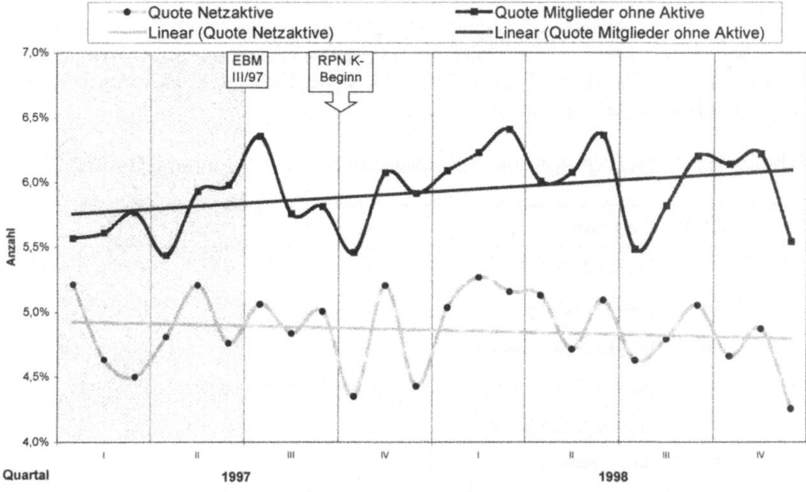

Dargestellt ist die Quote der Krankenhausfälle je Arztpraxis. Die Quote gibt den Anteil der behandelten Patienten der Arztpraxis an, die unabhängig vom Aufnahmeanlaß im gleichen Quartal auch im Krankenhaus sind. Aufgrund der Datenlage sind Krankenhauseinweisungen nicht arztbezogen identifizierbar. AOK-Daten.

Abbildung 138:   Krankenhausfälle von Kieler Netzärzten (RPN-K)

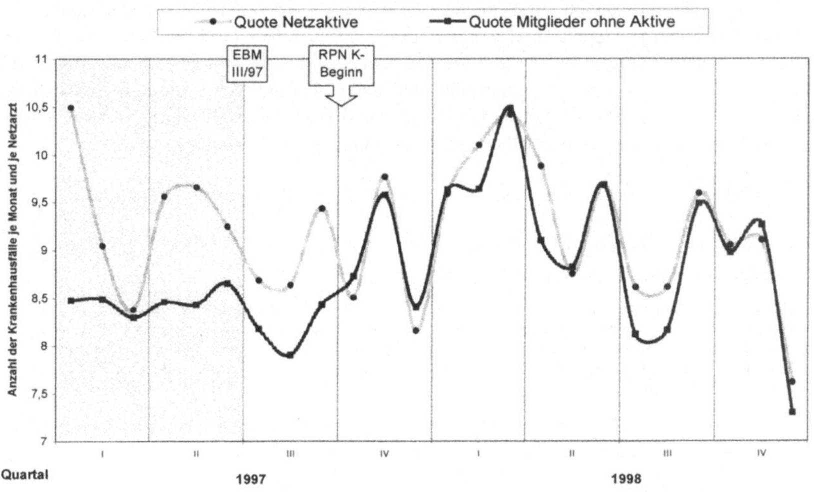

> Dargestellt sind die Krankenhausfälle von Patienten (unabhängig vom Aufnahmeanlaß), die in zeit-
> lichem Zusammenhang (gleiches Quartal) bei Netzärzten in Behandlung sind. Aufgrund der Daten-
> lage sind Krankenhauseinweisungen nicht arztbezogen identifizierbar. AOK-Daten.

6.5.2.1 Substitutionspotential von Krankenhauspatienten in der Inneren Medizin

Unter den Selbsteinweisern und Arzteinweisungen[218] sind viele Patienten mit internistischen Diagnosen[219], die in der ICD-Rangfolge für das Krankenhaus-Substitutionspotential genannt sind (vgl. Tabelle 65). Diese „Hitliste" bildet 48 % aller Fälle des Substitutionspotentials in der Inneren Medizin ab (vgl. Abbildung 139).

Tabelle 65: ICD-Rangfolge des Substitutionspotentials: Innere Medizin[220]

	ICD-9	Diagnose
1.	401	Essentielle Hypertonie
2.	250	Diabetes mellitus
3.	427	Herzrhythmusstörungen
4.	414	Sonstige Formen von chronischen ischämischen Herzkrankheiten
5.	780	Allgemeine Symptome
6.	413	Angina pectoris
7.	558	Sonstige nichtinfektiöse Gastroenteritis und Kolitis
8.	428	Herzinsuffizienz
9.	162	Bösartige Neubildung der Luftröhre d. Bronchien u. d. Lunge
10.	786	Symptome die die Atmungsorgane und den Brustkorb betreffen

Unter den Kieler Patienten mit diesen 10 internistischen Diagnosen sind 1.446 Fälle, von denen 52 % ohne ärztliche Einweisung – in gleicher Zahl unabhängig vom Wochentag[221] - das Krankenhaus aufsuchen (in Schleswig-Holstein nur 38 % Selbsteinweisungen)[222]. Ein Großteil der Patienten leidet an Herzinsuffizienz und Diabetes mellitus, wobei Selbst- und Arzteinweisungen nahezu gleich stark vertreten sind. Dieses in Teilen vorhandene Substitutionspotential in der Inneren Medizin dient als Basis für eine weiterführende Schwachstellenanalyse, die das Substitutionspotential jedem einzelnen (codierten) Netzarzt (Allgemeinarzt / Internist / fachübergreifende Gemeinschaftspraxen) zuordnet.

---

[218] Krankenhausdatenfeld „Einweisung/Selbsteinweisung".

[219] Die Krankenhausdaten weisen unter „Selbsteinweisern auch „Notfälle" aus, die durch den Notarztwagen in ein Krankenhaus transportiert werden. Außerdem werden bei fehlerhaftem Ausfüllen des Einweisungsscheines durch den niedergelassenen Arzt Patienten als „Selbsteinweiser" deklariert. Als Anhalt gilt aufgrund einer separaten Analyse, daß von den Selbsteinweisern in Kiel weniger als die Hälfte eigenständig und gut über die Hälte der Patienten als Notfall in das Krankenhaus aufgenommen werden.

[220] BUCK (1997)

[221] Ärzte dagegen weisen Patienten am häufigsten montags in ein Krankenhaus ein.

[222] Diese Einweisungsstatistik basiert auf unterschiedlichen Daten als die Analyse inAbbildung 136, die aus einer AOK-Statistik übernommen ist. Die Kennzeichnung des Einweisers in den Krankenhausdaten ist sehr unzureichend, daher sind Verzerrungen in den Angaben nicht auszuschließen.

[▶] Die folgenden Analyseschritte sind ein Beispiel für das grundsätzliche Vorgehen von Schwachstellenanalysen. Fragen an das Versorgungsgeschehen lassen sich über EDV-Algorithmen umsetzen. Die Ergebnisse werfen oftmals neue Fragen auf, so daß weitere Analysen folgen müssen. Die GS$_b$G setzt diesen Prozeß der Schwachstellenanalysen mit dem RPN-K, der KVSH und der AOK-Schleswig-Holstein fort. Folgende Beispiele geben einen Ausschnitt aus diesem gemeinsamen Analyseprozeß wieder.

Zunächst werden die Netzärzte identifiziert, bei denen die Krankenhauspatienten bis zu 4 Wochen vorher in ambulanter Behandlung waren, indem die Behandlungstage in der Arztpraxis und der Krankenhauseinweisungstag miteinander verglichen werden. In die Analyse sind nur Patienten einbezogen, die weniger als 3 Wochen im Krankenhaus liegen, da Langlieger kein Substitutionspotential implizieren.

Abbildung 139: Struktur des Krankenhaus-Patientenklientels von Allgemeinärzten und Internisten (RPN-K)

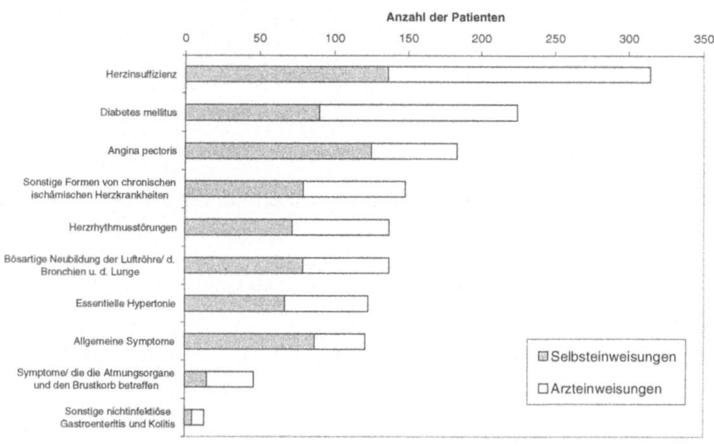

Patienten mit Substitutionspotential in der Inneren Medizin. Die Angaben über Selbst- und Arzteinweisungen sind aufgrund der Datenlage als Schätzungen bzw. Näherungen zu verstehen. AOK-Daten für Kieler Patienten, Zeitraum III/97 bis II/98.

Häufigste Diagnose ist die Herzinsuffizienz, gefolgt von Diabetes mellitus, sonstigen Formen von chronisch-ischämischen Herzkrankheiten und Angina pectoris. Insgesamt handelt es sich um 968 Patienten, die durchschnittlich 8,6 Tage im Krankenhaus liegen. 754 dieser Patienten sind innerhalb von 8 Tagen vor dem Krankenhausaufenthalt bei einem Arzt gewesen.

Die Anzahl der Krankenhauspatienten pro (codiertem) Arzt sind sehr verschieden, es gibt einen „Ausreißer" mit über 90 Krankenhauspatienten mit diesen internistischen Diagnosen pro Jahr (01.07.1997 bis 30.06.1998). Hier muß die Fallstruktur des Arztes detailliert analysiert werden – ohne weitere Daten ist diese Zahl nicht zu interpretieren. Nach Prüfung der KVSH wird dieser Arzt als spezialisierter Facharzt identifiziert, der viele Überweisungen durch Kollegen erhält. Der Großteil der Ärzte betreut ein bis 10 Krankenhauspatienten mit den o.g. Diagnosen mit Substitutionspotential pro Jahr.

Die weitergehende Analyse berechnet den Anteil an Krankenhaus-Fällen an der Gesamtfallzahl einer Arztpraxis als Quote (vgl. Abbildung 142). Die ICD-Struktur der bei den 7 Ärzten mit höchster Krankenhaus-Patienten-Quote behandelten Patienten zeigt die „sonstigen Formen von chronisch-ischämischen Herzkrankheiten", gefolgt von Angina pectoris und Herzinsuffizienz (vgl. Abbildung 143).

Abbildung 140: Substitutionspotential je Netzarzt (Allgemeinärzte / Internisten)

Abbildung 141: Verteilung des Substitutionspotentials (Allgemeinärzte / Internisten)

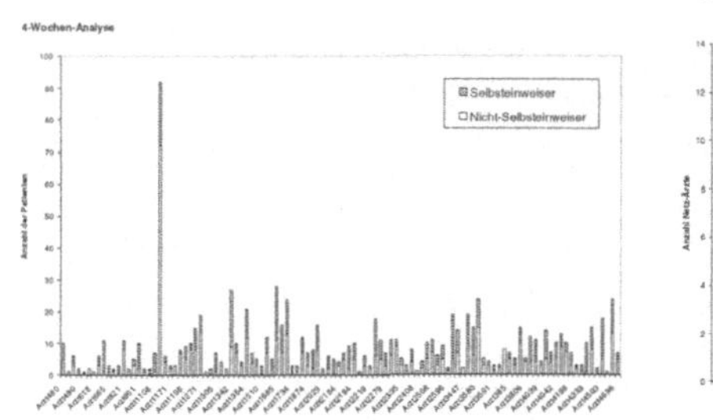
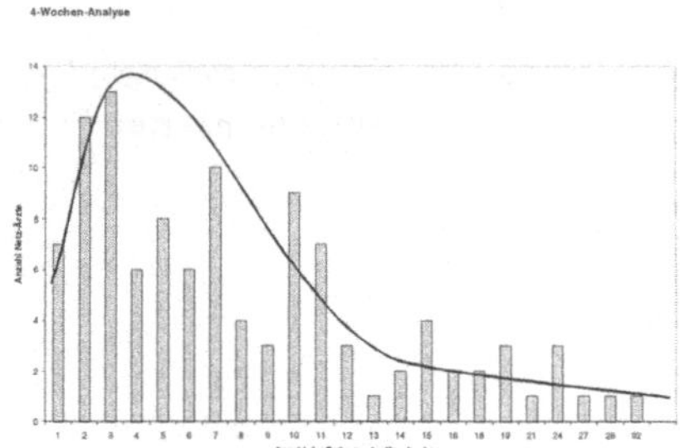

Abbildung 142: Anteil der internistischen Krankenhausfälle an der Gesamtscheinzahl (RPN-K)

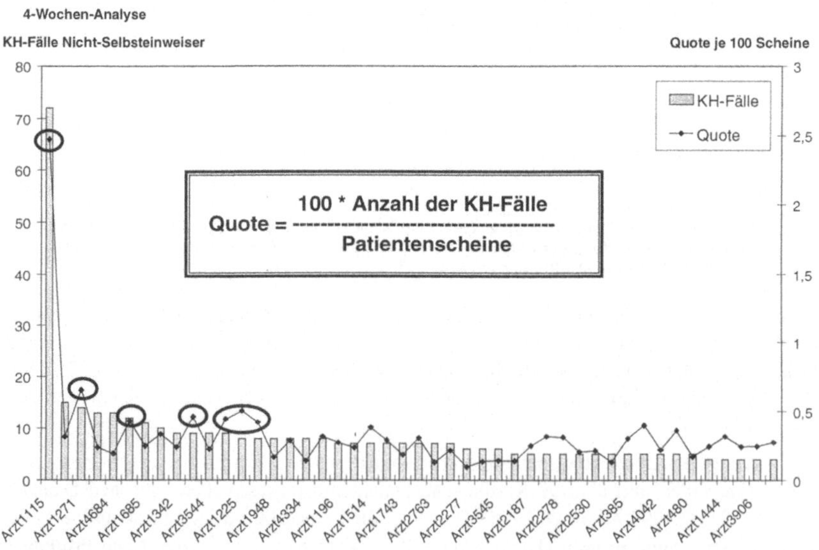

Die Arztnummern sind codiert und entsprechen nicht den KV-Arzt- bzw. Abrechnungsnummern.

Abbildung 143: **ICD-Struktur der 7 ausgewählten Allgemeinärzte / Internisten (RPN-K)**

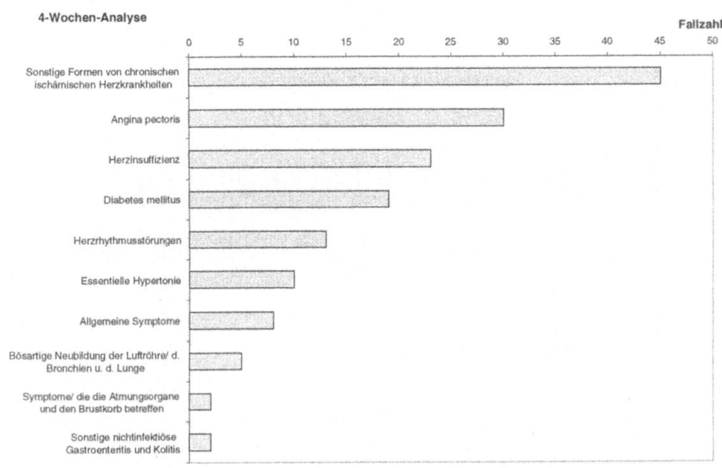

Die Vernetzung der niedergelassenen Ärzte untereinander soll eigentlich dazu beitragen, die ambulante Therapie zu optimieren und Krankenhausaufenthalte daher unnötig werden zu lassen.

In einer weiterführenden Analyse wird die Vernetzung der RPN-K-Ärzte analysiert. Grundlage ist die Karriere der betreuten Patienten vor ihrem Krankenhausaufenthalt.

Es lassen sich ausgewählte Patienten-Arzt-Kontakte zu folgenden Gruppen A oder B aufgrund von Merkmalen zuordnen:

<u>Gruppe A:</u>

- Normale ärztliche Behandlung, d. h. <u>kein</u> Notfall und <u>keine</u> Überweisung im Sinne des Netzes

- Zugangstag des Patienten im Krankenhaus <u>nicht</u> am Wochenende

- Letzter Arztkontakt des Patienten vor Krankenhaus-Einweisung

<u>Gruppe B:</u>

- Notfall oder Überweisung oder normale ärztliche Behandlung

- Zugangstag des Patienten im Krankenhaus an allen Tagen, also auch am Wochenende

- <u>Nicht</u> letzter Arztkontakt des Patienten vor Krankenhaus-Einweisung, sondern Überweisung bzw. Zweitmeinung als Anhalt für Vernetzung

Jeder Arzt kann Patienten im Sinne von Gruppe A und Gruppe B betreuen. Die Gegenüberstellung von A und B soll Auskunft über die innerärztliche Kooperation zwecks Krankenhausvermeidung geben.

Die Gegenüberstellung der Patienten „mit versuchter Vernetzung" (Gruppe B) und der Gruppe A (ohne weitere Konsultation eines Facharztes vor Krankenhausaufenthalt) zeigt die individuelle Art der Praxisführung, läßt aber keine Regelmäßigkeit erkennen.

Abbildung 144: Schwachstellenanalyse Innere Medizin
01.07.1997 bis 30.06.1998 (RPN-K)

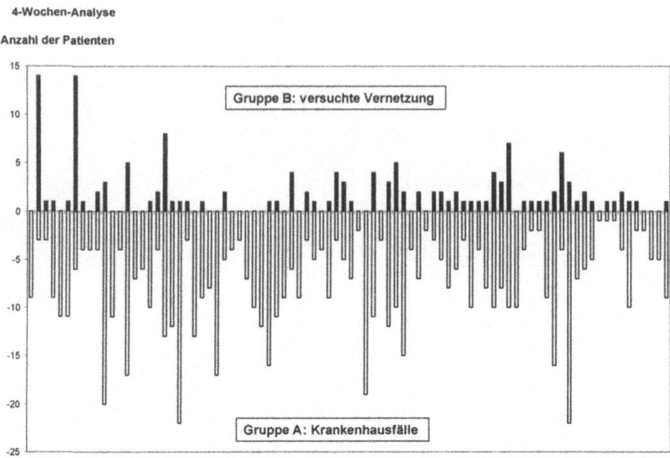

6.5.2.2   Substitutionspotential von Krankenhauspatienten in der Chirurgie

In der Chirurgie umfaßt das Substitutionspotential der aufgeführten 10 Diagnosen 50 % aller möglichen Substitutionsfälle. Das Selbsteinweiserpotential in der Chirurgie scheint geringer zu sein; die Einweisung zu Wahleingriffen findet hauptsächlich von Montag bis Donnerstag statt. Trotz der Möglichkeit einer ambulanten Operation überweisen die Kieler Chirurgen Patienten zur Operation der Varizen der unteren Extremität oder des Leistenbruchs in ein Krankenhaus (vgl. Abbildung 145, Abbildung 146).

Tabelle 66:   ICD-Rangfolge des Substitutionspotentials: Chirurgie[223]

	ICD-9	Diagnose
1.	550	Leistenbruch
2.	813	Fraktur des Radius und der Ulna
3.	454	Varizen der unteren Extremitäten
4.	239	Neubildung unbekannten Charakters
5.	717	Innere Kniegelenkschädigung
6.	789	Sonstige Symptome, die das Abdomen und das Becken betreffen
7.	824	Knöchelbruch, Malleolarfraktur
8.	153	Bösartige Neubildung des Dickdarms
9.	154	Bösartige Neubildung des Rektums, des Colon sigmoideum und des Anus
10.	724	Sonstige und n. n. bez. Affektionen des Rückens

---

[223] BUCK (1997)

Die Krankenhausfall-Quote ist bie 7 Chirurgen deutlich höher als bei den übrigen 21 Chirurgen Kiels. Die weitergehenden Analysen bestätigen den hohen Anteil von Patienten mit Varizen- und Leistenbruch-Op.

Die Gegenüberstellung von Patienten, die vor Krankenhausaufenthalt einen zweiten Arzt konsultiert haben, zeigt im Grunde, daß Ärzte mit vielen Patienten auch mit anderen Kollegen zusammenarbeiten – oder daß Patienten hier aus eigenem Antrieb eine zweite Meinung einholen (wenn bei der vorliegenden Datenlage überhaupt eine Interpretation angezeigt ist, vgl. Abbildung 147). Die Prüfung dieser Ergebnisse durch die KVSH ergibt, daß diejenigen Ärzte mit hoher Krankenhausfallzahl[224] belegärztlich tätige Chirurgen sind.

Abbildung 145: Struktur des Potentials der chirurgischen Netzpatienten (Gruppe A, RPN-K)

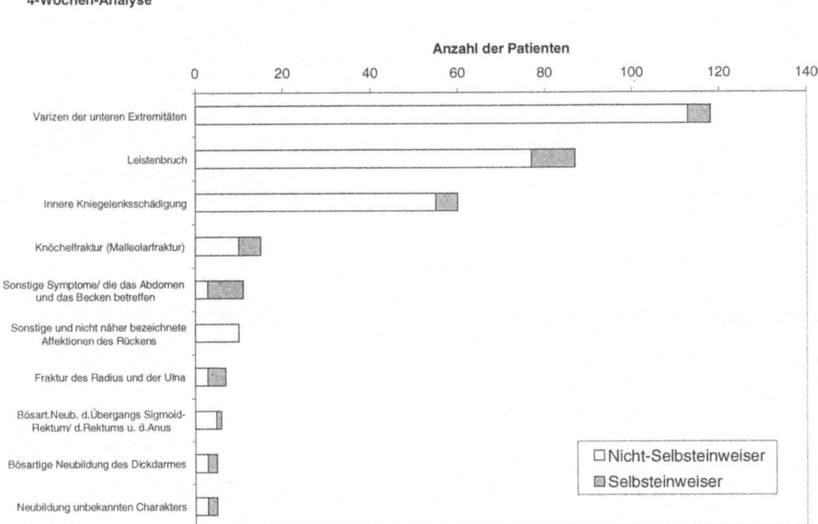

Quelle: AOK-Daten III/97 bis II/98.

---

[224] Aufgrund der Datenlage können Einweisungen in ein Krankenhaus keinem codierten Arzt zugeordnet werden.

Abbildung 146: Anteil der Krankenhausfälle an der Gesamtscheinzahl (Gruppe A, RPN-K)

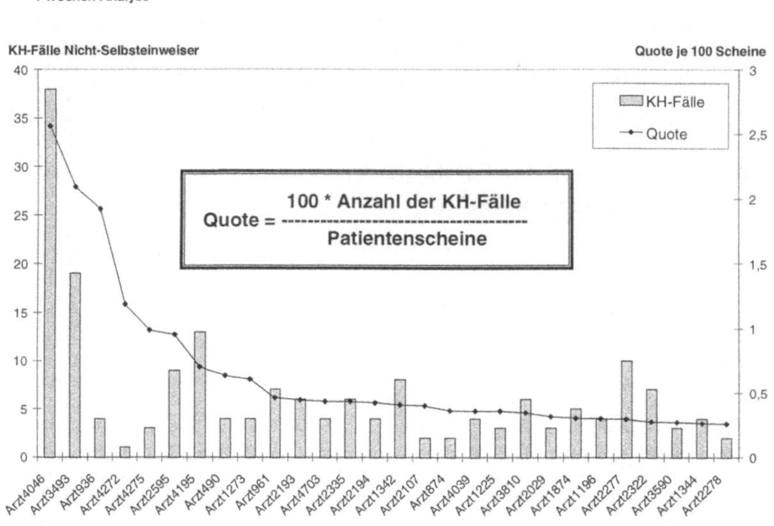

Abbildung 147: Schwachstellenanalyse Chirurgie (RPN-K)

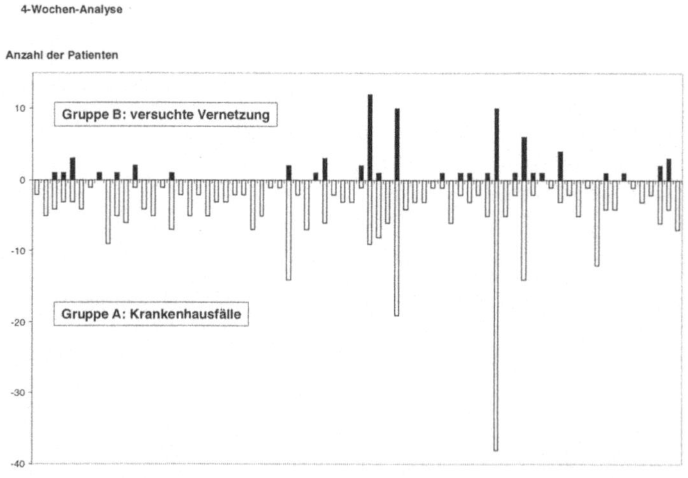

Zeiraum vom 01.07.1997 – 30.06.1998. AOK-Daten

Mögliche Reaktionen von *managed care*[225]:

$ *Admission review*: Patienten mit Diagnosen, die potentiell substitutionswürdig sind, werden bei der Aufnahme von einer unabhängigen Stelle im Krankenhaus (meist *quality manager*) geprüft und

$ ggf. wieder zu ihrem Hausarzt zurückgeschickt (dessen Einweisungsverhalten in der MCO registriert wird).

$ Die Übernahme der Krankenhauskosten durch die Krankenversicherung ist nicht gewährleistet.

$ Krankenhäuser, die der Versicherung nicht hinreichend nachweisen können, daß sie eine *utilization review* durchführen, laufen Gefahr, daß ihre Verträge gekündigt werden (vgl. Kapitel 4).

6.6 Patientenzufriedenheit

[?] Sind Patienten mit ihrer ärztlichen Versorgung zufrieden? Wie schätzen Patienten die Qualität der ärztlichen Behandlung ein?

Schätzen Netzpatienten in Rendsburg die medizinische Qualität anders ein als Patienten der schleswig-holsteinischen Vergleichsgruppe?

Wie zufrieden sind chronisch kranke Patienten? Gibt es einen Unterschied zwischen chronisch kranken Patienten in der MQR oder in Schleswig-Holstein?

Wie zufrieden sind ambulant operierte Patienten der MQR? Würden sie sich wieder ambulant operieren lassen?

[⊡] Das verstärkte Bemühen der MQR um die Patienten sollte auch von Patientenseite so wahrgenommen werden. Netzziele sollten in der Befragung von den Patienten bestätigt werden, insbesondere die Kooperation der Ärzte untereinander.

[▶] Das Zufriedenheitsniveau der Patienten mit ihrer gesamten ärztlichen Versorgung ist insgesamt in Schleswig-Holstein sehr hoch.

An der umfangreichen Patientenbefragung[226] in Schleswig-Holstein haben sich 63 Arztpraxen (davon 36 der MQR) beteiligt mit insgesamt 1.398 Patienten aus Schleswig-Holstein bzw. 654 aus Rendsburg (Ausgabe von 5.850 Fragebögen; Rücklaufquote ca. 24 %). Die Anzahl der Patientenantworten ist bei einem umfangreichen, 5seitigen Fragebogen sehr hoch. Die Befragung wird im Oktober/November 1997 durchgeführt.

---

[225] Die vereinfachte Formulierung „von *managed care*" muß korrekt heißen: Mögliche Reaktionen des Managements einer *Managed Care* Organisation, beispielsweise einer HMO.

[226] Fragebogen abgedruckt in Kapitel 10 „Verträge und Material".

Die Antworten der Patienten sind folgendermaßen analysiert und wiedergegeben:

▪ Rendsburger und Schleswig-Holsteiner Patienten in der Arztpraxis	Abbildung 148 Abbildung 149
▪ Arztbesuche, Doppeluntersuchungen und Krankenhausaufenthalte	Abbildung 150
▪ Vertrauen, Qualität und Zufriedenheit	Abbildung 151 Abbildung 152 Abbildung 153
▪ Patienten in der MQR (vgl. Kapitel 6.6.1)	Abbildung 154 Abbildung 155
▪ Chronisch erkrankte Patienten (vgl. Kapitel 6.6.2)	Abbildung 156 Abbildung 157 Tabelle 67
▪ Ambulant operierte Patienten (vgl. Kapitel 6.6.3)	Abbildung 158 Abbildung 159 Abbildung 160 Tabelle 68

Die befragten Patienten in Rendsburg (418 Patienten[227]) und in Schleswig-Holstein (744 Patienten) sind miteinander vergleichbar, auch wenn die schleswig-holsteinischen Patienten im Durchschnitt um 2,8 Jahre älter sind als die in Rendsburg befragten (durchschnittliches Alter aller Befragten: 55 Jahre) und 12,5 Jahre bei ihrem Arzt in Behandlung sind (9,8 Jahre in Rendsburg). Die Patienten haben überwiegend ihren Hausarzt oder Internisten aufgesucht. In Rendsburg kommen etwa 9 %Punkte mehr Patienten zu Vorsorge- und Routineuntersuchungen als in Schleswig-Holstein. Demzufolge sind in Rendsburg mehr Patienten in die Praxis einbestellt (21,3 % zu 18,7%). Termine für Vorsorge- und Routineuntersuchungen werden langfristiger vergeben. Grundsätzlich erhalten fast ein Drittel der Patienten noch am gleichen Tag einen Termin. In Rendsburg warten die Patienten ein wenig kürzer in der Praxis als in Schleswig-Holstein (24 Minuten im Vergleich zu 27 Minuten). Daher sind die Patienten in Rendsburg wahrscheinlich mit der Wartezeit zufriedener (84,6 % Zufriedenheitsskala [ZS][228] gegenüber 80,8 % ZS). Die mit dem Arzt verbrachte Zeit ist in Rendsburg und Schleswig-Holstein gleich.

▶ Rendsburger Patienten warten etwas kürzer im Wartezimmer als in Schleswig-Holstein.

---

[227] Ohne ambulant operierte Patienten; vgl. Abbildung 148

[228] Die Zufriedenheitsskala ergibt sich aus der Summation von sehr zufrieden (100 %Punkte), eher zufrieden (66 %Punkte), eher unzufrieden (33 %Punkte), unzufrieden (0 %Punkte) und Division durch die Anzahl der Antworten. Dieses Vorgehen ermöglicht einen schnellen Überblick über die Ergebnisse.

Abbildung 148: Patientenspektrum der Patientenumfrage (MQR)

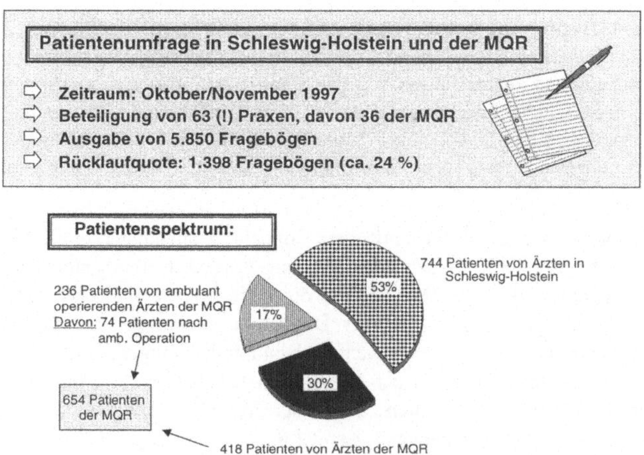

Abbildung 149: Patientengut in Schleswig-Holstein (MQR)

Patientengut in Schleswig-Holstein:

Durchschnittliches Alter:	55	Jahre
Anteil an männlichen Patienten:	39,5 %	
Anteil an weiblichen Patienten:	60,5 %	
Durchschnittliche Arztzugehörigkeit	10,7	Jahre

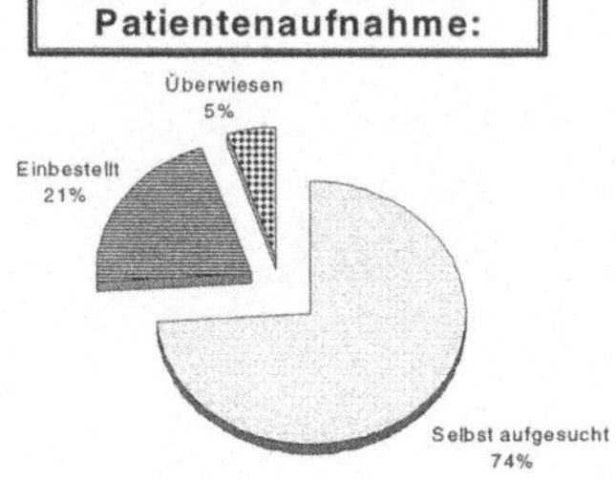

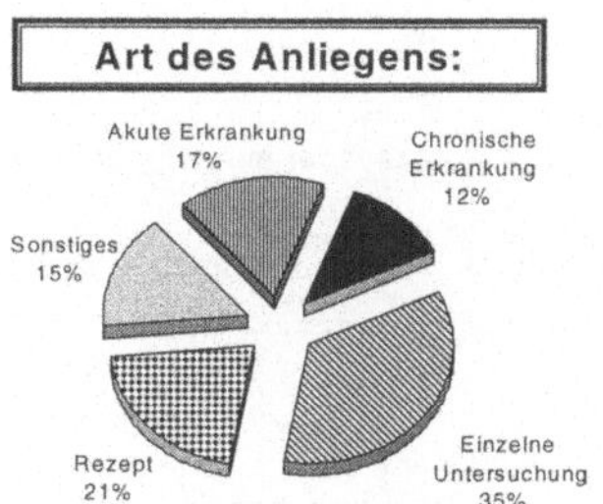

Warte- und Behandlungszeit

▶ In Schleswig-Holstein warten die Patienten durchschnittlich 26 Minuten, um 15 Minuten mit dem Arzt zu verbringen.

Die Patienten sind mit der Behandlungszeit durch den Arzt sehr zufrieden (92 % ZS), obwohl sie mit der Wartezeit deutlich unzufriedener sind (82 % ZS). Grundsätzlich ist die Zufriedenheit mit der Praxisorganisation bei den Patienten hoch (93 % ZS). Je länger die Patienten beim Arzt in Behandlung sind (mehr als 10 Jahre), desto geringer ist ihre Wartezeit -

Arzttreue lohnt sich also. Erstaunlicherweise hat die Terminvergabe keinen Einfluß auf die Wartezeit in der Arztpraxis. Ein fester Termin bedeutet allerdings, daß sich der Arzt mehr Zeit für den angemeldeten Patienten nimmt.

Arztbesuche, Doppeluntersuchungen und Krankenhausaufenthalte

Rendsburger Patienten suchen etwas häufiger einen bzw. zwei weitere Ärzte auf im Vergleich zu schleswig-holsteinischen Patienten (21,8 % der Patienten im Vergleich zu 15,6 % bzw. 9,8 % zu 7,4 %; vgl. Abbildung 150). Dies bestätigen auch die Analysen der Leistungsabrechnungen der Ärzte (vgl. Zweitmeinung, Kapitel 6.3.5, vgl. Abbildung 109 und folgende).

Die Patienten geben weiterhin Auskunft über Doppeluntersuchungen und Krankenhausaufenthalte (vgl. Abbildung 150). Nach ihrer Meinung werden in Rendsburg deutlich weniger Doppeluntersuchungen durchgeführt, obwohl die Patienten mehr niedergelassene Ärzte in Anspruch nehmen: 6,1 %Punkte weniger Doppeluntersuchungen, 0,8 %Punkte weniger Röntgenuntersuchungen, 3,1 %Punkte weniger Blutuntersuchungen und 2,4 %Punkte weniger Urinuntersuchungen. Aufgrund der Leistungsinanspruchnahme Rendsburger Patienten und schleswig-holsteinischer Patienten kann dieser Trend über alle Patienten so nicht bestätigt werden (vgl. Doppeluntersuchungen, Kapitel 6.3.6, Abbildung 114 ff).

Außerdem sind die Patienten nach eigenen Angaben tendenziell nicht so häufig im Krankenhaus: Wegen des gleichen Anliegens sind 4,9 % der Patienten in den letzten vier Wochen im (Rendsburger) Krankenhaus im Vergleich zu 8,2 % der Patienten in Schleswig-Holstein[229].

▶ Patienten in der MQR suchen nach eigenen Angaben mehr Ärzte auf, erhalten aber weniger Doppeluntersuchungen und sind weniger im Krankenhaus als Patienten in Schleswig-Holstein.

Abbildung 150: Doppeluntersuchungen im Vergleich (MQR)

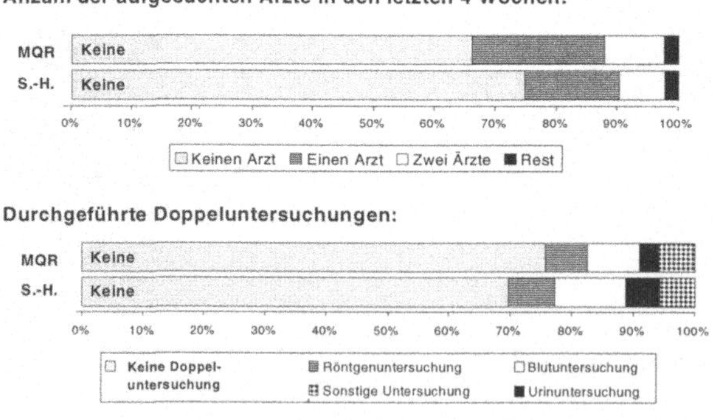

Wegen des Anliegens in den letzten 4 Wochen im Krankenhaus gewesen:
MQR: 4,9 %   Schleswig-Holstein: 8,2%

---

[229] Diese Aussage kann nicht in Zusammenhang mit dem tatsächlichen Versorgungsgeschehen gestellt werden, da im ambulanten Bereich Diagnosen nicht verschlüsselt werden.

Zufriedenheit mit der Information zur Behandlung

Die Patienten sind grundsätzlich sehr zufrieden mit den Informationen über die Behandlung (ca. 88 % ZS). Insbesondere heben die Rendsburger Patienten die Gründlichkeit und Sorgfalt der Untersuchungen hervor (94,3 % ZS zu 91,0 % ZS). Hierzu paßt auch die außerordentliche Zufriedenheit (durchschnittlich 93 % ZS) mit dem Einfühlungsvermögen der Ärzte. Die Patienten registrieren die gute Beziehung der Ärzte untereinander, sowohl in Rendsburg als auch in ganz Schleswig-Holstein. Im Trend wird die medizinische Kooperation in Rendsburg etwas besser bewertet als in Schleswig-Holstein - die Patienten wurden nach ihrer Zufriedenheit mit der Zusammenarbeit ihres Arztes mit anderen Ärzten, mit Krankenhäusern und anderen medizinischen Einrichtungen befragt.

▶ Die medizinische Kooperation wird in Rendsburg etwas besser bewertet als in Schleswig-Holstein.

Abbildung 151: Information und Behandlung der Patienten im Vergleich (MQR)

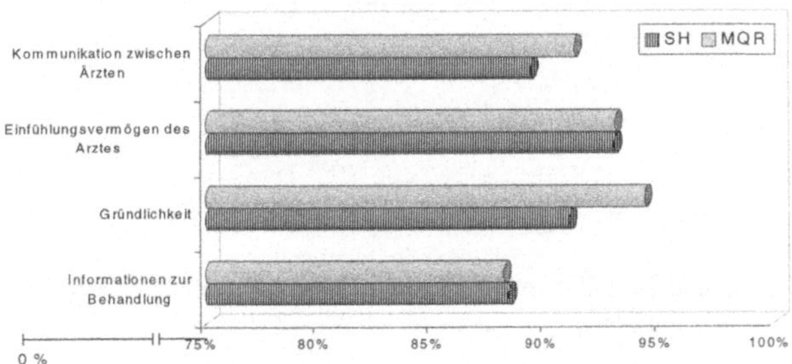

Vertrauen, Qualität und Zufriedenheit

▶ Die Patienten schätzen die Qualität der medizinischen Behandlung in der MQR signifikant höher ein als in Schleswig-Holstein.

Allerdings bewegt sich diese Differenz auf einem sehr hohen Niveau von 90 % auf der Zufriedenheitsskala im Vergleich zu 87 % ZS. Die Qualität wird von 70 %[230] der MQR-Patienten als „sehr hoch" eingestuft, dagegen äußern sich 64 % der schleswig-holsteinischen Patienten mit „sehr hoch". Immerhin 76,5 % der Rendsburger Patienten haben großes Vertrauen (73,5 % in Schleswig-Holstein), 19,8 % äußern „eher großes Vertrauen" (gegenüber 23,3 % in Schleswig-Holstein). Die männlichen Patienten sind signifikant zufriedener mit ihrem Arzt, obwohl der Gesundheitszustand der Frauen signifikant besser ist. Grundsätzlich schätzen die älteren Patienten (über 50 Jahre) die Qualität der Behandlung höher ein und sind auch zufriedener.

---

[230] 397 Patienten in der MQR im Vergleich zu 454 Patienten in Schleswig-Holstein.

Abbildung 152: Vertrauen, Qualität und Zufriedenheit: MQR und Schleswig-Holstein im Vergleich

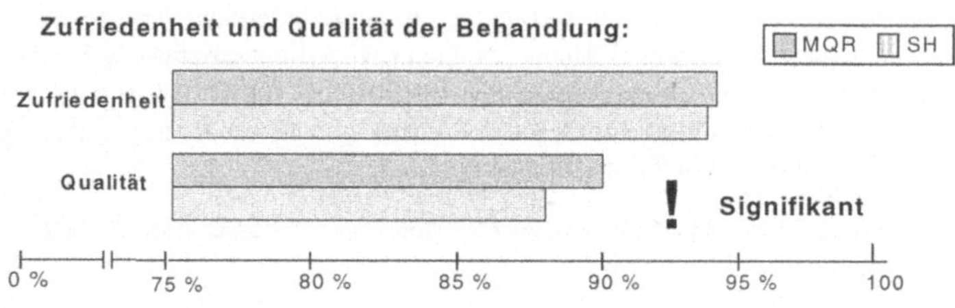

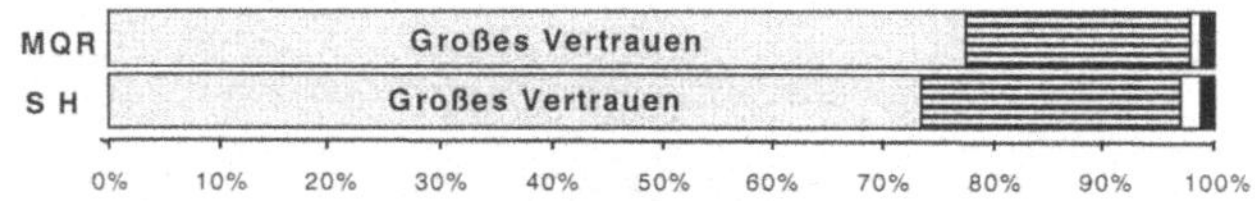

[?] Wie zufrieden sind Netz-Patienten mit ihrem Arzt, und was denkt der Arzt über die Zufriedenheit seiner Patienten ?

Offensichtlich sind die Ärzte selbstkritisch und schätzen zu 72 % Patienten als „eher zufrieden" ein, während die Patienten größtenteils „sehr zufrieden" sind.

Abbildung 153: Patienten- und Arzteinschätzung in der MQR

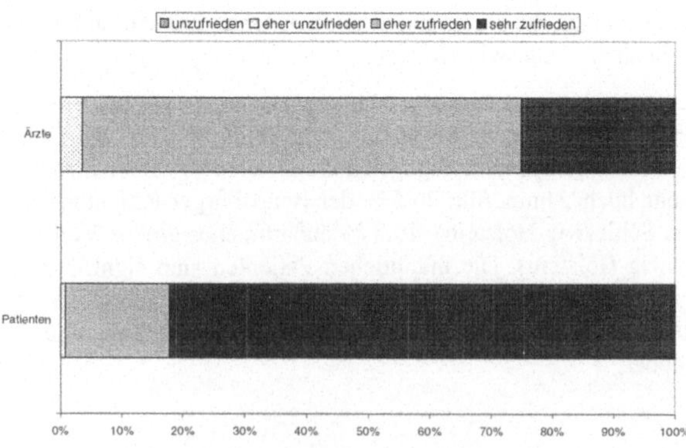

In dieser Abbildung sind die Antworten der Patienten zur Zufriedenheit mit ihrem Arzt und die Antworten der Ärzte (siehe Kapitel 6.7), wie sie die Zufriedenheit der Patienten einschätzen, gegenübergestellt. Die Grundgesamtheit der Patienten, die sich an der Befragung beteiligt haben, und der Ärzte ist nicht gleich. Die Abbildung soll lediglich einen orientierenden Eindruck vermitteln.

6.6.1 Patienten „im Netz"

[?] Was wissen Patienten über die Medizinische Qualitätsgemeinschaft Rendsburg? Kennen sie die Anlaufpraxis und die Leitstelle?

In Rendsburg haben sich 654 Patienten zur MQR geäußert: Je ein Drittel hatte vom Arzt oder über die Presse von der MQR erfahren. Bei 37 % der Patienten ist die MQR noch unbekannt. Der Bekanntheitsgrad der MQR, Anlaufpraxis und der Leitstelle ist bei allen Patienten der MQR-Ärzte signifikant höher als bei den von MQR-Ärzten ambulant operierten Patienten, obwohl die ambulant operierten Patienten die Anlaufpraxis im Notfall eigentlich auch in Anspruch nehmen können. Rund 400 Rendsburger nannten die Ziele der MQR: Gute Erreichbarkeit, Zusammenarbeit der Ärzte und Kostenersparnis im Gesundheitswesen (vgl. Abbildung 155).

Abbildung 154: Bekanntheitsgrad der MQR

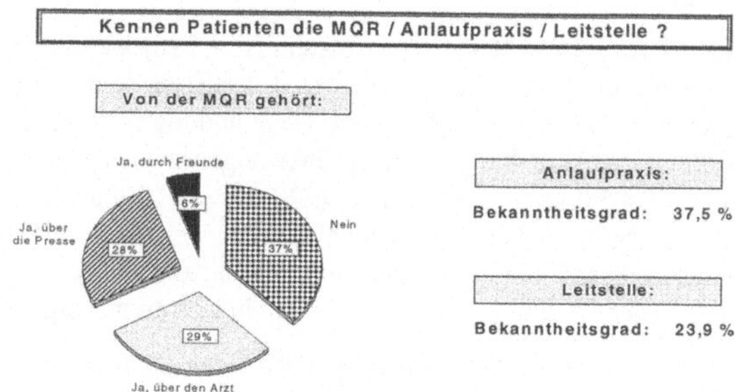

Abbildung 155: Einschätzungen der Aufgaben und Ziele der MQR

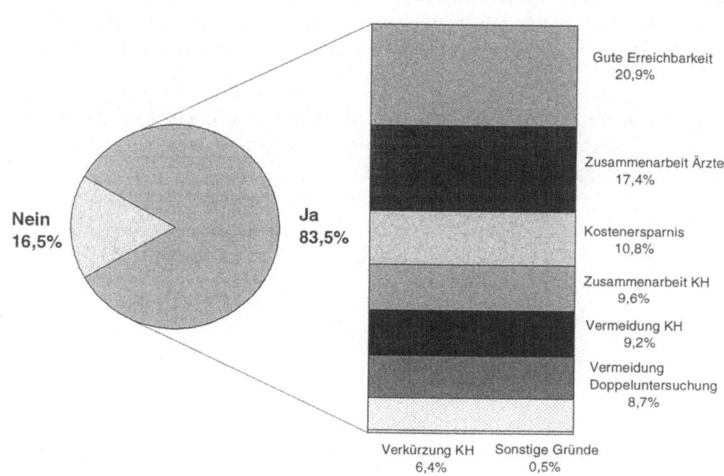

Die Anlaufpraxis in Rendsburg ist außerhalb der üblichen Praxiszeiten in den Abendstunden und am Wochenende geöffnet. 37,5 % der Befragten kannten die Anlaufpraxis und mußten sie am Wochenende und außerhalb der Sprechzeiten für einen Notfall in Anspruch nehmen. Daher schätzen die Patienten auch die Erreichbarkeit, sind allerdings mit der Qualität der Behandlung im Vergleich zum Landesdurchschnitt nicht so zufrieden (76 % ZS im Vergleich zu über 90 % ZS).

Die Leitstelle der MQR kennen 23,9 % der befragten Patienten - sie dient eigentlich der Vermittlung weiterer ärztlicher Behandlung, eines Krankenhausbettes oder ambulanter Pflege bzw. Betreuung. Den Kontakt zur Leitstelle stellten die Patienten in den meisten Fällen selbst her. Chronisch erkrankte Patienten kennen die Leitstelle signifikant häufiger als andere Patienten.

6.6.2 Chronisch erkrankte Patienten

[?] Schätzen chronisch erkrankte Patienten in der MQR die medizinische Qualität ihrer Ärzte anders ein als in Schleswig-Holstein ?

Chronisch erkrankte Patienten in Schleswig-Holstein (n = 326) werden in der Patientenbefragung besonders berücksichtigt[231]. Die chronisch Erkrankten leiden an Herzinsuffizienz, Herzrhythmusstörungen, Diabetes mellitus, Lungenentzündung oder anderen Erkrankungen. Patienten mit chronischer Erkrankung schätzen ihren eigenen Gesundheitszustand eher mit „zufriedenstellend" (49,4 %) und „weniger gut" (22,6 %) ein. Die chronisch erkrankten Patienten sind im Durchschnitt 13,1 Jahre bei ihrem betreuenden Arzt; in Rendsburg kommen 12,7 % der Patienten aufgrund einer Vorsorgeuntersuchung zum Arzt, in Schleswig-Holstein vergleichsweise 4,0 % der Patienten. Ca. 71 % suchen ihren Arzt aus eigenem Antrieb auf.

Die chronisch Erkrankten sind deutlich zufriedener mit ihrem Arzt als die anderen Patienten. In Rendsburg warten die chronisch Erkrankten sogar kürzer bei ihrem Arzt (19 Minuten im Vergleich zu 28 Minuten in Schleswig-Holstein). Wer in Rendsburg chronisch erkrankt ist, braucht nach eigener Einschätzung weniger ins Krankenhaus als im schleswig-holsteinischen Vergleich. Wegen des gleichen Anliegens waren in Rendsburg 2,9 % der Patienten im Krankenhaus, in Schleswig-Holstein 7,6 % (vgl. Tabelle 67). Möglicherweise tragen die etwas häufigeren Besuche bei den niedergelassenen Ärzten zu dieser gesundheitlichen Stabilität der chronisch Erkrankten bei. Grundsätzlich sind die chronisch Erkrankten in Rendsburg unzufriedener mit den Informationen zur Behandlung, allerdings bewerten sie die Beziehung der Ärzte untereinander ein wenig positiver. Das Zufriedenheitsniveau beträgt etwa 90 %.

[▶] Chronisch erkrankte Patienten sind deutlich zufriedener mit ihrem Arzt. In Rendsburg scheinen die Patienten häufiger Vorsorgeuntersuchungen zu erhalten und haben den Eindruck, weniger ins Krankenhaus zu müssen.

---

[231] Denn die Medizinische Qualitätsgemeinschaft Rendsburg – wie auch die anderen Ärztenetze – möchte durch ärztliche Kooperation, eine Leitstelle, aufeinander abgestimmte Therapie und Qualitätszirkel die Betreuung für diese Patientengruppe verbessern.

Abbildung 156: Befragte chronisch kranke Patienten (MQR)

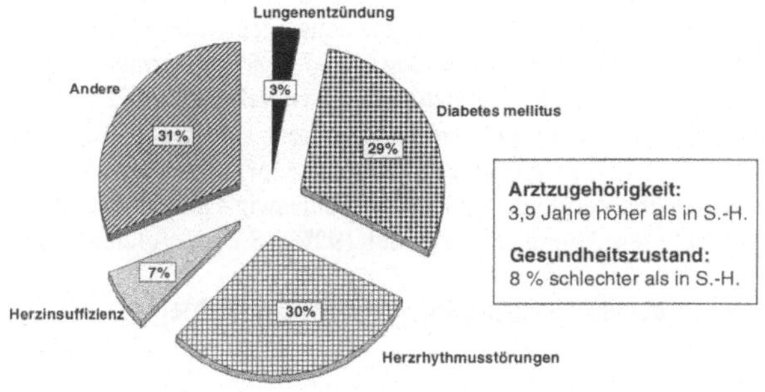

Abbildung 157: Zufriedenheit in der MQR (Durchschnitt)

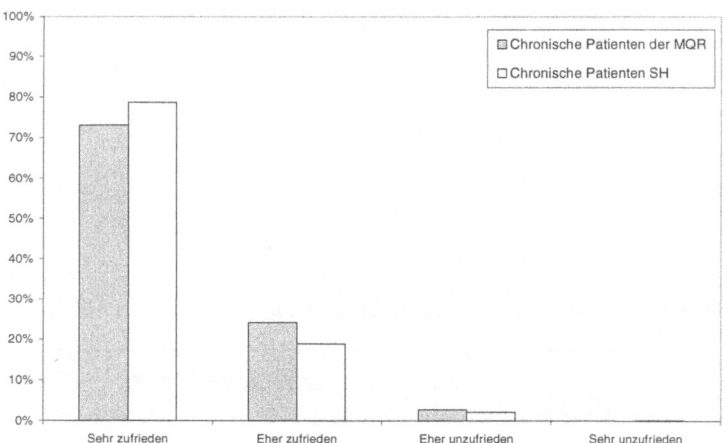

Tabelle 67: Chronisch erkrankte Patienten im Vergleich (MQR)

	Chronisch Erkrankte in der MQR (n = 102)	Chronisch Erkrankte in Schleswig-Holstein (n = 224)
Vorsorgeuntersuchung	12,7 %	4,0 %
Wartezeit	19 min	28 min
Krankenhausaufenthalt in den letzten 4 Wochen	2,9	7,6
Keine Doppeluntersuchungen	73,5	69,5

6.6.3 Ambulant operierte Patienten

[?] Wie zufrieden sind Patienten nach einer ambulanten Operation?

Insgesamt werden 74 Patienten der ambulant operierenden Rendsburger Ärzte (Operations-spektrum vgl. Abbildung 158) mit einem Fragebogen[232] befragt, warum sie sich ambulant operieren lassen und ob sie mit der ambulanten Operation zufrieden seien. Ambulante Operationen sind für die Patienten attraktiv aufgrund eines schnellen Operationstermins (51,4 %) und der Vermeidung eines Krankenhausaufenthaltes (71,6 %). Auch die Empfehlung des Arztes spielt bei der Entscheidung bei 77,0 % der Befragten mit. Die Zufriedenheit der Patienten mit der Qualität der Behandlung ist sehr hoch (72,6 % sagen „sehr hoch", 27,3 % „eher hoch"), mit dem ambulanten Operateur sind sogar 90,3 % der Patienten „sehr hoch zufrieden". Allerdings sind die ambulanten Operateure offensichtlich etwas weniger geduldig (91 % ZS im Vergleich zu 95 % in Schleswig-Holstein); und die Patienten fühlen sich ein wenig mehr als „Nummer" behandelt (92% ZS im Vergleich zu 96% ZS).

Abbildung 158: Art der ambulanten Operation (MQR)

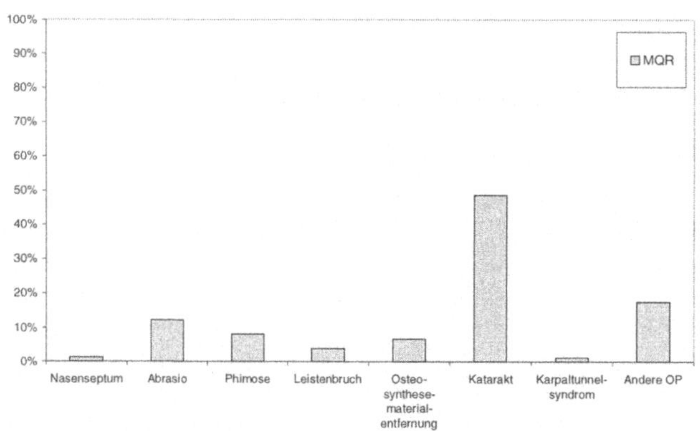

Tabelle 68:   Betreuende Ärzte nach ambulanter Operation (MQR)

		Anzahl der Besuche je Patient
Arzt, der die ambulante OP ausführt	58,1 %	3,5
Hausarzt	31,1 %	2,7
Spezialist/Facharzt	39,2 %	3,5
Notarzt	0 %	0
Krankenhaus	10,8 %	nicht gefragt

[▶] Nach den ambulanten Operationen sind nach Angabe der Patienten weitere Behandlungen nötig: In 10,8 % der Fälle mußten die Patienten nach der ambulanten Operation in ein Krankenhaus, insgesamt gaben ca. 17 % der Patienten Komplikationen im Hei-

---

[232] Vgl. Kapitel 10 „Verträge und Material"

lungsverlauf an. Trotzdem würden sich nahezu alle Patienten wieder ambulant operieren lassen (95,5 %).

Abbildung 159: Befinden nach ambulanter Operation (MQR)

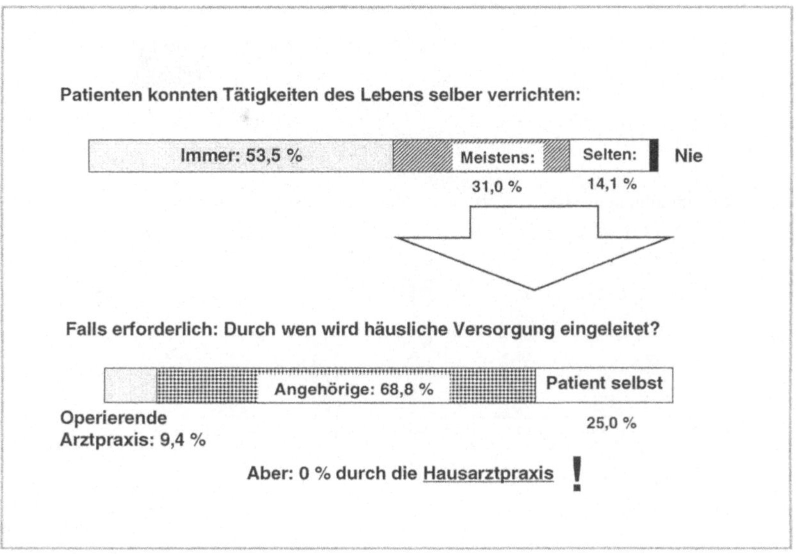

Wer hilft nach den Operationen ?

Die normalen Tätigkeiten des Lebens können über die Hälfte der Patienten (53,5 %) immer selbst verrichten. Ein Drittel der Patienten ist meistens dazu in der Lage, etwa 14 % der Operierten braucht Hilfe. Hier müssen die Angehörigen helfen (68,8 %). Ansonsten helfen die ambulanten Operateure bei der Vermittlung beispielsweise ambulanter Pflegedienste. Die Hausarztpraxis schaltet sich anscheinend nicht unterstützend ein.

Gesundheitszustand

Die ambulant operierten Patienten gaben vor der Operation eine deutliche Beeinträchtigung ihres Gesundheitszustandes an (vgl. Abbildung 160): Auf einer Skala von 0 (gar keine Beeinträchtigung) bis 100 (höchstmögliche Beeinträchtigung) gaben sie im Mittel eine 53%ige Beeinträchtigung an. Die Hälfte der Patienten fühlte sich bis zu 80 % beeinträchtigt. Mindestens vier Wochen nach der Operation war die Beeinträchtigung minimal. Der gegenwärtige Gesundheitszustand wird von 37 % der Operierten als „sehr gut" und von einem weiteren Drittel als „gut" bezeichnet.

Abbildung 160: Gesundheitszustand nach ambulanter Operation (MQR)

Beschwerden nach der ambulanten Operation:

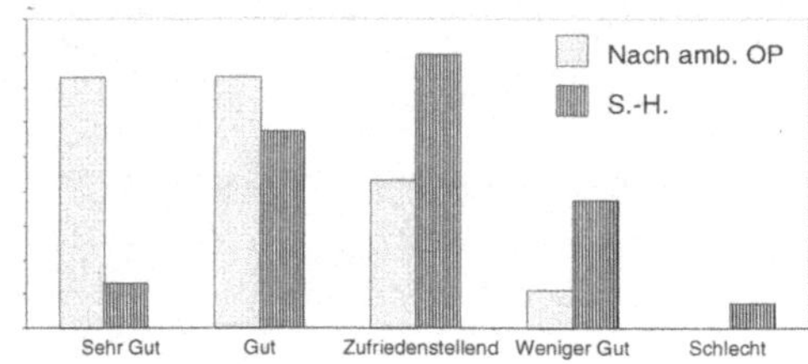

Gesundheitszustand nach ambulanter OP gegenüber Durchschnitt S.-H.:

> **Mögliche Reaktionen einer *managed care organization* zur Patientenbefragung:**
>
> ⊠ Kontinuierliche Patienten- bzw. Mitgliederbefragung
>
> ⊠ Unzufriedenheiten nachgehen und aufklären, soweit möglich

6.7 Einschätzungen Vernetzter Praxen durch Netzärzte

[?] Wie erleben die beteiligten Ärzte der MQR die Entwicklung der MQR?

[⊡] Die Befragung wird die Beobachtung bestätigen, daß es engagierte, motivierte Ärzte und „Mitläufer" gibt.

Die MQR-Netzärzte haben regelmäßig die Entwicklung der Qualitätsgemeinschaft eingeschätzt[233]. Von 40 bis 86 Ärzten haben an der Befragung teilgenommen (im Durchschnitt 65 Ärzte); gleichviel Allgemein- und Fachärzte antworten. Leider beteiligen sich 47 % der MQR-Ärzte nicht an der Befragung – dies ist auch eine Aussage.

Folgenden Fragen wird weiter nachgegangen:

---

[233] Vgl.Kapitel 10 „Verträge und Material"

                GS$_b$G

- Beteiligung an der Ärztebefragung — Abbildung 161

- Entwicklung der MQR und Kollegialität — Abbildung 162 / Abbildung 163 / Abbildung 164 / Abbildung 165

- Ärztliches Verhalten hinsichtlich Diagnostik und Therapie — Abbildung 166 / Abbildung 167 / Abbildung 168 / Abbildung 169 / Abbildung 170 / Abbildung 171

- Ärztliche Kooperation für den Patienten — Abbildung 172 / Abbildung 173

Abbildung 161: Beteiligung der Fachgruppen an der MQR-Ärztebefragung

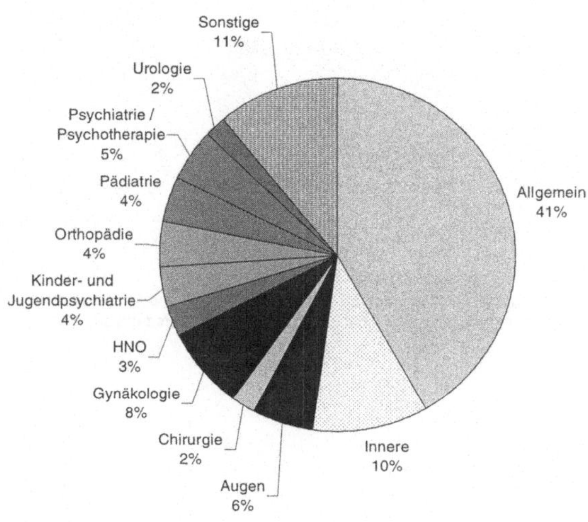

Erfolgsaussichten der MQR und Zufriedenheit

Die Entwicklung der MQR ist anfangs von den Ärzten positiver eingeschätzt, gegen Vertragsende ist die Meinung bei zunehmender Beteiligung stabil. Grundsätzlich schätzen die Hausärzte die MQR positiver ein als die Fachärzte. Die Zusammenarbeit der Netzärzte wird mit Projektverlauf kontinuierlich positiver eingeschätzt, allerdings besteht kein Zusammenhang zwischen der positiven Einschätzung der MQR-Entwicklung und der Zusammenarbeit der Netzärzte. Die mit der Zusammenarbeit zufriedenen Ärzte nehmen häufiger an Netzaktivitäten wie Qualitätszirkeln und Konferenzen teil, allerdings nehmen die eher unzufriedenen Ärzte häufiger an Qualitätszirkeln teil – möglicherweise sind dies besonders kritische Ärzte. Auf die Anzahl der geforderten Konsile hat die Zufriedenheit keine Auswirkungen. Netzkonferenzen finden in der Aufbauphase häufiger statt und werden besucht; Ende 1998 nehmen weniger Ärzte an Netzkonferenzen teil.

Die Entwicklung der MQR und die Zusammenarbeit der Netzärzte wird am positivsten von den Internisten bewertet, im Mittelfeld liegen die Allgemeinärzte; Urologen und Orthopäden in Rendsburg bewerten die Entwicklung skeptischer.

▶ Die Erfolgsaussicht der MQR wird von den Hausärzten positiver bewertet als von den Fachärzten.

Abbildung 162: Zufriedenheit mit der Entwicklung der MQR

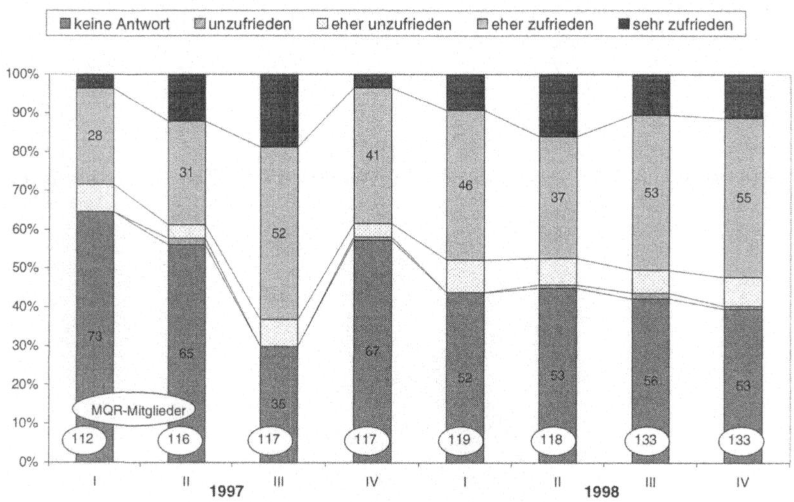

Um die Einschätzung aller MQR-Mitglieder zu dokumentieren, ist jeweils der Anteil an Nicht-Antworten aufgeführt. Die Anzahl ist jeweils absolut angegeben (nicht prozentual).

Abbildung 163: Einschätzung von Haus- und Fachärzten (MQR)

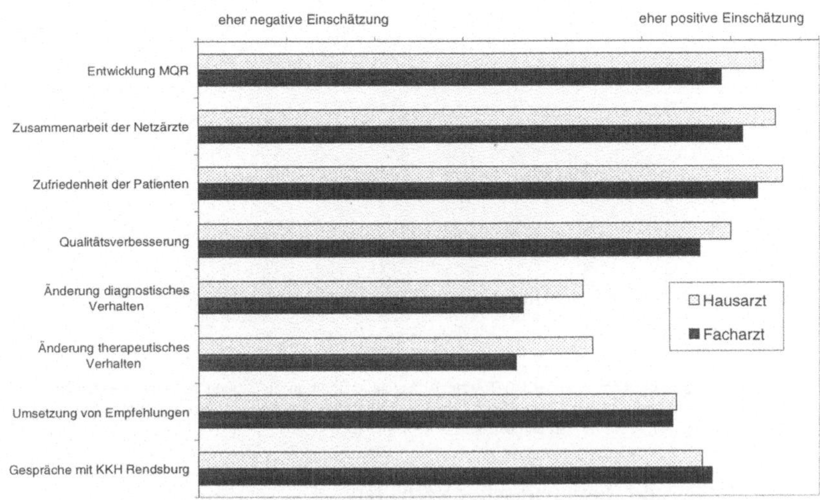

Die Einschätzungen jeweils der Haus- und Fachärzte sind im Durchschnitt dargestellt
– die Angaben sind von 1 (nicht zufrieden) bis 4 (sehr zufrieden) bewertet.

Abbildung 164: Zufriedenheit mit der Zusammenarbeit der Netzärzte und Aktivitäten (MQR)

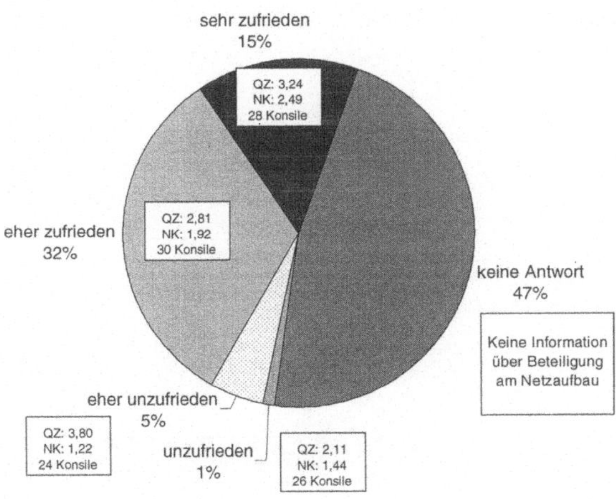

Die Einschätzungen zur Zufriedenheit mit der Zusammenarbeit der Netzärzte sind über zwei Jahre gemittelt. Die Aktivitäten entsprechend der Einschätzungen sind für Qualitätszirkel (QZ), Netzkonferenzen (NK) und Konsile aufgeführt. 47 % der MQR-Ärzte geben keine Auskunft über die Zusammenarbeit.

Abbildung 165: Teilnahme an Netzkonferenzen (MQR)

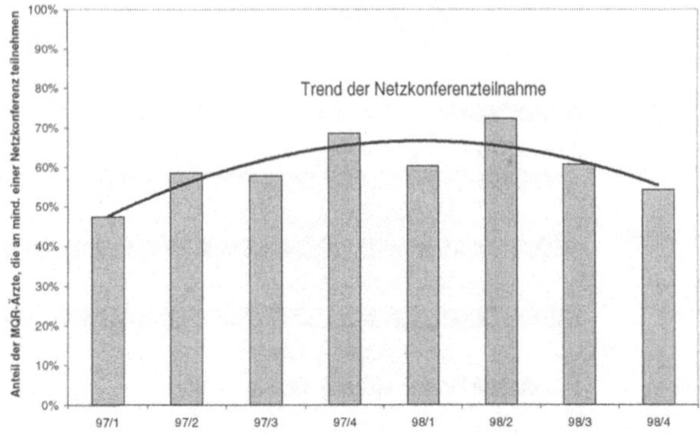

Grundlage sind die Antworten der MQR-Ärzte; Ärzte, die nicht an der Befragung teilgenommen haben, sind hier nicht berücksichtigt. Hier ist der Trend (siehe nicht-lineare Regressionskurve) unter den eigentlich engagierten Netzärzten dargestellt.

Diagnostisches und therapeutisches Verhalten

Etwa 44 % der Netzärzte geben an, daß sich in der MQR die Qualität der ambulanten Versorgung verbessert habe. Ärzte, die die Qualität der Patientenversorgung eher hoch einschätzen, setzen Empfehlungen aus Qualitätszirkeln eher um und ändern daher ihr diagnostisches und therapeutisches Verhalten. Sie sehen die Zusammenarbeit mit dem Krankenhaus auch eher positiver, fordern mehr Konsile an und nehmen an mehr Netzkonferenzen teil. Die Teilnahme an Qualitätszirkeln oder die tatsächlich geführten Gespräche mit dem Krankenhaus unterscheiden sich in den beiden Gruppen („Gut- bzw. Schlechteinschätzer der medizinischen Qualität in der MQR") allerdings nicht.

Abbildung 166: Ärztliches Verhalten je Einschätzung der Qualität (MQR)

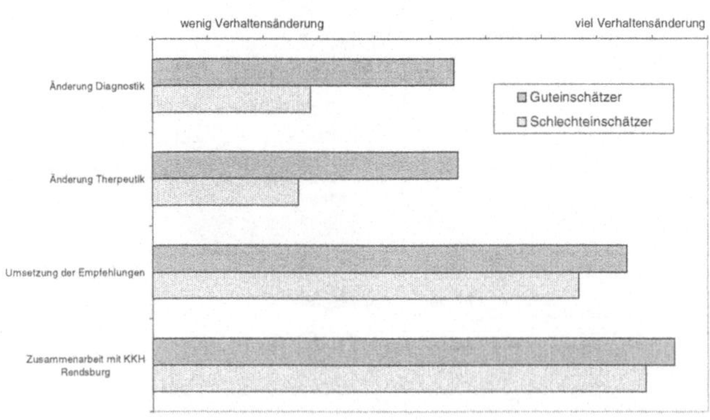

MQR-Ärzte haben die Qualität der Patientenversorgung mit „hoch" bis „eher hoch" etc. eingeschätzt. Ärzte, die die Versorgung insgesamt mindestens eher hoch einschätzen (die „Guteinschätzer"), sind hinsichtlich der Änderung von Diagnostik und Therapie, Umsetzung von Qualitätszirkel-Empfehlungen und der Zusammenarbeit mit dem Rendsburger Krankenhaus untersucht. Die qualitativen Aussagen sind mit 4 bis 1 Punkten bewertet, so daß eine durchschnittliche Bewertung errechnet werden kann, die hier im Verhältnis zueinander dargestellt ist.

Die MQR-Ärzte geben einen Trend zur Änderung des therapeutischen und diagnostischen Verhaltens an; hier sind die Internisten führend. Erkenntnisse aus Qualitätszirkeln fließen kontinuierlich in die Arbeit ein.

▶ Ärzte, die einschätzungsgemäß ihr diagnostisches Verhalten ändern, holen mehr Konsile ein (durchschnittlich 42,1 Konsile/Quartal im Vergleich zu 25,3 Konsilen/Quartal) und führen auch mehr Gespräche mit dem Krankenhaus zur Betreuung des Patienten (8,4 Gespräche im Vergleich zu 2,8 Gesprächen/Quartal).

Abbildung 167: Qualitätsverbesserung der ambulanten Versorgung

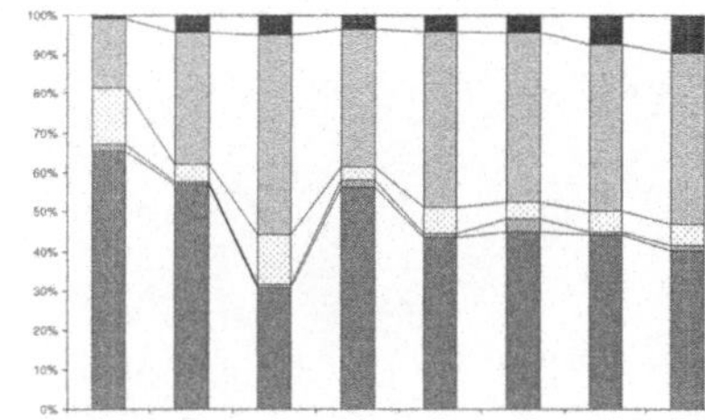

Abbildung 168: Änderung diagnostischen Verhaltens

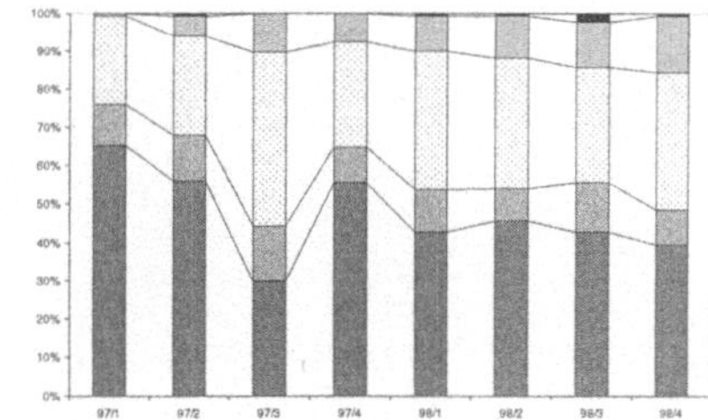

Abbildung 169: Änderung therapeutischen Verhaltens

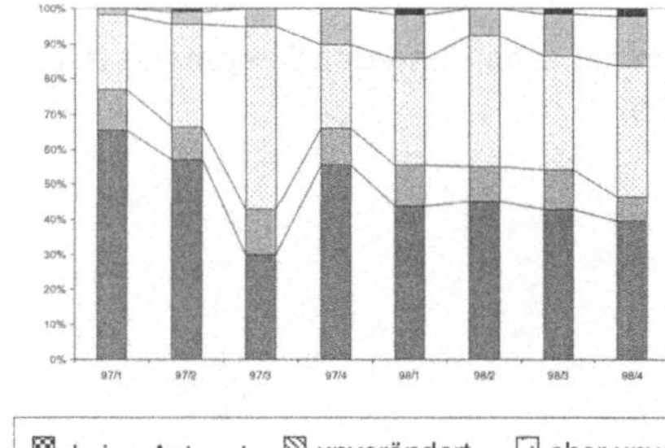

Abbildung 170: Umsetzung von Empfehlungen (z. B. aus Qualitätszirkeln)

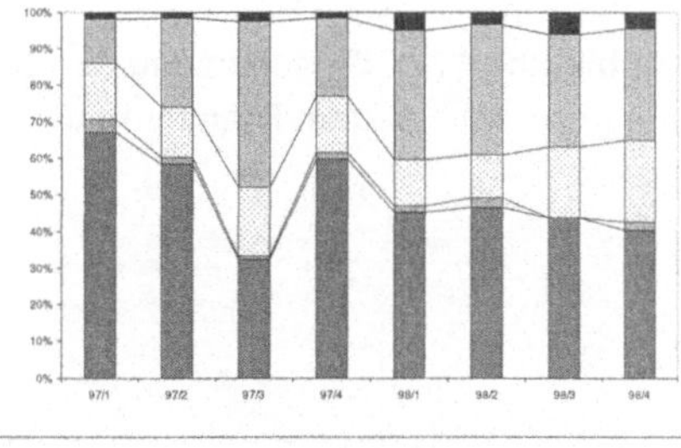

Ärztliche Kooperation für den Patienten

Die Netzärzte schätzen die Zufriedenheit ihrer Patienten zunehmend besser ein – trendmäßig bessert sich auch die Zusammenarbeit der Netzärzte untereinander und die Kooperation mit dem Krankenhaus. Die MQR bedeutet einen erheblichen Mehraufwand an Leistungen, insbesondere über Netzkonferenzen, Qualitätszirkel, zusätzliche Konsile und Gespräche mit dem Krankenhaus.

An Qualitätszirkeln nehmen fast alle Rendsburger Ärzte teil[234], wobei sich 26 % der Ärzte sogar mehrmals pro Monat zu Qualitätszirkeln trifft. Der Trend während des Projektes geht hin zur Teilnahme an Qualitätszirkeln. Netzkonferenzen – zu organisatorischen Fragen des Netzes – finden bei konstant 40 % der Netzärzte über den Projektzeitraum kein Interesse.

Konsile gewinnen in der Einschätzung der Ärzte an Bedeutung: 25 der befragten Ärzte führen zwischen 11 und 50 Konsile über den Projektzeitraum durch, in 1998 betreuen sogar durchschnittlich 13 Ärzte ihre Patienten mit über 50 Konsilen pro Quartal. 20 % der Befragten sind aktive Ärzte im Gespräch mit den Krankenhäusern (über 4 Gespräche pro Quartal), die aktive Gruppe von 16 % Ärzte fordert über 50 Konsile pro Quartal bzw. ca. 4 pro Woche an. Aktive Ärzte sind für ihre Patienten im Austausch mit anderen niedergelassenen Ärzten und dem Krankenhaus.

Abbildung 171: Teilnahme an ärztlichen Qualitätszirkeln (MQR)

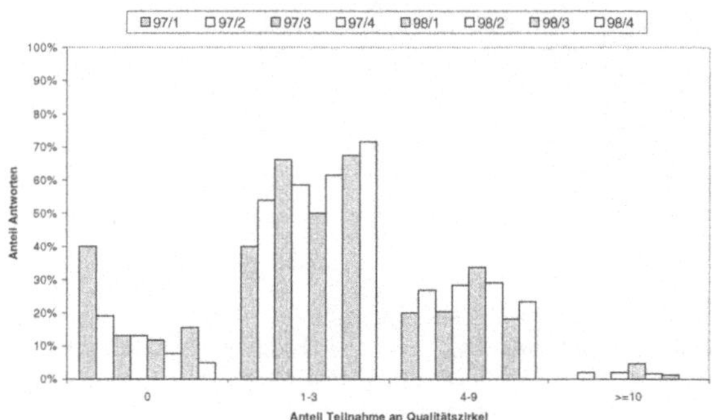

Abbildung 172: Einschätzung der Zusammenarbeit und der Gespräche mit dem Krankenhaus (MQR)

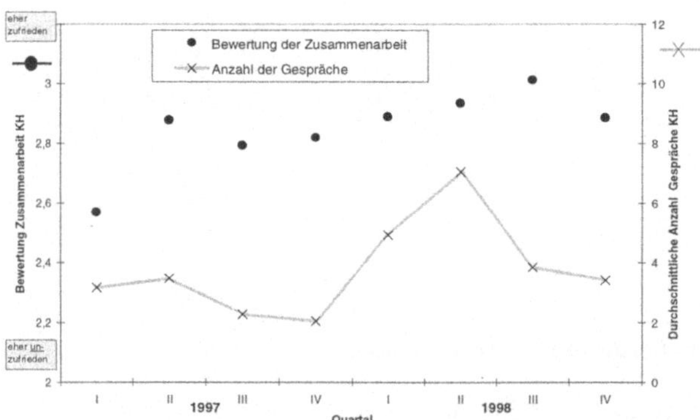

Über alle Arztangaben ist die durchschnittliche Bewertung der Zusammenarbeit mit dem Krankenhaus aufgetragen, die sich in dem eher zufriedenen Bereich bewegt. Dagegen ist die durchschnittliche Anzahl der mit dem Rendsburger Krankenhaus pro Quartal geführten Gespräche pro Arzt und Quartal aufgeführt.

---

[234] Gilt für die Ärzte, die an der Befragung beteiligt sind.

[?] Wie erleben Patienten und niedergelassene Ärzte die Kooperation mit dem Krankenhaus?

Die Rendsburger Ärzte sind „eher zufrieden" mit der Zusammenarbeit mit dem Krankenhaus, immerhin 18,4 % sind sogar „eher unzufrieden". Die Patienten haben von der Kooperation zwischen Krankenhaus und niedergelassenen Ärzten in Rendsburg offensichtlich einen anderen Eindruck: Sie äußern sich mehrheitlich mit „sehr zufrieden".

Abbildung 173: Kooperation der Ärzte untereinander – Sicht der Patienten (MQR)

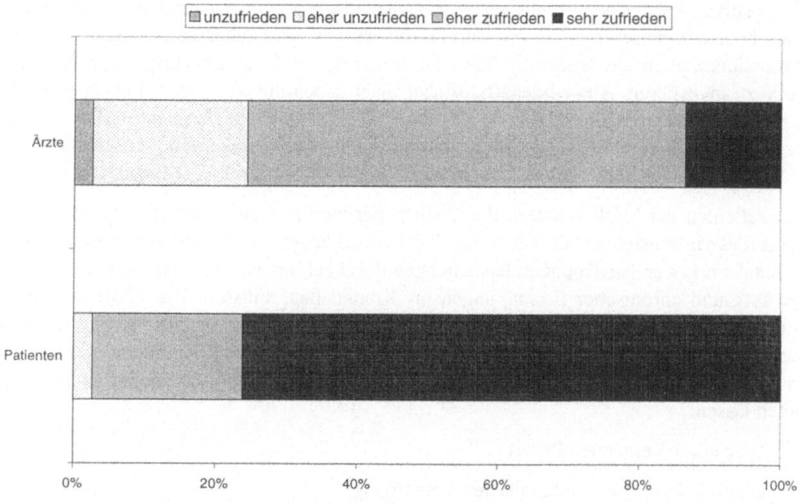

Zeitpunkt der Befragung ist IV/1997, sowohl für die Patienten- als auch für die Arztbefragung. In die Auswertung sind nur Rendsburger Ärzte und Patienten einbezogen.

7 Bewertung des Erfolges Vernetzter Praxen

7.1 Positive und nachteilige Effekte

Die Netzärzte ziehen ein Jahr nach Gründung eine positive Zwischenbilanz. Die verstärkte Zusammenarbeit baue den alltäglichen „Praxisfrust" ab und von den Patienten erfahre man ein positives Feedback[235]. Die Organisationen Krankenkasse und Kassenärztliche Vereinigung haben Impulse erhalten, ihre Strukturen servicefreundlicher zu gestalten sowie mehr Professionalität in ein leistungsfähiges Datenmanagement zur Leistungs- und Kostenkontrolle zu investieren. Aus wissenschaftlicher Sicht haben die Vernetzten Praxen erstmals in der GKV die sektorenübergreifende Erstellung von Patientenkarrieren ermöglicht und konsequenterweise deren Kostenwirkungen dargestellt. Die bundesweite Gesundheitspolitik setzt auf vernetzte Versorgungsstrukturen in Form der integrierten Versorgung.

Die Patienten der MQR schätzen die Qualität der medizinischen Behandlung höher ein als die schleswig-holsteinischen Patienten. Tendenziell haben die Patienten den Eindruck, daß in Rendsburg weniger Doppeluntersuchungen durchgeführt werden und die Patienten seltener aufgrund chronischer Erkrankungen ins Krankenhaus müssen. Die MQR und die Anlaufpraxis sind bekannt, auch wenn die Anlaufpraxis im Hinblick auf Wartezeit, Informationen und Qualität der Behandlung nicht so hoch eingeschätzt wird. Ambulant operierte Patienten schätzen ihren Gesundheitszustand positiv ein und würden sich wieder ambulant operieren lassen.

Die Ziele einer Vernetzten Praxis

1. höhere Qualität der medizinischen Versorgung,
2. höhere ärztliche Präsenz,
3. Verringerung von Doppeluntersuchungen,
4. Krankenhauseinsparungen

werden von den befragten Patienten in Rendsburg in ihren Antworten bestätigt.

Die Vernetzten Praxen in Schleswig-Holstein und in Deutschland haben neue Ideen bei den Verantwortlichen in der GKV erzeugt, möglicherweise intensiver, als das Konzept bisher in der Praxis umzusetzen vermochte. Die Vernetzten Praxen bereiten den Weg für die Durchsetzung partieller Interessen und für einen verstärkten Leistungswettbewerb.

Positive Ergebnisse

Die **Patienten** einer Region können sich über kundenfreundlichere Öffnungszeiten der Arztpraxen und einen verbesserten ambulanten Bereitschaftsdienst bei Notfällen freuen. Zukünftig wird die Information über medizinische Leistungen, sowohl seitens der Krankenkassen als auch der Ärzte verbessert.

Die **Krankenkassen**, die bisher nur mit der KV vertraglich verhandeln durften, haben Kontakte zu aktiven Ärzten geknüpft. Diese Kontakte werden mit Sicherheit von beiden Seiten mit weiterführenden Interessen ausgebaut. Das Struktur- und Kostenbewußtsein der Kassen-

---

[235] ROTH (1997a)

funktionäre nimmt aufgrund der erstmaligen Dokumentation der Versorgungsrealität zu. Die zukünftige Mitgestaltung der Leistungserbringung ist vorprogrammiert.

Tabelle 69:   Positive Ergebnisse Vernetzter Praxen

Positive Ergebnisse der Vernetzten Praxen			
Patienten	**Krankenkassen**	**Niedergelassene Ärzte**	**Krankenhäuser**
Hohe Patientenzufriedenheit ▪ mit Qualität der med. Versorgung ▪ ärztl. Betreuung	Serviceverbesserung ▪ für Patienten ▪ für Ärzte (z. B. Arzneimittelanalysen)	▪ Anreiz für Kundenfreundlichkeit ▪ Verbesserter Service ▪ Werben um den Patienten ▪ Gegenseitige Befragungen	
Ärzte besser erreichbar ▪ Verbesserter ambulanter Bereitschaftsdienst (Visitdienst) ▪ Längere Öffnungszeiten der Arztpraxen (Präsenzdienst)	Strukturbewußtsein für medizinische Versorgung ▪ Investition in ambulanten Strukturaufbau ▪ Strukturorientierte Datenanalysen	▪ Verbesserte Kollegialität ▪ Neue Kooperationen (auch mit dem Krankenhaus) ▪ Verbesserte Arbeitsteilung	Beginn des offenen Wettbewerbs ▪ Fachübergreifende Aufnahmestation ▪ Anlaufpraxis im Krankenhaus ▪ Ärztehaus
Bessere Information ▪ Zweitmeinung ▪ Leistungsangebot ▪ [Idee der] Leitstelle	Flexibilisierung der Selbstverwaltung ▪ Regionale Honorarbudgets ▪ Verträge für regionale Gruppen von Leistungserbringern		Intensivierte Dokumentation der Leistungsfähigkeit ▪ Neue Leistungsangebote
Wirtschaftliche Leistungserbringung im Interesse der Versichertengemeinschaft	Gründungen von regionalen Service- und Wirtschaftseinheiten (GbR, GmbH, e.V.,eG) geebnet ▪ Praxisbedarf / Praxismitarbeiter / Prävention		Profilierung als wirtschaftlicher Anbieter von medizinischen Leistungen „rund um die Uhr" ▪ Anlaufpraxis gemeinsam mit Vertragsärzten
Resümee			
▶ Erfolg der Vernetzten Praxen: bei nahezu stabilen bzw. leicht geringeren Fallkosten verbesserte Struktur- und Prozeßqualität			
▶ Aufbau dezentraler Modelle zur Verbesserung der medizinischen Versorgung			
▶ Stabilität der Gesundheitsversorgung trotz Reformen und Projekten; einschneidend wirken sich Gebührenänderungen aus.			
▶ Die Datenerfassung, sektorenübergreifende Datenzusammenführung und Datenanalysen zwecks Kosten-Kalkulation von Patientenkarrieren führt zur ▪ Erkenntnis, wieviel Datenmanagement bei allen Beteiligten im Gesundheitswesen noch nötig ist, ehe ▪ datenbasierte Steuerungen von Gesundheitsleistungen zur ▪ Vorbereitung von globalen, sektorenübergreifenden Steuerungsmechanismen im Gesundheitswesen, auch unterhalb eines globalen Budgets, umgesetzt werden können.			

Die **niedergelassenen Ärzte** haben individuell die Gestaltungsmöglichkeiten im Gesundheitswesen erlebt und werden die gewachsene Kooperation nutzen. Sie arbeiten an strukturellen Aufgaben in der ambulanten Versorgung - mit finanzieller Unterstützung der Krankenkassen. Allerdings wird der Wettbewerb um die kostengünstige Leistungserbringung, insbesondere auch mit dem Krankenhaus, zunehmen.

Das **Krankenhaus** ist ein Gewinner der Vernetzten Praxen, da es sich beispielsweise über die von Patienten akzeptierte und zusätzlich wirtschaftlich geführte „Anlaufpraxis" bis hin zu einer fachübergreifenden Aufnahmestation (wie im Westküstenklinikum Heide) profilieren kann.

Aus Sicht der **wissenschaftlichen Begleitung** sind die komplexen Analysen und neuen Fragen, die an die Gesundheitsversorgung gestellt werden, eine wesentliche Funktion Vernetzter Praxen und der mit *managed care*-Instrumenten vergleichbare Part.

Nachteilige Ergebnisse

Die anfangs euphorischen Projektmeldungen flachen gegen Ende des Modellprojektes allmählich ab – auf allen Seiten der Beteiligten. Veränderungen in gewachsenen Strukturen zu schaffen bedarf sehr viel Engagement und Geduld – eine in wenigen Jahren bemessene Projektphase ist wahrscheinlich zu kurz. Die schwierige Datenlage verzögert die wissenschaftliche Analyse. Aber je mehr Daten aus der ambulanten wie stationären Versorgung zusammengespielt werden, desto deutlicher kristallisiert sich heraus, daß insgesamt über die Vernetzten Praxen kaum Kosten eingespart werden und daß Leistungsänderungen wahrscheinlich aufgrund nicht gewollter Anreize entstehen. Die Patientenkarriere chronisch Kranker ändert sich wahrscheinlich durch Vernetzte Praxen noch nicht, stationäre Leistungen sind kaum durch ambulante Leistungen substituiert und ein *case management* ist noch nicht eingeführt.

Kleine Rechenaufgabe

Allein ging Jedem Alles schief.
Da packte sie die Wut.
Sie bildeten ein Kollektiv
und glaubten, nun sei's gut.

Sie blinzelten mit viel Geduld
der Zukunft ins Gesicht.
Es blieb, wie's war. Was war dran schuld?
Die Rechnung stimmte nicht.

Addiert die Null zehntausend Mal!
Rechnet's nur gründlich aus!
Multipliziert's! Mit jeder Zahl!
Steht Kopf! Es bleibt euch keine Wahl:

Zum Schluß kommt Null heraus.

Erich KÄSTNER[236]

---

[236] KÄSTNER E (1978)

7.2 Sektorale Budgetierung und Einsparpotentiale

Vernetzte Praxen können weitestgehend lediglich Einspar**potentiale** erwirken bzw. offenlegen, weil sie bei derzeitiger Rechtslage nicht zeitnah zu tatsächlichen Einsparungen der Kostenträger führen können. Das heißt auch, daß sie nicht zu tatsächlichen Gewinnen der niedergelassenen Ärzte führen können. Denn sowohl die ambulante wie auch die stationäre Versorgung sind prospektiv budgetiert. Die kalkulierten Potentiale sind als „Investition in die Zukunft" zu betrachten und können als Anreiz für zukünftige regionale Verhandlungen zwischen Kostenträgern und Leistungserbringern dienen. Daher bewirkt die Ermittlung des Einsparpotentials möglicherweise die Vorbereitung des Wettbewerbs innerhalb eines sektorenübergreifenden, globalen Budgets, in dem niedergelassene Ärzte und Krankenhäuser sowie weitere Leistungsanbieter um ihre jeweiligen Anteile kämpfen werden.[237]

Die **niedergelassenen Ärzte** werden über eine budgetierte Gesamtvergütung von den Krankenkassen honoriert, die prospektiv fortgeschrieben wird. Die Fortschreibung ist gesetzlich im GKVSolG beziffert: Für das Jahr 1999 wird der Anstieg der Vergütungssumme für ärztliche Behandlung auf den Anstieg der bundesdurchschnittlichen, beitragspflichtigen Einnahmen (Grundlohnsumme) im Jahr 1998 begrenzt[238]. Grundlage ist das Vergütungsniveau von 1997.[239] Sowohl Erhöhungen wie Absenkungen der Gesamtvergütung sind also im Grunde nicht möglich. Über die Punktebewertung der Leistung innerhalb der Fachgruppen-Budgetierung wirken sich vermehrte oder verminderte Leistungen des einzelnen Arztes kaum in Honoraränderungen aus. Lediglich Netzmehrleistungen in Modellverträgen werden gesondert vergütet (und können daher zur tatsächlichen Umsatzsteigerung eines Netzarztes führen).

Vermehrte ambulante Leistungen, wie beispielsweise Substitutionen stationärer Leistungen, können daher gesetzlich nicht höher honoriert werden. Sie kosten den einzelnen Arzt die zur Erbringung notwendigen Betriebskosten.

Zur Umsetzung des gedeckelten Budgets haben die Vertragsärzte zum III. Quartal 1997 die Praxisbudgetierung eingeführt. Kurz gesagt, wird jedem Arzt eine bestimmte Fallpunktzahl zugestanden, Überschreitungen der Fallzahlen und Fallpunkte werden nicht vergütet. Das Abrechnungsverhalten für Patienten und in bestimmten Leistungsgruppen hat sich von 1995 bis 1998 nur in sehr wenigen (hier untersuchten) Bereichen verändert. Eine Steuerung der tatsächlichen Leistungserbringung über Praxisbudgets scheint aufgrund der vorliegenden Untersuchungen fraglich.

Tabelle 70:   Regelung von Mehr- und Mindererlösen im Krankenhaus

Abrechnungsart	Mehrerlöse/Ausgleiche	Mindererlöse
Fallpauschalen / Sonderentgelte (§ 11 Abs. 8 BPflV '95)	50 % - 75 % (je nach Sachmittelanteil)	+ 50 % (der Fallpauschale)
Budget (§ 12 Abs. 4 BPflV '95)	85 % - 90 % (je nach Höhe der Überschreitung)	+ 50 % (der Erlössumme Pflegesatz)

---

[237] Der Referentenentwurf GKV-Gesundheitsreform 2000 sieht für Modelle der Integrierten Versorgung vor, daß abweichende Vereinbarungen von integrations-behindernden Finanzierungsgesetzen und daraus entstandenen Regelungen getroffen werden können.

[238] Vorausberechnungen gehen von 1,6 % aus.

[239] KBV (1999)

Im **Krankenhausbereich** schreibt das GKVSolG auf der Grundlage der BPflV '95 eine strenge Fortschreibung der Krankenhausbudgets von 1998 vor. Zahlungen der Krankenkassen bei Mehr- und Mindererlösen eines Krankenhauses sind gesetzlich in der BPflV '95 geregelt.

Die in der Wirkung konkurrierenden Entgeltsysteme im ambulanten und stationären Bereich führen zu folgender Situation: Der ambulante Behandlungsfall als Substitution eines stationären Falles kostet damit tatsächlich die ambulanten Mehrkosten in der erbringenden Arztpraxis – einmal abgesehen von möglichen Regreßzahlungen bei Überschreitungen, für den die Krankenkasse aufgrund der Gesamtbudgetierung nicht mehr zahlen muß. Derzeit finanziert die Krankenkasse gesondert ausgewiesene Netzmehrleistungen bei Krankenhausvermeidung, in Kiel beispielsweise die sogenannten O.K.-Fälle. Gesetzlich verpflichtet muß die Krankenkasse für den Mindererlös im jeweiligen Krankenhaus zahlen. Die Höhe der Ausgleichszahlungen für einen substituierten Krankenhausfall richtet sich nach der Abrechnungsart (Fallpauschale/Budget) und ist am Beispiel Appendektomie (Fallpauschale, vgl. Tabelle 71) exemplarisch vorgeführt. In Bereichen mit hohen Liegezeiten, wie z. B. bei Patienten mit chronischer Herzinsuffizienz, sind die Erlöse deutlich über den Kosten (in den Größenordnungen von DM 9.500,- zu DM 4.870,-), weil der Pflegesatz Abschlagszahlungen auf das Budget darstellt.

Die Substitution von Krankenhausleistungen ist zusätzlich durch das Arzneimittelbudget der niedergelassenen Ärzte problematisch. Aufgrund derzeitiger Rechtslage haften die Vertragsärzte sowohl kollektiv als auch individuell für die Überschreitung des Arzneimittelbudgets (vgl. Abbildung 174), dessen Basis zwischen KV und Krankenkassen umstritten ist. Der Arzneimittelbereich ist z. B. ein Grund, warum sich ambulante Spezialtherapien wie Chemotherapie schwierig umsetzen lassen.

Abbildung 174: Starre Budgetierung und Substitution stationärer Leistungen

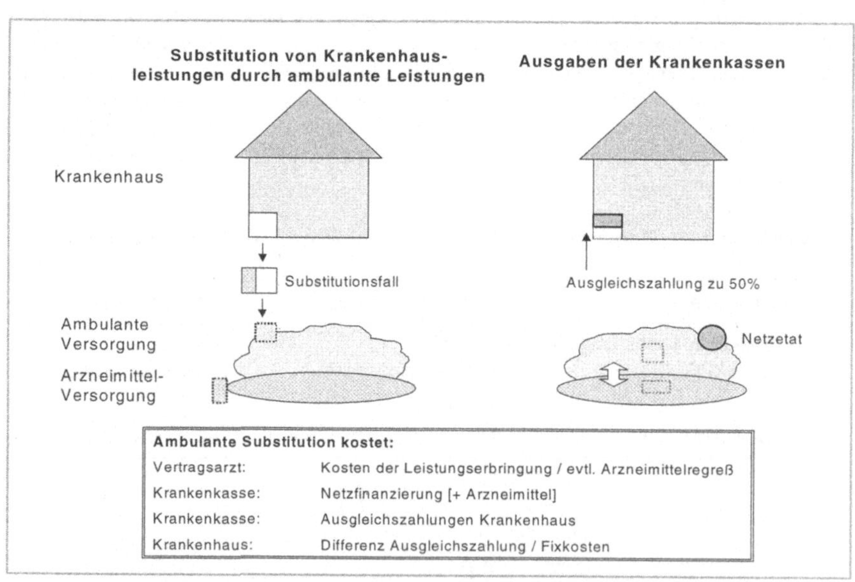

Die Schwierigkeit, eine sektorenübergreifende Versorgung umzusetzen, liegt auch in den unterschiedlichen Finanzierungssystemen. Die GKV-Gesundheitsreform 2000 sieht für „Integrierte Versorgungs-Modelle" die Möglichkeit vor, abweichende Regelungen zu treffen.

Tabelle 71:   Krankenhausvermeidungsfall am Beispiel Appendektomie

Beispiel ambulante Operation		Beispiel stationäre Operation	
Extirpation des Wurmfortsatzes (Appendektomie)		FP 12.05 Appendektomie	
Kosten ambulant:	ca. DM 1.950,-	Kosten stationär:	ca. DM 3.400,-
Mögliche Einsparung je Vermeidungsfall:	DM 1.450,-	**Aber:**	
		Ausgleichszahlungen (ceteris paribus) der Krankenkasse:	Ca. DM 1.700,-
		Zusätzliche Kosten:	DM + 250,-

▶ Die von den Vernetzten Praxen zwischen 1996 und 1998 erwirkten rechnerischen Einsparpotentiale bewegen sich im Promillebereich der Krankenkassenbudgets insgesamt bzw. bis zu 2 % des Krankenhausbudgets einer jeweiligen Krankenkasse. Von zukünftigen Umverteilungen der Ressourcen aufgrund der Wirkungen Vernetzter Praxen kann bei derzeitiger Organisation des Gesundheitswesens also nicht ausgegangen werden.

7.3 Diskussion qualitativer und quantitativer Ergebnisse

Das System der ambulanten und stationären Gesundheitsversorgung ist im großen und ganzen außerordentlich stabil – trotz diverser Reformen und Modellprojekte, wie die differenzierten patientenbezogenen Analysen zu Vernetzten Praxen offenbaren. Veränderungen lassen sich in kleinen Schritten nachweisen; sie sollen noch einmal im Zusammenhang diskutiert werden.

Stationäre Versorgung

Insgesamt ist die Leistungserbringung im Krankenhaus noch stabil, allerdings scheinen in Rendsburg erste Veränderungen sichtbar zu werden, da hier die Kosten für Krankenhausbehandlung Rendsburger Patienten geringer werden. Grundsätzlich haben Leistungsveränderungen wahrscheinlich ihren Ursprung durch neu hinzugezogene Ärzte (z. B. erhöht ein neuer Wirbelsäulen-Chirurg in Kiel die Anzahl der neurochirurgischen Eingriffe) und gesetzliche Regelungen/Vergütungsregelungen im Krankenhaus. Die Schwankungen in der Leistungserbringung entstehen also durch individuelle Leistungsänderungen der Häuser, die selbstverständlich durch den zunehmenden Wettbewerb der ambulanten und stationären Leistungserbringer induziert sein können.

Insgesamt erhöhen sich die Fallzahlen und Pflegetage für die Versicherten (AOK-Schleswig-Holstein), auch wenn sich die durchschnittliche Verweildauer pro Krankenhausaufenthalt verringert. Trotzdem ist die Anzahl der „Kurzlieger" im Krankenhaus nicht wesentlich verändert; auch die belegärztliche Tätigkeit hat in den Netzregionen nicht zugenommen. In Rendsburg, wo sich die niedergelassenen Ärzte seit 1996 aktiv um eine Verringerung der Krankenhausleistungen für ihre Patienten kümmern, ist ein Rückgang der Pflegetage und der Verweildauer für die VdAK/AEV-Patienten deutlich zu messen. Das Diagnosespektrum der stationär versorgten Patienten deutet auf einen höheren Schweregrad hin.

Die Vernetzten Praxen können die Struktur der Krankenhauszugänge (noch) nicht ändern, vor allem nicht die Zahl der sogenannten „Selbsteinweiser" reduzieren. Hier kann wahrscheinlich nur in Kooperation mit dem Krankenhaus eine Veränderung bewirkt werden (vgl. Kapitel 7.4).

Wiederaufnahmen in ein Krankenhaus nehmen in ganz Schleswig-Holstein zu, insbesondere in der Inneren Medizin. Hierfür sind Tumorerkrankungen und koronare Herzerkrankungen der Patienten verantwortlich. Grundsätzlich gibt es erhebliche regionale Differenzen in den Wiederaufnahmequoten bezogen auf bestimmte Diagnosen. Hier deuten sich unterschiedliche Patientenkarrieren als Folge unterschiedlicher Diagnostik- und Therapiewege der regionalen Krankenhäuser ab. Ältere Menschen (über 60 Jahre) sind tendentiell vermehrt im Krankenhaus – inwieweit diese Entwicklung morbiditätsbedingt ist oder „mit freien Kapazitäten" der Krankenhäuser zu tun hat, vermag diese Analyse nicht zu klären.

Im Vergleich zu Maßzahlen der *managed care organizations* nehmen die Schleswig-Holsteiner mindestens dreimal so häufig Krankenhauspflege in Anspruch – mit Sicherheit ist insgesamt das sogenannte „Substitutionspotential" akutstationärer Leistungen noch nicht ausgeschöpft, wie auch differenzierte Analysen für chirurgische und internistische Indikationsdiagnosen zeigen.

Bereich	Ergebnis		Netzerfolg
Stationär	(1)	Reduktion der Fallzahlen, Verweildauer und Kosten (nur MQR)	+
	(2)	Stabilität der Fallzahlen je Fachabteilungen und unveränderte Diagnosestruktur (RPN-K)	0
	(3)	Stabilität von Anteil und Diagnosestruktur der Kurzlieger (RPN-K)	0
	(4)	Regionale Verschiedenheiten der Wiederaufnahmequoten	0
	(5)	Offenlegung Einsparpotentiale und Substitutionspotentiale	± 0

<u>Bewertung</u>: ++: sehr positiver Erfolg; +: eher positiver Effekt; 0: neutral, Dokumentation über Begleitforschung; -: eher negativer Effekt; --: kein Erfolg. Die Bewertung ist von der Begleitforschung vorgenommen und ist als Vorschlag zu interpretieren.

Ambulante Versorgung

Die Quartalsabrechnung hat den größten Einfluß auf die Abrechnung von Leistungen und auf das gesamte Geschehen in der ambulanten Versorgung. Kollektive Leistungsveränderungen einer ansonsten stabilen Leistungserbringung sind während der nationalen Feiertage und im Sommer-Urlaubsmonat zu beobachten. Bei den Fachärzten ist die Anzahl der behandelten Patienten und die Anzahl abgerechneter Punkte in diesen Zeiten gering, dagegen steigen die Notfallbehandlungen. Bei Fachärzten wie Augenärzten oder Urologen sind die saisonalen Schwankungen deutlicher ausgeprägt als bei hausärztlich tätigen Ärzten. Die erbrachten Leistungen sind ansonsten über das Jahr erstaunlich stabil, beispielsweise Untersuchungen oder Röntgen; auffällig ist lediglich der erhöhte Beratungsbedarf zu Jahresbeginn.

Bestimmte Leistungen, die für Vernetzte Praxen im Sinne intensiverer ambulanter Betreuung kennzeichnend sind, steigen im landesweiten Vergleich insbesondere für die Rendsburger Ärzte: Konsile und Arztbriefe.

Neben der Quartalsrhythmik wird die Leistungserbringung auch durch die Praxis-Budgetierung gesteuert: Beispielsweise sinken die durchschnittlichen Behandlungen pro Fall/Quartal landesweit. Die Überweisungen nehmen seit III/97 sprunghaft zu. Die Patientenfallzahlen steigen. Das System der Praxisbudgetierung mit Ordinationsgebühr ermöglicht Umsatzzuwächse einer Arztpraxis nur über die Erhöhung der Fallzahlen, nicht mehr über die Leistungsdichte pro Patient (wie bei reiner Einzelleistungsabrechnung).

Die Rendsburger Ärzte lösen sich – möglicherweise aufgrund ihres stabilen, netzeigenen Honorartopfes (vgl. Abbildung 12) einer überschaubaren Arztgruppe – aus dieser Mechanik („Hamsterrad"). Die Behandlungsintensität wird lediglich moderat geringer, die Überweisungen nehmen nicht sprunghaft zu, auch die „Fallzahlakquise" fällt gemäßigter aus (+ 10,30 % in Rendsburg im Vergleich zu + 17,56 % in Schleswig-Holstein vom 2. Halbjahr 1996 zum 2. Halbjahr 1998 für VdAK/AEV-Patienten, ähnlich auch für AOK-Patienten: + 1,68 % in Kiel und + 4,81% in Schleswig-Holstein im Vergleich 1997 zu 1998). Leider ist diese Entwicklung zweischneidig: Alles, was die Netzärzte weniger tun, wird ihnen später zu Last gelegt. Entweder übernehmen sie nicht genügend Leistungen aus dem Krankenhaus oder diese Übernahme ist wohl doch mit weniger Leistung möglich; vielleicht haben sie „vorher" unnötige Leistungen erbracht. Diese Ambivalenz des „Ausstiegs aus dem Hamsterrad" wird den Netzärzten bewußt (vgl. Abbildung 13).

Bereich	Ergebnis	Netzerfolg
Ambulant	(1) MQR: Leichte Erhöhung des Punktwertes	+
	(2) MQR: Erhöhte Steigerungsrate ambulanter Operationen für Rendsburg	++
	(3) MQR: Steigerung der Zweitmeinungen von Allgemeinärzten	+
	(4) MQR/RPN-K: Moderate Verringerung der Arzt/Patientenkontakte im Vergleich zu Schleswig-Holstein	+
	(5) MQR/RPN-K: Intensive Patientenbehandlung d. aktiven Netzärzte	+
	(6) Kaum Doppeluntersuchungen (anhand Indikatoren) nachweisbar	++
	(7) MQR: Deutlicher Anstieg Patientenbriefe	++
	(8) Regionale Unterschiede in ambulanten Leistungen für Patienten minimal	0
	(9) EBM III/97: Auswirkungen auf Punktzahlanforderungen / Leistungsgeschehen relativ gering	0
	(10) MQR/RPN-K: Einsparungen im ambulanten Bereich	± 0
Schwach-	▪ Fallzahlzuwachs für aktive Netzärzte	0
stellenanalyse	▪ Differenzierung in aktive Netzmitglieder und Mitglieder	0

<u>Bewertung</u>: ++: sehr positiver Erfolg; +: eher positiver Effekt; 0: neutral, Dokumentation über Begleitforschung; -: eher negativer Effekt; --: kein Erfolg. Die Bewertung ist von der Begleitforschung vorgenommen und als Vorschlag zu interpretieren.

Schwachstellenanalyse

Eine weiterführende Schwachstellenanalyse – das eigentlich mit *managed care*-Instrumenten vergleichbare Element Vernetzter Praxen – offenbart, daß es deutliche Unterschiede im Verhalten der Ärzte gibt, wenn nach dem Kriterium „Aktive Netzärzte" und „Übrige Netzärzte" unterschieden wird. Grundsätzlich ist die Fallzahl der Aktiven Netzärzte höher als die der übrigen Netzärzte, wobei die Aktiven ihre Fallzahl und Patientenkontakte über den Projektzeitraum erhöhen. Dies kann im Sinne des Netzes eine Intensivierung der ambulanten Versorgung bedeuten. Kritiker sprechen dagegen von „Fallzahlvermehrung durch Ringüberweisungen".

Die Schwachstellenanalyse kann auch die sogenannten O.K.-Fälle bzw. das Einweisungsverhalten transparent darstellen: Es gibt einige Ärzte, die vergleichsweise viele Patienten mit internistischen Diagnosen in ein Krankenhaus einweisen, die z.T. auch ambulant betreut werden könnten. Auch einige Chirurgen weisen Patienten zu Operationen in ein Krankenhaus ein, die teilweise auch ambulant durchgeführt werden könnten.

Die aufgezeigten Schwachstellenanalysen sind ein erster Weg, das Versorgungsgeschehen zu hinterfragen; sie müssen weiter in erklärenden Details fortschreiten, so wie es für das Regionale Praxisnetz Kiel mit der AOK-Schleswig-Holstein auch durchgeführt wird.

Tabelle 72: Aktive Netzärzte und übrige Mitglieder im Vergleich

Analyse (Datengrundlage)	Aktive Netzärzte[#]	Übrige Mitglieder
Fallzahl pro Praxis(VdAK/AEV)	⇧⇧	⇔*
Patientenkontakte pro Praxis (VdAK/AEV)	⇧	⇩
Behandlung je Patient (VdAK/AEV)	⇔	↘
Überweisungen pro Praxis (VdAK/AEV)	↗	⇩
Notfälle pro Praxis (VdAK/AEV)	↗	↗
Krankenhausfälle pro Patientenzahl (AOK-S.H.)	⇔	↗*
Absolute Anzahl Krankenhausfälle (AOK-S.H.)	⇔	↗

[#] Auswahl der aktiven Netzärzte durch die KVSH

* auf niedrigerem Niveau

⇧⇧ deutliche Steigerung; ⇧ Steigerung; ↗ geringe Steigerung; ⇔ stabile Verhältnisse, keine Änderung, ↘ geringe Minderung, ⇩ Verringerung

Arzneimittel

Die Arzneimittelkosten nähern sich in Kiel von einem überdurchschnittlichen Kostenvolumen pro Patient und Quartal dem Landesdurchschnitt, so daß die Steigerungsrate im Vergleich zum Landesdurchschnitt geringer ist: Dies kann als ein kollektiver Erfolg des Regionalen Praxisnetzes Kiel bewertet werden. Allerdings ist das Substitutionspotential kostenintensiver Originalpräparate zugunsten von Generikapräparaten noch nicht ausgeschöpft. Die erheblichen regionalen Differenzen der Verordnungen sprechen dafür (z. B. zwischen Kiel und Lübeck), daß hier nicht nur medizinische Gründe oder die Lehrmeinung von Universitätsprofessoren bei der Wahl der Verordnung eine Rolle spielen.

Bereich	Ergebnis	Netzerfolg
Arzneimittel	▪ RPN-K: Verordnungsvolumen steigt moderater als Landesdurchschnitt	+
	▪ Regionale Differenzen im Verordnungsverhalten der Fachgruppen (z. B. Kiel und Lübeck)	0
	▪ Substitutionspotential der Originalpräparate durch Generika noch nicht ausgeschöpft	-

Bewertung: ++: sehr positiver Erfolg; +: eher positiver Effekt; 0: neutral, Dokumentation über Begleitforschung; -: eher negativer Effekt; --: kein Erfolg. Die Bewertung ist von der Begleitforschung vorgenommen und als Vorschlag zu interpretieren.

Patientenkarrieren

Komplexe Patientenkarrieren aufzuzeigen, ist die eigentliche Konsequenz Vernetzter Praxen. Patientenkarrieren machen die durch Ärzte veranlaßten Leistungen deutlich. Diese Analysen zeigen verschiedene Trends: Beispielsweise insbesondere die Zweitmeinung unter Allgemeinärzten. Offensichtlich zeichnet sich für jedes Fachgebiet ein individueller Bedarf an Zweitmeinung ab. Doppeluntersuchungen spielen im ambulanten Bereich keine nennenswerte Rolle.

Die Rendsburger Ärzte intensivieren ihre ambulante Betreuung nach (bestimmten) chirurgischen Operationen. Grundsätzlich ist die ambulante Betreuung vor und nach einer Operation nahezu unabhängig davon, ob die Operation ambulant oder stationär durchgeführt wird.

Die Leistungsinanspruchnahme in Kiel oder Schleswig-Holstein von Patienten mit Kreuzbandruptur ist verschieden; die Gesamtkosten der Patientenkarriere differieren um rund
DM 1.700,-.

Bereich	Ergebnis	Netzerfolg
Patienten- karrieren	(1) MQR: Intensivierung ambulanter Betreuung nach chirurgischen Opera- tionen	+
	(2) Ambulante Betreuung vor und nach einer Operation unabhängig von sta- tionärer oder ambulanter Durchführung, insgesamt auf konstant hohem Niveau	+
	(3) RPN-K: O.K.-Fälle doch im Beobachtungszeitraum im Krankenhaus	·
	(4) Patientenkarriere für einzelne Indikationen (z. B. Kreuzbandruptur) mit zugehörigen Kosten kalkulierbar (insbesondere veranlaßte Leistungen)	0
	(5) AOK: Dichte fachärztliche Betreuung von (identifizierten) Diabetikern, aber (noch) netzunabhängig	++

<u>Bewertung</u>: ++: sehr positiver Erfolg; +: eher positiver Effekt; 0: neutral, Dokumentation über Be-
gleitforschung; -: eher negativer Effekt; --: kein Erfolg. Die Bewertung ist von der Begleitforschung
vorgenommen und als Vorschlag zu interpretieren.

Einschätzungen der Patienten und beteiligten Ärzte in Rendsburg

Aus der Sicht der befragten Beteiligten ist die Bewertung der Vernetzten Praxen positiv,
wobei sicherlich auch nur die engagierten und motivierten Patienten wie Ärzte einen Fragebogen beantwortet haben.

Die „weichen" Befragungsergebnisse deuten einen Netz-Effekt an, der sich auch in den
„harten" Abrechnungsdaten wiederfindet: In Rendsburg gibt es einen deutlichen Trend zur
Einholung einer Zweitmeinung, allerdings sind doppelte Untersuchungen wahrscheinlich
nicht weniger geschehen. Im Gegensatz zur Zufriedenheit mit ihrem betreuenden Arzt sind
die Patienten mit der Anlaufpraxis noch nicht so zufrieden[240] – sie muß sich weiter etablieren und trägt dann auch zur meßbaren Bekanntheit der MQR bei. Die Kooperation der Ärzte
wird zunehmend besser bewertet; es entsteht ein Bewußtsein zur gemeinsamen Verbesserung von Diagnostik und Therapie.

Bereich	Ergebnis	Netzerfolg
Patienten- meinung	▪ MQR: Insgesamt positive Arztbewertung	+
	▪ MQR: Qualität signifikant höher bewertet für MQR als für S.H.	+
	▪ Höherer Grad an Zweitmeinung eingeholt	+
	▪ Mit medizinischer Qualität der Anlaufpraxis nicht so zufrieden	·
	▪ Hausarzt koordiniert nicht die Pflege nach einer ambulanten OP	·
Arzt- befragung	▪ MQR: Trend zur Änderung von Diagnostik und Therapie aufgrund von Empfehlungen	+
	▪ MQR: Trend zur Teilnahme an Qualitätszirkeln	+

---

[240] Die Patientenbefragung findet im IV. Quartal 1997 nach knapp einem Jahr Betrieb statt. Die Anlaufpraxis ist jetzt
[Juli 1999] in Rendsburg etabliert.

7.4 Ursachenanalysen der Wirkungen Vernetzter Praxen

Die Komplexität der Gesundheitsversorgung macht gezielte Eingriffe schwer; Aktionen im Gesundheitswesen bleiben nicht ohne Reaktionen der „Gegenspieler". Eine Reihe von Gründen hat den erwarteten Erfolg der Vernetzten Praxen in Frage gestellt:

(1) Die Versicherten der Krankenkassen sind bewußt nicht in das Netz eingebunden. Wenn Ärzte die medizinische Versorgung wirtschaftlicher gestalten wollen, sollte auch der Patient einen Anreiz haben, medizinische Leistungen in geringerem Maße in Anspruch zu nehmen.

<u>Denkbare Ansätze für eine Weiterentwicklung z. B. durch</u>

- Verankerung von Bedingungen für die Teilnahme von Versicherten an Modellvorhaben durch den Verwaltungsrat der Krankenkasse[241]
- Beitragsvariationen, Bonusregelungen (vgl. GKV-2000 § 140, vgl. Kapitel 2.4)
- Zuzahlungen, Kostenerstattungen (vgl. Kapitel 4.4.3)

(2) Die Krankenhäuser sind anfangs nicht positiv in das Konzept der Vernetzten Praxen integriert. Aufgrund des Zieles, stationäre Leistungen ambulant zu erbringen, haben die Krankenhäuser gegengesteuert: Konservative Fälle in operativen Fächern sind erhöht; auch die Fallzahl beispielsweise in der Rendsburger Krankenhaus-Ambulanz ist gestiegen. Diese Anfangsschwierigkeiten sind durch strukturierte Kooperation der MQR-Ärzte und des Krankenhauses überwunden, so daß beispielsweise die Anlaufpraxis im April 1999 im Krankenhaus eingerichtet wird (vgl. Kapitel 3.4.5.1).

<u>Denkbare Ansätze für eine Weiterentwicklung z. B. durch</u>

- dreiseitige Verträge zwischen niedergelassenen Ärzten, KV und Krankenhaus
- ambulant-stationäre Fallpauschalen (vgl. GKV-2000, Kapitel „Verträge und Material")
- Komplexpauschalen (vgl. Kapitel 8.3)
- Beteiligung des Krankenhauses und der Niedergelassenen an der Anlaufpraxis bzw. Zentralen Aufnahmestation (vgl. GKV-2000 zur Sicherstellung des Notdienstes, Kapitel „Verträge und Material")

(3) Die Vernetzten Praxen haben noch kein verantwortliches Management sondern eine „Quasi-Selbstverwaltung" („Klein-KV"), deren Organe, Arbeitsgruppen und Qualitätszirkel letztendlich keine Befugnisse haben – insbesondere keine Finanzverantwortung. Die Rollen, Verantwortlichkeiten und Interessenslagen sind ambivalent gestaltet und führen zur Unmöglichkeit, Vernetzte Praxen zu *managen*.

<u>Denkbare Ansätze für eine Weiterentwicklung z. B. durch</u>

- Abschluß von rechtskräftigen Verträgen unter den Ärzten (vgl. Kapitel 8.1)
- Bestellung eines Geschäftsführers
- Reduktion der Sitzungstägigkeit

(4) Die Zieldefinition von Vernetzten Praxen ist für den einzelnen Arzt eher vage, insbesondere die kollektiven Leistungs- und Erfolgsbeschreibungen.

<u>Denkbare Ansätze für eine Weiterentwicklung z. B. durch</u>

- datenbasierte Analysen konkreter Ziele unter Berücksichtigung von (3) definieren
- Einbinden von medizinischen Zielen

(5) Das finanzielle Anreizsystem der Vernetzten Praxen kann sich gegen traditionelle Mechanismen der ärztlichen Vergütung nicht durchsetzen. Problematisch sind die

---

[241] Bisher sind Satzungsänderungen zwingend notwendig. Der Bundesverband Managed Care e.V. fordert gleichzeitig die Verankerung der Wahlfreiheit der Versicherten und der Leistungserbringer, an alternativen Versorgungsmodellen teilzunehmen sowie die Schaffung finanzieller Möglichkeiten und Anreize für Versicherte, die an Modellvorhaben und Strukturverträgen teilnehmen; MEYER-LUTTERLOH (1999)

pauschalierten Prämien ohne Leistungsbezug, die pauschale Punktwertstützung und die überproportionale Honorierung von Verwaltungstätigkeit.

Denkbare Ansätze für eine Weiterentwicklung z. B. durch

- Erprobung leistungsorientierter Vergütungssysteme (vgl. Kapitel 8)

- „Netzbudget" (vgl. GKV-2000 im Kapitel „Verträge und Material")

(6) Die Beteiligten können keine direkte wirtschaftliche Verantwortung spüren: Die „Allgemeinheit" – Patienten, Ärzte, Kassen und KV – zahlt letztendlich bei Mißerfolg.

Denkbare Ansätze für eine Weiterentwicklung z. B. durch

- konkrete vertragliche Vereinbarungen

- Austritt/Ausschluß von Leistungserbringern (derzeit sozialrechtlich allerdings nicht möglich)

- „Netzbudget" (vgl. GKV-2000 im Kapitel „Verträge und Material")

- Stärkung der Patienteninteressen (vgl. GKV-2000 im Kapitel „Verträge und Material")

(7) Das Prinzip von Behandlungsleitlinien zur Arzt- und Patientensteuerung wird noch nicht angewandt, so daß weitere Steuerungsinstrumente, die hierauf aufbauen, gar nicht zum Einsatz kommen (v.a. *case management*)

Denkbare Ansätze für eine Weiterentwicklung z. B. durch

- Analyse der Patientenstruktur

- Beginn bei häufigsten Diagnosen, gemeinsame Behandlungsleitlinien aufzubauen (inklusive Arzneimittel)

- datenbasierte Qualitätszirkel unter Einbindung von *Evidence Based Medicine*

- Möglichkeiten für *case management* über Aufbau einer Datenbank über regionale Leistungserbringer mit Unterstützung von den Krankenkassen; Einbindung von Interessensverbänden.

(8) Der Patientenbegleitbrief kann derzeit nicht zur weitergehenden Analyse der Gesundheitsversorgung genutzt werden; offensichtlich wird er von den Ärzten nicht immer bevorzugt (gilt für RPN-K, nicht für MQR).

Denkbare Ansätze für eine Weiterentwicklung z. B. durch

- Entwicklung eines computer-erfaßbaren Dokumentes

- Standardisierte Patientenangaben

- gleichzeitig Nutzung zur Auswertung (Leitlinie, Qualitätszirkel)

(9) Aufgrund mangelnder Datenlage insbesondere zu Beginn des Modellprojektes konnte die Projektgruppe die MQR nicht datenbasiert und zeitnah steuern. Auch Arzneimittel-Verordnungsanalysen können in Rendsburg nicht zeitnah umgesetzt werden. Für das RPN-K wird über die zeitnahe Erfolgsrechnung die Zielerreichung überprüft.

Denkbare Ansätze für eine Weiterentwicklung z. B. durch

- Zeitnahe Erfolgsrechnung für alle Vernetzten Praxen – dies wird seit 1999 bereits mit einer Erfolgsrechnung und weiteren Informationen im Netzdossier umgesetzt (vgl. Kapitel 8.1)

- Aufbau von Datenbanken und Datenanalysen

- Gemeinsames Arbeiten an (politischen) Umsetzungen (vgl. Kapitel 8)

(10) Der gesundheitspolitische Kurs in Schleswig-Holstein hat zur Gründung weiterer Praxisnetze geführt, statt die erfolgsorientierte Etablierung der Medizinischen Qualitätsgemeinschaft/des Regionalen Praxisnetzes Kiel zu intensivieren.

Regionale Praxisnetze wie in Kiel sind aus der Erfahrung der MQR-Gründung ein Jahr zuvor entstanden. In ihrer Entwicklung haben sie sich gegenseitig beeinflußt. Das RPN-K hat etwa die dreifache Anzahl an Ärzten in einer Organisation zu integrieren versucht, so daß die Erfolgsaussichten noch schwieriger sind.

Umsteuerung der Patientenströme als Problem

Nicht nur diese Rahmenbedingungen[242] programmieren einen unsicheren Erfolg, auch die Grundannahme der Umsteuerung des Systems birgt Risiken und Unbekanntes in sich:

(1) „Geld folgt der Leistung" und

(2) „Ambulant [vertragsärztlich] vor stationär".

Die Analysen der vertragsärztlichen Leistungserbringung zeigen deutlich, daß in vielen Fällen „die Leistung dem Geld folgt"[243] und Vernetzte Praxen daher finanzielle Steuerungsinstrumente für die Netzziele einbauen sollten[244].

Die Umsteuerung „ambulant vor stationär" müßte eigentlich am Ausgangspunkt des Gesundheitssystems, also beim individuellen Patienten beginnen, der über Preisrelationen üblicherweise in seinen Entscheidungen beeinflußt wird (vgl. Abbildung 175). Die Vernetzten Praxen innerhalb der GKV bremsen die Entscheidungen zur Inanspruchnahme professioneller Hilfe bei Beschwerden/Erkrankungen des Patienten eher nicht, anders als dies bei privaten Versicherungen oder *managed care*-Versicherungen gestaltet ist. Durch die erweiterte vertragsärztliche Präsenz und die zusätzliche Anlaufpraxis der Vernetzten Praxen kann der Patient sogar noch leichter „fremde *inputs*" nutzen (und damit Kosten verursachen). In den Vernetzten Praxen ist die freie Arztwahl nicht eingeschränkt – im Gegenteil, durch das Zweitmeinungsverfahren *second opinion* wird die Arztinanspruchnahme ausgedehnt (Fallzahlerhöhung).

Die Einflußnahme der Vernetzten Praxen auf den **Patienten** ist von der Konzeption relativ schwach ausgeprägt. Das Verhältnis des Versicherten zu seiner Krankenkasse ändert sich nicht. Auch die Ärzte vor Ort wollen keine „Zweiklassen-Medizin" und behandeln alle Patienten unabhängig von ihrem Versichertenstatus. Die Patienten erhalten lediglich schriftliche Information, ggf. Auskunft am Schalter der Krankenkasse und natürlich von der Arztpraxis, dem Arzt oder seinem Team.

Daß die Krankenkassen mit den Vernetzten Praxen nicht in erster Linie den Patienten, sondern den Leistungserbringer steuern wollen, hängt eng mit dem Grundverständnis der Solidarität in der GKV zusammen[245]. Dem Sozialgesetzbuch zufolge steht das Solidarprinzip für die Kombination aus einkommensabhängiger Beitragserhebung und beitragsunabhängiger Inanspruchnahme medizinischer Versorgungsleistungen, sowie auch die beitragsfreie Mitversicherung von Familienangehörigen (§§2(2), 3 SGB V). Diese Grundsätze stehen bei Konzepten der Patientensteuerung zur Disposition, wie *managed care* zeigt.

Die Vernetzten Praxen wollen also mit ihrem Grundsatz „ambulant vor stationär" dazu beitragen, daß die **ambulante vertragsärztliche Versorgung** mit verringerten „fremden *inputs*", also beispielsweise Krankenhaus- oder Arzneimittelversorgung, auskommt. Diese pauschale Zieldefinition erweist sich im Einzelfall als wenig geeignet, Patientenwünsche ärztlicherseits zu beeinflussen oder das eigene ärztliche Verhalten zu ändern. Der Ansatz limitiert sich selbst, da einerseits die vertragsärztliche Leistung persönlich erbracht werden muß (auch eigene *inputs*) und andererseits die Leistung/Abrechnung budgetiert ist. Daher betonen die Mitglieder Vernetzter Praxen, daß sie für Mehrarbeit im Rahmen ihrer Netztä-

---

[242] Vgl. zusätzlich Kapitel 7.2 „Budgetierung"

[243] Vgl. v.a. Kapitel 2.3, Kapitel 6.3 und 6.4

[244] Vgl. Kapitel 8, beispielsweise I$_b$GN oder Komplexpauschalen; vgl. Ansätze und Ideen des GKV-2000 (vgl. Kapitel 10 „Verträge und Material").

[245] STILLFRIED (1997a, b)

tigkeit honoriert werden müssen.[246] Der Netzarzt hat bei genauerer Betrachtung einen sehr geringen Vorteil von der ihm zugedachten Rolle als wachsamer *gate keeper*.

Abbildung 175:   **Vereinfachte Systemanalyse des Gesundheitswesens[247]**

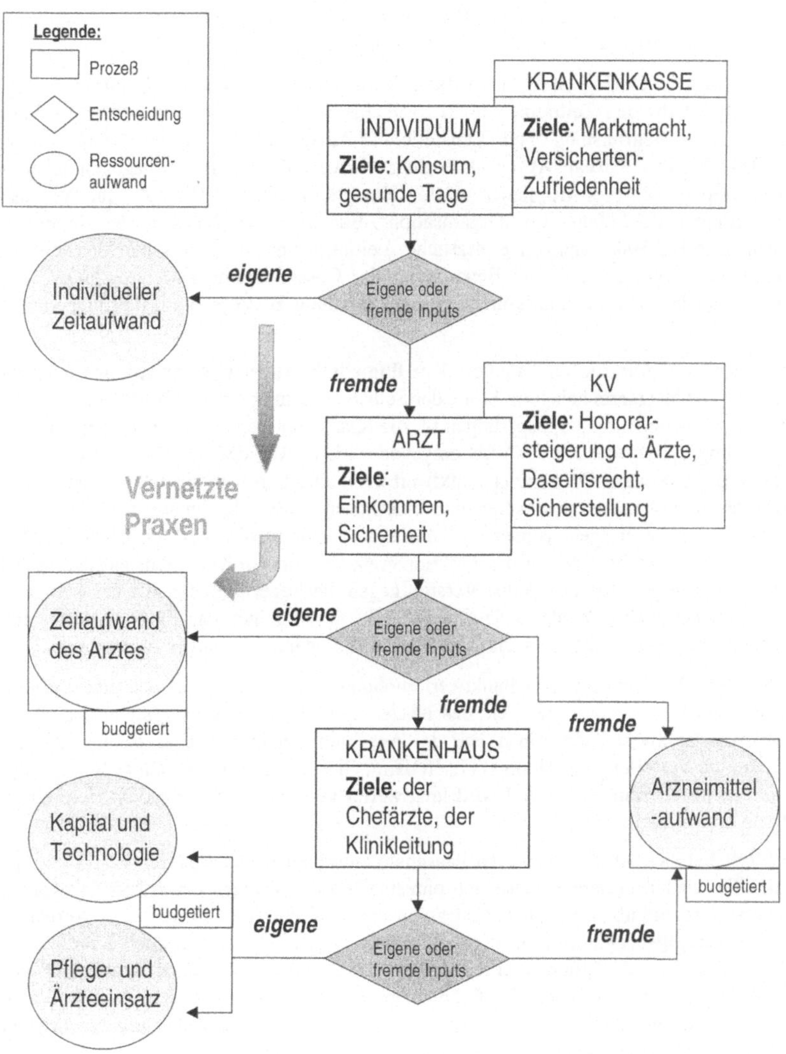

---

[246] Vgl. Richtlinien und Grundlagen der MQR, Ziele: Die Honorierung von Mehrleistungen (Nr. 3) wird noch vor der Steigerung der Versorgungsqualität im ärztlichen und nichtärztlichen Bereich genannt (Nr. 5).

[247] Nach BREYER und ZWEIFEL (1997); eigene Analyse

Die Umsteuerung im Gesundheitswesen wollen die Ärzte der Vernetzten Praxen auf freiwilliger Basis bewerkstelligen mit einer Organisation, die direkt der ärztlichen Selbstverwaltung entlehnt ist (vgl. Abbildung 21). Die Organisation zeichnet sich durch gewählte Vertreter aus, die sich zwar gegenüber ihren Mitgliedern rechtfertigen müssen – nicht aber mit einem guten Bilanzerfolg oder einer guten Rendite. Die Auftraggeber – Krankenkassen – sind Mahner im Hintergrund, haben aber keine direkte Rechtsbeziehung zu den Akteuren, also den Ärzten: das Grundproblem des „Nicht-Marktes" (vgl. Abbildung 3). Die Zusammenführung der Beteiligten in der „Projektgruppe" als Lenkungsorgan ist in der Prozeßsteuerung der Vernetzten Praxen noch nicht erfolgreich genug.

Ein grundsätzliches **Organisationsproblem** wird bei der Haushaltsbetrachtung der MQR (VdAK/AEV) für den Zeitraum von 01.07.98 bis 30.06.99[248] deutlich, wenn die Kosten „Medizinische Mehrleistung" und „Leitstelle und Anlaufpraxis"[249] weiter differenziert werden: DM 226.000,- wird als Aufwand für die Selbstverwaltung, also Managementleistungen und Sitzungen der MQR-Mitglieder gezahlt. Hinzu kommen DM 195.000,- für Personalkosten, weitere DM 225.000,- für „Organisation". Für ärztlichen Dienst in der Anlaufpraxis werden DM 102.500,- (inklusive ärztliche Leitung) und medizinische Mehrleistungen DM 320.000,- veranschlagt. Bei Betrachtung der Gesamtsumme DM 1.151.500,-[250] ergibt sich ein ineffizientes Verhältnis medizinischer Leistung zu Verwaltungsleistung von etwa 1 : 2.

Die Steuerung der ärztlichen Tätigkeit über **finanzielle Anreize** ist letztendlich noch nicht gelungen. Die Netzärzte haben im Sinne der Selbstverwaltung einen „HVM" entwickelt. Die Netzärzte wollen nicht nur Einsparungen für die Krankenkassen erwirken, sondern auch dem Honorierungssystem der KBV/KVSH entgegen wirken: Ausstieg aus dem Hamsterrad und ein höherer Punktwert. Ein höherer Punktwert kann aber nur dann entstehen, wenn sich die Netzärzte untereinander einig wären und einen bestimmten gleichmäßigen Anteil an Leistungen weniger erbringen würden. So könnte die Gemeinschaft aus dem Hamsterrad aussteigen. Hier sollte im Kleinen das funktionieren, was im Großen offensichtlich nicht gelingt: Gegenseitiges Vertrauen ohne Verstoß gegen die Regel führt für alle bei weniger Arbeit zu gleichem Geld. Zusätzlich läuft eine Punktwerterhöhung dem Ziel des Netzes entgegen, mehr ambulante Leistungen zur Substitution stationärer Leistungen zu erbringen.

Da der obige Mechanismus zur Punktwerterhöhung kaum funktioniert und eine Verminderung der Leistungen auch die Ziele des Netzes konterkarieren würde, stützt die Gemeinschaft den Punktwert durch einen Teil der Anschubfinanzierung. Dies ist eine leistungsunabhängige Verteilung des Honorars nach dem „Gießkannenprinzip". Diese Verteilung hat kaum einen Steuerungseffekt und wird im Zweifel von den Ärzten auf dem Honorarkonto nicht einmal bemerkt.

Die MQR hat sich zu einer weiteren Pauschale entschieden, nämlich der Verwaltungspauschale, die wiederum darauf verzichtet, einzelne Netz-Leistungen – wie beispielsweise die Überweisungsbegleitbriefe – gezielt zu honorieren und damit zu fördern. Die Abrechnung der Überweisungsbegleitbriefe erfolgte zunächst lediglich aus statistischen Zwecken, d. h. der Arzt trägt bei der täglichen Arbeit Ziffern mit dem Vermerk „ohne Bewertung" in die Abrechnung ein (vgl. Tabelle 12). Recht bald sind die Überweisungsbegleitbriefe in der MQR finanziell gestützt, so daß die Anzahl der für Patienten in Rendsburg geschriebenen Arztbriefe tatsächlich dauerhaft gestiegen ist.

---

[248] Vgl. KVSH Haushalt für die Medizinische Qualitätsgemeinschaft Rendsburg, aufgestellt vom Vorstand der MQR am 26.10.98, beschlossen vom Leitungsbeirat am 09.11.98.

[249] In die Erfolgsrechnung entsprechend der Buchführung der KVSH eingegangen.

[250] Inklusive Sachaufwand DM 51.000 und Verstärkung DM 32.000

Der finanzielle Anreiz über das ferne Ziel der Verteilung von „Kosteneinsparungen" wirkt offensichtlich nur schwach. Daß die Kosteneinsparungen diffizil zu errechnen sind, ist allen von Anfang an deutlich. Aber selbst bei tatsächlichem Einsparpotential wäre der finanzielle Gewinn jedes einzelnen Arztes gering. Durch den Abzug der Vorabfinanzierungen der Krankenkasssen und der KVSH sowie der weiteren Unterstützung der Netzstrukturen bleibt kaum ein verteilbares Volumen übrig. Pointiert gilt für Vernetzte Praxen folgende (kurzfristige) Faustregel:

> **Finanziell am besten wären die Netzärzte gestellt, wenn sie**
>
> - die Anschubfinanzierung pauschal an alle verteilen
> - einfach weniger arbeiten
> - das ärztliche Verhalten kaum ändern und
> - soviel Patienten wie irgend möglich ins Krankenhaus überweisen.

Selbst wenn die Finanzsteuerung der Vernetzten Praxen über einen „Geschäftsführer" professionalisiert worden wäre – auch er kann das grundsätzliche Problem der zeitnahen und validen Primärdaten in vielen Leistungsbereichen nicht lösen. Die Aufbereitung der Leistungsdaten zur Prozeßsteuerung bzw. als Erfolgskontrolle ist zeitnah nur teilweise möglich. Die nach § 301 SGB V den Krankenkassen zu übermittelnden Krankenhausdaten sind in den Krankenkassen teilweise noch nicht systematisch erfaßt und daher nur mit erheblicher Zeitverzögerung auswertbar. Arzneimitteldaten erhalten die Krankenkassen mit einer Verzögerung von mindestens einem halben Jahr von den Apothekenrechenzentren – und damit sind die Daten noch lange nicht bei den Vertragsärzten. Heilmittelinformationen stehen mit einer Zeitverzögerung von 9 bis 12 Monaten zur Verfügung – für diese Analyse überhaupt nicht. So können KV und Kassen keine Verordnungsanalysen der Ärzte durchführen. Im Vergleich dazu hat die Ärztliche Qualitätsgemeinschaft Ried mit Hilfe von Verordnungsanalysen im Pharmakotherapiezirkel von April 1997 bis März 1998 gegenüber einer kleinen Kontrollgruppe DM 302.000,- bei Arzneimittelverordnungen eingespart[251].

Die Vernetzten Praxen haben sich auf der Basis eines aktiven Hausärzteforums[252] und ärztlichen <u>Qualitätszirkeln</u> gegründet. Die Qualitätszirkel haben die Aufgabe, Leitlinien für die ambulante Netzversorgung mit allgemeingültigem Anspruch zu entwickeln und kontinuierlich zu überprüfen. Dieser Anspruch ist hoch gesteckt und wird selbst auf Bundesebene von den zuständigen Einrichtungen in der BÄK/KBV kaum bewältigt[253]. Immerhin haben die Rendsburger einige Praxisanleitungen veröffentlicht (Infoblatt MQR-aktuell). Allerdings sind diese Praxisanleitungen weit davon entfernt, mit *clinical practice guidelines* von MCO verglichen zu werden. *Clinical practice guidelines* sind in Verbindung mit strukturierten Informationen über das örtliche, medizinische Leistungsangebot Voraussetzung für ein *case management*, das folglich durch die Vernetzten Praxen noch nicht geleistet werden kann.

Mit einer Anlaufpraxis und einer Leitstelle fördern die Krankenkassen Struktureinrichtungen im ambulanten Bereich, wie es im Krankenhausbereich schon üblich ist (duale Krankenhausfinanzierung). Die Idee der <u>Leitstelle</u> ist konsequent, um in einer Region die Patientenpfade zu optimieren und letztlich darüber auch unnötige Krankenhausaufenthalte zu vermeiden. In der MQR haben sowohl Ärzte als auch der VdAK/AEV letztendlich wenig zur

---

[251] GLÖSER (1998)

[252] Dies gilt insbesondere für Rendsburg.

[253] OLLENSCHLÄGER (1999); die Deutsche Gesellschaft für Allgemeinmedizin und Familienmedizin hat nach BERNDT et al. (1999) für September 1999 die erste autorisierte Leitlinie für Allgemeinärzte angekündigt.

Umsetzung beigetragen: Die Leitstelle ist mit Aushilfskräften besetzt, die kaum mehr als Telefon-Auskunft geben können. Die Krankenkassen wollten Informationen über Leistungsangebote außerhalb der MQR übermitteln und Transparenzdaten über diese Leistungsangebote und ihre Inanspruchnahme im Rahmen der technischen und datenschutzrechtlichen Möglichkeiten bereitstellen. Diese Daten und eigene Recherchen der Leitstellenbetreiber/MQR hätten mit Hilfe von Software zu einer „Auskunfts- und Belegungsdatei" über das medizinische Leistungsangebot der Netz-Region strukturiert werden müssen. Kommerzielle Anbieter haben diese Marktlücke entdeckt und werden – entsprechend dem amerikanischen Vorbild – Informationssysteme zur Patientensteuerung anbieten. Das geplante Gesundheits-Reform-Gesetz im Jahre 2000 will sogar gesetzlich die Patienteninformationen fördern.

Eine <u>Bereitschaftsambulanz</u> für ambulante Notfälle außerhalb der Sprechstundenzeiten ist für Rendsburg neu, in Kiel (wie auch in Lübeck) gibt es eine von der örtlichen KV-Kreisstelle betriebene Ambulanz. Problematisch ist die Betreibung einer Ambulanz mit nur geringer technischer Ausstattung (z. B. ohne Röntgengerät) in separaten Räumlichkeiten, die die Bevölkerung erst kennenlernen muß. Hier ist das Krankenhaus eindeutig im Vorteil: Es ist zentral und bekannt gelegen, außerdem entsprechen die diagnostischen Möglichkeiten eben Krankenhausniveau. Konsequenterweise wird die Anlaufpraxis in das Krankenhaus verlegt.

7.5 Reaktionen der Krankenhäuser auf Vernetzte Praxen

Das öffentliche Ziel der Vernetzten Praxen, Krankenhauskosten zu eigenem finanziellen Vorteil zu sparen, hat die Krankenhäuser anfangs zu Gegenspielern dieser Entwicklung gemacht. Sie haben in Schleswig-Holstein verschiedene Strategien entwickelt, um diesem „Angriff auf das Krankenhaus" entgegenzuwirken. Die Krankenhäuser Schleswig-Holsteins sehen sich ohnehin insgesamt erfolgreich, da sie für eine geringe Krankenhaushäufigkeit im bundesdeutschen Vergleich gesorgt haben (1.702,8 Patienten je 10.000 Einwohner; Bund gesamt: 1.859,9)[254].

In Rendsburg beispielsweise ist die Zahl der in einer Krankenhausambulanz behandelten Patienten deutlich gestiegen[255]. Der Anteil an konservativen Fällen in den operativen Disziplinen oder die Wiederaufnahmequoten sprechen allerdings nicht für eine gezielte Gegenstrategie der Krankenhäuser in den Netzregionen Rendsburg oder Kiel.

Das Westküstenklinikum Heide hat sich auf das Praxisnetz Westküste eingestellt und eine Zentrale Aufnahmestation (ZAS) im Eingangsbereich der Klinik etabliert. Alle internistisch wie chirurgisch eingewiesenen Patienten und Notfall-Patienten werden vor stationärer Aufnahme in dieser fachübergreifenden Aufnahmestation von einem erfahrenen Facharzt untersucht, diagnostiziert und ggf. therapiert. Der Facharzt entscheidet, ob eine stationäre Aufnahme notwendig oder ob eine ambulante Weiterbehandlung entsprechender ist.

Im ersten Jahr des Betriebes zeigt sich einerseits die hohe Akzeptanz der Zentralen Aufnahmestation durch Patienten, andererseits aber auch der hohe Anteil an internistischen Patienten sowie Notfallpatienten, die nicht stationär weiterbehandelt werden müssen. Von April 1998 bis März 1999 kommen insgesamt 881 Patienten als ambulanter Notfall in die Klinik, weitere 449 internistische Patienten werden vorstationär behandelt (vgl. Abbildung 176).

---

[254] VKD SH (1998) Schleswig-Holstein hat eine geringe Verweildauer (10,8 Tage im Vergleich zu 11,4) und die niedrigsten Krankenhauskosten pro Einwohner in den alten Bundesländern (1.018 DM im Vergleich zu 1.155 Bund; durchschnittliche Krankenhauskosten 5.981 DM im Vergleich zu 6.210 DM)

[255] Persönliche Mitteilung des Rendsburger Krankenhauses.

Etwa ein Drittel der Patienten kommt notfallmäßig am Wochenende in die Zentrale Aufnahmestation; zwei Drittel der Patienten werden über die Woche verteilt behandelt. Die Notfälle kommen gleichmäßig über 24 Stunden verteilt.

Abbildung 176: Patienten der Zentralen Aufnahmestation am Westküstenklinikum Heide in 1998

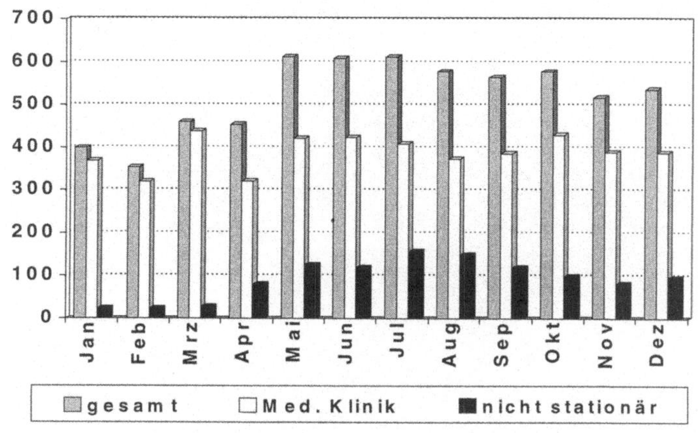

Im April 1998 ist die fachübergreifende, zentrale Aufnahmestation eröffnet. Die nicht-stationären Patienten (dargestellt ist die absolute Anzahl) sind über die Zentrale Aufnahmestation behandelt. Die Daten ergeben sich aus einer internen Statistik des Westküstenklinikums Heide.

Abbildung 177: Einweisungsmodus für die Zentrale Aufnahmestation

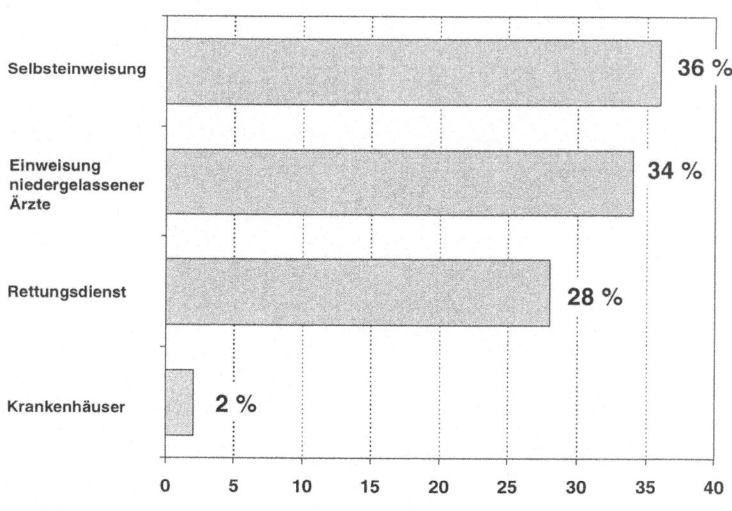

Die Daten ergeben sich aus einer internen Statistik des Westküstenklinikums Heide.

Die Krankenhausrahmenplanung des Landes Schleswig-Holstein[256] reagiert einerseits auf die Entwicklung der Vernetzten Praxen und andererseits auf die Ausgleichsstrategien der Krankenhäuser. Die Krankenhausrahmenplanung geht im Gegensatz zur bisherigen „Bettenplanung" von medizinischen Leistungen (ICD-9 + ICPM) aus, die von den Krankenhäusern Schleswig-Holsteins in Zukunft erbracht werden müssen, um die stationäre Versorgung der Bevölkerung sicherzustellen. Demzufolge berücksichtigt die Krankenhausrahmenplanung stationäre Leistungen, die auch ambulant erbracht werden können (insbesondere in Regionen mit Vernetzten Praxen), mit einem besonderen Substitutions-Faktor.

---

[256] RÜSCHMANN HH und SCHMOLLING (1999)

8 Ergebnisorientierte Weiterentwicklung

Vernetzte Praxen haben in Deutschland das Klima für die Weiterentwicklung der medizinischen Strukturen und der GKV verbessert. Der Gestaltungswille ist auf allen Seiten vorhanden; der Wettbewerb um Positionierungen nimmt zu. In dieser Atmosphäre induzierte die Medizinische Qualitätsgemeinschaft in Rendsburg eine weiterentwickelte Sozialgesetzgebung für Modellvorhaben und Strukturprojekte, damit die Patientenversorgung verbessert werden kann.

Das GKV-Solidaritätsstärkungsgesetz (GKV-SolG) reglementiert tendenziell neue Versorgungsformen und innovative Praxis-Netz-Verträge, wodurch die angestoßene Entwicklung mit der Einführung von Strukturverträgen (§ 73a SGB V) gedämpft wird. Allerdings wird auf Kassenseite die Durchführung von Modellvorhaben (§ 63ff SGB V) erleichtert.

Mit dem Referentenentwurf eines Gesetzes zur Reform der gesetzlichen Krankenversicherung ab dem Jahr 2000 (GKV-2000) stehen grundlegende Reform-Ideen zur Diskussion, die starre Versorgungsstrukturen aufbrechen wollen. Fehlversorgung und ineffizienter Ressourcenverbrauch sind durch permanente Orientierung der Versorgung an anerkannten Qualitätsstandards abzulösen. Die Globalbudgets sollen die finanzielle Stabilität der gesetzlichen Krankenversicherung sichern.

Der Dynamik des politischen Veränderungswillens steht eine stabile medizinische Leistungsinanspruchnahme der Patienten in den Regionen gegenüber. Das deutsche Gesundheitswesen insgesamt hält im internationalen Vergleich einen sehr hohen Standard vor. Vernetzte Praxen bauen auf diesem hohen Versorgungsgrad auf.

Änderungen können nur in sehr kleinen Schritten erfolgen. Die übergeordneten Ziele müssen daher in allen Konsequenzen aufgezeichnet sein, um Fehltritte oder Überraschungen möglichst zu vermeiden.

Daher stehen die Vernetzten Praxen sowohl in der Tradition der GKV, sind gleichermaßen selber Innovation und bereiten die Weiterentwicklung möglicherweise im Sinne der GKV-2000 § 140 (und andere) vor. Zur Effizienzsteigerung können Institutionen oder Leistungserbringer Instrumente von *managed care* erproben und in ihrer Wirkung praktisch und wissenschaftlich evaluieren.

Neue finanzielle Steuerungsinstrumente

Vernetzte Praxen können in ihrer Weiterentwicklung neue finanzielle Steuerungsinstrumente erproben, die unterhalb globaler Budgets Bestand haben können. Die Weiterentwicklung des netzeigenen Honorarbudgets kann beispielsweise zu neuen Konfigurationen von Budgets führen, die sowohl aus dem ambulanten wie stationären Sektor gespeist werden. Der sogenannte „dritte Topf Ambulantes Operieren"[257] kann aus den bisherigen Honorar-/Budgetanteilen der KVSH bzw. der Krankenhäuser für Operationen mit ambulantem Substitutionspotential entstehen. Weiter gefaßt ist das vom AOK-Bundesverband avisierte „Indikationsorientierte Verzahnungsbudget", das auch alle weiteren Substitutionsmöglichkeiten insbesondere der Inneren Medizin aufgreift[258], um Überkapazitäten vor allem im stationären Sektor abzubauen. Der aktuelle Referentenentwurf zur Reform des Gesundheitswesens GKV-2000 stellt sogar den Rahmen für ein „Integrationsbudget" vor, aus dem alle ambu-

---

[257] BUSCHMANN et. al. (1998)

[258] ZIMMERMANN (1999)

lanten, stationären und rehabilitativen Leistungen, die ein eingeschriebener Patient in Anspruch nimmt, vergütet werden sollen[259].

In Kapitel 8.2 und 8.3 sind mit dem „Indikationsbezogenen Gesundheitsnetz I$_b$GN" und der „Komplexpauschale" zwei konkrete und praktische Beispiele der GS$_b$G vorgestellt, um neue finanzielle Steuerungsinstrumente regional zu erproben. Die Konzeption, Kalkulation und vertragliche Umsetzung wird ähnlich komplex wie die der Vernetzten Praxen. Die Innovationskraft sowohl der Ärzte, der KVSH als auch der Kassen ist erneut gefordert, wie sie durch die Vernetzten Praxen in Schleswig-Holstein unter Beweis gestellt ist.

> ▶ Die Erfahrungen mit dem Datenmanagement zur wissenschaftlichen Begleitung der Vernetzten Praxen zeigen in aller Deutlichkeit, daß die Partner im Gesundheitswesen Visionen globaler Budgets derzeit noch gar nicht umsetzen können. Es bedarf kleiner Schritte und insbesondere weiterer modellhafter Erprobungen, um die gewachsenen Strukturen – die eine hervorragende und stabile Gesundheitsversorgung der Bevölkerung sicherstellen – nicht zu zerschlagen, sondern innovativ weiterzuentwickeln.

8.1 Medizinische Qualitätsgemeinschaften und Regionale Praxisnetze

Welche Entwicklung nimmt die Medizinische Qualitätsgemeinschaft Rendsburg, was tut das Regionale Praxisnetz Kiel, wenn der Projektstatus beendet ist? Bei Erfolg wollen die Netzärzte ihre Organisation „in einer dann möglichen Form fortführen" – so formuliert die Geschäfts- und Verfahrensordnung[260]. Nach Auslaufen der MQR geht das Inventar der Anlaufpraxis an die KVSH über, die dieses ggf. einer Nachfolgerin oder der KV-Kreisstelle überläßt. Die Organisationsform der Vernetzten Praxen wie auch die Namen werden diskutiert. Eine Satzungsänderung kann die Ärztegruppe zu einer Gesellschaft bürgerlichen Rechts wandeln, der „Firmenname" heißt dann vielleicht „Kieler Gesundheitsnetz", „Regionales Versorgungsnetz" oder MQR GbR. Die Projektgruppe könnte Funktionen eines „Aufsichtsrates" übernehmen und wäre paritätisch besetzt durch Vertragsärzte, KV und Krankenkasse. Die Gründung einer Ärzte-GmbH/GbR ist rechtlich allerdings äußerst kompliziert und bisher nahezu unmöglich – die Schwierigkeiten können hier nicht im einzelnen dargelegt werden[261].

- Die Kieler Ärzte haben ihre eigene Zukunft mit einer Rede im Jahre 2002 vor dem schleswig-holsteinischen Landtag prognostiziert (siehe Auszug folgende Seite).

- Beispielsweise formulieren die Rendsburger Ärzte als Ziel einer neu zu gründenden Gesellschaft „die koordinierte Zusammenarbeit aller medizinischen Berufe im Sinne einer qualitativ hohen medizinischen Versorgung der Patienten unter Berücksichtigung (maximaler) ökonomischer Effektivität"[262]. Die GbR soll das Rechtsverhältnis der nieder-

---

[259] Vgl. GKV-2000 § 140 im Kapitel 10 „Verträge und Material", siehe Kapitel 2.4

[260] Vgl. Geschäfts- und Verfahrensordnung MQR Anhang; ebenso im RPN-K-Vertrag, vgl. Kapitel 10 „Verträge und Material".

[261] Zur Ermöglichung und Erfolgssicherung neuer kooperativer Versorgungsformen gehören nach Ansicht des Bundesverbandes Managed Care e.V. auch die Definition und Zulassung einer Rechtsform, in der Leistungsanbietersysteme Vertragspartner in sozialrechtlichen Verträgen sein können und die Berücksichtigung weiterer Kooperationspartner in den sozialrechtlichen Verträgen, die bisher nicht Leistungserbringer der GKV im engeren Sinne sind, zum Beispiel für unverzichtbare Managementleistungen, Informationsdienstleistungen, oder etwa für Disease-Management-Projekte. Es bedarf daher insgesamt neuer Lösungen im Zivil-, Sozial- und Steuerrecht, sollten die Ansätze der GKV-2000, insbesondere des § 140 „Integrationsversorgung" umgesetzt werden; vgl. BMC (1999).

[262] Vgl. Entwurf einer neuen Satzung der MQR GbR im Kapitel 10 „Verträge und Material".

gelassenen Ärzte untereinander regeln – unabhängig von der KVSH oder den Kranken-
kassen –und fordert alle Mitglieder zur Dokumentation ihrer Leistungen auf. Auch
„Nicht-Vertragsärzte" können Mitglied werden, beispielsweise Krankenhausärzte und
Apotheker. Die gewinnorientierte GbR finanziert sich – so der Entwurf – zunächst über
Beiträge, die sich in ihrer Höhe nach den wirtschaftlichen Gegebenheiten richten. Vor-
stand und Gesellschafter können einen hauptamtlichen Geschäftsführer bestellen. Die
Gesellschaft kann im Einvernehmen mit der KVSH auch die Honorarverteilung für ihre
Mitglieder übernehmen. Eine neue Satzung vereint Elemente der Selbstverwaltung mit
Gesellschaftsrecht des bürgerlichen Gesetzbuches sowie Vereinsrecht.

Unabhängig von einer weiteren gesetzlichen bzw. vertraglichen Regelung wird die kollegiale Kooperation der Ärzte untereinander weiterbestehen, insbesondere die Kooperation
durch gemeinsame Mitarbeiter/Arzthelferinnen oder Geräte *sharing*, wenn sie für den einzelnen Arzt profitabel sind. Einkaufsgemeinschaften, die sich im Netz gebildet haben,
schreiben ihren Vorteil wie Laborgemeinschaften weiter. Ziel bleibt weiterhin die EDV-
Vernetzung der in den Vernetzten Praxen zusammengeschlossenen Ärzte. Die abgestimmten
Öffnungszeiten der Arztpraxen mit fachärztlichem Hintergrunddienst verbessern das ambu-
lant-medizinische Angebot und erhöhen gleichzeitig die dienstfreie Zeit für den einzelnen
Arzt. Die privatwirtschaftlichen „Firmen" (z. B. Q-Info eG, OrgamedNet), die sich unter
dem sozialgesetzlichen Dach gebildet haben, werden weiter intensiviert. Auch die Arzneimittelindustrie sucht Wege, sich in Vernetzte Praxen zu integrieren.

Eine Anlaufpraxis oder Notfallpraxis hat sich als sinnvoll erwiesen. Wirtschaftlich geführt
werden kann eine solche Praxis sicherlich nur in Kooperation mit dem regionalen Krankenhaus, bevorzugte Lage ist der „Eingangsbereich". Die Dienste werden sich ambulant-
vertragsärztlich und stationär-angestellt tätige Ärzte teilen. Auch das Krankenhaus wird seine ambulante Leistung voll vergütet bekommen bzw. die Vertragsärzte ihren Dienst in der
Zentralen Aufnahmestation. Diese Entwicklung nimmt der Gesetzentwurf GKV-2000 auf[263].

**Was sind Inhalte einer Rede, die im Jahr 2002
im Landtag zum RPN-K gehalten wird?**[264]

Aufgrund der vernünftigen politischen Vorgaben ist die Bevölkerung mit dem Gesundheitswesen sehr zufrieden. Der Modellversuch ist erfolgreich geglückt. Es ist die optimale Umsetzung des Globalbudgets durch das Gesundheitsnetz gelungen. Erreicht haben wir:

❏   Einen erheblichen Bettenabbau

❏   Eine 100 %ige EDV-Vernetzung

❏   Ablösung der Kreisstelle durch das Netz

❏   Geringere Kostensteigerung durch bessere Verzahnung aller Beteiligten im
        Gesundheitswesen

❏   Klinikambulanzen für alle Patienten geöffnet

❏   Anlaufpraxis festintegrierter Bestandteil der Patientenversorgung

❏   Finanzierung der Netzarbeit durch alle Kassen selbstverständlich

❏   Verzahnung mit allen Krankenhäusern

❏   Verbesserung der Versorgungsqualität

---

[263]   Vgl. GKV-2000 § 75 Abs. (10), siehe Kapitel 10 „Verträge und Material"

[264]   Auszug aus dem Protokoll des „Strategischen Dialoges" des RPN-K vom 05.05.1999

Die Leitstelle einer Ärztegemeinschaft kann sich nur auf Dauer halten, wenn die Service-funktionen für Ärzte und ihre Patienten ersichtlich sind und sich durch ein attraktives Preis/Leistungsverhältnis auszeichnen. Anderenfalls werden die Krankenkassen selbst oder kommerzielle Anbieter diese Dienste übernehmen. Auch diese Entwicklung fördert die jetzige Bundesregierung über den Grundsatz der „Patientenautonomie und Patienteninformation".

Die „aktiven" Netzärzte werden sich möglicherweise zusammenschließen und ihre „passiven" Kollegen nicht mehr mitziehen, indem sie durch pauschale Zahlungen zusätzlich belohnt werden – die Phase der Motivation über den Beitritt aller Ärzte einer Region wird irgendwann überholt sein. Die „aktiven" Ärzte werden ihre gewonnenen Kontakte zur KVSH und zu den Krankenkassen nutzen und als innovative Ärzte wieder an der Weiterentwicklung von Modellen teilhaben, möglicherweise sogar eigene Verträge mit den Krankenkassen abschließen[265]. Die aktiven Netzärzte – hier vor allem hausärztlich Tätige[266] – werden ihr kooperatives Management weiter professionalisieren.

Schwerpunktpraxen, in denen meist mehrere Ärzte auch mit operativer oder invasiv diagnostischer Tätigkeit niedergelassen sind, werden ihre Position in der ambulanten Versorgung der Patienten durch Spezialleistungen und Service weiter ausbauen, so daß sie Partner Vernetzter Praxen oder gar der Krankenkassen werden.

Netzdossier mit halbjährlicher Erfolgsrechnung

Netzärzte, KVSH und AOK-Schleswig-Holstein planen in 1999 für Regionale Praxisnetze einen halbjährlichen Netz-Bericht an alle beteiligten Netzärzte auszuhändigen. Dieser Netz-Bericht soll die Selbst-Steuerung des Regionalen Praxisnetzes zeitnah ermöglichen. Die Inhalte sollen auf den jeweiligen Projektgruppen-Sitzungen und in Netzkonferenzen besprochen und Konsequenzen erarbeitet werden.

Ein Netz-Dossier enthält folgende Informationen[267]:

<u>Allgemeiner Teil</u>

- Vertragliche Basis

- Einzugsbereich der Praxen

- Anzahl und Art der Funktionsträger (Organigramm/Satzung)

- Anlaufpraxis

- Leitstelle

- Aufgaben des Netzes

- Qualitätszirkel

<u>Standardisierter Halbjahresbericht mit folgendem Inhalt[268]</u>:

- Methodik (Allgemeiner Teil, vgl. Kapitel 5)

- Erfolgsrechnung (vgl. Kapitel 6.4)

- Leistungsentwicklung im stationären Bereich (vgl. Kapitel 6.2.1)

---

[265] Im aktuellen Referentenentwurf des BMG zur Gesetzesnovelle GKV-2000 ist diese Möglichkeit enthalten.l Gruppenverträge für Leistungserbringer sind auch eine Förderung des Bundesverbandes Managed Care e.V., München; MEYER-LUTTERLOH (1999)

[266] Der aktuelle Referentenentwurf fördert das Hausarztprinzip auf vielfältige Art und Weise.

[267] Vorschlag der KVSH für das Medizinische Praxisnetz Neumünster

[268] Entwurf der GS_bG vom Juni 1999

- Leistungsentwicklung im ambulanten Bereich (vgl. Kapitel 6.2.2)

- Veränderungen im Verordnungsverhalten (vgl. Kapitel 6.2.3)

- Ausgewählte Patientenkarrieren in Schleswig-Holstein (vgl. Kapitel 6.3)

8.2 Indikationsbezogenes Gesundheitsnetz (I$_b$GN)

Die finanziellen Steuerungselemente in Vernetzten Praxen bedürfen weiterer Professionalisierung, damit einerseits der engagierte Netzarzt auch einen persönlichen finanziellen Gewinn erzielen kann und andererseits die Netzstrukturen insgesamt weiter finanziert werden können. „Anschub"-Finanzierungen der Krankenkassen sind keine Dauer-Subventionen. Die Synthese von GKV- und *managed care*-Elementen bedeutet in diesem Fall, daß die Vertragspartner die Kräfte des Marktes über einen Leistungs- und Preiswettbewerb für eine qualitative Patientenversorgung intensiver nutzen und gleichzeitig steuern.

Das „Indikationsbezogene Gesundheitsnetz Schleswig-Holstein" (I$_b$GN)[269] geht von der Voraussetzung aus, daß es für bestimmte Indikationsbereiche sowohl im ambulanten als auch stationären Bereich definierte Fallpauschalen gibt (vgl. Abbildung 178). Für Schleswig-Holstein entsteht ein durchschnittlicher Preis für eine bestimmte Leistung, wenn alle Fallpauschalen fallzahlgewichtet gemittelt werden. Das I$_b$GN stellt für Patienten mit diesen Indikationen ein *case-management*-System dar, das den niedergelassenen Ärzten sowie den Krankenhäusern gleichermaßen Anreize bietet: Die niedergelassenen Ärzte erhalten eine Erfolgsbeteiligung von 50 %, falls sie ihre Patienten in ein Krankenhaus oder Ambulatorium überweisen, welches die Fallpauschale im Preis niedriger als der Durchschnittspreis dieser Leistung in Schleswig-Holstein anbietet. Hiervon kann wiederum die Hälfte (25 %) in Netzstrukturen investiert werden. Ebenfalls 50 % der Einsparungen erhalten die Krankenkassen.

Krankenhäuser und Ambulatorien können sich über ihre hauseigenen Angebote von Preisen in den betreffenden Fallpauschalen über diesen Wettbewerbsmechanismus im Markt positionieren. Es entsteht ein sektorenübergreifendes Marktsystem, welches durch zusätzliche Vorgaben des I$_b$GN bestimmt und geführt ist. Die Qualität der Patientenversorgung wird über externe Qualitätssicherung eingehalten, die der Medizinische Dienst der Krankenversicherung durchführen kann.

Allerdings geht das I$_b$GN davon aus, daß 5 % der Patienten grundsätzlich keiner Veränderung ihrer Patientenkarriere zugänglich sind, insbesondere wegen der Schwere ihrer Erkrankung (vgl. Abbildung 179). Der Arzt muß diese Patienten ohne Einschränkungen entsprechend den Grundsätzen der GKV behandeln, d. h. auch überweisen oder in ein Krankenhaus einweisen können.

---

[269] Copyright GS$_b$G

Abbildung 178: Wirkungsweise des I$_b$GN

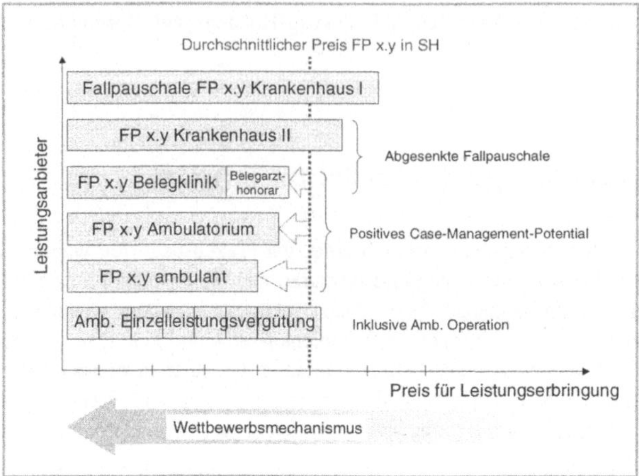

Die Fallpauschalen umfassen einen Leistungskatalog, der Grundlage für ein Standard-Vorgehen für die jeweilige Indikation bietet. Die Teilnehmer des I$_b$GN einigen sich auf einheitliches prä- und postoperatives Vorgehen und auf eine Stufendiagnostik inklusive rationalen Verordnungs-Leitlinien, auch in der ambulanten Weiterbehandlung. Verantwortlich innerhalb des I$_b$GN sind ausgewählte ambulante wie stationäre Leistungserbringer mit einer hohen Fallzahl im Indikationsbereich.

Abbildung 179: Steuerbarkeit des Patientenkollektives

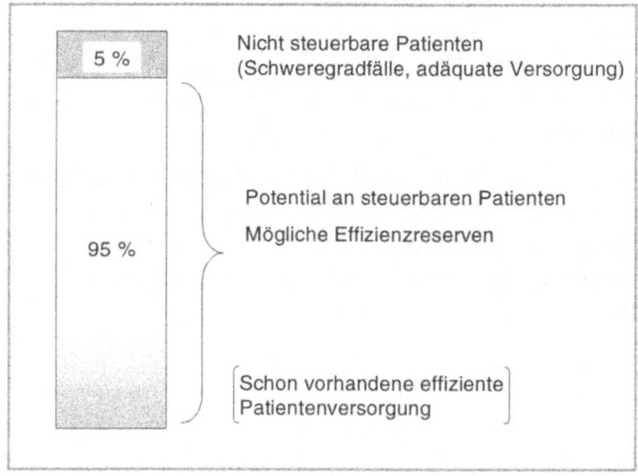

Das I$_b$GN ist ein Steuerungsinstrument innerhalb Vernetzter Praxen, im gesamten ambulanten wie stationären Bereich Schleswig-Holsteins, da das Netz auch für die Krankenhäuser offen steht. Die teilnehmenden Ärzte des I$_b$GN müssen daher keine neuen regionalen Organisations-strukturen (z. B. Verein, Organe) aufbauen, sondern können die vorhandenen Netzstrukturen weiter ausbauen. Die teilnehmenden Ärzte des I$_b$GN verpflichten sich allerdings im Interesse des Patienten und der Erschließung finanzieller Ressourcen, mit den Krankenhausärzten bzw. operierenden Ärzten zu kooperieren.

8.3 Komplexpauschalen

Komplexpauschalen sind eine weitere ökonomische Antwort auf die nicht ausreichend integrierte und abgestufte Versorgung in den einzelnen Bereichen des Gesundheitswesens, die
auch von den Vernetzten Praxen nicht umfassend genug verbessert werden (vgl. Abbildung
180). Komplexpauschalen honorieren einen zentralen Leistungserbringer für die gesamte
Patientenkarriere oder einen sektorenübergreifenden Ausschnitt (für eine definierte Zeit),
vorrangig bei operativen Indikationen wie z. B. der Kreuzbandruptur[270]. Enthalten in der
pauschalen Vergütung sind folglich die Operation mit anschließender Überwachung und
ärztlichen Nachkontrollen, die medikamentöse Versorgung, die Behandlung mit Physiothe-
rapie und sonstigen Heil- und Hilfsmitteln (vgl. Kapitel 4.4, vgl. Kapitel 6.3.7).

Die Höhe der Pauschale kalkuliert sich aus einem definierten Mix aus ambulant, teilstationär
und stationär zu versorgenden Patienten, je nach Schweregrad der Erkrankungen und dem
gesamten Gesundheitsstatus eines Patienten. Der Arzt soll ohne finanziellen Druck nach
medizinischen Kriterien entscheiden können, ob eine ambulante oder stationäre Versorgung
notwendig ist. Zur Erbringung der Komplexpauschale ist es daher auch unerheblich, ob sie
primär von stationären oder ambulanten Leistungserbringern angeboten wird.

Abbildung 180: Verzahnung über Komplexpauschalen[271]

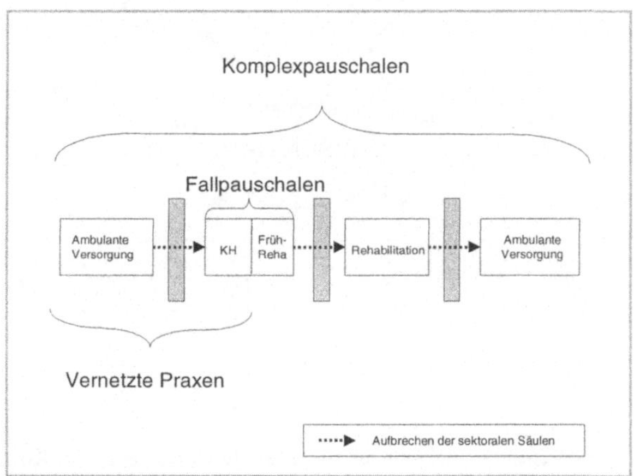

Die Komplexpauschale beinhaltet eine exakte Definition der zu erbringenden medizinischen
Leistungen, die sich nicht nur auf den ICPM beschränken darf. Entsprechend international
anerkannter Leitlinien müssen Stufendiagnostik und Entscheidungsabläufe ebenso vorgege-
ben sein wie Outcome-Parameter. Anhand der definierten Leistungen und Ergebnisse ist eine externe Qualitätssicherung der über Komplexpauschalen erbrachten Leistungen möglich
(vgl. Abbildung 181).

Über die pauschale Vergütung für einen gesamten Behandlungsfall soll die Integration der
medizinischen Versorgung gefördert werden. Komplexpauschalen im obigen Sinne tragen
zur Durchlässigkeit der bisher streng getrennten Sektoren bei, so wie es auch von den Ver-

---

[270] Modell beschrieben bei RÜSCHMANN B (1999)

[271] RÜSCHMANN B (1999)

netzten Praxen intendiert ist. Gleichzeitig bewirken die Komplexpauschalen einen Leistungswettbewerb unter den Anbietern, auch zwischen stationären und ambulanten Einrichtungen. Komplexpauschalen wirken unnötigen Leistungserweiterungen entgegen und tragen dazu bei, daß Leistungserbringer Einkaufs- und Preisvorteile ausschöpfen. Auch wird bei pauschaler Vergütung wahrscheinlich die adäquat niedrige Versorgungsstufe zur Behandlung gewählt. Beispielsweise können über Komplexpauschalen ambulante Pflegedienste oder „Betreutes Schlafen" innerhalb der Vernetzten Praxen auch finanziell interessant werden. So „identifizieren" Komplexpauschalen Rationalisierungsreserven in der Gesundheitsversorgung.

Komplexpauschalen entfalten ihre Wirkungen nicht nur auf die direkten Kosten der ambulanten und stationären Versorgung, sondern auch auf Transferleistungen wie Entgeltfortzahlungen und Krankengeld oder indirekte Kosten durch gesamtwirtschaftliche Produktionsausfälle als Kosten der Arbeitsunfähigkeit.

Abbildung 181: Anforderungen an eine Komplexpauschale[272]

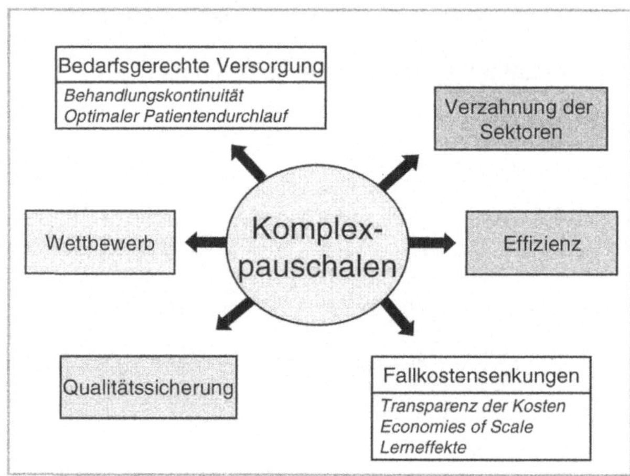

Aus allen genannten Gründen scheint die modellhafte Umsetzung von Komplexpauschalen im Rahmen von Vernetzten Praxen sinnvoll. Im ambulanten Bereich wird eine Komplexpauschale große Schwerpunktpraxen mit belegärztlicher Aktivität und assoziierten medizinischen Heilberufen wie Physiotherapeuten fördern; im stationären Bereich werden ambulante Dienstleistungen finanzierbar.

8.4 *Managed Care* Elemente zur Erprobung: *managed* GKV

Managed care beeinflußt die Entwicklung Vernetzter Praxen wie das Management der Gesetzlichen Krankenkassen und der ambulanten wie stationären Leistungserbringer in Deutschland. *Managed care* steht für einen Werkzeugkasten, mit dem die Patientenbehand-

---

[272] RÜSCHMANN B (1999)

lung effektiver und kostengünstiger bei mindestens gleichbleibender Qualität gestaltet werden kann. Die Management-Elemente von *managed care* fördern in der GKV sektorenübergreifenden Leistungswettbewerb, die verantwortliche Einbindung von Patienten und innovative Modellprojekte, um Management-Instrumente regional zu erproben und in ihrer Wirksamkeit zu prüfen. *Managed care* heißt daher auch Analyse der gesamten Gesundheitsversorgung aus den verschiedensten Blickwinkeln – von Patientenkarrieren bzw. Patientengruppen und Ärztegruppen bzw. Arztpraxen – und unter den verschiedensten Fragestellungen, um die Gesundheitsversorgung zu effektivieren und insgesamt Kosten zu sparen.

▶ *Managed care* steht **nicht** für die einheitliche Umgestaltung der GKV, sondern für regionale Gestaltungsmöglichkeiten der Krankenkassen und Leistungsanbieter im Wettbewerb[273].

▶ *Managed care* in Deutschland bedeutet **nicht** die Einführung von *Health Maintenance Organizations* als Ersatz der gesetzlichen, solidarischen Krankenversicherung zugunsten privater Versicherungsträger. Die Selbstverwaltung mag zwar in einigen Bereichen ineffizient sein, die Privatregulierung nach amerikanischer Art verbraucht dagegen einen viel höheren Anteil der Versicherungsprämie[274].

Vernetzte Praxen sind ein Keimling für *managed* GKV. Die entscheidenden *managed care*-Strömungen Vernetzter Praxen sind:

- Krankenkassen vollziehen den Wandel vom passiven Kostenträger zum aktiven Mitgestalter medizinischer Versorgungsprozesse.

- Hierfür nutzen sie finanzielle Erfolgsrechnungen auf der Grundlage von sektorenübergreifenden Patientenkarrieren.

- Eine regionale Ärztegruppe spürt ihre „Marktmacht" und ihre Gestaltungskraft. Die Mitglieder unterscheiden sich in ihrem strategisch-dokumentierten Leistungsvermögen[275] und ihrer Aktivität für Patienten von anderen Ärzten (bzw. Leistungserbringern).

Managed GKV kann solange nicht zu echten Kosteneinsparungen für die Kostenträger führen, solange sowohl im ambulanten wie im stationären Sektor starre Budgets herrschen. Wenn zusätzlich Krankenhäuser durch den Staat subventioniert werden und im Gegenzug den Krankenversicherern weit weniger als die tatsächlichen Kosten in Rechnung stellen, können *managed care*-Modelle durch Einsparungen bei Krankenhauseinweisungen und Pflegetagen einen weit geringeren Kostenvorteil erwirtschaften als in den USA[276].

Zur Sicherung der Qualität und der weiteren Entwicklung von *managed*-GKV sind folgende Punkte maßgeblich:

- Eine offene Informationspolitik der Organisationen, die eine informierte Wahl der Versicherungsnehmer ermöglicht.

- Ein professionelles Selbstverständnis der Ärzte mit eigener Datenhoheit, das ein Gegengewicht zu den rein finanziellen Interessen bildet.

- Die Einschränkung der direkten finanziellen Anreize, die den Leistungserbringern gesetzt werden (z. B. auf eine Finanzmasse von höchstens 10 % des Jahreseinkommens),

---

[273] ZWEIFEL (1997) prognostiziert für Deutschland, daß *managed care* keine Zukunft habe, da es als Universal-Reform der GKV übergestülpt werden würde und daher insbesondere von den Ärzteverbänden/Körperschaften bekämpft wird.

[274] REINHARDT (1998)

[275] D. h. beispielsweise auch die Dokumentation der Diagnosen von behandelten Patienten über ICD-10.

[276] Der Referentenentwurf GKV-2000 sieht langfristig den Übergang zur monistischen Krankenhausfinanzierung vor.

um die medizinische Behandlung nicht grundsätzlich durch finanzielle Anreize zu überlagern;

- Die Einrichtung von unabhängigen Institutionen zur Überprüfung von Behandlungsrichtlinien, die für alle Versorgungssysteme verpflichtend sowohl prospektiv als auch in regelmäßigen Abständen retrospektiv alle geplanten bzw. eingeführten Behandlungsrichtlinien auf ihre Kompatibilität mit dem aktuellen Stand der Technik und Forschung und hinsichtlich der damit verbundenen Kosten überprüfen sollte.

- Die verpflichtende Einrichtung unabhängiger Beschwerdeforen für alle Patienten, Krankenhäuser, Vernetzten Praxen, Schwerpunktpraxen und in einzelner Praxis tätigen Ärzte.

Insgesamt betrachtet sind diese Grundelemente von *managed care* der GKV nicht wesensfremd: Sie entsprechen den Intentionen des SGB V nach mehr Wirtschaftlichkeit, mehr Wettbewerb und mehr Qualitätssicherung. Die Steuerung der Gesundheitsversorgung geht von administrativer Kostenbegrenzung über fixe Budgets zur wettbewerbsorientierten Selbstregulierung im Rahmen von Gesundheits- und Sozialzielen. Die Versicherer werden von Zahlern zu Leistungseinkäufern, welche ihren Blick auf intelligente Systeme und die marktorientierte Anwendung von *managed care*-Elementen statt auf administrierende Eingriffe richten. Qualität und Kostenminimierung sind gleichrangige Ziele und bilden keinen Interessenkonflikt. Der Grundsatz der **horizontalen Versorgungsgerechtigkeit in der GKV** bleibt dabei erhalten: Alle Patienten mit gleicher Krankheit sollen bestmöglich behandelt werden – unabhängig von ihrem Einkommen, dem Wohnort oder ihrem Versicherungsstatus. Diese Errungenschaften der sozialgesetzlichen Krankenversicherung können durch geprüfte Management-Instrumente für die Zukunft gesichert werden: *managed* GKV.

Abbildung 182: Entwicklung der Krankenversicherung in die Zukunft: *managed* GKV?

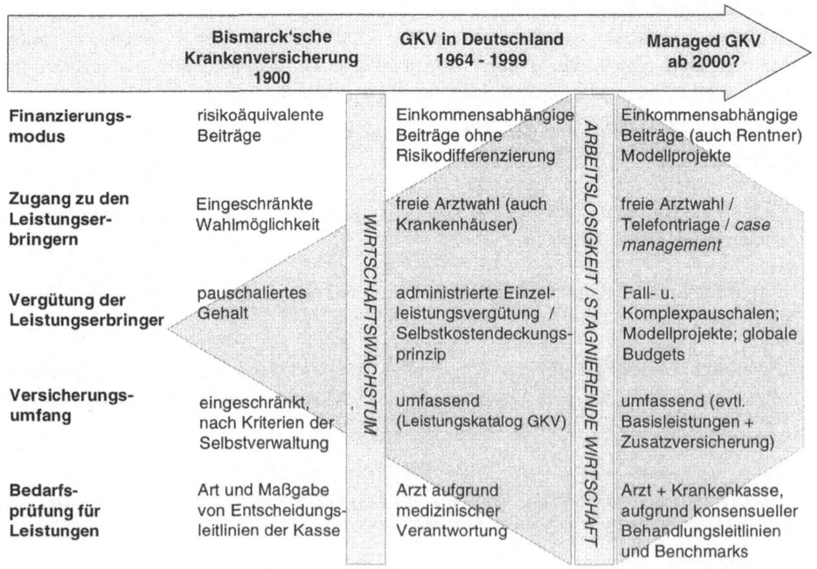

	Bismarck'sche Krankenversicherung 1900	GKV in Deutschland 1964 - 1999	Managed GKV ab 2000?
Finanzierungs-modus	risikoäquivalente Beiträge	Einkommensabhängige Beiträge ohne Risikodifferenzierung	Einkommensabhängige Beiträge (auch Rentner) Modellprojekte
Zugang zu den Leistungser-bringern	Eingeschränkte Wahlmöglichkeit	freie Arztwahl (auch Krankenhäuser)	freie Arztwahl / Telefontriage / *case management*
Vergütung der Leistungserbringer	pauschaliertes Gehalt	administrierte Einzelleistungsvergütung / Selbstkostendeckungsprinzip	Fall- u. Komplexpauschalen; Modellprojekte; globale Budgets
Versicherungs-umfang	eingeschränkt, nach Kriterien der Selbstverwaltung	umfassend (Leistungskatalog GKV)	umfassend (evtl. Basisleistungen + Zusatzversicherung)
Bedarfs-prüfung für Leistungen	Art und Maßgabe von Entscheidungsleitlinien der Kasse	Arzt aufgrund medizinischer Verantwortung	Arzt + Krankenkasse, aufgrund konsensueller Behandlungsleitlinien und Benchmarks

9 Literatur und Verzeichnisse

Die Vielzahl der Literatur hat dazu beigetragen, Informationen über Entwicklungen und Innovationen im Gesundheitswesen zusammenzutragen und einen Überblick von *managed care* zu erhalten. Nicht jede Literaturstelle ist auch im Text zitiert, weil die Literatur lediglich den Informationshintergrund gebildet hat.

(1) AHRENS HJ, KNIEPS F (1998) Neue Formen des Gesundheitsmanagements – Politisches Umfeld und instrumentelle Möglichkeiten für Managed Care in der AOK; in: EICHHORN S, SCHMIDT-RETTIG B (Hrsg.) Chancen und Risiken von managed care: Perspektiven der Vernetzung des Krankenhauses mit Arztpraxen, Rehabilitationskliniken und Krankenkassen, Kohlhammer, Stuttgart. S.2

(2) ARNOLD M, LAUTERBACH KW, PREUß KJ, HRSG. (1997) Managed Care: Ursachen, Prinzipien, Formen und Effekte. Hrsg. von der Robert Bosch Stiftung, Beiträge zur Gesundheitsökonomie Bd. 31. Schattauer, Stuttgart, New York

(3) BAHRS O, GERLACH FM, SZECSENYI J, Hrsg. (1994) Ärztliche Qualitätszirkel. Leitfaden für den niedergelassenen Arzt. Deutscher Ärzte-Verlag, Köln

(4) BAUER H (1998) Leitlinien als Grundlage rationalen ärztlichen Handelns; in: EICHHORN S, SCHMIDT-RETTIG B (Hrsg.) Chancen und Risiken von managed care: Perspektiven der Vernetzung des Krankenhauses mit Arztpraxen, Rehabilitationskliniken und Krankenkassen, Kohlhammer, Stuttgart. S. 161-169

(5) BAUMBERGER J (1998) Managed Care-Strategien als Instrument zur Vernetzung der stationären und ambulanten Gesundheitsversorgung in der Schweiz; in:EICHHORN S, SCHMIDT-RETTIG B (Hrsg.) Chancen und Risiken von managed care: Perspektiven der Vernetzung des Krankenhauses mit Arztpraxen, Rehabilitationskliniken und Krankenkassen, Kohlhammer, Stuttgart. S.231-244

(6) BECKER E (1998a) Ein dicht geknüpftes Netz. Nordlicht aktuell 3/98:18

(7) BECKER E (1998b) Chance für Punktwertsteuerung: Honorarbudget für Praxisnetze. Nordlicht aktuell 3/98:19

(8) BERNDT M, GERLACH FM, BEYER M, FISCHER GC (1999) Leitlinien für Hausärzte; in: Perspectives on Managed Care, 2(2), 27-30

(9) BITTMANN K (1997) Rivalitäten und Lösungsansätze in der Verzahnung. Nordlicht aktuell 12/97:4-5

(10) BREYER F (1984) Die Nachfrage nach medizinischen Leistungen. Eine empirische Analyse von Daten aus der Gesetzlichen Krankenversicherung, Springer-Verlag, Berlin

(11) BREYER F (1997) Der Arzt als Anbieter medizinischer Leistungen; in: Breyer F, Zweifel P (1997) Gesundheitsökonomie, 2. überarbeitete Auflage, Springer-Verlag Berlin, S. 241-276

(12) BREYER F, ZWEIFEL P (1997) Gesundheitsökonomie, 2. überarbeitete Auflage, Springer-Verlag Berlin

(13) BUCHS L (1999) Gesundheitspolitik/Schweiz: Kaum sektorenübergreifende Vernetzung. A+S aktuell 11(21):13-14

(14) BUCK R (1997) Substitutionspotentiale von stationären Leistungen; in: ARNOLD M, PAFFRATH D (Hrsg): Krankenhausreport '97 – Schwerpunkt: Sektorenübergreifende Versorgung, Stuttgart, S. 99-112

(15) Bundesministerium für Gesundheit BMG, Hrsg. (1995) Kalkulation von Fallpauschalen und Sonderentgelten, Nomos-Verlagsgesellschaft, Baden-Baden

(16) Bundesministerium für Gesundheit BMG (1999): http://www.bmgesundheit.de/gkv/sgb/geset.html

(17) Bundesverband Managed Care e.V. BMC (1999) Vorschläge zur Neuordnung der Rahmenbedingungen für neue Versorgungsformen; in: Perspectives on Managed Care, 2(2), 53-56

(18)   BUSCHMANN P, RÜSCHMANN HH, ROTERING C, GERBER I, SCHMOLLING K (1998) Ambulante Fallpauschalen: Definition – Kalkulation – Einführungsstrategie; hrsg. von AOK-Schleswig-Holstein, Eigenverlag, Kiel

(19)   BUTZLAFF ME, KURZ GK, KÄUFER K (1998) Managed Care im Brennpunkt. Die Organisationsform: Folgen für Patienten und Ärzte; in: Gesundheitswesen 60:279-282

(20)   Capital (1997) Arzt- und Patientenbefragung 1997. Veröff. gemeinsam mit Schwarz Pharma und Emnid, Köln

(21)   Datenreport (1997) Zahlen und Fakten über die Bundesrepublik Deutschland. Hrsg.: Statistisches Bundesamt in Zusammenarbeit mit dem Wissenschaftszentrum Berlin für Sozialforschung und dem Zentrum für Umfragen, Methoden und Analysen, Mannheim. Bonn.

(22)   DÜLLINGS J (1998) Krankenhäuser in Europa – Zahlen, Fakten, Trends; hrsg. von Deutscher Krankenhausgesellschaft, Düsseldorf

(23)   EICHHORN S, SCHMIDT-RETTIG B, Hrsg. (1998) Chancen und Risiken von managed care: Perspektiven der Vernetzung des Krankenhauses mit Arztpraxen, Rehabilitationskliniken und Krankenkassen, Kohlhammer, Stuttgart

(24)   EICHHORN S, SCHMIDT-RETTIG B (1998) Managed Care-Strategien zur Verbesserung der Effektivität der Wirtschaftlichkeit und der Qualität der Gesundheitsversorgung, insbesondere der Krankenhausversorgung; in: EICHHORN S, SCHMIDT-RETTIG B (Hrsg.) Chancen und Risiken von managed care: Perspektiven der Vernetzung des Krankenhauses mit Arztpraxen, Rehabilitationskliniken und Krankenkassen, Kohlhammer, Stuttgart. S. 3-43

(25)   ERDMANN Y (1995) Managed Care- Veränderungen im Gesundheitswesen der USA in den letzten Jahren. Nomos Verlagsgesellschaft Baden-Baden

(26)   FIEDLER E (1998) Wettbewerbsbezogene Gestaltung der Verträge zwischen Krankenkassen und Leistungserbringern; in: EICHHORN S, SCHMIDT-RETTIG B (Hrsg.) Chancen und Risiken von managed care: Perspektiven der Vernetzung des Krankenhauses mit Arztpraxen, Rehabilitationskliniken und Krankenkassen, Kohlhammer, Stuttgart. S.271-279

(27)   FORSA (1995) Meinungen zur Stabilisierung der Kosten der Krankenversicherung. Repräsentativbefragung im Auftrag der Zeitschrift „DM"

(28)   FÜEßL HS (1998) Krankenhäuser und Ärzte im Spannungsfeld zwischen Managed Care, Versorgungsqualität und Ethik; in: EICHHORN S, SCHMIDT-RETTIG B (Hrsg.) Chancen und Risiken von managed care: Perspektiven der Vernetzung des Krankenhauses mit Arztpraxen, Rehabilitationskliniken und Krankenkassen, Kohlhammer, Stuttgart, S. 339-351

(29)   GERDELMANN W (1996a) Krankenhauseinweisungen reduzieren durch Kooperationsverbesserung im ambulanten Bereich; in: f & w 13:475-476

(30)   GERDELMANN W (1996b) Modellversuch: Medizinische Qualitätsgemeinschaft Rendsburg; in: QualiMed 4 (1996) 4

(31)   GERDELMANN W (1996c) Modellversuch: Medizinische Qualitätsgemeinschaft Rendsburg; in: Die Ersatzkasse 5/1996:157-161

(32)   GERLACH FM, BAHRS O (1994) Qualitätssicherung durch hausärztliche Qualitätszirkel: Strategien zur Etablierung. Ullstein Mosby, Berlin/Wiesbaden.

(33)   Gesellschaft für Systemberatung im Gesundheitswesen GSbG (1999): Krankenhaus-Rahmenplanung für Schleswig-Holstein; im Auftrag des Ministeriums für Arbeit, Soziales, Jugend und Gesundheit des Landes Schleswig-Holstein, Eigenverlag, Kiel

(34)   GLAESKE G (1996) Qualitätszirkel – Instrument zur Optimierung der Arzneimittelversorgung; in: Die Ersatzkasse 12/96:447-452

(35)   GLAESKE G, STILLFRIED D (1996) Verzahnung ambulanter und stationärer Versorgung im Rahmen einer solidarischen Wettbewerbsordnung; in: Die Ersatzkasse 76(7):245-251

(36)   GLASER P (1998) Löst Managed Care die Probleme des deutschen Gesundheitswesens?; in: f & w 15:117-123

(37)   GLÖSER S (1996) Modelle für die Zukunft: Vernetzte Praxen; in: Deutsches Ärzteblatt 93:A-3091

(38)   GLÖSER S (1998) Ärztliche Qualitätsgemeinschaft Ried: Viel Lob für hessisches Ärztenetz; in: Deutsches Ärzteblatt 95, Heft 24 vom 12. Juni 1998

(39)   GROL R, MESKER P, SCHELLEVIS FG, Hrsg. (1988) Peer Review in General Practice. Methods, Standards, Protocols. Nijmegen University Department of General Practice, Nijmegen

(40)   HALLAUER JF, KERN AO, BESKE F (1996) Erwartungen des Beitragszahlers an eine leistungsfähige Krankenversicherung; Ergebnisse einer Meinungsumfrage zu Beitragssatz und Leistungsspektrum der gesetzlichen Krankenversicherung, Kiel

(41)   HENKE K-Deutschland (1995) Gesundheitsausgaben in der Bundesrepublik Deutschland: Ein hoher Preis für die Gesundheitsversorgung?; in: FERBER C v (Hrsg.) Kosten und Effizienz im Gesundheitswesen, München, S. 477-493

(42)   HEß M (1995) TQM/Kaizen-Praxisbuch: Qualitätszirkel und verwandte Gruppen im Total-Quality-Management. Verlag TÜV Rheinland, Köln

(43)   HÖRNEMANN G (1994) Kassenarzt als Freier Beruf (Konstanzer Schriften zur Sozialwissenschaft, Bd. 32). Verlag Hartung-Gorre, Konstanz

(44)   JAECKEL R (1998) Managed Care: Gesundheitsökonomischer Steuerungsansatz für das deutsche Gesundheitswesen? Brennpunkt Gesundheitswesen. Schriftenreihe Schering AG Ausgabe 2/98

(45)   JENSEN GA, MORRISEY MA, GAFFNEY S et al. (1997) The New Dominance of Managed Care: The New Trends in the 1990s; in: Health Affairs 16:125-135

(46)   JENTSCH P (1998a) Weg aus der Krise: Vernetzte Praxen? Gespräch mit E. Fiedler, Barmer Ersatzkasse; in: Münch. med. Wschr. 140 (Nr. 29/30):45-47

(47)   JENTSCH P (1998b) Quo vadis, KV ? ; in: Münch. med. Wschr. 140 (Nr. 29/30):47

(48)   KÄSTNER E (1978) Kleine Rechenaufgabe; in: Strich C (Hrsg.) Das Erich Kästner Lesebuch, Diogenes Verlag, Zürich

(49)   KANE NM, TURNBULL NC, SCHOEN C (1996) Markets and Plan Performance: Private Summary Report on Case Studies of IPA and Network HMOs. Commonwealth Fund, Home Page

(50)   Kassenärztliche Bundesvereinigung KBV, Hrsg. (1996) Vernetzte Praxen und flexible Vertragsformen − Weiterentwicklung der ambulanten Versorgung. Eine Dokumentation. KBV Kontext Nr. 3, Juni 1996

(51)   Kassenärztliche Bundesvereinigung KBV, Hrsg. (1997) Vernetzte Praxen und flexible Vertragsformen − Weiterentwicklung der ambulanten Versorgung. Die Dokumentation zum Symposium der KBV am 5./6. November 1996 in Königswinter. KBV Kontext Nr. 4, Februar 1997

(52)   Kassenärztliche Bundesvereinigung, Hrsg. (1997) Einheitlicher Bewertungsmaßstab. Deutscher Ärzteverlag, Köln

(53)   Kassenärztliche Bundesvereinigung, Hrsg. (1999) „Vorschaltgesetz 1999" Informationen und Handlungsempfehlungen für den Kassenarzt zum GKV-Solidaritätsstärkungsgesetz, Köln

(54)   KAUL CT (1997) Wenig Chancen für Einzelkämpfer. PraxisComputer Nr. 2 Mai 1997, S. 10 - 15

(55)   KORING HD (1997) Neuer Schub für das „Praxisnetz Berlin" ; in: Forum für Gesellschaftspolitik 11/1997:261-263

(56)   KOSANKE B (1997a) Kooperation ohne alte Zäune; in: Nordlicht aktuell 10/97: 8-9

(57)   KOSANKE B (1997b) Das Ende der Kollektivverträge; in: Nordlicht aktuell 11/97:10-11

(58)   KOSANKE B (1998) Strukturverbesserung der KVSH; in: Nordlicht aktuell 7/98

(59)   KVSH, Hrsg. (1998a) Vertrag zwischen der Kassenärztlichen Vereinigung Schleswig-Holstein und der AOK Schleswig-Holstein über die Unterstützung und Förderung „Regionaler Praxisnetze" (RPN) in Schleswig-Holstein. Schleswig-Holsteinisches Ärzteblatt 4/98:43-47

(60)   KVSH, Hrsg. (1998b) Richtlinien Regionales Praxisnetz Kiel (RPNK); in: Schleswig-Holsteinisches Ärzteblatt 4/98:47-50

(61)   KVSH, Hrsg. (1998c) Anlage 3 zum Rahmenvertrag „Unterstützung und Förderung Regionaler

Praxisnetze" (RPN) in Schleswig-Holstein: Richtlinien Medizinische Qualitätsgemeinschaft Rendsburg (MQR); in: Schleswig-Holsteinisches Ärzteblatt 4/98:54-56

(62)   KVSH, Hrsg. (1998d) Abrechnungsziffern Intern. Stand: April 1998. Beilage zum Nordlicht aktuell 2/98.

(63)   LANKERS CHR (1997) Erfolgsfaktoren von Managed Care auf europäischen Märkten; hrsg. vom Wissenschaftlichen Institut der AOK (WidO), Bonn

(64)   LIESCHKE L (1999) Die Zukunft gehört der integrierten Versorgung. KBV-Symposium zu Praxisnetzen; in: Deutsches Ärzteblatt 96, Heft 14, S. A-989

(65)   LUMMA K (1994) Die Team Fibel. Oder Das Einmaleins der Team- & Gruppenqualifizierung im sozialen und betrieblichen Bereich. Windmühle GmbH, Hamburg

(66)   MAUS J (1998) Koalitionsvereinbarung: Zwischen den Zeilen lesen; in: Deutsches Ärzteblatt 95, Heft 44:A-2737-8

(67)   Medizinischer Dienst der Spitzenverbände der Krankenkassen MDS (1997) § 275a SGB V Modellvorhaben zur Prüfung der Notwendigkeit der Krankenhausbehandlung. Zusammenfassender Bericht über die Ergebnisse der Erhebung in den Bundesländern. Essen

(68)   Melchert O (1999) Effektivität und Effizienz der Qualitätsgemeinschaft – Vernetzung ambulanter und stationärer Versorgung – Modell: Medizinische Qualitätsgemeinschaft Rendsburg. Ein Praxisbericht aus Sicht der Krankenhäuser. Vortrag Deutsches Krankenhaus Institut am 01.06.1999 in Düsseldorf.

(69)   Meyer-Lutterloh K (1999) Gesundheitsreform/Managed Care: Chancen für integrative Versorgungsmodelle; in: A+S aktuell 11(21):11-12

(70)   MILLER RH, LUFT HS (1997) Managed Care Performance: Is Quality of Care better or worse?; in: Health Affairs 16/5: 7-27

(71)   NEUBERT D, ROBBERS J (1999) Krankenhausrecht. Hrsg. Deutsche Krankenhaus Verlagsgesellschaft, 7. Auflage, Düsseldorf

(72)   OLLENSCHLÄGER G (1999) Qualitätsförderung medizinischer Leitlinien; in: Perspectives on Managed Care, 2(2), 23-26

(73)   ORLOWSKI U (1998) Strukturverträge und Modelle – Chancen der Selbstverwaltungen zur Weiterentwicklung der Versorgungsstrukturen; in: EICHHORN S, SCHMIDT-RETTIG B (Hrsg.) Chancen und Risiken von managed care: Perspektiven der Vernetzung des Krankenhauses mit Arztpraxen, Rehabilitationskliniken und Krankenkassen, Kohlhammer, Stuttgart. S.280-289

(74)   PLOB G (1996) Grünes Licht für Medizinische Qualitätsgemeinschaft Rendsburg; in: Die Ersatzkassen in Schleswig-Holstein Nr. 1 vom Juli 1996

(75)   PLOB G (1998) Ein Modell, das „Schule macht". Presseerklärung des VdAK/AEV vom 19.6.1998.

(76)   PRAHL G (1996) Wege aus der Krise: Neue Formen der ambulanten, ärztlichen Versorgung. Eine Studie der Gesellschaft für Gesundheitsökonomie & -management, Hamburg. Im Auftrag der Kassenärztlichen Vereinigung Schleswig-Holstein

(77)   PRAHL G (1997) Chronologie: Gestern beanstandet – heute vorbildlich; in: Nordlicht aktuell 10/97:5

(78)   RATZEL R, LIPPERT HD (1995) Kommentar zur Musterberufsordnung der Deutschen Ärzte MBO, Springer-Verlag, Berlin, Heidelberg

(79)   REINAUER H (1999) Entwicklung von Leitlinien; in: Perspectives on Managed Care, 2(2), 35-38

(80)   REINHARDT UE (1985) The Theory of Physician-Induced Demand: Reflections after a Decade; in: Journal of Health Economics 4:187-193

(81)   REINHARDT U (1996) Können vom amerikanischen Gesundheitswesen nützliche Impulse für Europa erwartet werden? Festvortrag auf der DKG-Veranstaltung am 27. Juni 1996 auf dem Petersberg bei Bonn

(82)   REINHARDT UE (1998) Recent Developments in American Health Policy; From „Unmanaged

Care" to „Managed Costs", Princeton University October 1998

(83)	RICHTER-REICHHELM (1997) Gezielte Pharmakotherapieberatung. Forum für Gesellschaftspolitik 11/1997:264-265

(84)	RINNE K, WAGNER G (1996) Einstellungen zur sozialen Sicherung im Vergleich der Generationen; in: Zeitschrift für Gerontologie und Geriatrie 29:446-451

(85)	ROBERTS MJ, HAS ST (1997) Die Zukunft von Managed Care: virtuelle – nicht vertikale Integration; in: ARNOLD M, LAUTERBACH KW, PREUß KJ (1997) Managed Care. Schattauer, Stuttgart, New York, S. 123-132

(86)	ROTERING C, GSbG (1998) Schnell und einfach statt schwerfällig und teuer: MOKKA soll das Entgeltsystem für Krankenhäuser auf eine neue Grundlage stellen; in: Krankenhaus Umschau 9/98: 658-660

(87)	ROTH A (1997a) Schleswig-Holstein als Schrittmacher für „Vernetzte Praxen" ; in: Nordlicht aktuell 10/97:4-6, 9

(88)	ROTH A (1997b) Klinik und MQR streben bessere Zusammenarbeit an; in: Nordlicht aktuell 12/97:9

(89)	ROTH A (1998) Ried und Rendsburg im Vergleich: Auswertungen laufen; in: Nordlicht aktuell 5/98:28-29

(90)	RÜSCHMANN B (1999) Komplexpauschalen am Beispiel der Kreuzbandruptur. Diplomarbeit im Fach Betriebswirtschaftslehre an der Christian-Albrechs-Universität zu Kiel, Kiel

(91)	RÜSCHMANN HH (1998) Medizinische Qualitätsgemeinschaft Rendsburg: Konzeption der Begleitforschung; in: EICHHORN S, SCHMIDT-RETTIG B (Hrsg.) Chancen und Risiken von managed care: Perspektiven der Vernetzung des Krankenhauses mit Arztpraxen, Rehabilitationskliniken und Krankenkassen, Kohlhammer, Stuttgart. S. 187-206

(92)	RÜSCHMANN HH, SCHMOLLING K, GSbG (1998): Neuorientierung in der Krankenhaus-Planung; in: Arnold M et al., Hrsg. (1998) Krankenhaus-Report '98, Gustav-Fischer-Verlag, Stuttgart

(93)	RUTH LC, DETMER EJ (1995) Assesing Health Plan Quality; in: Benefits Quarterly, Second Quarter, p 32- 36

(94)	SCHÄFER W (1998) Wieviel Soziales verträgt die Marktwirtschaft?; in: Nordlicht aktuell Nr. 5, S. 8 – 11 (Weitere Veröffentlichungen zum Thema bei Prof. Schäfer)

(95)	SCHMIDT H (1999) Integratives Geschäft – Kooperation der MQR mit dem Kreiskrankenhaus Rendsburg; in: Nordlicht aktuell 4/99:30-31

(96)	SCHMIDT-BODENSTEIN S (1997) Halbzeit in Rendsburg – Ein Zwischenbericht; in: Die Ersatzkasse Heft 8/97:275-278

(97)	SCHNACK D (1998) Aufbau: Für Praxisnetze zahlen Ärzte oft drauf; in: Ärzte-Zeitung

(98)	SCHOLZ H (1997) Das Praxennetz ist auf Erfolgskurs; in: Barmer aktuell 2/1997:28

(99)	SCRIBA PC (1999) Immer dringender: Evaluation von Gesundheitszielen und Leitlinien; in: Deutsches Ärzteblatt 96, Heft 14, A-910-914

(100)	SCUTCHFIELD FD (1997) The Organization and Financing of the U.S. Health Care System. 10th Annual Preventive Medicine Review Course, American College of Preventive Medicine Aug. 23-27. 1997

(101)	SEITZ R, JELASTOPULU E, KÖNIG HH (1997) Managed Care in der gesundheitspolitischen Diskussion; in: ARNOLD M, LAUTERBACH KW, PREUß KJ (1997) Managed Care. Schattauer, Stuttgart, New York, S. 343-358

(102)	SEITZ R, KÖNIG HH, STILLFRIED Graf von D (1997) Grundlagen von Managed Care; in: ARNOLD M, LAUTERBACH KW, PREUß KJ (1997) Managed Care. Schattauer, Stuttgart, New York, S. 3-24

(103)	SGB V Handbuch Sozialgesetzbuch V Krankenversicherung. 7. Auflage. Herausgeber und Verlag: KKF-Verlag, Altötting

(104) SHORTELL SM (1997) Die neue Welt von Managed Care: Die Entwicklung organisierter Gesundheitsversorgungssysteme; in: ARNOLD M, LAUTERBACH KW, PREUß KJ (1997) Managed Care. Schattauer, Stuttgart, New York, S. 107-122

(105) Sozialgesetze der Krankenversicherung `95. Sonderausgabe für die Betriebliche Krankenversicherung. Redaktionell bearbeitet vom Verlag W. Kohlhammer GmbH, Stuttgart

(106) STILLFRIED Graf von D (1997a) Managed Care in der Praxis - Beobachtungen aus den USA; in: Die Ersatzkasse 77 (2,3):41-47; 90-94

(107) STILLFRIED Graf von D (1997b) Managed-Care-Elemente in der Entwicklung der gesetzlichen Krankenversicherung; in: ARNOLD M, LAUTERBACH KW, PREUß KJ (1997) Managed Care. Schattauer, Stuttgart, New York, S. 229-252

(108) STILLFRIED Graf von D (1998) Disease-Management: Ein Angebot der Krankenkassen; in: EICHHORN S, SCHMIDT-RETTIG B (Hrsg.) Chancen und Risiken von managed care: Perspektiven der Vernetzung des Krankenhauses mit Arztpraxen, Rehabilitationskliniken und Krankenkassen, Kohlhammer, Stuttgart. S. 290-309

(109) STIRES D (1998) Ten Things Your Medicare HMO Won't tell You; in: Smart Money 12/1998:107-119

(110) STOCK J (1996) Managed Care in Amerika: Impulse für die GKV; in: AOK-Bundesverband (Hrsg.) Gesundheitsmanagement in der GKV – Ansätze für eine deutsche Variante von Managed Care, Bonn, S. 13-28

(111) TRÄDER JM (1997) Bereitschaftsdienst und Ambulanz – Weniger Hausbesuche im ärztlichen Bereitschaftsdienst durch Einrichtung einer Ambulanz?; in: Z. Allg. Med. 73:941-944

(112) Verband der Krankenhausdirektoren Deutschlands e. V. Landesgruppe Schleswig-Holstein VKD SH (1998) Unsere Leistung für Schleswig-Holstein. Pressemitteilung vom 24.09.1998

(113) WAGENER A (1998) Rechtliche Aspekte der Kooperation zwischen Krankenhaus und Arztpraxis; in: Eichhorn S, Schmidt-Rettig B (Hrsg.) Chancen und Risiken von managed care: Perspektiven der Vernetzung des Krankenhauses mit Arztpraxen, Rehabilitationskliniken und Krankenkassen, Kohlhammer, Stuttgart. S. 352-363

(114) WASEM J (1997) Die Ursachen der Ausgabenanstiege in der medizinischen Versorgung; in: ARNOLD M, LAUTERBACH KW, PREUß KJ, Hrsg. (1997) Managed Care: Ursachen, Prinzipien, Formen und Effekte. Hrsg. von der Robert Bosch Stiftung, Beiträge zur Gesundheitsökonomie Bd. 31. Schattauer, Stuttgart, New York, S. 75-92

(115) WASEM J, GÜTHER B (1998) Das Gesundheitssystem in Deutschland: Einstellungen und Erwartungen der Bevölkerung. Hrsg. von Janssen-Cilag. Neuss

(116) WEISNER E (1996) Medizinische Qualitätsgemeinschaft Rendsburg: Mehr Lebensqualität durch mehr Kooperation; in: Deutsches Ärzteblatt 93:A3094-A3095

(117) Wissenschaftszentrum Nordrhein-Westfalen/Emnid (1995) Zukunft der Medizin. Bericht zur Untersuchung, Bielefeld

(118) Zimmermann U (1999) AOK: „Indikationsorientiertes Verzahnungsbudget" ; in: A+S aktuell Nr. 11(21):19

(119) ZWEIFEL P (1982) Ein ökonomisches Modell des Arztverhaltens, Springer-Verlag, Berlin

(120) ZWEIFEL P (1997a) Organisationsformen der medizinischen Versorgung; in: BREYER F, ZWEIFEL P: Gesundheitsökonomie, 2. überarbeitete Auflage, Springer-Verlag Berlin, S. 277-322

(121) ZWEIFEL P (1997b) Zukünftige Herausforderungen an das Gesundheitswesen; in:BREYER F, ZWEIFEL P: Gesundheitsökonomie, 2. überarbeitete Auflage, Springer-Verlag Berlin, S. 395-428

(122) ZWEIFEL P (1998) *Managed care* in Germany and Switzerland. Two Approaches to a Common Problem; in: Pharmacoeconomics 14. Suppl. 1:1-8

Abkürzungsverzeichnis

1. NOG	1. Neuordnungsgesetz, 01.07.1997
2. NOG	2. Neuordnungsgesetz, 01.07.1997
ADT	Allgemeiner Daten Transfer
AEV	Arbeiter-Ersatzkassen e.V.
AOK-SH	Allgemeine Ortskrankenkasse Schleswig-Holstein
AP-DRG-System	*all patient diagnosis related groups*
ATC-Code	Anatomisch-therapeutisch-chemischer Arzneimittelcode (Indikationsgruppen)
AVN	Apotheken-Verrechnungsstelle Dr. Carl Carstens, Oldenburg
BEK	Barmer Ersatzkasse
BMA	Bundesministerium für Arbeit und Sozialordnung
BMG	Bundesministerium für Gesundheit
BPflV `95	Bundespflegesatzverordnung von 1995
BSG	Blutkörperchensenkungsgeschwindigkeit
DAK	Deutsche Angestellten Krankenkasse
D. h.	Das heißt
DM	Deutsche Mark
EBM	Einheitlicher Bewertungsmaßstab
EK	Ersatzkassen (VdAK etc.)
FAM	Fertig-Arzneimittel
FP	Fallpauschale
GEK	Schwäbisch Gmünder Ersatzkasse
GKV	Gesetzliche Krankenversicherung
GKV-2000	Referentenentwurf eines Gesetzes zur Reform der gesetzlichen Krankenversicherung ab dem Jahr 2000 mit Stand 25.05.1999
GKV-SolG	GKV-Solidaritätsstärkungs-Gesetz, 01.01.1999
GOÄ	Gebührenordnung Ärzte
GRG	Gesundheitsreformgesetz, 8.12.1988
GS$_b$G	Gesellschaft für Systemberatung im Gesundheitswesen
GSG	Gesundheitsstrukturgesetz, 9.12.1992
HbA1c	Glykiertes Hämoglobin
HEK	Hanseatische Ersatzkasse
HHBG	Haushaltsbegleitgesetz, 20.12.1982
HMO	*Health Maintenance Organization*
HNO	Hals-Nasen-Ohrenheilkunde
HVM	Honorarverteilungsmaßstab

I$_b$GN	Indikationsbezogenes Gesundheitsnetz Schleswig-Holstein
ICD	Internationale Klassifikation von Erkrankungen
ICD-10	*International Classification of Disease Edition* 10
ICD-9	*International Classification of Disease Edition* 9
ICPM-GE	*International Catalogue of Procedures in Medicine*
IPA	*Independent Practice Association*
KdÖR	Körperschaft des öffentlichen Rechts
KHKDG:	Krankenhaus-Kostendämpfungsgesetz, 22.12.1981
KHNG:	Krankenhaus-Neuordnungsgesetz, 20.12.84
KKH	Kaufmännische Krankenkasse
KVEG	Kostendämpfungsergänzungsgesetz, 22.12.1981
KVKG	Krankenversicherungs-Kostendämpfungsgesetz, 27.6.1977
KVSH	Kassenärztliche Vereinigung Schleswig-Holstein
LKA	Leistungs- und Kostenaufstellung
MCO	*Managed Care Organization*
MDK	Medizinischer Dienst der Krankenversicherung
MOKKA	**Mo**dulares **K**lassifikations- und **Ka**lkulationssystem
NARZ	Norddeutsches-Apotheken-Rechenzentrum, Bremen
NFAM	Nichtfertig-Arzneimittel
NK	Netzkonferenz
QZ	Qualitätszirkel
PLZ	Postleitzahl
PK	Primärkrankenkasse (AOK etc.)
PKV	Private Krankenversicherung
POS	*Point-of-Service Organization*
PPO	*Preferred Provider Organization*
PZN	Pharmazentralnummer
SE	Sonderentgelt
SGB V	Sozialgesetzbuch V
SH	Schleswig-Holstein
TKK	Techniker Krankenkasse
UCR-Standard	*Usual, Customary, Reasonable*
VD	Verweildauer
VdAK	Verband der Angestellten Krankenkassen
ZS	Zufriedenheitsskala

Abbildungsverzeichnis

6 Ergebnisse der Datenanalysen in Beispielen

6.1 Struktur der Gesundheitsversorgung

6.2 Änderungen im Leistungsgeschehen

6.3 Patientenkarrieren im Vergleich

6.4 Bewirkte Einsparpotentiale durch Vernetzte Praxen

6.5 Schwachstellenanalyse

6.6 Patientenzufriedenheit

6.7 Einschätzungen Vernetzter Praxen durch Netzärzte

7 Bewertung des Erfolges Vernetzter Praxen

8 Ergebnisorientierte Weiterentwicklung

Tabellenverzeichnis

6 Ergebnisse der Datenanalysen in Beispielen

6.1 Struktur der Gesundheitsversorgung

6.2 Änderungen im Leistungsgeschehen

6.6 Patientenzufriedenheit

7 Bewertung des Erfolges Vernetzter Praxen

Gleichungen

10 Verträge und Material

A   Medizinische Qualitätsgemeinschaft Rendsburg

A.1   Vertrag über die Durchführung eines Modellversuchs „Medizinische Qualitätsgemeinschaft" im Raum Rendsburg

Vertrag

zwischen der

Kassenärztlichen Vereinigung Schleswig-Holstein K.d.ö.R.

und dem

Verband der Angestellten-Krankenkassen (VdAK) e.V.

sowie dem

AEV - Arbeiter-Ersatzkassen-Verband e.V.

- handelnd für ihre Mitgliedskassen -
über die

Durchführung eines Modellversuchs

„Medizinische Qualitätsgemeinschaft" im Raum Rendsburg

Präambel

Die Kassenärztliche Vereinigung Schleswig-Holstein und die Verbände der Ersatzkassen (im folgenden: die Vertragspartner) streben durch die über eine intensivierte kollegiale Zusammenarbeit zwischen Vertragsärzten erreichte Vernetzung von Praxen eine Optimierung von Qualität, Humanität und Wirtschaftlichkeit der medizinischen Versorgung an.

Zu diesem Zweck unterstützen die Vertragspartner niedergelassene Vertragsärzte im Bereich der KV Schleswig-Holstein, die neue und erweiterte Formen der Versorgung mit der Fragestellung erproben, ob diese Versorgungsstrukturen Schwächen des derzeitigen Versorgungssystems unter Beibehaltung seiner Stärken vermindern können.

§ 1
Ziele des Modellversuchs

(1) Durch den Modellversuch soll die Versorgungsqualität für den Patienten erhöht werden. Die Leistungserbringung soll auf der jeweils aus medizinischer Sicht adäquaten Versorgungsstufe erfolgen und nicht von den gewachsenen Strukturen des Versorgungssystems insgesamt abhängen. Der Versorgung im häuslichen Bereich wird dabei vom Patienten in der Regel der Vorrang eingeräumt.

(2) Der Modellversuch strebt eine erhöhte Wirtschaftlichkeit der Versorgung an. Durch Vermeidung stationärer Behandlungen und Reduktion von Doppel- und Mehrfachuntersuchungen sowie parallelen, unkoordinierten Behandlungsstrategien sollen die vorhandenen Ressourcen der Gesundheitsversorgung besser genutzt werden. Ohne Leistungskürzungen auszulösen (Rationalisierung vor Rationierung).

(3) Im einzelnen sollen insbesondere folgende Modellelemente erprobt werden:

— Intensivierte kollegiale Zusammenarbeit der Modellteilnehmer

— Verbesserte Kommunikation der Modellteilnehmer untereinander mittels Nutzung moderner Hilfsmittel (z. B. ISDN-Anschlüsse, EDV-Einsatz, Datenfernübertragung)

— Implementation von Anreizen zur wirtschaftlichen Leistungserbringung über die Schaffung entsprechender Vergütungsstrukturen (Wegfall des Hamsterrad-Effekts")

(4) Durch Verlagerung von Leistungen und Finanzvolumen aus dem stationären in den ambulanten Bereich sowie durch Verringerung der Aufwendungen durch veranlaßte Leistungen soll die ambulante Versorgung langfristig gestärkt werden (,Geld folgt Leistung').

§ 2
Anerkennung als „Qualitätsgemeinschaft"

(1) Niedergelassene Vertragsärzte in Rendsburg schließen sich zu der nach diesem Vertrag förderungsfähigen Qualitätsgemeinschaft zusammen. Die Qualitätsgemeinschaft hat die in diesem Vertrag festgelegten Kriterien zur Erlangung der Förderung zu beachten und ihre Erfüllung den Vertragspartnern gegenüber zu dokumentieren.

(2) Der Beitritt und Austritt eines Vertragsarztes zu der Qualitätsgemeinschaft ist der Kassenärztlichen Vereinigung anzuzeigen. Die Kassenärztliche Vereinigung teilt die Zusammensetzung der Qualitätsgemeinschaft der Landesvertretung Schleswig-Holstein der Verbände der Ersatzkassen quartalsweise mit.

(3) Die Anerkennung als Qualitätsgemeinschaft im Sinne dieses Vertrages erfolgt durch die Projektgruppe gemäß § 4.

§ 3
Struktur- und Leistungsmerkmale der „Qualitätsgemeinschaft"

(1) Die Qualitätsgemeinschaft gibt sich eine Richtlinie, zu deren Einhaltung sich der an der Qualitäts-

gemeinschaft teilnehmende Vertragsarzt verpflichtet. Die Richtlinie ist als Anlage Bestandteil dieses Vertrages und enthält mindestens die in diesen Paragraphen aufgeführten Struktur- und Leistungsmerkmale.

(2) Der Qualitätsgemeinschaft gehören möglichst alle in der Region vorhandenen Fachgruppen an oder sind ihr assoziiert.

(3) Die Qualitätsgemeinschaft bestimmt aus dem Kreis ihrer Mitglieder eine Leitung mit mindestens folgenden Aufgaben:

a) Organisation der gemeinsamen Konferenzen, Qualitätszirkel usw.

b) Kontakte zur Kassenärztlichen Vereinigung und Teilnahme an Sitzungen der Projektgruppe gemäß § 4

c) Einrichtung und Betrieb einer Leitstelle zur Abwicklung eines „Case-Managements" und als Informationspool für nichtärztliche Leistungsangebote (z. B. Pflegedienste, Reha-Angebote)

(4) Die Qualitätsgemeinschaft übernimmt folgende zusätzliche Aufgaben zur Verbesserung und Intensivierung der ambulanten vertragsärztlichen Versorgung:

a) Dienst- und Präsenzpläne für Arztkontakte außerhalb der normalen Sprechstundenzeiten sowie am Wochenende

b) Einrichtung und Betrieb einer Anlaufpraxis bzw. einer Anlaufstelle für Patienten außerhalb der normalen Sprechstundenzeiten

c) Erarbeitung und Beachtung von indikationsbezogenen Behandlungs- und Arznei/Heilmittelempfehlungen

d) Einholen einer Zweitmeinung durch den behandelnden Arzt bei problematischen Fällen, insbesondere bei aufwendigen Verordnungen und vor Krankenhauseinweisungen, sofern nicht aus medizinischen Gründen eine unmittelbare Krankenhausaufnahme erforderlich ist

e) Einsatz von Patientenbegleitbriefen

(5) Die Qualitätsgemeinschaft erprobt darüber hinaus folgende strukturelle Elemente einer intensivierten ambulanten Versorgung:

a) Nutzung moderner Kommunikationsmedien (z. B. ISDN-Anschlüsse, EDV-Systeme, Datenfernübertragung usw.)

b) Beschaffung von Einrichtungsgegenständen, medizinischen Geräten und Verbrauchsmaterialien für alle Modellteilnehmer

c) Gemeinsame Nutzung von medizinischen Geräten

(6) Die Erfüllung der Struktur- und Leistungsmerkmale nach Abs. 2 bis 5 ist Zielvorgabe. Die Strukturmerkmale nach Abs. 3 sind bei Inkrafttreten dieses Vertrages nachzuweisen.

Die Struktur- und Leistungsmerkmale nach Abs. 4 sind innerhalb von 5 Monaten nach Inkrafttreten dieses Vertrages zu erfüllen. Strukturelle Elemente nach Abs. 5 sind innerhalb der Laufzeit des Mo-

dellversuchs jeweils für einen Zeitraum von mindestens 6 Monaten zu erproben.

§ 4
Projektgruppe

(1) Die Vertragspartner bilden eine paritätisch besetzte Projektgruppe aus bis zu sechs Teilnehmern. An Sitzungen der Projektgruppe können bis zu zwei Vertreter der Qualitätsgemeinschaft mit beratender Stimme teilnehmen. Bis zu zwei Vertreter der Institution, die mit der wissenschaftlichen Evaluation betraut wird, werden ebenfalls zu den Sitzungen der Projektgruppe eingeladen.

(2) Die Projektgruppe begleitet den Modellversuch und entscheidet über Fragen im Zusammenhang mit der Auslegung dieses Vertrages. Sie nimmt quartalsweise Berichte der Qualitätsgemeinschaft über Stand und Entwicklung des Modellversuchs entgegen.

(3) Die Projektgruppe stimmt Änderungen der Richtlinie gem. § 3 Abs. 1 mit den Vertretern der Qualitätsgemeinschaft ab. Änderungen der Richtlinie können nur im Einvernehmen mit der Projektgruppe erfolgen.

(4) Die Geschäftsführung der Projektgruppe liegt bei der Kassenärztlichen Vereinigung.

(5) Die Projektgruppe tagt mindestens halbjährlich. Die Geschäftsführung lädt zu den Sitzungen ein.

(6) Beschlüsse der Projektgruppe ergehen einstimmig.

§ 5
Aufgaben der Vertragspartner

(1) Die Kassenärztliche Vereinigung verpflichtet sich, folgende Rahmenbedingungen für den Modellversuch sicherzustellen:

a) Ausweis eines separaten, dem neuen EBM dynamisch angepaßten Honorarbudgets für die Teilnehmer an der Qualitätsgemeinschaft

b) Abrechnung des Honorars der Qualitätsgemeinschaft und ihrer Teilnehmer

c) Bereitstellung von Statistiken und Vergleichsdaten in Abstimmung mit der Qualitätsgemeinschaft und der mit der wissenschaftlichen Evaluation beauftragten Institution nach § 7

d) Organisatorische Hilfestellung für die Qualitätsgemeinschaft z. B. bei Rechtsfragen

(2) Die Verbände der Ersatzkassen verpflichten sich mit Wirkung für ihre Mitgliedskassen, folgende Rahmenbedingungen für den Modellversuch sicherzustellen:

a) Information und Motivationsförderung der Versicherten der Mitgliedskassen über bzw. für den Modellversuch

b) Informationsübermittlung über Leistungsangebote (Umfang, Preise) außerhalb der Qualitätsgemeinschaft (stationäre Einrichtungen, komplementäre Leistungen)

c) Bereitstellung von Transparenzdaten über diese Leistungsangebote und ihre Inanspruchnahme im Rahmen der technischen und datenschutzrechtlichen Möglichkeiten

d) Enthaltsamkeit bei Kostenerstattungen für Leistungen und Verordnungen, die nicht vom Netz veranlaßt wurden

e) Soweit möglich Bereitstellung von Daten über Qualität der angebotenen Medikamente, insbesondere Generika

§ 6
Finanzierung

(1) Die Kassenärztliche Vereinigung beteiligt sich an der Finanzierung des Modellversuchs durch

a) Bereitstellung der persönlichen und sächlichen Ressourcen zur Umsetzung der in § 5 Abs. 1 genannten Aufgaben

b) Fortführung der Finanzierung, die für den vorhandenen Notdienst den beteiligten Vertragsärzten zur Verfügung gestellt wird

c) Übernahme der hälftigen Kosten der wissenschaftlichen Begleitung gem. § 7

(2) Die Ersatzkassen beteiligen sich an der Finanzierung des Modellversuchs durch

a) Übernahme von nachgewiesenen Investitionskosten für die Entwicklung und Installation der Qualitätsgemeinschaft (z. B. Installation von Kommunikationsmedien, Einrichtung von Verwaltungsräumen) bis zu einer Höhe von 500.000 DM

b) Übernahme von laufenden Kosten im Zusammenhang mit dem Modellversuch (z. B. zusätzliche Aufwendungen für eine Anlaufpraxis, Aufwendungen für einen Fahrdienst, Aufwandsentschädigungen für Funktionsträger, Miete für Verwaltungsräume) bis zu einer Höhe von 600.000 DM für die Dauer des Modellversuchs

c) Erhöhung des Honorarbudgets der Qualitätsgemeinschaft um 2,2 Mio. DM zur Vergütung der ärztlichen Mehrleistungen in der Gemeinschaft gemäß § 3 Abs. 6; über die Verwendung nicht verbrauchter Mittel für Investitionen und laufende Kosten nach a) und b) entscheidet die Projektgruppe gem. § 4, das gleiche gilt für Einnahmen aus der Mitnutzung von Einrichtungen der Qualitätsgemeinschaft von anderen Kostenträgern

d) Stabilisierung des Punktwerts innerhalb des Honorarbudgets der Qualitätsgemeinschaft bis zur Höhe des durchschnittlichen Punktwertes für alle Leistungen in Schleswig-Holstein, solange und soweit die Zahl der Krankenhauseinweisungen durch Vertragsärzte nachweislich verringert wurde

e) Verteilung der nachgewiesenen Einsparungen im Krankenhausbereich und bei den Verordnungen von Arznei- und Heilmitteln wie folgt:

i Die nach a) bis d) übernommenen Finanzierungsbeiträge der Ersatzkassen werden vorweg ausgeglichen.

ii Die von der Kassenärztlichen Vereinigung Schleswig-Holstein und den beteiligten Ärztinnen und Ärzten in Rendsburg erbrachten Vorleistungen für Organisationsvorbereitungen zum Tätigwerden der Qualitätsgemeinschaft werden ebenfalls vorweg ausgeglichen.

iii Ein Betrag, der sich aus der Differenz der Beträge nach den Ziffern i und ii ergibt, wird dem Honorarbudget der Qualitätsgemeinschaft zugeführt.

iv Von den danach verbliebenen Einsparungen werden dem Honorarbudget der Qualitätsgemeinschaft 30 % der Einsparungen im Krankenhaus und der Verordnung von Arznei- und Heilmitteln zugeführt; eine Anpassung dieser Quote ist möglich. Weitere 20 % der verbleibenden Einsparungen werden für das Auslaufen bzw. die Fortführung der Qualitätsgemeinschaft nach Entscheid und der Projektgruppe gemäß § 4 verwandt.

f) Übernahme der hälftigen Kosten der wissenschaftlichen Begleitung gem. § 7

g) Übernahme der Folgekosten aus Verträgen im Zusammenhang mit dem Modellversuch gemäß der als Anlage beigefügten Aufstellung bis zum nächstmöglichen Kündigungstermin, sofern eine vorzeitige Kündigung des Vertrages gem. § 8 Abs. 3 erfolgt.

§ 7
Wissenschaftliche Begleitung

(1) Der Modellversuch wird wissenschaftlich begleitet.

(2) Mit der wissenschaftlichen Begleitung wird die Gesellschaft für Systemberatung im Gesundheitswesen (GS$_b$G) nach Maßgabe der als Anlage diesem Vertrag beigefügten Projektbeschreibung beauftragt. Die GS$_b$G verpflichtet sich zur vertrauensvollen Zusammenarbeit mit den Vertragspartnern und der Qualitätsgemeinschaft sowie der von ihr betriebenen Leitstelle nach § 3 Abs. 3 c).

(3) Die Anlage nach Abs. 2 wird bis zum 30.09.96 hinsichtlich der Kriterien zum vorzeitigen Abbruch des Modellversuchs sowie der Definition potentieller Einsparungserfolge ergänzt. Dies gilt auch für die Festlegung der Struktur der von der Qualitätsgemeinschaft gem. § 4 vierteljährlich vorzulegenden Berichte.

§ 8
Inkrafttreten, Dauer, Kündigung

(1) Dieser Vertrag tritt am 1. Juli 1996 in Kraft.

(2) Die Laufzeit des Modellversuchs beträgt zwei Jahre. Sie kann auf Wunsch eines Vertragspartners um maximal ein weiteres Jahr verlängert werden.

(3) Der Vertrag kann von jedem Vertragspartner zum 30. Juni bzw. 31. Dezember jeden Jahres unter Einhaltung einer halbjährlichen Kündigungsfrist gekündigt werden.

Bad Segeberg, Siegburg, den 10. September 1996

A.2 Richtlinien und Grundlagen der MQR

Richtlinien und Grundlagen

der

Medizinischen Qualitätsgemeinschaft Rendsburg

Präambel

Die Medizinische Qualitätsgemeinschaft Rendsburg ist ein loser Verbund von niedergelassenen Ärzten aller Fachrichtungen. Die Netzmitglieder streben eine intensivere Kooperation und Kollegialität an.

Im Mittelpunkt ihrer Bemühungen steht der Patient. Ihm gewährleistet die Qualitätsgemeinschaft, daß

- für ihn rund um die Uhr ein fachkundiger niedergelasener Arzt erreichbar ist,

- Hausärzte und Spezialisten im engen Austausch miteinander arbeiten und ein Höchstmaß an zuwendungsorientierter und moderner Medizin praktizieren,

- die Hausärzte der Gemeinschaft im direkten Kontakt zu den sozialen Diensten der Region stehen und so für eine über die ausschließlich ärztliche Tätigkeit hinausziehende kurz- oder langfristige Betreuung der Patienten sorgen,

- jeder Arzt, der Mitglied der Medizinischen Qualitätsgemeinschaft ist, sich bemühen wird, Aufenthalte im Krankenhaus weitmöglichst zu vermeiden. Humaner und medizinisch sinnvoller ist die wohnortnahe ambulante ärztliche Versorgung.

Ziele

1. Den Patienten sollen Krankenhausaufenthalte wenn möglich erspart werden.

2. Die Ausgaben der Krankenkassen für stationäre Behandlung sollen reduziert werden, um die Krankenkassenbeiträge der Versicherten stabil zu halten.

3. Die Mitglieder des Praxisnetzes sollen für Mehrarbeit im Rahmen ihrer Netztätigkeit honoriert werden.

4. Die Versorgungsqualität im ärztlichen und nichtärztlichen Bereich soll steigen.

5. Die kollegiale Zusammenarbeit der Ärzte in der Gemeinschaft soll durch eine strukturierte Kooperation gefördert werden.

Maßnahmen

1. Weniger Einweisungen

Die Mitglieder der Medizinischen Qualitätsgemeinschaft Rendsburg bemühen sich, bei fehlenden Indikationen durch gezielte Zusammenarbeit eine Einweisung ins Krankenhaus zu verhindern.

- Diabetesbehandlung (Einstellung, Umstellung, Schulung)

- Schmerztherapie

- Synkopendiagnostik

- Herzrhythmusstörungen

- Hypertonusdiagnostik und Einstellung

- fachübergreifende Therapie des Hörsturzes

- Diagnostik schlafbezogener Atemstörungen

- ambulante Operationen:
  Abrasio, Adenotomie, Bursitis, Carpaltunnel-Syndrom, Dupuytren, Epicondylitis, Frakturenbänder-/Muskelrisse, Glaukom, Große Atherome und Lipome, Hämatomspaltung, Hammer-Krallenzehen, Harnröhreneingriffe, Hauttumoren, Katarakt, ophthalmologische Laser-Chirurgie, Wundversorgungen, Leisten-Nabelhernien, Lidchirurgie, Lymphknotenextepertion, Mamma-PE, funktionelle Nasenchirurgie, funktionelle Siebbeinop., Ohrchirurgie, Phimose, Plastische Chirurgie, Proktologie, Schnellender Finger, Sterilisationen, Tympanoplastik, Otopexie, Venenoperationen.

Um eine sinnvolle Arbeitsteilung auch innerhalb der Fachgruppen zu erreichen und um die Effizienz zu steigern, bieten einzelne Praxen der Gemeinschaft gegebenenfalls spezielle Arbeitsschwerpunkte an.

2. Betreuung rund um die Uhr

Es gilt der Grundsatz, daß der Patient an Werktagen von 8.00 Uhr bis 22.00 Uhr immer eine hausärztliche Praxis in Rendsburg erreichen kann.

Dies wird durch Einrichtung einer Anlaufpraxis, die durch einen Hausarzt besetzt ist, und durch wechselnde Dienstbereitschaft während der Mittags- und Besuchszeiten gewährleistet.

Öffnungszeiten der Anlaufpraxis:

19.00	bis	22.00 Uhr montags bis freitags
10.00	bis	12.00 Uhr Samstag und Sonntag
16.00	bis	18.00 Uhr Samstag und Sonntag

Mittwoch und Freitag (13.00 bis 19.00 Uhr) stehen den Patienten jeweils hausärztliche und gebietsärztliche Praxen zur Verfügung, die in Absprache mit ihren Fachkollegen geöffnet haben.

Daneben steht der Bereitschaftsdienst zur Verfügung, der Hausbesuche während der Unzeiten durchführt.

3. Besuchsdienste

Neben den schon bisher üblichen Besuchen durch Hausärzte werden diese auf Anforderung der Kollegen zusätzliche Besuche für Patienten von Fachärzten übernehmen, wenn dadurch die Qualität der ärztlichen Versorgung erhöht und Einweisungen ins Krankenhaus vermieden werden können, so zum Beispiel nach ambulanten Operationen. Mit dem Hausbesuch wird bevorzugt der zuständige Hausarzt des Patienten beauftragt. Daneben besteht auch die Möglichkeit auf den ärztlichen Besuchsdienst der Qualitätsgemeinschaft auszuweichen, wenn der zuständige Hausarzt den Besuch nicht übernehmen kann.

Der ärztliche Besuchsdienst kann auch direkt vom Hausarzt beauftragt werden, wenn er überlastet ist. Für den ärztlichen Besuchsdienst kann die Qualitätsgemeinschaft entweder ihre Mitglieder einsetzen oder externe Ärzte beauftragen.

Neben dem ärztlichen Besuchsdienst wird ein nichtärztlicher Besuchsdienst eingerichtet, der von den Ärzten der Gemeinschaft für medizinisch delegierbare Leistungen genutzt werden kann. Die Mitarbeiterinnen dafür können Arzthelferinnen der Ärzte der Gemeinschaft sein.

Der Einsatz und die Koordinierung des ärztlichen und des nichtärztlichen Besuchsdienstes erfolgt durch die Leitstelle (siehe dort).

Leitstelle

Die Leitstelle ist ebenfalls rund um die Uhr besetzt. Sie hat in der Medizinischen Qualitätsgemeinschaft eine Doppelfunktion:

1. Für die Ärzte

Die Leitstelle der Medizinischen Qualitätsgemeinschaft Rendsburg steht den niedergelassenen Ärzten zur Koordination und Organisation zur Verfügung, wenn

- ein ärztlicher oder nichtärztlicher Besuchsdienst erforderlich ist, der vom Art nicht selbst übernommen wird,

- eine Kurzbetreuung notwendig wird (Alternative zur Einweisung),

- ein Krankenhausbett besorgt werden muß,

- ein Pflegedienst (auch poststationär) benötigt wird,

- eine Rehabilitationsmaßnahme erforderlich wird.

Damit wird der Arzt bzw. seine Mitarbeiterinnen von diesen zeitlich aufwendigen Aufgaben entlastet.

2. Für die Patienten

Die Leitstelle vermittelt den außerhalb der üblichen Praxiszeiten anrufenden Patienten

- die jeweils zuständige Anlaufpraxis oder

- einen Hausbesuch im Rahmen des Notdienstes.

Dies geschieht, indem entweder die in Rendsburg bekannte Telefonnummer der Leitstelle (19292) direkt angerufen wird oder indem der Patient in der Praxis seines Arztes anruft. Dort kann ein ISDN-Anschluß den Anruf direkt zur Leitstelle weiterleiten.

Kooperation

Die Mitglieder der Medizinischen Qualitätsgemeinschaft Rendsburg verpflichten sich, Patienten, die ihnen von Kollegen der Gemeinschaft überwiesen wurden, nicht abzuwerben. Sie verpflichten sich weiterhin, Überweisungen soweit möglich innerhalb des Netzes vorzunehmen.

Überweisungen innerhalb oder außerhalb des Netzes werden mit dem sogenannten Überweisungsbegleitbrief versehen. Auf dem Überweisungsbegleitbrief werden vom überweisenden Arzt Anlaß, Vordiagnostik, Verschreibungen und Auftrag an den Kollegen festgehalten. Der Überweisungsempfänger ergänzt ihn seinerseits um die erfolgten diagnostischen und therapeutischen Maßnahmen und den Befundbericht an den überweisenden Kollegen, bevor der Patient zurücküberwiesen wird. Einzelheiten zum Überweisungsbegleitbrief werden in einer gesonderten und verbindlichen Anlage zu diesen Leitlinien geregelt.

Die Überweisung kann auch lediglich zur Einholung einer Zweitmeinung erfolgen, wenn damit eventuell eine Krankenhauseinweisung eingespart werden kann.

Zur unmittelbaren Information des Überweisungsempfängers bzw. des überweisenden Kollegen legen sich alle Praxen der Gemeinschaft ein Faxgerät zu. Daneben wird langfristig angestrebt, die Kommunikationsmittel - insbesondere die Praxis-EDV - zu vereinheitlichen, um einen Datenaustausch zu ermöglichen. Auch sollte jede Praxis über einen ISDN-Anschluß verfügen.

Mittelfristig will die Qualitätsgemeinschaft einen Mitarbeiter- und Apparatepool bilden, um bei steigender Qualität der Versorgung dennoch Praxiskosten zu senken. Der Aufbau obliegt dem Management der Gemeinschaft.

Netzkonferenzen

Die Ärzte der Gemeinschaft verpflichten sich, regelmäßig monatlich an Konferenzen oder Qualitätszirkeln teilzunehmen. Diese Konferenzen können entweder im Plenum oder in Fachgruppen durchgeführt werden.

Ziel dieser Veranstaltungen ist die Festigung der kollegialen Kooperation. Dies beinhaltet eine weitgehende Transparenz der medizinischen Leistungen und der Wirtschaftlichkeit. Dabei erarbeitet die Qualitätsgemeinschaft diagnostische und wissenschaftlich begründete therapeutische Strategien zur Steigerung der medizinischen und wirtschaftlichen Effektivität.

Als Instrumente dienen:

- Einzelfallbesprechung

- Erarbeitung von indikationsbezogenen Therapieempfehlungen

- Erarbeitung von indikationsbezogenen Arzneimittelempfehlungen.

Kooperation mit dem Krankenhaus

Um Krankenhausaufenthalte der Patienten so weit als möglich zu begrenzen, ist es sinnvoll, mit dem zuständigen Arzt des Krankenhauses Kontakt aufzunehmen, sich über den Zustand des Patienten, die erfolgten diagnostischen und therapeutischen Maßnahmen zu informieren und gegebenenfalls die weiteren Schritte, insbesondere die Entlassung nach Hause oder in eine Kurzzeitpflege zu besprechen.

Dieses Konsil kann entweder telefonisch oder durch persönliches Aufsuchen des Krankenhausarztes und des Patienten erfolgen.

Weitere Betätigungsfelder

Die Medizinische Qualitätsgemeinschaft kann schrittweise ihr Angebotsspektrum erweitern. Die Schwerpunkte dafür liegen in den Bereichen:

- Prävention

- Rehabilitation

- Arbeitsmedizin.

Leistungen/Honorierung

Die Medizinische Qualitätsgemeinschaft Rendsburg erhält im Rahmen des Modellversuches ein zusätzliches Honorarbudget für die spezifischen Aufwendungen zur Durchsetzung ihrer Ziele und zum Aufbau ihrer Struktur.

Einzelheiten dazu werden im Vertrag zwischen der Kassenärztlichen Vereinigung Schleswig Holstein und den am Modellversuch teilnehmenden Krankenkassen geregelt.

Management innerhalb der Gemeinschaft

Die Ärzte der Medizinischen Qualitätsgemeinschaft Rendsburg erklären ihre grundsätzliche Bereitschaft, am Aufbau und Ausbau und der Verwaltung der Gemeinschaft mitzuarbeiten. Dabei können turnusmäßig einige Ärzte besondere Aufgaben übernehmen.

Die Gemeinschaft hat zum Beginn ihrer Arbeit folgende Struktur:

- Der Vorstand besteht aus zwei Mitgliedern (je einem Hausarzt und einem Facharzt) und je zwei Vertretern.

- Vorstand und Vertreter werden durch den Leitungsbeirat gewählt.

- Der Leitungsbeirat wird auf Vorschlag der Fachgruppen von der Vollversammlung gewählt.

- Die Vollversammlung tagt mindestens einmal im Jahr, bei Bedarf öfter.

Der Vorstand vertritt die Qualitätsgemeinschaft in den Verhandlungen mit der Kassenärztlichen Vereinigung und den Krankenkassen, hat aber derzeit keine alleinige Entscheidungskompetenz. Der Leitungsbeirat arbeitet dem Vorstand zu und unterstützt ihn.

Ausschluß

Ärzte der Medizinischen Qualitätsgemeinschaft Rendsburg, die sich wiederholt und nachweislich nicht gemäß dieser Richtlinien verhalten, können aus der Qualitätsgemeinschaft ausgeschlossen werden.

Stand 19.04.1996

A.3 Geschäfts- und Verfahrensordnung der Medizinischen Qualitätsgemeinschaft Rendsburg (MQR)

Stand: 20.05.1996

§ 1
Definition und Zielsetzung

1. Die MQR besteht aus niedergelassenen Ärztinnen und Ärzten im Raum Rendsburg, die am Modellversuch „Medizinische Qualitätsgemeinschaft im Raum Rendsburg" zwischen der Kassenärztlichen Vereinigung Schleswig-Holstein K.d.Ö.R. (KVSH) und dem Verband der Angestellten-Krankenkassen (VdAK) e.V. sowie dem AEV - Arbeiter-Ersatzkassen-Verband e.V. teilnehmen und dies durch eine schriftliche Beitrittserklärung der KVSH mitgeteilt haben.

2. Der Vertrag zwischen der KVSH und dem VdAK vom 18.4.1996 sowie die Richtlinien, Stand 25.3.1996, als Bestandteil dieses Vertrages sind für jedes Mitglied der MQR verbindlich.

3. Jedes Mitglied verpflichtet sich, an den im Vertrag und in der Richtlinie vereinbarten Zielen der MQR aktiv mitzuarbeiten, insbesondere durch Intensivierung der kollegialen Zusammenarbeit, durch bessere und schnellere Information der Kollegen, sowie durch Erarbeitung und Einhaltung effizienter diagnostischer und therapeutischer Standards, soweit die berechtigten individuellen Bedürfnisse der Patienten dies zulassen.

§ 2
Vollversammlung

1. Die Vollversammlung der Mitglieder wird vom Vorstand mit einer Frist von 2 Wochen mindestens einmal im Jahr einberufen. Im übrigen nach Bedarf

a) auf Beschluß des Vorstandes

b) auf Beschluß des Leitungsbeirates

c) auf schriftlichen Antrag von mindestens 1/10 der Mitglieder

d) auf Wunsch des Vorstandes der KVSH

e) auf Wunsch der Projektgruppe.

Mit der Einladung wird die Tagesordnung verschickt.

2. Die Vollversammlung ist beschlußfähig bei Anwesenheit von 50 % der Mitglieder. Sie beschließt mit einfacher Mehrheit.

3. Jedes Mitglied ist teilnahme-, rede-, antrags- und stimmberechtigt.

4. Die Vollversammlung wählt aus ihrer Mitte den Leitungsbeirat auf Vorschlag der Fachgruppen sowie einen Schlichtungsausschuß.

§ 3
Leitungsbeirat

1. Der Leitungsbeirat dient der schnelleren Ab-

stimmung unter den verschiedenen, am Modellversuch teilnehmenden Fachgruppen. Er besteht aus 24 Mitgliedern. Die Zusammensetzung muß eine ausgewogene Verteilung zwischen hausärztlich und fachärztlich tätigen Vertragsärzten sicherstellen. Nach Möglichkeit sollen alle beteiligten Fachgruppen mit einem Mitglied vertreten sein.

2. Jedes Mitglied des Leitungsbeirates kann sich durch einen Vertreter seiner Wahl aus den Reihen der MQR vertreten lassen.

3. Der Leitungsbeirat wählt den Vorstand und arbeitet ihm zu.

4. Der Leitungsbeirat tagt auf Einladung des Vorstandes in der Regel einmal im Quartal und bei Bedarf

a) auf Wunsch des Vorstandes

b) auf schriftlichen Antrag von 5 Mitgliedern des Leitungsbeirates

c) auf Wunsch des Vorstandes der KVSH.

Die Einladung soll mit einer Frist von mindestens einer Woche erfolgen, sie soll die vorläufige Tagesordnung enthalten.

5. Der Leitungsbeirat ist beschlußfähig bei Anwesenheit von 50 % der Mitglieder bzw. Vertreter. Er entscheidet mit einfacher Mehrheit.

6. Die Amtszeit des Leitungsbeirates beträgt zwei Jahre. Wiederwahl der Mitglieder ist möglich.

§ 4
Vorstand

1. Der Vorstand besteht aus zwei Vorsitzenden - einem Hausarzt und einem Facharzt - und jeweils zwei Vertretern. Der Vorstand ist beschlußfähig bei Anwesenheit von 4 Mitgliedern, er entscheidet mit einfacher Mehrheit.

2. Der Vorstand vertritt die MQR organisatorisch nach außen und sorgt für einen ordnungsgemäßen Ablauf der Geschäfte. Insbesondere ist er verantwortlich für die Einhaltung der im Vertrag zwischen KVSH und VdAK und in den Richtlinien festgelegten Aufgaben der MQR.

3. Der Vorstand sorgt für den Aufbau und den geregelten Ablauf der Anlaufpraxis, der Leitstelle sowie der medizinischen, wirtschaftlichen und organisatorischen Qualitätszirkel. Er kann hierzu Aufgaben nach Absprache mit dem Leitungsbeirat an andere Mitglieder delegieren.

4. Der Vorstand ist für den Geldverkehr zwischen der KVSH und der MQR verantwortlich. Hierzu bestellt er einen Kassenwart.

5. Die Amtszeit des Vorstandes beträgt zwei Jahre. Wiederwahl ist möglich.

§ 5

Geldverkehr

1. Die KVSH verwaltet und verteilt die vom VdAK für den Modellversuch zur Verfügung gestellten Gelder entsprechend den Bestimmungen im Vertrag. Der Kassenwart übernimmt den Zahlungsverkehr innerhalb der MQR. Er ist zusammen mit einem Vorstandsmitglied zeichnungsberechtigt. Bei Abwesenheit des Kassenwartes kann er von einem weiteren Vorstandsmitglied vertreten werden.

2. Der Vorstand der MQR teilt der KVSH und der kontoführenden Bank die Namen der Zeichnungsbefugten mit.

3. Über Beträge bis zu 800,-- DM kann der Vorstand allein entscheiden.

Beträge über 800,-- DM bedürfen der Genehmigung des Leitungsbeirates.

§ 6
Abschluß von Verträgen

1. Mietverträge, Personalverträge für Mitarbeiter der Anlaufpraxis/Leitstelle oder ähnliches schließt zum Schutze der MQR-Mitglieder nach Vorlage durch den Vorstand die KVSH für die MQR ab.

§ 7
Honorierung der ärztlichen EBM-Leistungen

1. Die ärztlichen Leistungen werden von der KVSH nach Maßgabe des EBM und des HVM aus dem Budget der MQR vergütet. Das Budget errechnet die KVSH entsprechend ihrer Verpflichtung aus dem Vertrag über den Modellversuch. Das Budget wird aufgestockt durch die vom VdAK zur Verfügung gestellten Mittel (1 Mio. DM für 2 Jahre).

§ 8
Honorierung der ärztlichen Sonderleistungen

1. Die durch das Modell anfallenden zusätzlichen ärztlichen Leistungen und die Verwaltungstätigkeiten werden gesondert honoriert. Hierzu steht ein Gesamtbetrag von 1,2 Mio. DM zur Verfügung. Über die Verteilung dieser Gelder entscheidet die Vollversammlung. Hierzu unterbreitet der Leitungsbeirat entsprechende Vorschläge. Zur Zeit ist eine Aufteilung des Geldes wie folgt vorgesehen:

a) Für die ärztliche Tätigkeit in der Anlaufpraxis wird ein Etatposten für den Modellversuch von 500.000,-- DM zur Verfügung gestellt. Diese Summe errechnet sich aus einem ärztlichen Honorar von z. Zt. 200,-- DM pro Stunde bei z. Zt. 23 Stunden wöchentlicher Öffnungszeit der Anlaufpraxis.

Die in der Anlaufpraxis erbrachten Leistungen werden mit der KVSH direkt abgerechnet (eigene Abrechnungsnummer). Das sich hieraus ergebende Honorar fließt auf ein Sonderkonto und wird quartalsweise auf die Mitglieder verteilt. Über die Verteilung entscheidet der Leitungsbeirat.

b) Jedes Mitglied der MQR erhält eine Verwaltungspauschale, die den Aufwand für die sich aus den Richtlinien zwingend ergebenden Mehrbela-

stungen, Teilnahme an Sitzungen, Qualitätszirkeln, Patientenbegleitbriefe etc. berücksichtigt. Für diese Pauschalen steht ein Etatposten für den Modellversuch von 520.000,-- DM zur Verfügung.

Über die Höhe und Einstufung der Differenzierung entscheidet der Leitungsbeirat.

c) Bei Sitzungen des Leitungsbeirates und/oder des Vorstandes erhalten die Teilnehmer 200,-- DM pro Sitzung.

d) Für Mitglieder der MQR, die Sonderaufgaben übernehmen, wird nach Aufwand eine Vergütung gezahlt. Über die Bemessung der Vergütung entscheidet der Leitungsbeirat.

§ 9
ISDN-Ausstattung

1. Jede Praxis stattet sich mit einer ISDN-Telefonanlage und einem Faxgerät aus. Hierzu wird auf Nachweis der Einrichtungen einmalig ein Zuschuß von 2.000,-- DM pro Praxis gezahlt.

2. Scheidet die Praxis vor Ablauf des Modellversuches (acht Quartale) aus der MQR aus, muß der Zuschuß anteilig zurückgezahlt werden. Für jedes fehlende Quartal 250,-- DM.

§ 10
Aufnahme neuer Mitglieder

1. Die Aufnahme neuer Mitglieder aus dem Raum Rendsburg in die MQR während des Modellzeitraumes ist möglich. Über die Aufnahme entscheidet der Leitungsbeirat. Der Zuschuß gemäß § 9 Abs. 1 kann dann nicht mehr gezahlt werden.

2. Der Beitritt soll zu Quartalsbeginn erfolgen. Die Zahlung der Verwaltungspauschale beginnt ein Quartal später.

3. Die KVSH muß dem Beitritt zustimmen.

§ 11
Austritt eines Mitgliedes

1. Ein Austritt aus der MQR ist dem Vorstand jeweils sechs Wochen vor Quartalsende schriftlich anzuzeigen. Während des vertraglich mit der KVSH vereinbarten Modellversuches ist die gezahlte Verwaltungspauschale im Falle eines Ausscheidens in vollem Umfange zurückzuzahlen.

Dies gilt nicht bei unverschuldeter Notwendigkeit des Ausscheidens aus der MQR. Die Entscheidung über solche Gründe trifft der Vorstand. Bei unverschuldetem Ausscheiden stehen dem Mitglied oder eventuellen Erben noch zufließende Gelder anteilig zu.

§ 12
Schlichtung und Ausschluß aus der MQR

1. Die Vollversammlung wählt einmal jährlich einen Schlichtungsausschuß bestehend aus insgesamt 8 Mitgliedern (4 Fachärzte, 4 Hausärzte). Der Vorsitz wechselt zu jedem Quartalsende.

Bei Stimmengleichheit in der Entscheidung zählt die Stimme des Vorsitzenden doppelt. Jeder Einzelfall wird von drei Mitgliedern des Ausschusses bearbeitet.

2. Der Schlichtungsausschuß kann sich Rechtsbeistand bei der KVSH einholen.

3. Jedes MQR-Mitglied kann den Schlichtungsausschuß anrufen.

4. Der Schlichtungsausschuß hat folgende Aufgaben:

- Er hat beratende Funktion bei erstmaligem Verstoß gegen die Geschäfts- und Verfahrensordnung der MQR, die Richtlinien der MQR oder den Rahmenvertrag.

- Er trägt bei zweimaligem Verstoß den Fall dem Leitungsbeirat zur Beratung vor. Dieser hat das Recht, ggf. auch über den Ausschluß des Mitgliedes zu entscheiden.

5. Bei Ausschluß aus der MQR während des Modellversuches sind die gezahlten Verwaltungspauschalen zurückzuzahlen. Ebenso besteht kein Anspruch auf spätere Zahlungen.

§ 13
Ende des Modellversuches

Nach Abbruch oder Auslaufen des Modellversuches geht das Inventar der Anlaufpraxis an die KVSH über, die dieses ggf. einer Nachfolgerin oder der KV-Kreisstelle RD überläßt.

§ 14
Genehmigung

Die Geschäftsordnung und Änderungen der Geschäftsordnung sind dem Vorstand der KVSH anzuzeigen und bedürfen seiner Genehmigung.

Anhang

Bei den Mitgliedern der MQR besteht grundsätzlich die Absicht, bei Erfolg die MQR nach Ablauf des Modellversuches in einer dann möglichen Form fortzuführen. Entsprechende Maßnahmen bzw. Beschlüsse werden ggf. von der Vollversammlung erarbeitet.

A.4   1. Nachtrag

Zwischen der

Kassenärztlichen Vereinigung Schleswig-Holstein K.d.ö.R.

und dem

Verband der Angestellten-Krankenkassen (VdAK) e.V.

sowie dem

AEV - Arbeiter-Ersatzkassen-Verband e.V.

wird folgender

1. Nachtrag

zum Vertrag über die Durchführung eines Modellversuchs „Medizinische Qualitätsgemeinschaft" im Raum Rendsburg vom 10.09.96 (im folgenden: Vertrag) geschlossen:

1. Die Laufzeit des Modellversuchs wird auf Wunsch der Vertragspartner (§ 8 Abs. 2 des Vertrages) um ein weiteres Jahr vom 01.07.98 bis 30.06.99 verlängert.

2. Einrichtungen der Qualitätsgemeinschaft, die auch durch Versicherte anderer Kostenträger mitbenutzt werden, sind anteilig zu finanzieren, sofern diese Kostenträger die Medizinische Qualitätsgemeinschaft vertraglich unterstützen. Die Anteiligkeit wird aufgrund der Fallzahlverteilung des Jahres 1997 nach Kostenträgergruppen (VdAK/AEV, AOK, BKK, IKK und LKK) in der Anlaufpraxis der Qualitätsgemeinschaft ermittelt.

3. Die Ersatzkassen stellen für die Dauer der Laufzeitverlängerung einen Betrag von 890 TDM zur Finanzierung laufender Kosten und zur Vergütung der ärztlichen Mehrleistungen in der Gemeinschaft zur Verfügung. Über Mittel im einzelnen entscheidet die Projektgruppe.

4. Die auf der Grundlage dieses Nachtrags bereitgestellten zusätzlichen Finanzierungsbeiträge der Ersatzkassen werden in den Vorwegausgleich gemäß § 6 Abs. 2 e) i eingerechnet.

5. Unter Berücksichtigung der vom VdAK/AEV zur Verfügung gestellten Finanzierungsbeiträge stellen die zuständigen Gremien der Qualitätsgemeinschaft einen Haushalt nach Kontengruppen auf. Der Leitungsbeirat definiert die Konten und beschließt den Haushalt. Die Entlastung des Vorstands erfolgt durch die Vollversammlung. Über den Haushalt verfügt die Qualitätsgemeinschaft nach Maßgabe ihrer Satzung.

Bad Segeberg, Siegburg, den 21.10.1998

Kassenärztliche Vereinigung Schleswig-Holstein

Verband der Angestellten-Krankenkassen (VdAK)

AEV - Arbeiter-Ersatzkassen-Verband

A.5 Förderung der MQR durch die LKK

Vereinbarung[277]

zwischen der

Kassenärztlichen Vereinigung Schleswig-Holstein K.d.ö.R.

und

**der Schleswig-Holsteinischen Landwirtschaftlichen Krankenkasse
über die Förderung der Medizinischen Qualitätsgemeinschaft Rendsburg (MQR)**

(1) Die Schleswig-Holsteinische Landwirtschaftliche Krankenkasse anerkennt und unterstützt die im Vertrag zwischen der KVSH und dem VdAK vom 10.09.1996 (nachfolgend Vertrag) einschließlich aller seiner Anlagen vereinbarten Ziele und Regelungen zur Durchführung des Modellversuchs „Medizinische Qualitätsgemeinschaft" im Raum Rendsburg.

(2) Die Schleswig-Holsteinische Landwirtschaftliche Krankenkasse fördert die Medizinische Qualitätsgemeinschaft Rendsburg (MQR) durch die Bereitstellung von Mitteln zur Finanzierung des Haushalts der MQR ab dem 01.07.1998. Die Höhe des durch die Schleswig-Holsteinische Landwirtschaftliche Krankenkasse der MQR zur Verfügung gestellten Finanzierungsbeitrags bemißt sich nach der Fallzahlverteilung nach Kostenträgergruppen entsprechend den im 1. Nachtrag zum Vertrag getroffenen Regelungen. Für die Schleswig-Holsteinische Landwirtschaftliche Krankenkasse ergibt sich ein Finanzierungsbeitrag in Höhe von

DM 88.400.

(3) Die von der Schleswig-Holsteinischen Landwirtschaftlichen Krankenkasse zur Finanzierung des Haushalts der MQR bereitgestellten Mittel sind entsprechend den im 1. Nachtrag des Vertrages genannten Vorgaben zu verwenden. Über die Verwendung der Mittel im einzelnen entscheidet der Leitungsbeirat der MQR gem. dem nach vorgenanntem Nachtrag aufgestellten Haushalt.

(4) Die KVSH verpflichtet sich, die in § 5 Abs. 1 des Vertrages genannten Rahmenbedingungen für die Schleswig-Holsteinische Landwirtschaftliche Krankenkasse sicherzustellen.

(5) Die Schleswig-Holsteinische Landwirtschaftliche Krankenkasse verpflichtet sich, die in § 5 Abs. 2 des Vertrages genannten Rahmenbedingungen sicherzustellen.

(6) Die Schleswig-Holsteinische Landwirtschaftliche Krankenkasse nimmt durch einen Vertreter an den Sitzungen der Projektgruppe (§ 4 des Vertrages) mit beratender Stimme teil.

(7) Diese Vereinbarung tritt am 01.07.1998 in Kraft und endet am 30.06.1999.

(8) Die Vereinbarung bedarf zu ihrer Wirksamkeit der in schriftlicher Form erklärten Zustimmung durch den VdAK.

(9) Dieser Vertrag steht ggf. unter dem Vorbehalt der aufsichtsbehördlichen Nichtbeanstandung (§ 71 Abs. 2 SGB V), und wird nicht wirksam bevor die Abgeordnetenversammlung der KV Schleswig-Holstein die erforderliche Genehmigung erteilt hat.

Bad Segeberg, den 03.12.98

Kassenärztliche Vereinigung Schleswig-Holstein

Schleswig-Holsteinische Landwirtschaftliche Krankenkasse

---

[277] Ähnliche Vereinbarungen sind mit weiteren Kostenträgern in Schleswig-Holstein abgeschlossen.

A.6 Patienteninformation

Arztruf-Zentrale: 04331 - 19292

Sehr geehrte Damen und Herren,
liebe Patienten!

Unsere Praxis ist Mitglied der

·M·Q·R·
**Medizinische
Qualitäts
gemeinschaft
Rendsburg**

Die MQR besteht aus 84 Arztpraxen mit insgesamt 108 Ärzten und Ärztinnen.

Der Zusammenschluß der ÄrztInnen und ihrer MitarbeiterInnen erfolgte, um Ihnen und Ihrer Familie eine noch bessere ambulante ärztliche Versorgung, aber auch mehr Service und Sicherheit anbieten zu können.

Die MQR stellt sicher, daß

- Sie leichter als bisher immer ärztlichen Rat und Hilfe erhalten

- rund um die Uhr ein niedergelassener Arzt für Sie erreichbar ist

- auch künftig alle erforderlichen Hausbesuche von Ärzten und Arzthelfern/-helferinnen geleistet werden

- viele Untersuchungen und Behandlungen, für die bisher ein Krankenhausaufenthalt nötig war, ambulant durchgeführt werden, und durch unsere verbesserte Zusammenarbeit notwendige Krankenhausaufenthalte verkürzt werden können

- Haus- und Fachärzte kooperativ und kompetent zusammenarbeiten

- Ihr Hausarzt Ihnen auch als Vermittler zur Seite steht. Als eine Art Lotse koordiniert er Ihren Weg durch das Gesundheitssystem, also zu Fachärzten, Krankenhäusern, Pflegekräften oder Rehabilitationseinrichtungen

- die freie Arztwahl nicht eingeschränkt und der Datenschutz gewährleistet ist

Wie Sie uns erreichen können

SPRECHSTUNDEN
Die üblichen Sprechstundenzeiten ändern sich für Sie nicht.

LEITSTELLE
Außerhalb der Sprechstundenzeiten hilft Ihnen unsere neue Leitstelle – rund um die Uhr.

Die Leitstelle erreichen Sie auf zwei Wegen: Entweder, indem Sie die Telefon-Nummer 19292 anrufen oder indem Sie einfach die Telefon-Nummer Ihres Arztes oder Ihrer Ärztin anrufen. In der Leitstelle hilft Ihnen ein freundlicher Mitarbeiter bzw. eine Mitarbeiterin weiter. Diese nennen Ihnen die Arztpraxis, die gerade geöffnet hat. Sie können aber auch in die Anlaufpraxis (siehe nebenstehender Hinweis) einbestellt werden. Ist beides nicht möglich, wird Ihnen ein Hausbesuch durch einen Arzt bzw. eine Ärztin der MQR vermittelt.

Somit ist sichergestellt, daß Sie jederzeit kompetente medizinische Hilfe erhalten.

BEREITSCHAFTSPRAXIS
In den Abendstunden, am Wochenende und an Feiertagen steht Ihnen eine Bereitschaftspraxis im Zentrum der Stadt zur Verfügung. Ein erfahrener Arzt bzw. eine Ärztin kümmern sich dort um Sie, falls die Praxis Ihres Arztes/ Ihrer Ärztin bereits geschlossen ist.

ANSCHRIFT DER BEREITSCHAFTSPRAXIS
Hospital zum Heiligen Geist
Am Schloßplatz.

PARKPLÄTZE
Parkplätze finden Sie vor dem Haus.

BEREITSCHAFTSDIENST
Neben der Bereitschaftspraxis steht der fahrende Bereitschaftsdienst zur Verfügung, der Hausbesuche während der späten Nacht durchführt oder dann durchführt, wenn Sie nicht in die Bereitschaftspraxis kommen können.

Die Rendsburger Patienten erreichen diesen fahrenden Bereitschaftdienst über die Leitstelle, die außerhalb Rendsburgs ansässigen Patienten erfahren dies wie bisher über den Hausarzt.

HINTERGRUNDDIENST
In den Mittagszeiten oder auch Mittwoch- oder Freitagnachmittag wird immer eine haus- und eine fachärztliche Praxis Dienst haben. Die jeweils geöffnete Praxis nennt Ihnen die Leitstelle.

Wenn möglich, sollten Sie uns bitte immer vorher anrufen, wenn Sie die Bereitschaftspraxis aufsuchen möchten.

·M·Q·R·
Medizinische Qualitäts gemeinschaft Rendsburg

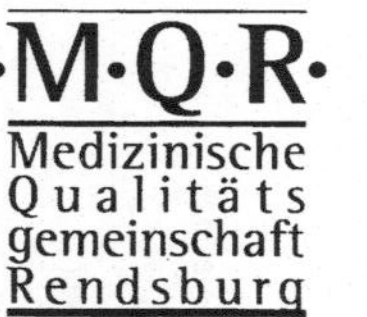

Hier bekommen Sie
immer kompetente Hilfe!

Eine Telefon-Nummer für alle
medizinisch Ratsuchenden:
04331 – 1 9 2 92

**Öffnungszeiten der
Bereitschaftspraxis:**
montags bis freitags
19.00 bis 22.00 Uhr
samstags, sonntags und feiertags
10.00 bis 12.00 Uhr
und 16.00 bis 18.00 Uhr

Anschrift der Bereitschaftspraxis:
Hospital zum Heiligen Geist
Am Schloßplatz

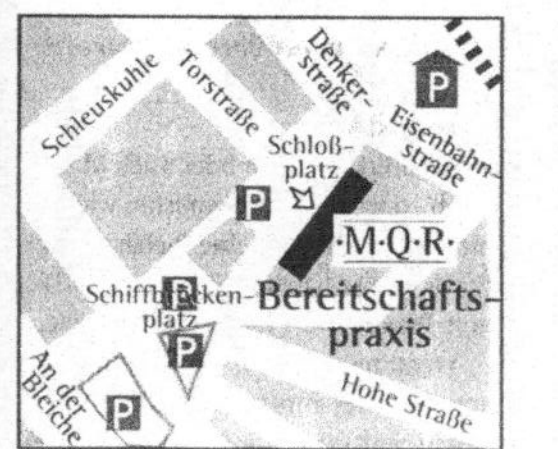

Was wir sonst noch bieten

ÄRZTLICHER UND NICHTÄRZTLICHER
BESUCHSDIENST
Die Ärzte/Ärztinnen der MQR möchten
Ihnen Krankenhausaufenthalte so weit
wie möglich ersparen. Neben dem
Bereitschaftsdienst, der nur in unvor-
hergesehenen Notfällen fährt, steht
Ihnen auch noch ein **ärztlicher und
nichtärztlicher Besuchsdienst** zur
Verfügung, der auch an Wochenenden
oder Feiertagen für Sie da ist.

Niemand muß nur deshalb ins
Krankenhaus, weil er fürchtet, bei
unvorhergesehenen Komplikationen
ohne kompetente Hilfe zu sein.

Patienten, die beispielsweise nach
einer ambulanten Operation die
Wohnung nicht verlassen können, aber
ärztlich versorgt werden müssen,
werden dann durch einen Arzt zu
Hause aufgesucht.

Aber auch unsere älteren Patienten,
die pflegerisch und ärztlich betreut
werden müssen, können so zu Hause
versorgt werden. Eine enge Kooperation
der MQR mit den Sozial- und Pflegeeinrichtungen der Region ist deshalb
selbstverständlich.

UNSERE KOMPETENZ
Die 108 Ärzte und Ärztinnen der MQR
vertreten 18 unterschiedliche Fachgebiete und stellen damit eine
umfassende, qualitativ hochstehende
ärztliche Versorgung sicher.

Folgende Fachgebiete umfaßt die
MQR:
Allgemeinmedizin
Augenheilkunde
Cardiologie
Chirurgie
Frauenheilkunde
Hals-, Nasen-, Ohrenkrankheiten
Hautkrankheiten
Innere Medizin
Kinderheilkunde
Kinder- und Jugendpsychiatrie
Laboratoriumsmedizin
Lungenkrankheiten
Mund-, Kiefer- und Gesichtschirurgie
Neurologie und Psychiatrie
Orthopädie
Psychotherapie
Radiologie
Urologie

·M·Q·R·
Medizinische Qualitäts gemeinschaft Rendsburg

Eine Information
für meine Patienten

A.7   Gesundheits-Forum-Rendsburg e.V.

A.7.1   Satzung

Gesundheits-Forum-Rendsburg e.V. (GFR)

Verein zur Förderung der Prävention und Rehabilitation

in Rendsburg und Umgebung

§ 1
Name und Sitz

1) Der Verein trägt den Namen „Gesundheits-Forum-Rendsburg" (GFR).

2) Er hat seinen Sitz in Rendsburg.

3) Er ist in das Vereinsregister einzutragen.

4) Geschäftsjahr ist das Kalenderjahr

§ 2
Zweck

1. Der Verein verfolgt ausschließlich und unmittelbar gemeinnützige und mildtätige Wohlfahrtszwecke im Sinne des Abschnittes „Steuerbegünstigte Zwecke" der Abgabenordnung vom 01.01.77. Zweck des Vereins ist die Förderung der körperlichen, geistigen und seligen Gesundheit, sowie Förderung von Hilfen für Betroffene mit chronischen Gesundheitsstörungen im Raum Rendsburg und Umgebung.

2. Der Satzungszweck wird insbesondere verwirklicht durch Übernahme oder Beteiligung an Trägerschaften für Einrichtungen zur Beratung und Betreuung und Projekten zur Prävention und Rehabilitation chronisch Kranker und Behinderter in Rendsburg und Umgebung.

Diese Angebote werden als ambulante oder teilstationäre Hilfen gewährt. Der Verein unterstützt die Selbsthilfe im Sinne der Gesundheitsförderung und Rehabilitation durch Kontakt- und Beratungsangebote.

3. Der Verein unterstützt und fördert Projekte in und mit Organisationen oder Betrieben, die die Gesundung und/oder die Eingliederung chronisch erkrankter und/oder körperlich behinderter Menschen in das Arbeits- und Gesellschaftsleben fördern und realisieren wollen.

§ 3
Selbstlosigkeit

1. Der Verein ist selbstlos tätig; er verfolgt nicht in erster Linie eigenwirtschaftliche Zwecke.

2. Mittel des Vereins dürfen nur für die satzungsmäßigen Zwecke verwendet werden. Die Mitglieder erhalten keine Zuwendungen aus den Mitteln des Vereins.

3. Die Mitglieder erhalten bei ihrem Ausscheiden, bei Auflösung oder Aufhebung des Vereins keine Anteile des Vereinsvermögens.

4. Es darf keine Person durch Ausgaben, die dem Zweck des Vereins fremd sind, oder durch unverhältnismäßig hohe Vergütungen begünstigt werden.

§ 4
Mitgliedschaft

1. Ordentliches Mitglied des Vereins kann jeder niedergelassene Kassenarzt im Raum Rendsburg und Umgebung werden, der die Ziele des Vereins unterstützt (§ 2). Über Ausnahmen entscheidet der Vorstand.

2. Förderndes Mitglied kann jede natürliche oder juristische Person sein, die die Ziele des Vereins ideell und finanziell fördert, ohne die Voraussetzungen als Ordentliches Mitglied zu erfüllen. Sie haben kein Stimmrecht.

3. Der Antrag auf Aufnahme erfolgt schriftlich. Über den Antrag auf Aufnahme in den Verein entscheidet der Vorstand.

4. Der Austritt eines Mitgliedes ist nur zum Ende des Geschäftsjahres möglich. Er erfolgt durch schriftliche Erklärung gegenüber dem Vorstand unter Einhaltung einer Frist von 4 Wochen.

5. Wenn ein Mitglied gegen die Ziele und Interessen des Vereins schwer verstoßen hat oder trotz Mahnung mit dem Beitrag für 1 Jahr im Rückstand bleibt, so kann es durch den Vorstand mit sofortiger Wirkung ausgeschlossen werden. Dem Mitglied muß vor der Beschlußfassung Gelegenheit zur Rechtfertigung gegeben werden. Gegen den Ausschließungsbeschluß kann Berufung bei der Mitgliederversammlung eingelegt werden.

§ 5
Beiträge

Die Mitglieder zahlen Beiträge nach Maßgabe eines Beschlusses der Mitgliederversammlung (§ 8). Zur Festsetzung der Beiträge ist einfache Mehrheit erforderlich.

§ 6
Organe des Vereins

Die Organe des Vereins sind:

- die Mitgliederversammlung

- der Vorstand

- der Beirat (wird erst auf Veranlassung des Vorstandes gegründet)

- die etwaige bestellte besondere Vertreterin oder der etwaige besondere Vertreter (§ 30 BGB).

§ 7
Mitgliederversammlung

1. Die Mitgliederversammlung ist einmal jährlich einzuberufen.

2. Außerordentliche Mitgliederversammlungen sind einzuberufen, wenn das Interesse des Vereins es erfordert oder die Berufung von 1/3 sämtlicher Vereinsmitglieder unter Angabe der Gründe vom Vorstand verlangt wird.

3. Die Einberufung der Mitgliederversammlung erfolgt schriftlich durch die Vorstandsmitglieder unter Wahrung einer Einladungsfrist von 2 Wochen bei gleichzeitiger Bekanntgabe der Tagesordnung. Eine ordnungsgemäß geladene Mitgliederversammlung ist beschlußfähig.

4. Der Mitgliederversammlung sind die Jahresrechnung und der Jahresbericht zur Beschlußfassung über die Genehmigung und Entlastung des Vorstandes schriftlich vorzulegen. Sie bestellt zwei Rechnungsprüfer, die dem Vorstand nicht angehören dürfen, um unangemeldet die Buchführung einschließlich Jahresabschluß zu prüfen und über das Ergebnis vor der Mitgliederversammlung zu berichten.

5. Die Mitgliederversammlung kann zur Unterstützung der gesundheitspolitischen Wirksamkeit des Vereins eine Beiratsordnung beschließen und den Vorstand mit der Durchführung beauftragen.

§ 8
Vorstand

1. Der Vorstand besteht aus zwei Vorsitzenden und vier Beisitzern. der Vorstand setzt sich paritätisch aus Hausärzten und Fachärzten zusammen.

2. Vorstand im Sinne des § 26 BGB sind die beiden Vorsitzenden und die Beisitzer. Er vertritt den Verein gerichtlich und außergerichtlich. Je 2 Vorstandsmitglieder vertreten den Verein gemeinschaftlich.

3. Der Vorstand wird von der Mitgliederversammlung auf 2 Jahre gewählt. Die Wiederwahl ist möglich. Der Vorsitzende und die Beisitzer werden von der Mitgliederversammlung im besonderen Wahlgang bestimmt. Die jeweils amtierenden Vorstandsmitglieder bleiben nach Ablauf ihrer Amtszeit im Amt, bis ihre Nachfolger gewählt sind und ihre Amtstätigkeit aufnehmen können.

4. Dem Vorstand obliegt die Führung der laufenden Geschäfte des Vereins.

5. Beschlüsse des Vorstandes können bei Eilbedürftigkeit auch schriftlich oder fernmündlich gefaßt werden, wenn kein Vorstandsmitglied widerspricht. § 9 gilt entsprechend.

6. Satzungsänderungen, die von Aufsichts-, Gerichts- und Finanzbehörden aus formalen Gründen verlangt werden, kann der Vorstand von sich aus vornehmen.

§ 9
Beirat

1. Der Beirat kann bei Bedarf vom Vorstand der „Gesundheits-Forum-Rendsburg" (GFR) für zwei Jahre bestellt werden. Er besteht aus mindestens vier und höchstens zehn Mitgliedern.

Der Beirat setzt sich paritätisch aus Hausärzten und Fachärzten zusammen.

2. Die Beiratsmitglieder sollen einerseits für einen repräsentativen Querschnitt der betreuten Menschen Verantwortung übernehmen, andererseits über Kenntnisse und Erfahrungen verfügen, die für die Arbeit der „Gesundheits-Forum-Rendsburg" (GFR) von besonderer Bedeutung sind.

3. Der Beirat soll:

- den Vorstand und den Geschäftsführer in allen Fragen von besonderer Bedeutung beraten

- Ihnen Empfehlungen geben

- Sie über allgemeine Probleme und Aufgabenstellungen der Gesundheitsförderung und Rehabilitation informieren

4. Der Vorstand und Geschäftsführer haben den Beirat über die Angelegenheiten des Vereins zu informieren.

5. Der Beirat wird durch den Geschäftsführer oder den Vorstand des Vereins bei Bedarf oder mindestens einmal jährlich mit einer Frist von zwei Wochen einberufen. Auf Verlangen eines Beiratsmitgliedes oder des Vorstandes hat der Geschäftsführer den Beirat mit gleicher Frist einzuberufen.

§ 10
Geschäftsführung

Die Führung der laufenden Geschäfte wird einer bzw. einem vom Vorstand zu bestellenden Geschäftsführerin oder Geschäftsführer übertragen, die bzw. der insoweit als besondere Vertreterin oder besonderer Vertreter nach § 30 BGB den Vorstand vertritt. Ihre bzw. seine

Vollmachten sind durch eine Dienstordnung festzulegen. Sie bzw. er gehört dem Vorstand mit beratender Stimme an.

§ 11
Beurkundung der Beschlüsse

Die in Vorstandssitzungen und in Mitgliederversammlungen gefaßten Beschlüsse sind schriftlich niederzulegen und von dem jeweiligen Versammlungsleiter und dem Protokollführer der Sitzung zu unterzeichnen.

§ 12
Auflösung des Vereins und Vermögensbildung

1. Für den Beschluß, die Satzung zu ändern oder den Verein aufzulösen, ist eine 2/3 Mehrheit der in der Mitgliederversammlung anwesenden Mitglieder erforderlich. Der Beschluß kann nur nach rechtzeitiger Ankündigung in der Einladung zur Mitgliederversammlung gefaßt werden.

2. Bei Auflösung oder Aufhebung des Vereins oder bei Wegfall seines bisherigen Zwecks fällt das Vermögen des Vereins an eine gemeinnützige Organisation, gemäß des Auflösungsbeschlusses der Mitgliederversammlung, der es unmittelbar und ausschließlich für gemeinnützige oder mildtätige

Zwecke zu verwenden hat. Beschlüsse über die künftige Verwendung des Vereinsvermögens dürfen erst mit Einwilligung des Finanzamtes ausgeführt werden.

gez. GFR-Vorstand

Stand der letzen VR-Eintragung (Amtsgericht Rendsburg) vom 02.03.1998

A.7.2 Sponsorenvertrag des GFR e.V.

Gesundheits-Forum-Rendsburg e.V.

Zwischen dem

Gesundheits-Forum-Rendsburg e.V.

(im folgenden GFR)

und dem

Sponsor

wird die organisatorische und inhaltliche Zusammenarbeit zum Themenschwerpunkt vereinbart.

§ 1
Ziele der Zusammenarbeit

Die beiderseitige Zusammenarbeit dient dem Ausbau der Prävention (Gesundheitsförderung) im o. g. Themenzusammenhang auf Basis der GFR-Vereinssatzung. Die Zusammenarbeit ist auf die konzeptionelle Entwicklung von gesundheitsfördernden Angeboten im Rahmen der GFR-Aufgabenstellung ausgerichtet.

§ 2
Leistungen während der Zusammenarbeit

Von Seiten des GFR werden im o. g. Themenzusammenhang patientenorientierte Leistungsangebote entwickelt und den Patienten der Arztpraxen im Raum Rendsburg und Umgebung angeboten. Gleichzeitig dient die Unterstützung des GFR den niedergelassenen Ärzten in Rendsburg und Umgebung dazu, ihr Beratungsspektrum patientenorientiert auszubauen und mit der GFR zusammenzuarbeiten. Die Sponsoren werden für den vereinbarten Zeitraum – als korporative Mitglieder – entsprechend der GFR-Vereinssatzung aufgenommen und erhalten, wie alle anderen Mitglieder, regelmäßige Informationen über die Entwicklung der Arbeit im GFR. Insbesondere wird die GFR-Geschäftsstelle über den Stand der organisatorischen und inhaltlichen Entwicklungen berichten.

Von Seiten des Sponsors

.... wird zugesichert, das GFR bei der konzeptionellen Entwicklung zu unterstützen. Diese Unterstützung erfolgt im o.g. Themenzusammenhang, z.B. durch grundlegendes Informationsmaterial, Dia- oder OHP-Foliensätze und Bereitstellung eigener Experten (z. B. Außendienstmitarbeiter u. a.) während der Konzeptentwicklungsphase. Abhängig vom Themenschwerpunkt wird mit dem Sponsor über weitere Schritte der Zusammenarbeit, z. B. gezielte Öffentlichkeits- und Medienarbeit, beraten.

Die Entscheidung über die Vorgehensweise liegt ausschließlich beim GFR. Der Sponsor darf – ohne schriftliche Genehmigung des GFR-Vorstandes – die GFR-Mitgliedschaft nicht für öffentliche Zwekke (z. B. Marketing) nutzen. In jedem Fall ist ausgeschlossen, daß die GFR-Mitgliedschaft für die Absatzförderung der eigenen Produkte (z. B. Pharma-Präparate oder Hilfsmittel) genutzt werden darf.

§ 3
Höhe und Verwendung der Sponsorengelder

Das Unternehmen entrichtet zugunsten des GFR einen Betrag in Höhe von DM 3.000,- (in Worten: Deutsche Mark dreitausend). Darin enthalten ist der Beitrag als Fördermitglied in Höhe von DM 1.200,- (in Worten: Deutsche Mark eintausendzweihundert), sowie eine sachgebundene Spende in Höhe von DM 1.800,- (in Worten: Deutsche Mark eintausendachthundert). Insbesondere die sachgebundene Spende dient der Deckung von Personal- und Sachkosten der GFR-Geschäftsstelle (siehe Leistungen nach § 2). Der Fördermitgliedsbeitrag dient grundsätzlich der satzungsbedingten GFR-Aufbauarbeit.

§ 4
Laufzeit der Fördermitgliedschaft

Die Fördermitgliedschaft im Gesundheits-Forum-Rendsburg e.V. gilt für die Laufzeit von 12 Monaten. Sie kann durch ein formloses Schreiben um wiederum 12 Monate verlängert werden. Ansonsten gelten alle satzungsmäßigen und vereinsrechtlichen Bestimmungen. Die o. g. Vereinbarungen und die geltende Satzung werden von beiden Seiten durch rechtsverbindliche Unterschrift akzeptiert.

Rendsburg, ...

Für das GFR

Für den Sponsor

....

....

A.8   Gesellschaftsvertrag der MQR (Entwurf)

Gesellschaftsvertrag (Entwurf)

der Medizinischen Qualitätsgemeinschaft Rendsburg

Gesellschaft bürgerlichen Rechts mit Haftungsbeschränkung (M.Q.R.)

Präambel

Niedergelassene Ärzte in der Region Rendsburg haben sich 1996 zur Medizinischen Qualitätsgemeinschaft Rendsburg (M.Q.R.) zusammengeschlossen.

Sie haben sich entschlossen, ihr Rechtsverhältnis untereinander neu durch nachfolgenden Gesellschaftsvertrag über die Gründung einer Gesellschaft bürgerlichen Rechts (GbR) mit beschränkter Haftung zu regeln, für die – soweit notwendig – ergänzend das Gesellschaftsrecht des bürgerlichen Gesetzbuchs in §§ 705 ff BGB und das Vereinsrecht in §§ 21 ff BGB gelten.

1. Abschnitt

Allgemeine Regelungen, Errichtung, Name, Zweck, Dauer (§§ 1 - 4)

§ 1
Errichtung

Die in der M.Q.R. zusammengeschlossenen niedergelassenen Ärzte im Raum Rendsburg haben ihr Rechtsverhältnis untereinander durch Vertrag vom 20.05.1996 mit der Überschrift „Geschäfts- und Verfahrensordnung der Medizinischen Qualitätsgemeinschaft Rendsburg (M.Q.R.)" geregelt. Er wird ab dem 01.10.1999 durch nachfolgenden Vertrag über die Gründung einer Gesellschaft bürgerlichen Rechts (GbR) mit beschränkter Haftung ersetzt und gilt unabhängig hiervon insoweit fort, als in der genannten Geschäfts- und Verfahrensordnung übernommene Verpflichtungen nicht in den Vertrag über die Gründung einer M.Q.R.-GbR übernommen wurden.

§ 2
Name der Gesellschaft

1. Die Gesellschaft führt folgende Bezeichnung:

Medizinische Qualitätsgemeinschaft Rendsburg

Gesellschaft bürgerlichen Rechts mit Haftungsbeschränkung oder – zum Zwecke der Abkürzung –

Medizinische Qualitätsgemeinschaft Rendsburg GbR mit Haftungsbeschränkung

oder – wiederum zum Zwecke der Abkürzung –

M.Q.R. GbR mit Haftungsbeschränkung

2. **Sitz der Gesellschaft und Gerichtsort ist Rendsburg.**

§ 3
Vertragszweck, Zielsetzung

1. Ziel der Gesellschaft ist die koordinierte Zusammenarbeit aller medizinischen Berufe im Sinne einer qualitativ hohen medizinischen Versorgung der Patienten unter Berücksichtigung (maximaler) ökonomischer Effektivität.

2. Die Gesellschaft kann mit den Angehörigen weiterer medizinischer akademischer und staatlich anerkannter und weiterer Berufe im Gesundheitswesen oder entsprechender ambulanter oder stationärer Einrichtungen kooperieren, solche gründen oder sich an solchen beteiligen.

§ 4
Dauer der Gesellschaft – Kündigung –

1. Die Gesellschaft beginnt am 01.10.1999. Ihre Dauer ist unbestimmt; sie ist insbesondere nicht von der Weitergeltung des zwischen der KV SH und den Krankenkassenverbänden abgeschlossenen und dem Abschluß eines neuen Vertrags zwischen diesen oder einem Teil von diesen nach § 73 a SGB V abhängig.

2. Die Gesellschaft kann von jedem Gesellschafter unter Einhaltung einer Kündigungsfrist von drei Monaten zum Quartalsende gekündigt werden. Die Kündigung hat schriftlich gegenüber dem Vorstand an die Adresse der Gesellschaft zu erfolgen.

3. Die Kündigung eines Gesellschafters seitens der Gesellschaft erfolgt durch den Vorstand mit Zustimmung des Leitungsbeirats.

4. Das Recht zur fristlosen Kündigung aus wichtigem Grund bleibt unberührt.

5. Im Falle einer Kündigung wird die Gesellschaft mit den verbleibenden Gesellschaftern fortgesetzt.

2. Abschnitt

Voraussetzungen für den Beitritt, räumlicher Wirkungskreis (§§ 5 - 6)

§ 5
Voraussetzungen für die Aufnahme als Gesellschafter

1. Die Gesellschaft besteht aus niedergelassenen Vertragsärzten aller Facharztgruppen mit Praxissitz innerhalb eines geographischen Gebietes, welches die Verbindungslinie der Außengrenzen folgender Ortschaften umschließt:

- Ascheffel

- Groß Wittensee

- Sehestedt

- Bredenbek

- Groß Vollstedt

- Hamweddel

- Hamdorf

- Hohn

- Owschlag

- Nortorf

6. Jeder Vertragsarzt in Einzelpraxis sowie sämtliche Gesellschafter bzw. Partner einer Gemeinschaftspraxis bzw. Partnerschaftsgesellschaft der/die alle Beitrittsvoraussetzungen erfüllt, kann auf Antrag durch Beschluß des Leitungsbeirates aufgenommen werden.

7. Neben dem ordentlichen Gesellschafter gibt es den Status des

a) assoziierten Gesellschafters.

Über den Status entscheidet der Leitungsbeirat. Rechte und Pflichten sind in einer Anlage geregelt.

Assoziierte Gesellschafter können sein:

- Ärztinnen und Ärzte in Gemeinschaftspraxen, deren Gesellschafter nicht vollzählig der Gesellschaft beigetreten sind.

- Ärztinnen und Ärzte mit einem hochspezialisierten, im Einzugsbereich der M.Q.R. nach Abs. 1 nicht oder nicht ausreichend vertretenen Versorgungsangebot, deren Praxis sich außerhalb des eigentlichen Einzugsgebietes nach Abs. 1 befindet.

- Ärztinnen und Ärzte in Praxen mit einem hochspezialisierten Versorgungsangebot, das zu einem erheblichen Anteil überregional in Anspruch genommen wird.

b) außerordentlichen Gesellschafters.

Sie werden vom Leitungsbeirat ernannt.

Außerordentliche Gesellschafter können sein:

- Ärzte oder andere Personen, die nicht mehr beruflich tätig sind, sich den Zielen der Gesellschaft aber weiterhin verbunden fühlen.

8. Der Beitritt nicht zugelassener Ärzte und niedergelassener Psychotherapeuten bedarf der Zustimmung des Leitungsbeirats und hat zur Voraussetzung, daß der Beitritt im Interesse der Ziele der Gesellschaft liegt.

9. Jeder Gesellschafter nimmt zur Kenntnis, daß die Gesellschafter der KV SH mitgeteilt werden, solange die Gesellschaft an Vorhaben teilnimmt, die Gegenstand von Verträgen zwischen der KV SH und den Krankenkassenverbänden oder den Krankenkassen sind.

10. Die Gesellschaft haftet nicht für die ärztliche Tätigkeit ihrer Mitglieder.

§ 6
Ausdehnung des räumlichen Wirkungskreises

1. Die Gesellschaft ist im Sinne ihres Gesellschaftszweckes und ihrer Ziele auf das in § 5 Abs. 1

umschriebene regionale Gebiet beschränkt.

2. Eine Ausdehnung bedarf der Zustimmung des Leitungsbeirats und der KV SH, falls und soweit hiervon die Sicherstellung und Gewährleistung der vertragsärztlichen Versorgung betroffen ist.

3. Abschnitt

Grundsätze der Zusammenarbeit, Pflichten der Gesellschafter (§§ 7 - 10)

§ 7
Grundsätze der Zusammenarbeit

1. Das Ziel der intensivierten Zusammenarbeit aller Gesellschafter untereinander und der Mitglieder mit Kooperationspartnern, insbesondere dem Kreiskrankenhaus Rendsburg, ist in Ergänzung zu § 2 die umfassende ambulante medizinische Betreuung auf einem hohen wissenschaftlichen Niveau unter Ausnutzung des Fachwissens und der technischen Möglichkeiten der Gesellschafter. Zur besseren Wirtschaftlichkeit innerhalb der Gesellschaft sollen diagnostische und therapeutische Maßnahmen unter primärer Berücksichtigung der eigenen Möglichkeiten der Gesellschafter eingeleitet und hierdurch die patientenbezogenen Kosten gesenkt werden (z. B. durch Vermeidung von Doppeluntersuchungen und Vermeidung von stationären Krankenhausaufenthalten u.s.w.).

2. Jeder Gesellschafter hat Vereinbarungen als verbindlich anzuerkennen, die die Gesellschaft mit der KV SH und/oder Krankenkassen bzw. Krankenkassenverbänden abschließt; insbesondere gilt dies für Pflichten im Rahmen der Sicherstellung und Gewährleistung der vertragsärztlichen Versorgung. Das gleiche gilt für Verträge mit anderen Kooperationspartnern. Einzelheiten werden in einer gesonderten und verbindlichen Anlage geregelt.

3. Jeder Gesellschafter ist verpflichtet, die Zustimmung des geschäftsführenden Vorstandes einzuholen, bevor er sich einem weiteren Praxisnetz anschließt.

4. Jeder Gesellschafter stellt dem geschäftsführenden Vorstand der Gesellschaft, und/oder von ihm beauftragten Personen, diejenigen Praxisdaten unverzüglich zur Verfügung, die diese für die Erfüllung ihrer Aufgaben benötigt. Der geschäftsführende Vorstand ist berechtigt, Abrechnungsdaten der Gesellschafter bei der KV SH im Rahmen deren Verfügbarkeit anzufordern. Datenanforderungen sind zu begründen. Der Schutz der Sozialdaten nach § 35 SGB I ist durch den Vorstand zu gewährleisten.

5. Der Grundsatz der freien Arztwahl der Patienten ist zu beachten.

6. Investitionen größeren Umfangs sind zur Vermeidung von Mehrfachinvestitionen von den betroffenen Ärzten untereinander abzustimmen, wobei Kooperationsmodelle zur Optimierung der Wirtschaftlichkeit vorrangig berücksichtigt werden sollen.

7. Die Gesellschafter verpflichten sich zur kollegialen Zusammenarbeit und zur unverzüglichen Abarbeitung von Überweisungsaufträgen unter Berücksichtigung der Dringlichkeit aus medizinischen Gründen.

8. Wenn medizinische Mehrleistungen, die für die Zielerreichung des Netzes erforderlich sind, dazu führen, daß ein Vertragsarzt seine Fallzahlen bzw. sein Praxisbudget überschreitet oder zu überschreiten droht, stellt die Gesellschaft nach Befürwortung durch den geschäftsführenden Vorstand einen Antrag nach EBM A I 4.3 auf Erweiterung des Budgets an den Vorstand der KV SH.

§ 8
Beschreibung des Leistungsbildes

1. Die Möglichkeiten diagnostischer und therapeutischer Leistungen der einzelnen Praxen werden in einem Leistungskatalog dokumentiert. Jeder Gesellschafter verpflichtet sich, nur solche Leistungen in den Leistungskatalog eintragen zu lassen, zu deren Ausführung er aufgrund seines Fachwissens, seiner oder der ihm zur Verfügung stehenden technischen Möglichkeiten und ggf. erforderlicher Genehmigungen zur Leistungserbringung und Abrechnung in der Lage ist.

2. Für die laufende Aktualisierung des Leistungskatalogs ist der geschäftsführende Vorstand verantwortlich. Die Gesellschafter verpflichten sich, den geschäftsführenden Vorstand über Änderungen ihres Leistungsumfangs unverzüglich zu informieren.

3. Die Gesellschafter nutzen den Leistungskatalog im Sinne der Ziele und des Zwecks der Gesellschaft unter Beachtung der Berufsordnung.

§ 9
Dokumentationspflicht

1. Jeder Gesellschafter (Primärarzt sowie Facharzt) dokumentiert seine Aktivitäten im Rahmen der Gesellschaft in einem für jeden Gesellschafter verbindlichen Begleitbrief, dessen Gliederung durch den Vorstand festgelegt wird. Der Ansatz einer Pseudoziffer für den Begleitbrief ist Pflicht und die Grundlage für die Evaluierung.

2. Der Begleitbrief ist neben der üblichen medizinischen Dokumentation zu führen.

3. Für spezielle Erstkontakte (Psychotherapeuten u. ä.) ist jeweils ein standardisierter Dokumentationsbogen zu führen.

§ 10
Informationspflicht

1. Die Gesellschafter verpflichten sich zu möglichst schneller und dem Krankheitsfall angepaßter Information untereinander mit Einverständnis der Patienten. Durch die Gesellschaft wird ggf. notwendige ökonomische Unterstützung bei der Einrichtung zweckmäßiger technischer Möglichkeiten gewährt, um den Informationsfluß zu fördern.

2. Adressenänderungen sind der Gesellschaft unverzüglich bekanntzugeben. Alle Schriftstücke der Gesellschaft gelten als den Gesellschaftern zugegangen, soweit sie an die letzte der Gesellschaft bekanntgegebene Adresse geschickt wurden.

4. Abschnitt
Zusammenarbeit mit Krankenhäusern
(§ 11)

§ 11
Zusammenarbeit mit Krankenhäusern

Zwischen der Gesellschaft und Krankenhäusern sowie den Krankenkassen bzw. ihren Verbänden sollen Grundsätze der Zusammenarbeit vereinbart werden unter dem Ziel einer qualitativ hohen medizinischen Versorgung der Patienten unter Berücksichtigung maximaler ökonomischer Effektivität. Näheres wird in einer Anlage geregelt.

5. Abschnitt

Organe der Gesellschaft, Geschäftsführung- und Vertretung, Gesellschafterversammlung-Leitungsbeirat-Vorstand und geschäfts- führender Vorstand (§§ 12 - 16)

§ 12
Gesellschafterversammlung

1. Die Gesellschafterversammlung ist das oberste Organ der Gesellschaft; sie wird von allen Gesellschaftern gebildet, die am Tag der Einberufung Gesellschafter sind.

2. Alljährlich findet eine ordentliche Gesellschafterversammlung statt; bei Bedarf kann eine weitere ordentliche Gesellschafterversammlung stattfinden.

3. Die Einberufung der Gesellschafterversammlung erfolgt durch die Vorsitzenden des geschäftsführenden Vorstandes unter Bekanntgabe der Tagesordnung mit einer Frist von vier Wochen. Der Termin und die Tagesordnung sind durch Rundschreiben bekanntzumachen. Die Vorsitzenden des geschäftsführenden Vorstandes bestimmen das Tagungslokal, das sich in der Regel in Rendsburg befinden soll.

4. Eine außerordentliche Gesellschafterversammlung muß einberufen werden auf schriftlichen Antrag unter Angabe der Gründe bei einem der Vorsitzenden des geschäftsführenden Vorstandes auf

a) Beschluß des geschäftsführenden Vorstandes;

b) Beschluß des Leitungsbeirates;

c) schriftlichen Antrag von mindestens 10 % der Gesellschafter

Die Vorsitzenden des geschäftsführenden Vorstandes haben spätestens zwei Wochen nach Eingang des Antrags unter Angabe der Tagesordnung und der gestellten Anträge die außerordentliche Gesellschafterversammlung mit einer Frist von drei Wochen einzuberufen. Die Bekanntmachung erfolgt gem. Abs. 3.

5. Die Gesellschafterversammlung wird von den Vorsitzenden des geschäftsführenden Vorstandes im Wechsel oder bei Verhinderung beider von einem von der Gesellschafterversammlung gewählten Vorstandsmitglied geleitet.

6. Jede ordnungsgemäß einberufene Gesellschafterversammlung ist beschlußfähig.

Auf Rüge eines Gesellschafters ist Beschlußunfähigkeit durch den die Gesellschafterversammlung leitenden Vorsitzenden des geschäftsführenden Vorstandes festzustellen, wenn weniger als 40 % der Gesellschafter anwesend sind. Im Falle der Beschlußunfähigkeit können die Vorsitzenden des geschäftsführenden Vorstandes frühestens nach 14 Tagen eine neue Gesellschafterversammlung einberufen, die ohne Rücksicht auf die Zahl der Erschienenen bzw. Anwesenden beschlußfähig ist.

7. Die Gesellschafterversammlung faßt ihre Beschlüsse mit einfacher Stimmenmehrheit, soweit nicht ausdrücklich anderes bestimmt ist; bei Stimmengleichheit gilt der Antrag als abgelehnt.

8. Abstimmungen erfolgen durch Handzeichen. Auf Antrag von 1/10 der anwesenden Gesellschafter müssen Abstimmungen geheim oder namentlich, im Zweifel namentlich erfolgen.

9. Jeder Gesellschafter ist antrags- und stimmberechtigt. Die Übertragung des Stimmrechts ist in der Weise zulässig, daß jeder anwesende Gesellschafter bis zu drei weitere Gesellschafter aufgrund schriftlicher Vollmacht vertreten kann.

10. Anträge an die Gesellschafterversammlung sollen spätestens eine Woche vor dem Tagungstermin schriftlich, mit Begründung, einem der Vorsitzenden des geschäftsführenden Vorstandes vorliegen.

11. Die Gesellschafterversammlungen sind nicht öffentlich.

Gäste können auf Beschluß des geschäftsführenden Vorstandes zugelassen werden.

12. Auf Beschluß des geschäftsführenden Vorstandes kann eine schriftliche Abstimmung durchgeführt werden.

13. Der Gesellschafterversammlung sind vorbehalten:

(1) Die Wahl der Mitglieder des Leitungsbeirats auf Vorschlag der jeweiligen Fachgruppe.

(2) Entgegennahme des Tätigkeitsberichts des geschäftsführenden Vorstandes und des Jahresabschlusses.

(3) Entlastung des geschäftsführenden Vorstandes und des Leitungsbeirates.

(4) Wahl des Schlichtungsausschusses.

(5) Wahl eines Finanzausschusses.

(6) Aufstellung einer Wahlordnung und deren Änderung.

(7) Wahl eines Kassenwartes und zweier Kassenprüfer

Alle nachfolgenden Angelegenheiten bedürfen der Beschlußfassung durch die Gesellschafterversammlung mit einfacher Mehrheit aller anwesenden Mitglieder:

(8) Abschluß und Änderung des Gesellschaftsvertrags.

(9) Feststellung des Jahresabschlusses mit Entlastung des geschäftsführenden Vorstandes für den Rechnungsabschluß des vorausgegangenen Haushaltsjahres und Festlegung der Höhe der Beiträge der Gesellschafter.

(10) Festsetzung von Aufwandsentschädigungen für ehrenamtlich tätige Gesellschafter.

(11) Zustimmung zur Eingehung von Verbindlichkeiten aller Art, die die Gesellschaft auf Dauer über das für die Erledigung der laufenden Geschäfte erforderliche Maß hinaus belasten.

14. Hinsichtlich der Gegenstände nach Abs. 13 Ziff. 5 und 6 obliegt es dem Ermessen der Gesellschafterversammlung, ob von den im Gesellschaftsvertrag eröffneten Möglichkeiten Gebrauch gemacht wird.

15. Über jede Gesellschafterversammlung wird ein Protokoll geführt, das von dem von der Gesellschafterversammlung bestimmten Protokollführer unterzeichnet und von demjenigen, der die Gesellschafterversammlung nach Abs. 5 geleitet hat, gegengezeichnet wird.

§ 13
Leitungsbeirat

1. Die Gesellschaft hat einen Leitungsbeirat. Dieser wird von der Gesellschafterversammlung auf die Dauer von jeweils zwei Jahren gewählt. Wiederwahl ist möglich.

2. Der Leitungsbeirat setzt sich vorbehaltlich Beschlußfassung der Gesellschafterversammlung aus 13 Primärärzten und 13 Fachärzten zusammen. Im Leitungsbeirat sollen die einzelnen Fachrichtungen wie folgt vertreten sein:

- acht Allgemeinärzte

- drei hausärztlich tätige Internisten

- ein Kinderarzt

- ein Kardiologe oder Pneumologe

- ein Chirurg

- ein Gynäkologe

- ein Orthopäde

- ein Urologe

- ein Hals- Nasen- Ohrenarzt oder Kieferchirurg

- ein Augenarzt

- ein Radiologe

- ein Hautarzt

- ein assoziierter Gesellschafter

- ein Psychiater oder Neurologe

- ein Kinderpsychiater oder Facharzt für Psychotherapie

- zwei Sitze sind Nortorfer Kollegen vorbehalten

Mit einer 2/3-Stimmenmehrheit kann dieser Wahlmodus geändert werden, so daß nur nach Kandidaturliste – unabhängig der einzelnen Fachrichtungen – unter Beibehaltung der 50/50-Regelung der Leitungsbeirat besetzt werden kann.

3. Jedes Mitglied des Leitungsbeirats kann sich im Verhinderungsfall durch einen Gesellschafter seiner Wahl, möglichst seiner Fachgruppe, vertreten lassen.

4. Der Leitungsbeirat wählt aus seiner Mitte die Vorsitzenden und die weiteren Mitglieder des geschäftsführenden Vorstandes nach Maßgabe von § 14 Abs. 1.

5. Der Leitungsbeirat hat die Aufgabe, dem geschäftsführenden Vorstand Initiativen aufzuzeigen und zuzuarbeiten. Der Leitungsbeirat verabschiedet den vom geschäftsführenden Vorstand aufgestellten jährlichen Haushaltsplan und legt fest, bis zu welcher Höhe der geschäftsführende Vorstand über das Vermögen der Gesellschaft verfügen darf.

6. Der Leitungsbeirat tagt in der Regel einmal im Quartal. Weitere Sitzungen des Leitungsbeirats finden auf schriftlichen und begründeten Antrag auf

a) Beschluß des geschäftsführenden Vorstandes

b) Antrag von mindestens fünf Mitgliedern des Leitungsbeirats statt.

7. Zu den Sitzungen des Leitungsbeirats laden die Vorsitzenden des geschäftsführenden Vorstandes unter Bekanntgabe der Tagesordnung mit einer Frist von mindestens einer Woche ein.

8. Der Leitungsbeirat ist bei Anwesenheit von der Hälfte seiner Mitglieder unter Einschluß von entsandten Vertretern beschlußfähig.

§ 14
Geschäftsführender Vorstand

1. Der geschäftsführende Vorstand besteht aus sechs Mitgliedern, nämlich den zwei gleichberechtigten Vorsitzenden des geschäftsführenden Vorstandes, wovon der eine Primärarzt und der andere Facharzt sein muß, sowie vier weiteren Leitungsbeiratsmitgliedern, wovon zwei Primärärzte und zwei Fachärzte sein müssen. Als Primärarzt gelten Fachärzte für Allgemeinmedizin, hausärztlich tätige Internisten, praktische Ärzte und Kinderärzte.

2. Durch Beschluß des Leitungsbeirates kann der geschäftsführende Vorstand um ein weiteres Vorstandsmitglied erweitert werden.

3. Soweit nach diesem Vertrag oder durch Gesetz oder durch Beschlüsse der Gesellschafterversammlung oder des Leitungsbeirats anderes nicht bestimmt ist, ist der geschäftsführende Vorstand für alle Angelegenheiten der Gesellschaft zuständig.

4. Die Vorstandssitzungen werden von den Vorsitzenden einberufen und geleitet. Der geschäftsführende Vorstand ist einzuberufen, wenn es drei Vorstandsmitglieder verlangen. Die Einladung soll unter Angabe der Tagesordnung eine Woche vor der Sitzung erfolgen.

5. Der geschäftsführende Vorstand kann Gäste zu seinen Sitzungen hinzubitten.

6. Der geschäftsführende Vorstand kann für bestimmte Sachgebiete oder Aufgaben Referenten bestellen.

7. Der geschäftsführende Vorstand ist bei Anwesenheit von mindestens vier Mitgliedern beschlußfähig; er entscheidet mit einfacher Mehrheit, bei Stimmengleichheit entscheidet der Leitungsbeirat.

8. Die Amtszeit der Vorstandsmitglieder beträgt zwei Jahre. Wiederwahl ist zulässig.

§ 15
Vorstandsvorsitzende

1. Die Vorsitzenden sind zu verwaltungsmäßigen Entscheidungen unter Hinzuziehung des Leiters der Geschäftsstelle/des Projektbüros ermächtigt.

2. Mangels Einigung der Vorsitzenden erfolgt die Entscheidung durch den geschäftsführenden Vorstand, bei deren Stimmengleichheit durch den Leitungsbeirat.

3. Die Amtszeit der Vorsitzenden beträgt zwei Jahre. Wiederwahl ist zulässig.

§ 16
Geschäftsführung und Vertretung

1. Der geschäftsführende Vorstand führt die Geschäfte der Gesellschaft. In diesem Rahmen ist er verantwortlich dafür, daß alle Gesellschafter auf die Einhaltung der in allen Verträgen, insbesondere zwischen der KV SH und Krankenkassen sowie Krankenkassenverbänden niedergelegten Aufgaben der Gesellschaft verpflichtet werden, soweit dies nicht durch die KV SH erfolgt ist.

2. Zu den Aufgaben des geschäftsführenden Vorstandes gehören u. a. die Überwachung des geregelten Ablaufs der Anlaufpraxis, der Leitstelle, der medizinischen, wirtschaftlichen und organisatorischen Qualitätszirkel sowie die Organisation der Umsetzung aller von den Organen der Gesellschaft beschlossenen Entscheidungen.

3. Der geschäftsführende Vorstand stellt den jährlichen Haushaltsplan auf.

4. Der geschäftsführende Vorstand ist insbesondere auch für den Geldverkehr zwischen der KV SH und der Gesellschaft verantwortlich. Hierzu sowie zur Erstellung der Jahresabschlüsse und der Haushaltspläne bedient er sich eines Finanzausschusses oder des Kassenwartes.

5. Der geschäftsführende Vorstand kann Aufgaben im Einvernehmen mit dem Leitungsbeirat an andere Gesellschafter delegieren.

6. Der geschäftsführende Vorstand kann im Einvernehmen mit dem Leitungsbeirat einen hauptamtlichen Geschäftsführer anstellen. Dieser ist automatisch zusätzliches nichtstimmberechtigtes Vorstandsmitglied.

6. Abschnitt

Beiträge der Gesellschafter, Jahresab-
schluß, Haushalt (§§ 17 - 21)

§ 17
Beiträge der Gesellschafter

Die Gesellschafter bringen die notwendigen Mittel der Gesellschaft durch Beiträge auf. Die Höhe der Beiträge richtet sich nach den wirtschaftlichen Gegebenheiten und wird in der Gesellschafterversammlung beschlossen.

§ 18
Haushaltsführung, Geschäftsjahr

1. Bei der Haushaltsführung und der Rechnungslegung sind die Grundsätze ordnungsgemäßer Buchführung zu beachten.

2. Der vom geschäftsführenden Vorstand aufzustellende, vom Leitungsbeirat vor der Verabschiedung durch die Gesellschafterversammlung zu genehmigende Haushalt muß eine Woche vor der Sitzung den jeweiligen Gremien vorliegen.

3. Geschäftsjahr ist das Kalenderjahr.

§ 19
Jahresabschluß

1. Das Jahresergebnis der Gesellschaft wird auf die Gesellschafter nach Köpfen aufgeteilt, soweit und solange alle Gesellschafter gleich hohe Einlagen erbracht haben oder kein Gesellschafter Sondereinlagen erbracht hat.

2. Haben einzelne Gesellschafter Sondereinlagen erbracht, haben sie Anspruch auf einen Gewinnvoraus in angemessener Höhe in entsprechender Anwendung des Grundsatzes in § 231 Abs. 1 Handelsgesetzbuch.

3. Die Mitglieder des geschäftsführenden Vorstandes haben Anspruch auf einen Gewinnvoraus, wenn das Jahresergebnis dies zuläßt. Bei der Bemessung dessen Höhe sind Verlustvorträge, die zeitliche Belastung der genannten und bereits bezahlten Vergütungen, gleich welcher Art, angemessen zu berücksichtigen. Die Festsetzung obliegt der Gesellschafterversammlung.

§ 20
Honorarverteilung

Übernimmt die Gesellschaft im Einvernehmen mit der KV SH Aufgaben im Rahmen der Honorarverteilung, so hat sie hierbei die gesetzlichen Bestimmungen, die Satzung der KV SH sowie Verträge mit den Krankenkassen und Krankenkassenverbänden zu beachten, soweit die entsprechenden Regelungen für die Honorarverteilung durch die Gesellschaft bindend sind.

§ 21
Geldverkehr

1. Der Kassenwart übernimmt und koordiniert nach Maßgabe des Gesellschaftsvertrags und unter Beachtung der einschlägigen Organbeschlüsse die Abwicklung aller finanzwirksamen Geschäfte.

2. Zahlungsanweisungen dürfen nur nach Unterzeichnung durch zwei Vorstandsmitglieder oder einem Vorstandsmitglied zusammen mit dem Kassenwart ausgeführt werden. Sie bedürfen der Feststellung der sachlichen Richtigkeit durch ein Vorstandsmitglied und den Sachbearbeiter. Personen, die die sachliche Richtigkeit bestätigt haben, dürfen Zahlungsanweisungen in derselben Sache nicht unterzeichnen.

3. Die Konten der Gesellschaft werden grundsätzlich im Haben geführt. Ausnahmen bedürfen eines Leitungsbeiratsbeschlusses.

4. Der geschäftsführende Vorstand kann im Einzelfall bis zu DM 5.000,00 verfügen; darüber hinausgehende Verfügungen bedürfen der Zustimmung des Leitungsbeirates.

7. Abschnitt

Eintritt und Ausscheiden von Gesellschaftern -Abfindung- Schlichtungsausschuß
(§§ 22 - 26)

§ 22
Eintritt von Gesellschaftern

1. Der Eintritt von Gesellschaftern ist in § 5 geregelt.

2. Die Gesellschaft ist berechtigt, von hinzutretenden Gesellschaftern einen angemessenen Beitrag zu fordern, um materielle und ggf. ideelle Vorleistungen der Altgesellschafter auszugleichen.

§ 23
Schlichtungsausschuß

1. Der Schlichtungsausschuß nach § 12 Abs. 13 Ziff. 4 besteht aus sechs Mitgliedern.

2. Der Schlichtungsausschuß ist zuständig für

a) die Bearbeitung von Vertragsverstößen einzelner Gesellschafter

b) Streitigkeiten innerhalb der Gesellschaft.

3. Der Schlichtungsausschuß wählt hierzu aus seinen Mitgliedern drei Vertreter; diese können sich bei Verhinderung von einem der drei weiteren Ausschußmitglieder vertreten lassen.

4. Die benannten Vertreter des Schlichtungsausschusses führen die erforderlichen Ermittlungen durch, bereiten den Sachverhalt vor und verhandeln mündlich im Beisein des Betroffenen.

5. Der Schlichtungsausschuß ist nur bei Teilnahme aller drei Mitglieder beschlußfähig.

6. Der Schlichtungsausschuß kann sich durch Sachverständige, insbesondere den Justitiaren der KV SH oder ÄK SH beraten lassen.

7. Der Schlichtungsausschuß gibt dem Vorstand eine schriftliche Empfehlung.

§ 24
Ausscheiden und Ausschluß von Gesellschaftern

1. Ein Gesellschafter scheidet außer durch Kündigung aus der Gesellschaft aus durch

c) Tod

d) Eintritt dauernder Berufsunfähigkeit

e) Beendigung der beruflichen Tätigkeit

f) Eröffnung des Konkurs- oder Vergleichsverfahrens oder Ablehnung der Eröffnung eines Konkursverfahrens mangels Masse oder gleichgelagerter Sachverhalte nach der Insolvenzordnung

g) Ausschluß

2. Der Ausschluß kann erfolgen, wenn

a) ein Gesellschafter

- in grober Weise Gesellschafterpflichten verletzt oder

- trotz zweier Mahnungen seinen Zahlungsverpflichtungen nicht nachkommt

- oder sich einem weiteren Praxisnetz ohne Zustimmung des Vorstands anschließt.

b) einem Gesellschafter die Approbation oder die Zulassung entzogen oder für mehr als sechs Monate zum Ruhen gebracht wird;

c) gegen einen Gesellschafter im Rahmen einer rechtskräftigen strafgerichtlichen Beurteilung auf Berufsverbot erkannt wurde.

3. Vor dem Ausschluß hat der geschäftsführende Vorstand bei Vorliegen eines Ausschlußgrundes nach Abs. 2 a) das Votum des Schlichtungsausschusses einzuholen.

4. Der Ausschluß erfolgt durch schriftliche Erklärung gegenüber dem Auszuschließenden, die entweder mit Einschreiben/Rückschein oder durch persönliche Übergabe gegen Empfangsbekenntnis oder durch den Gerichtsvollzieher zuzustellen ist. Der Ausschluß erfolgt mit sofortiger Wirkung auf den Zeitpunkt des Zugangs der Ausschlußerklärung.

5. Die KV SH erhält Mitteilung über das Ausscheiden oder den Ausschluß von Gesellschaftern, solange und soweit kassenärztliche Belange nach Maßgabe von § 5 Abs. 5 berührt sind.

6. Bei Ausscheiden oder Ausschluß eines Gesellschafters wird die Gesellschaft unter den verbleibenden Gesellschaftern fortgesetzt.

7. Ist der ausscheidende Gesellschafter Funktionsträger, wählt der Leitungsbeirat bis zur nächsten Gesellschafterversammlung einen kommissarischen Vertreter.

§ 25
Abfindung

1. Durch Tod ausscheidende Gesellschafter verzichten auf Abfindung.

2. Im übrigen erhält jeder ausscheidende Gesellschafter den Buchwert seiner Beteiligung, soweit dieser Euro 1000,00 übersteigt.

3. Der Abfindungsanspruch ist unverzinslich und innerhalb von 12 Monaten nach dem Ausscheiden zur Zahlung fällig.

8. Abschnitt

Schlußbestimmungen, Genehmigungsvorbehalt (§ 26-30)

§ 26
Übernahme von „Altverpflichtungen"

Die Gesellschafter verpflichten sich zur Fortsetzung und zum Abschluß des Modellversuchs gem. Vertrag vom 01.07.1996 zwischen der KV SH und dem VdAK/AEV sowie gemäß Vertrag vom 22.12.1997 zwischen der KV SH und den Landesverbänden der AOK SH, BKK- Landesverband Nord, IKK Landesverband Nord sowie LKK SH.

§ 27
Auflösung der Gesellschaft

Die Auflösung der Gesellschaft bedarf der Beschlußfassung durch die Gesellschafterversammlung mit 2/3-Stimmenmehrheit.

§ 28
Schiedsgericht

Alle Streitigkeiten aus diesem Vertrag oder über seine Gültigkeit, die zwischen den Gesellschaftern oder zwischen einem Gesellschafter einerseits und der Gesellschaft andererseits entstehen, werden unter Ausschluß des ordentlichen Rechtsweges von einem Schiedsgericht endgültig entschieden. Die Schiedsgerichtsvereinbarung ist in einer gesonderten Urkunde als Anlage zu diesem Vertrag niedergelegt.

§ 29
Schriftform

Nebenabreden zu diesem Vertrag bestehen nicht. Änderungen und/oder Ergänzungen bedürfen der Schriftform. Dies gilt auch für einen Verzicht auf dieses Schriftformerfordernis selbst.

§ 30
Salvatorische Klausel

Sollte eine Bestimmung dieses Vertrages unwirksam sein oder werden oder der Vertrag eine Lücke enthalten, so bleibt die Rechtswirksamkeit der übrigen Bestimmungen hiervon unberührt. Anstelle der unwirksamen Bestimmung gilt unter Berücksichtigung der in der Präambel skizzierten Besonderheiten der Gesellschaft eine wirksame Bestimmung als vereinbart, die dem von den Gesellschaftern Gewollten am nächsten kommt; das gleiche gilt im Falle einer Lücke

Rendsburg, 07. Mai 1999

B Regionale Praxisnetze

B.1 Vertrag über die Unterstützung und Förderung „Regionaler Praxisnetze" (RPN) in Schleswig-Holstein

Vertrag

zwischen der

Kassenärztlichen Vereinigung Schleswig-Holstein

und der

AOK Schleswig-Holstein

über die Unterstützung und Förderung „Regionaler Praxisnetze" (RPN) in Schleswig-Holstein

Präambel

Die Kassenärztliche Vereinigung Schleswig-Holstein und die AOK Schleswig-Holstein (im folgenden: die Vertragspartner) streben durch die über eine intensivierte kollegiale Zusammenarbeit zwischen Vertragsärzten erreichte regionale Vernetzung von Praxen eine Verbesserung von Qualität, Humanität und Wirtschaftlichkeit der medizinischen Versorgung an.

Zu diesem Zweck unterstützen die Vertragspartner Regionale Praxisnetze (RPN) bei dem Aufbau und der Erprobung neuer Strukturen in der ambulanten medizinischen Versorgung, soweit sie Ziele gemäß § 1 verfolgen. Die Errichtung und Förderung von RPN nach diesem Vertrag bedarf der jeweiligen Zustimmung der Vertragspartner.

§ 1
Ziele des RPN

(1) Patienten sollen auf **der** Versorgungsebene behandelt werden, die ihre Krankheit erfordert. Dazu müssen in der ambulanten Versorgung Strukturen erhalten, ausgebaut, geschaffen und darüber hinaus erprobt werden, die es Patienten und Ärzten ermöglichen, Krankenhausaufenthalte auf zwingend medizinisch erforderliche Fälle zu beschränken bzw. Krankenhausaufenthalte zu verkürzen. Darüber hinaus sollen Krankenhausaufenthalte möglichst auf **der** Krankenhaus-Versorgungsebene stattfinden, die aufgrund der Indikation erforderlich ist.

(2) Durch Verlagerung von Leistungen und Finanzvolumen aus dem stationären in den ambulanten Bereich sowie durch Verringerung der Aufwendungen durch veranlaßte Leistungen soll die ambulante Versorgung gestärkt werden.

(3) RPN zielen darauf ab, ihr Verordnungsverhalten durch Qualitätssicherung, Kooperation und Vermeidung von Doppeltherapien zu verbessern.

Ziel ist es zum Beispiel, Instrumentarien einer rationellen Arznei-, Heil- und Hilfsmitteltherapie zu erproben.

§ 2
Mitglieder und Struktur der RPN

(1) Mitglieder eines gemäß dieses Vertrages geförderten RPN können alle niedergelassenen Vertragsärzte einer Region sein. Der Beitritt und Austritt eines Vertragsarztes zu dem RPN ist der Kassenärztlichen Vereinigung anzuzeigen. Die Kassenärztliche Vereinigung teilt die Zusammensetzung des RPN dem Vertragspartner quartalsweise mit.

(2) Die Mitgliedschaft ist freiwillig.

(3) Die Mitglieder des RPN verpflichten sich, die Aufgaben und Ziele des Vertrages zu erfüllen bzw. anzustreben. Jedes Mitglied unterschreibt dazu bei Eintritt in das RPN eine Satzung, deren Regeln einzuhalten es sich verpflichtet.

(4) Das RPN wählt aus dem Kreis der Mitglieder eine Leitung mit mindestens folgenden Aufgaben:

a) Organisation der gemeinsamen RPN-Konferenzen

b) Kontakt zur Kassenärztlichen Vereinigung und Teilnahme an Sitzungen der gemeinsamen Projektgruppe

c) Information und Motivation der Mitglieder des RPN über den Stand des RPN und den Grad der Zielerreichung

§ 3
Leistungen der RPN

(1) Um die in § 1 genannten Ziele realisieren zu können, haben die RPN folgende Leistungsstrukturen vorgesehen:

Bausteine:

1. **Managementaufgaben**

   (z. B. Kooperation und Absprache mit Krankenhaus und/oder Apotheken)

2. **Casemanagement**

   (z. B. Leitstelle einrichten, Kooperation mit Heil- und Pflegeberufen)

3. **Medizinische Mehrleistungen**

   (z. B. Indikationsliste, medizinische Schwerpunkte, Visitdienst usw.)

4. **Strukturleistungen**

   (z. B. Präsenz, fachärztlicher Hintergrund)

5. **Qualitätsmanagement**

   (z. B. rationelles Verordnungsverhalten, Qualitätszirkel)

6. **Kommunikationsverbesserungen**

(z. B. EDV, FAX, ISDN, Patientenbegleitbrief usw.)

Welche Leistungen ein RPN schwerpunktmäßig anbietet, wird in einer Anlage zu dieser Vereinbarung jeweils festgelegt.

(2) Über Details der Einbeziehung der Serviceeinrichtungen der Krankenkassen verständigen sich die Vertragspartner.

§ 4
Projektgruppe

(1) Die Vertragspartner bilden eine paritätisch besetzte Projektgruppe aus bis zu sechs Teilnehmern (3:3). An Sitzungen der Projektgruppe können bis zu zwei Vertreter des RPN mit beratender Stimme teilnehmen. Bis zu zwei Vertreter der Institution, die mit der Evaluation betraut wird, werden gegebenenfalls zu den Sitzungen der Projektgruppe beratend eingeladen. Der Kassenärztlichen Vereinigung obliegt die Geschäftsführung.

(2) Die Projektgruppe begleitet die RPN bei der Umsetzung ihrer vertraglichen Verpflichtungen und entscheidet über Fragen im Zusammenhang mit der Auslegung dieses Vertrages. Sie nimmt quartalsweise Berichte des RPN über Stand und Entwicklung des Modellversuchs entgegen.

(3) Die Projektgruppe stimmt notwendige Änderungen des Leistungsangebotes (Bausteine) mit der Leitung des RPN ab.

(4) Die Projektgruppe tagt mindestens halbjährlich, im ersten Jahr des Modellversuchs vierteljährlich. Die Geschäftsführung lädt zu den Sitzungen ein.

§ 5
Leistungen der Vertragspartner

(1) Die Kassenärztliche Vereinigung Schleswig-Holstein und die AOK Schleswig-Holstein verpflichten sich, die von dem gem. § 7 beauftragten Unternehmen geforderten Daten für die Erfolgskontrolle zur Verfügung zu stellen. Details sind dem jeweiligen Evaluationsvertrag zu entnehmen.

(2) Darüber hinaus verpflichten sich:

1. Die Kassenärztliche Vereinigung Schleswig-Holstein:

a) zur Übernahme der Geschäftsführung der Projektgruppe,

b) dem RPN organisatorische Hilfestellung (z. B. in Rechtsfragen) zur Verfügung zu stellen,

c) die von der Krankenkasse zusätzlich zur Verfügung gestellten Beträge (§ 6) gemäß den Vorgaben des RPN zu verteilen.

2. die AOK Schleswig-Holstein zur:

a) Unterstützung der Netzgremien und Arbeitsgruppen,

b) Information und Motivationsförderung der Versicherten über bzw. für die Ziele der RPN,

c) Informationsübermittlung über Leistungsangebote (Umfang, Preise) außerhalb des RPN (sta-

tionäre Einrichtungen, komplementäre Leistungen),

d) Zurückhaltung bei Kostenerstattungen für Leistungen und Verordnungen.

§ 6
Finanzierung

(1) Gemäß der Präambel dieses Rahmenvertrages gehen die Vertragspartner davon aus, daß es durch die Einführung von RPN zu Einsparungen kommt.

(2) Die RPN erhalten ab Starttermin ihres Netzes durch die AOK Schleswig-Holstein eine Anschubfinanzierung, über deren Höhe sich die Vertragspartner jeweils einigen.

(3) Im folgenden wird das Einsparpotential jeweils am Beginn eines jeden halben Vertragsjahres durch das mit der Erfolgskontrolle gem. § 7 beauftragte Unternehmen ermittelt.

(4) Die Projektgruppe legt auf Basis der Erfolgskontrolle nach Abs. (3) den Betrag fest, der zu Beginn eines jeden Vertragshalbjahres ausgeschüttet wird. Auf diese Weise sollen die Vertragspartner und Mitglieder der RPN vor Leistungen ohne Gegenleistung geschützt werden.

Von diesem Betrag sind vorrangig folgende Aufgaben zu finanzieren:

+ zusätzliche Honorare für besondere Leistungen des Netzes, wie z. B. Präsenz, ärztliche Visitdienste oder medizinische Schwerpunkte

+ Netzkosten, z. B. Leitstelle, Qualitätszirkel.

(5) Am Ende des Vertrages erhält das RPN, soweit die Evaluation der Daten nachweist, daß die erzielten Gesamteinsparungen aufgrund der Netzstrukturen und nicht auf anderen landesweiten Entwicklungen beruhen, die Hälfte eines evtl. vorhandenen Restbetrages als Managementhonorar.

Die Anschubfinanzierung geht in die Berechnung des Managementhonorars ein.

§ 7
Evaluation

Die Vertragspartner entscheiden jeweils für jedes RPN, das auf der Basis dieses Vertrages errichtet und gefördert wird, ob und inwieweit ein externes Unternehmen mit der Evaluation der Daten beauftragt wird. Die Kosten einer externen Evaluation tragen je zur Hälfte die Vertragspartner.

§ 8
Inkrafttreten, Dauer, Kündigung

(1) Dieser Vertrag tritt am 01.07.1997 in Kraft.

(2) Die Laufzeit des Vertrages beträgt 3 Jahre. Sie kann im gegenseitigen Einvernehmen verlängert werden.

(3) Zeigt sich, daß die Ziele dieses Vertrages ganz oder in wesentlichen Teilen nicht erreicht werden, kann der Vertrag auch vor Ablauf von drei Jahren von jedem Vertragspartner zum 30. Juni bzw. 31. Dezember jeden Jahres unter Einhaltung einer vierteljährlichen Kündigungsfrist gekündigt werden.

(4) Die Laufzeit des jeweiligen RPN wird in seiner Richtlinie festgelegt. Teilkündigungen für einzelne angeschlossene RPN, die die Ziele der Rahmenvereinbarung nicht oder nur zum Teil erfüllen, sind im Rahmen der unter Abs. 3 genannten Fristen möglich.

(5) Die Anlagen (je RPN) sind Bestandteil dieses Vertrages.

Bad Segeberg, Kiel, Hamburg, den 19. 01. 1998

Kassenärztliche Vereinigung Schleswig-Holstein

AOK Schleswig-Holstein

B.2   Richtlinien Regionales Praxisnetz Kiel

Richtlinien

Regionales Praxisnetz Kiel (RPNK)

Netzstruktur, Leistungsangebot und Finanzierung

Anlage zum Vertrag

*„Unterstützung und Förderung Regionaler Praxis-
netze" (RPN) in Schleswig-Holstein*

Stand: 01 .07.1997

In Kiel haben sich derzeit 219 Ärzte aus 182 Praxen zum interdisziplinären Regionalen Praxisnetz Kiel (RPNK) zusammengeschlossen. Um die Abstimmung und Kooperation untereinander sicherzustellen, arbeiten sie in sogenannten Unternetzen, die sich wiederum gegenseitig ergänzen und austauschen und einige Einrichtungen gemeinsam im „Obernetz" nutzen.

Unternetz

* Ärztegemeinschaft Kiel-Mitte

* Kiel - West

* Ärztegemeinschaft Kiel Ost (ÄKO)

* Kiel - Nord

* Offenes Netz Kiel (ONK)

Durch mehr Kooperation und Kollegialität verbessern sie die Qualität ihrer medizinischen Leistung (z. B. Qualitätszirkel), den Service für die Patienten und versuchen, die wirtschaftliche Situation ihrer Praxis zu stabilisieren.

Durch den gemeinsamen Aufbau dieser neuen Strukturen, die auch einen Mitarbeiterpool und aufeinander abgestimmte Sprechstundenzeiten vorsehen, ist es den Ärzten gelungen, Fachgruppendifferenzen ein Stück weit abzubauen. Die Patienten profitieren davon, indem sich die Ärzte heute schon besser untereinander abstimmen, informieren und so Doppeldiagnostik und -therapien vermeiden.

**Zusätzliche Leistungen für die
Krankenkasse**

Das RPN Kiel wird diese gute Basis nutzen und ausbauen. Es hat deshalb der Krankenkasse angeboten, ab 01.10.1997 mit Hilfe neuer Strukturen in der ambulanten ärztlichen Versorgung Kiels, Krankenhaus- und Verordnungskosten zu senken, sowie die Qualität zu steigern. Dabei steht im Vordergrund ihrer Bemühungen, mehr Patienten als bisher ambulant zu behandeln.

Im ambulanten Bereich hat es der medizinische und pharmakologische Fortschritt möglich gemacht, daß heute noch überwiegend stationär betreute Patienten bei gleicher oder sogar steigender Qualität entweder ganz oder beträchtlich früher wieder ambulant versorgt werden können. Da die ambulante Versorgung deutlich kostengünstiger ist, lassen sich hier beträchtliche Mittel einsparen. Es können viele Einweisungen vermieden und die Verweildauer verkürzt werden.

Die vorhandenen personellen und technischen Ressourcen in den Praxen der niedergelassenen Ärzte ermöglichen es, relativ kurzfristig und ohne hohen Investitionsaufwand diese Ziele umzusetzen. Hinzu kommen flankierende Maßnahmen insbesondere in der Kooperation mit Sozialdiensten, Pflegeverbänden, Krankenhäusern und Kurzzeitpflegeeinrichtungen.

Erforderlich ist eine enge Zusammenarbeit und Abstimmung haus- und fachärztlicher Behandlung, sowie der therapeutischen Versorgung und Pflege, die ggf. bereits dann einsetzen sollte, wenn der Patient noch in der Behandlung von Fachärzten oder stationären Einrichtungen ist.

Voraussetzung dafür ist ein einfaches, praktikables Kommunikations- und Servicesystem, das den Hausarzt in die Lage versetzt, den Einsatz und die — soweit erforderlich — wechselseitige Information aller Beteiligten (Facharzt, Klinik, Pflegedienste, Krankengymnasten, Ergotherapeuten und Logopäden) so frühzeitig sicherzustellen, daß es nicht zu Behandlungsdefiziten oder -abrissen kommt.

Im RPNK steht den Ärzten dafür ein einfaches System zur Verfügung, das von ihnen selbst aufgebaut wird. Das Praxisnetz sorgt für

* schnelle Information (wer macht was?)

* unproblematischen Zugang (Organisations- und Einsatzplanung)

* Qualitätssicherung auf allen Ebenen

* Kommunikation über ärztliche, pflegerische und therapeutische Maßnahmen

* wirtschaftlichen Einsatz der Ressourcen.

Die neu zu schaffenden Strukturen sind nach dem von der GfG (Gesellschaft für Gesundheitsökonomie & -management mbH, Hamburg) entwickelten Modell der „Regionalen Praxisnetze" (RPN) gemeinsam mit der Kassenärztlichen Vereinigung Schleswig-Holstein erarbeitet worden. Aus einem Baukastensystem wurden von den Kieler Ärzten Module ausgewählt und von ihnen auf die Bedürfnisse der Stadt Kiel, seiner Bevölkerung und die Ressourcen der niedergelassenen Ärzte ausgerichtet. Die Module sind aufeinander abgestimmt und verstärken sich, so daß ein rascher aber auch anhaltender Effekt zu erwarten ist.

Folgende Bausteine sind für das RPN Kiel geplant:

1. Mehr Präsenz

Da in der Landeshauptstadt bereits eine Notfallpraxis existiert, wird keine zusätzliche Anlaufpraxis geschaffen. Statt dessen wird stadtteilbezogen (Unternetz) abwechselnd jeweils eine hausärztliche Praxis die Sprechstunden verlängern („alternierende Anlaufpraxis"), so daß Patienten bis in die Nacht hinein eine in unmittelbarer Nähe geöffnete Praxis vorfinden.

Da die Netzärzte beabsichtigen eine ISDN-Anlage anzuschaffen, wird es möglich sein, daß jede Praxis, sobald sie die Sprechstunde schließt, das Telefon auf die alternierende Anlaufpraxis umschaltet. Der zur Unzeit hilfesuchende Patient wird also nicht mehr mit einem Anrufbeantworter konfrontiert, sondern mit einer erfahrenen Arzthelferin.

An den Wochenenden und Feiertagen wird ebenfalls neben den üblichen notärztlichen Diensten jeweils für zwei Stunden eine Praxis Dienst tun, soweit die Erfahrung zeigt, daß Bedarf vorhanden ist.

2. Ärztlicher Visitdienst

Durch die Absicht der Netzärzte, mehr Patienten ambulant zu behandeln, werden mehr Hausbesuche erforderlich werden, die nicht immer vom jeweils behandelnden Hausarzt gefahren werden können. Daher werden einige Unternetze einen ärztlichen Visitdienst gründen.

Der Visitdienst ermöglicht es also, daß Krankenhausaufenthalte entweder ganz vermieden werden oder erheblich kürzer ausfallen. Der Einsatz und die Koordinierung des ärztlichen Visitdienstes erfolgt durch die Leitstelle.

3. Kommunikation

Da im RPN Kiel die Ärzte sich darauf verständigt haben, immer dann wenn es medizinisch möglich ist, eine Überweisung statt einer Einweisung vorzunehmen, werden sie die Kommunikation untereinander verbessern und beschleunigen. Sie haben dazu folgende Bausteine beschlossen:

1. Qualitätszirkelarbeit, die auch fachübergreifend organisiert wird.

2. Ein Katalog „Wohin überweise ich zur KH-Verhinderung", in dem besondere diagnostische und therapeutische Angebote und Leistungsschwerpunkte aufgeführt sind.

3. Ein Überweisungsbegleitbrief, der bei jeder Überweisung zur KH-Verhinderung eingesetzt wird, um die Kommunikation untereinander zu verbessern und zu beschleunigen.

Der Überweisungsbegleitbrief wird in der Regel per Telefax verschickt und informiert den Überweisungsnehmer über Anamnese, Befunde, Therapie, Arzneimittel und die Fragestellung. Der Überweisungsgeber wird seinerseits über Befund, Diagnose und Empfehlungen informiert. Auf diese Weise werden Chipkartentourismus, Doppeldiagnostik und -therapie nachhaltig verringert.

4. Medizinische Schwerpunkte

Eine Reihe von Netzärzten verfügt über weitergehende diagnostische und therapeutische Möglichkeiten, speziell in den Bereichen Herz-Kreislauf-Erkrankungen, Diabetes, ambulante Onkologie, Suchtbetreuung und ambulante Chirurgie. Deren Angebot wird allen Ärzten bekannt gemacht und intensiver genutzt werden (Siehe den laufend aktualisierten Katalog „Wohin überweise ich zur KH-Verhinderung").

5. Leitstelle

Das Herzstück des RPN Kiel wird die Leitstelle. Hier fließen alle Informationen über den „Gesundheitsmarkt Kiel" zusammen. Sie werden laufend nach Qualität, Wirtschaftlichkeit und Verfügbarkeit aktualisiert und sind für jedes Netzmitglied abrufbar.

Sie unterstützt während der Sprechstundenzeiten die Mitglieder des RPN in der Organisation und Kooperation. Über sie kann der Arzt

- Visitdienst
- Pflegedienst
- soziale Dienste
- Kurzzeitpflege
- Belegbetten
- Krankenhausbetten
- Reha-Maßnahmen
- Essen auf Rädern usw.
- Serviceleistungen der Krankenkasse

kurzfristig (per Telefon oder Telefax) für seine Patienten organisieren lassen.

6. Betten

Im RPN Kiel werden bettlägerigen Patienten, die zu Hause nicht gepflegt werden können aber eine teure Krankenhausversorgung nicht benötigen, alternative Versorgungsformen (Adressenlisten werden erarbeitet) angeboten. Dabei sind drei Stufen möglich:

- Betten für „betreutes Schlafen" (ohne spezielle medizinische Versorgung)
- Betten mit geringer medizinischer Versorgungsqualität (Pflegepersonal evtl. in Verbindung mit Visitdienst)
- Belegbetten, bei denen das RPN als „Belegarzt" auftritt.

7. Kooperation mit Pflege- und sozialen Diensten

Das RPN Kiel wird auch mit den Pflege- und sozialen Diensten eng kooperieren, um Patienten eine Einweisung zu ersparen oder einen Krankenhausaufenthalt zu verkürzen. Dazu wird das Netzmanagement entsprechende organisatorische Kooperationsvereinbarungen treffen, so daß die Netzmitglieder über die Leitstelle die Dienste abrufen können. Das Netz wird dazu auch Qualitätskriterien für beide Seiten erarbeiten. Die Finanzierung der Mehrleistungen der Dienste übernimmt die Krankenkasse.

8. Kooperation mit Klinik/Patientenmanagement

Die Kieler Netzärzte suchen die Kooperation mit den Krankenhäusern auf allen Ebenen. Aufgabe des Netzmanagements wird es sein, Übereinstimmung mit den Krankenhausleistungen bei den für das Netz wichtigen Zielen zu erreichen: Selbsteinweisungen, Auswahl der Medikamente, Einweisungsbefunde, Entlassungsberichte, Verweildauer.

Der einzelne Netzarzt wird wann immer es sinnvoll erscheint, mit den zuständigen Kollegen des Krankenhauses bzw. den am Krankenhaus tätigen Service-Einrichtungen der Krankenkasse kooperieren, um die diagnostischen und therapeutischen Schritte und ggf. weiterführende Maßnahmen, insbesondere die Entlassung zu besprechen.

Das Netzmanagement baut dabei auf seine Stärke als sog. „Einweiserkooperation", die mehr Gehör finden wird, als der einzelne Arzt.

Darüber hinaus werden sich die Netzärzte bemühen, Patienten in die KH-Versorgungsebene einzuweisen, die medizinisch erforderlich und ausreichend ist.

9. Einsparungen in der Pharmakotherapie

Das RPN Kiel wird eigene Leitlinien und Empfehlungen zur Pharmakotherapie entwickeln. Sie sollen auf bereits vorhandene Empfehlungen und Standards, z. B. auch der Krankenkasse, aufbauen, so daß im RPN Kiel relativ kurzfristig danach gear-

beitet werden kann. Die Erarbeitung erfolgt in Qualitätszirkeln.

Finanzierung

Die oben beschriebenen Leistungen bedeuten einerseits sowohl im Bereich Tätigkeit als auch in Managementbereichen erhebliche Mehrarbeit; sie sollen andererseits aber zu einer unmittelbaren Kostenreduzierung im KH-Bereich und im Arzneimittelsektor führen.

Nach den geltenden Bestimmungen von EBM und HVM kann eine solche Mehrarbeit nicht aus der Gesamtvergütung honoriert werden. Es wird dem Netz also ein Zusatzetat von der teilnehmenden Krankenkasse zur Verfügung gestellt. Da konkrete Daten derzeit nicht verfügbar sind, erhält das RPN Kiel eine Anschubfinanzierung (Rahmenvertrag § 6, Abs. 1) für das 1. Vertragshalbjahr von 3.500.000 DM. Weitere Zahlungen richten sich nach den Bestimmungen des Rahmenvertrages (§ 6).

Bad Segeberg, Kiel, Hamburg den 1. Juli 1997

Kassenärztliche Vereinigung Schleswig-Holstein

AOK Schleswig-Holstein

Bad Segeberg, den 10.9.1997 gez. Dr. Schäfer Vorsitzender der Abgeordnetenversammlung

B.3 Richtlinien Medizinische Qualitätsgemeinschaft Rendsburg (MQR) als Regionales Praxisnetz (RPN)

Anlage 3

zum

Rahmenvertrag „Unterstützung und Förderung Regionaler Praxisnetze" (RPN) in Schleswig-Holstein

Richtlinien

Medizinische Qualitätsgemeinschaft Rendsburg

(MQR)

Netzstruktur, Leistungsangebot und Finanzierung

In Rendsburg haben sich 117 Ärzte aus 91 Praxen zum Regionalen Praxisnetz „Medizinische Qualitätsgemeinschaft Rendsburg" (MQR) zusammengeschlossen. Durch mehr Kooperation und Kollegialität verbessern sie die Qualität ihrer medizinischen Leistung (z. B. Qualitätszirkel), den Service für die

Patienten und versuchen, die wirtschaftliche Situation ihrer Praxen zu stabilisieren.

Das Netz erarbeitet und erprobt seit Herbst 1995 den Aufbau neuer Strukturen in der ambulanten ärztlichen Versorgung.

Zusätzliche Leistungen für die AOK

Die MQR bietet der AOK an, ab Januar 1998 mit Hilfe dieser neuen Strukturen Krankenhaus- und Verordnungskosten zu senken, sowie die Qualität zu steigern. Dabei steht im Vordergrund der Bemühungen, mehr Patienten als bisher ambulant zu behandeln, im Netz also eine Reihe von Mehrleistungen zu erbringen.

Die MQR wird unter besonderer Berücksichtigung von Versichertenstrukturen (z. B. ältere und multimorbide Versicherte) Netzbausteine anbieten, die speziell diesen Versicherten Krankenhausaufenthalte ersparen bzw. erheblich verkürzen.

Erforderlich ist hier eine enge Zusammenarbeit und Abstimmung der haus- und fachärztlichen Behandlung, sowie der therapeutischen Versorgung und Pflege, die ggf. bereits dann einsetzen sollte, wenn der Patient noch in der Behandlung von Fachärzten oder stationären Einrichtungen ist. Die Vertragspartner verständigen sich über den Einsatz von AOK-Gesundheitsberatern bei geeigneten Indikationen im Sinne eines Case-Managements.

Folgende Bausteine werden angeboten:

1. Fall- und Indikationsbezogene Schwerpunkte

Neben den bereits bestehenden medizinischen Schwerpunkten plant die MQR eine **gerontopsychiatrische** Versorgung im Rahmen eines Verbundsystems, das neben einer intensiveren Kooperation von Haus- und Nervenärzten auch die Zusammenarbeit mit spezialisierten Pflegediensten und dem Krankenhaus vorsieht.

Ziel ist es, dem wachsenden Bedarf durch die steigende Zahl alter Menschen in unserer Gesellschaft so gerecht zu werden, daß

1. dem Patienten medizinisch und pflegerisch auf ambulanter Ebene adäquat und vor allem frühzeitig geholfen werden kann,

2. die pflegenden Angehörigen entlastet werden und

3. medizinisch nicht erforderliche Einweisungen unterbleiben können.

Im Verbundsystem soll eine hauptsächlich ambulante oder teilstationäre Behandlung mit möglichst wenigen stationären Aufenthalten möglich sein.

Darüber hinaus richtet die MQR eine **Diabetologische Schwerpunktpraxis** ein. Sie wird in enger Kooperation mit den behandelnden Hausärzten arbeiten und in bestimmten Fällen die Ersteinstellung und strukturierte Schulung von Diabetikern übernehmen. Ziel ist es einerseits, unnötige Krankenhausaufenthalte und Folgekrankheiten, wie Blindheit, Herz- und Nierenerkrankungen oder Amputationen zu vermeiden und andererseits die Lebenserwartung und Lebensqualität der Patienten zu steigern.

Je nach Bedarf wird die MQR weitere indikationsbezogene medizinische Schwerpunkte setzen, soweit dadurch Qualität gesteigert und Kosten gesenkt werden können.

2. Mehr Präsenz

In Rendsburg kann der Patient an Werktagen von 8.00 Uhr bis 22.00 Uhr immer eine hausärztliche Praxis aufsuchen. Ihm steht dazu außerhalb der üblichen Sprechstundenzeiten eine Anlaufpraxis offen, die durch einen qualifizierten Arzt besetzt ist. Während der Mittags- und Besuchszeiten ist immer eine Arztpraxis über die Leitstelle zu erreichen.

3. Fachärztliche Dienste

Die Rendsburger Pädiater, Augen- und HNO-Ärzte sowie voraussichtlich auch die Gynäkologen bieten einen eigenen Bereitschaftsdienst. Daneben wird von weiteren gebietsärztlichen Kollegen ein Hintergrunddienst organisiert, der von den dienstha-benden Hausärzten im Bedarfsfall zugezogen werden kann.

4. Leitstelle

Die Leitstelle der MQR ist 24 Stunden am Tag besetzt. Sie hat eine Doppelfunktion:

Für die Ärzte:

Die Leitstelle des Netzes steht den niedergelassenen Ärzten zur Koordination und Organisation zur Verfügung, wenn

- ein ärztlicher oder nichtärztlicher Besuchsdienst erforderlich ist, der vom Arzt nicht selbst übernommen wird,

- ein Krankenhausbett besorgt werden muß,

- ein Pflegedienst (auch poststationär) benötigt wird,

- eine Rehabilitationsmaßnahme erforderlich wird.

Damit wird der Arzt bzw. seine Mitarbeiterinnen von diesen zeitlich aufwendigen Aufgaben entlastet.

Für die Patienten

Die Leitstelle vermittelt den außerhalb der üblichen Praxiszeiten anrufenden Patienten,

- die jeweils zuständige Anlaufpraxis oder

- einen Hausbesuch im Rahmen des Notdienstes.

5. Visitdienste

Durch die Absicht der Netzärzte, mehr AOK-Patienten ambulant zu behandeln, werden mehr Hausbesuche erforderlich sein, die nicht immer vom jeweils behandelnden Hausarzt gefahren werden können.

Der MQR-Visitdienst ermöglicht es, daß Krankenhausaufenthalte entweder ganz vermieden werden oder erheblich kürzer ausfallen.

Neben dem ärztlichen Visitdienst gibt es auch einen nichtärztlichen Besuchsdienst, der von den Netzärzten für medizinisch delegierbare Leistungen genutzt werden kann. Die Mitarbeiterinnen des Besuchsdienstes können Arzthelferinnen der Ärzte der Gemeinschaft sein.

Der Einsatz und die Koordinierung der ärztlichen und der nichtärztlichen Dienste erfolgt durch die Leitstelle.

6. Kooperation

Da sich die Ärzte der MQR darauf verständigt haben, immer dann wenn es medizinisch möglich ist, eine Überweisung statt einer Einweisung vorzunehmen, die Kooperation und Kommunikation verbessern und beschleunigen. Sie haben dazu folgende Bausteine beschlossen:

- Qualitätszirkelarbeit, die auch fachübergreifend organisiert wird.

- Ein Übersichtskatalog, in dem besondere diagnostische und therapeutische Angebote und Leistungsschwerpunkte aufgeführt sind.

- Ein Überweisungsbegleitbrief, der bei jeder Überweisung zur KH-Verhinderung eingesetzt wird, um die Kommunikation untereinander zu verbessern und zu beschleunigen.

Der Überweisungsbegleitbrief wird in der Regel per Telefax verschickt und informiert den Überweisungsnehmer über Anamnese, Befunde, Therapie, Arzneimittel und die Fragestellung. Der Überweisungsgeber wird seinerseits über Befund, Diagnose und Empfehlungen informiert. Auf diese Weise werden Chipkartentourismus, Doppeldiagnostik und –therapie nachhaltig verringert.

7. Kooperation mit dem Krankenhaus

Die Ärzte der MQR suchen die Kooperation mit dem örtlichen Krankenhaus. Dazu wurde ein gemeinsamer Arbeitsausschuß gegründet. Ziel ist es, Übereinstimmung mit den Krankenhausleitungen bei den für das Netz wichtigen Zielen zu erreichen.

Der einzelne Netzarzt wird, wann immer es sinnvoll erscheint, mit den zuständigen Kollegen des Krankenhauses kooperieren, um die diagnostischen und therapeutischen Schritte und ggf. weiterführende Maßnahmen, insbesondere die Entlassung zu besprechen.

Das Netzmanagement baut dabei auf seine Stärke als sog. „Einweiserkooperation", die mehr Gehör finden wird als der einzelne Arzt.

Darüber hinaus werden sich die Netzärzte bemühen, Patienten in die KH-Versorgungsebene einzuweisen, die medizinisch erforderlich und ausreichend ist.

8. Einsparungen in der Pharmakotherapie

Die MQR entwickelt in Qualitätszirkeln eigene Leitlinien und Empfehlungen zur Pharmakothera-

pie. Die AOK unterstützt diese Arbeit durch die Einbindung eigener Berater. Diese Leitlinien und Empfehlungen bauen auf bereits vorhandenen, z. B. denen von Krankenkassen, auf, so daß relativ kurzfristig danach gearbeitet werden kann. Der Kooperationsvertrag zur Nutzung der Beratungssoftware Pharm-Pro sollte Anwendung finden.

Finanzierung

Die oben beschriebenen Leistungen bedeuten einerseits sowohl im Bereich der ambulanten ärztlichen Tätigkeit als auch in Managementbereichen erhebliche Mehrarbeit; sie sollen andererseits aber zu einer unmittelbaren Kostenreduzierung im KH-Bereich und im Arzneimittelsektor führen.

Nach den geltenden Bestimmungen von EBM und HVM kann die Mehrarbeit der Netzärzte nicht aus der Gesamtvergütung honoriert werden. Es wird somit dem Netz ein Zusatzetat von der AOK zur Verfügung gestellt. Da konkrete Daten derzeit nicht verfügbar sind, erhält die MQR (Rahmenvertrag § 6, Abs. 2) für das 1. Vertragshalbjahr (01. Januar 1998 bis 30. Juni 1998) einen Zusatzetat von 1.000.000,00 DM. Weitere Zahlungen richten sich nach den Bestimmungen des Rahmenvertrages (§ 6) und den durch die Erfolgskontrolle festgestellten Einsparungen.

Bad Segeberg, Kiel, den 22. Dezember 1997

Kassenärztliche Vereinigung Schleswig-Holstein

AOK Schleswig-Holstein

B.4 Satzung Regionales Praxisnetz Kiel (RPN-Kiel, Stand 13.11.97)

§ 1
Definition

(1) **Das Regionale Praxisnetz Kiel** (RPN) ist der Zusammenschluß lokaler Unternetze von in eigener Praxis niedergelassenen und zugelassenen Ärztinnen und Ärzten im Raum Kiel. Die Ärztinnen und Ärzte erklären ihre Zugehörigkeit zu ihrem Unternetz und zum RPN durch eine schriftliche Beitrittserklärung. Der Beitritt wird der Kassenärztlichen Vereinigung Schleswig- Holstein mitgeteilt.

(2) Ärztinnen und Ärzte in Einzelpraxen sowie sämtliche Partner in einer vollzählig beigetretenen Gemeinschaftspraxis sind ordentliche Mitglieder.

(3) Neben dem ordentlichen Mitglied gibt es den Status des assoziierten Mitglieds. Assoziierte Mitglieder können sein:

a) Ärztinnen und Ärzte in Gemeinschaftspraxen, deren Partner nicht vollzählig dem RPN Kiel beigetreten sind.

b) Ärztinnen und Ärzte in Praxen mit einem hochspezialisierten Versorgungsangebot, das zu einem erheblichen Anteil überregional in Anspruch genommen wird.

(4) Der Vertrag zwischen der Kassenärztlichen Vereinigung und der AOK Schleswig-Holstein über die Unterstützung und Förderung „Regionaler Praxisnetze" (RPN) in Schleswig-Holstein (Netzvertrag) sowie die Richtlinien des Regionalen Praxisnetzes Kiel (RPN) vom 01.07.1997 sind für alle Mitglieder verbindlich.

(5) Jedes Mitglied verpflichtet sich, an den im Vertrag und in den Richtlinien vereinbarten Zielen des RPN aktiv mitzuarbeiten, insbesondere

- durch Intensivierung der kollegialen Zusammenarbeit,

- durch bessere und schnellere Information der Kollegen,

- durch Teilnahme an den Mitglieder-/Vollversammlungen,

- durch Teilnahme an mindestens einem Qualitätszirkel,

- durch Einhaltung evtl. Miterarbeitung effizienter diagnostischer und therapeutischer Standards, soweit die berechtigten individuellen Bedürfnisse der Patienten dies zulassen,

- jede Praxis soll sich mit einer ISDN-Telefonanlage und muß sich bis zum 31.12.1997 mit einem separaten und in der Praxis ständig erreichbaren Faxgerät ausstatten.

§ 2
Aufbau und Gliederung des RPN Kiel

Das RPN Kiel besteht aus Unternetzen und dem gemeinsamen Obernetz.

§ 3
Unternetze

(1) Die Unternetze dienen als kleinere Einheiten dem intensiveren Kontakt unter den beteiligten Netzärzten. Zur Zeit existieren folgende Unternetze:

- Ärztegemeinschaft Kiel-Mitte (AKM)

- Ärztegemeinschaft Kiel-Nord (AKN)

- Ärztegemeinschaft Kiel Ost (AKO)

- Ärztegemeinschaft Kiel West (AKW)

- das Offene Praxisnetz Kiel.

(2) Die Mitglieder und assoziierten Mitglieder eines Unternetzes bilden die Mitgliederversammlung ihres Unternetzes. Sie dient der Information und dem Entscheidungsprozeß im Unternetz.

(3) Die Mitgliederversammlung wählt für die Dauer eines Jahres aus ihrem Kreis ihre Sprecher (Unternetzsprecher) und deren Stellvertreter. Wiederwahl ist möglich. Die Sprecher lenken Organisation und Informationsfluß im Unternetz und vertreten das Unternetz, insbesondere im Obernetz.

(4) Die Mitgliederversammlung des Unternetzes tritt auf Einladung der Sprecher in der Regel einmal im Quartal zusammen oder nach Bedarf

a) auf Beschluß seiner Sprecher

b) auf schriftlichen Antrag von 20 % seiner Mitglieder

c) auf Wunsch des Vorstands des RPN Kiel.

Die Einladung soll mit einer Frist von 2 Wochen erfolgen.

(5) Die Mitgliederversammlung ist beschlußfähig bei Anwesenheit von 30 % der Mitglieder. Bei Beschlußunfähigkeit kann mit Wochenfrist eine erneute Mitgliederversammlung einberufen werden, die unabhängig von der Zahl der anwesenden Mitglieder beschlußfähig ist.

(6) Die Mitgliederversammlung entscheidet mit einfacher Mehrheit.

§ 4
Obernetz

(1) Das Obernetz gliedert sich in drei Organe:

- Sprecherbeirat des RPN Kiel

- Vorstand des RPN Kiel

- Vollversammlung.

(2) Das Obernetz nimmt übergeordnete Aufgaben für die Unternetze wahr. Es organisiert und koordiniert die für die Ziele des RPN notwendigen Strukturen. Hierzu zählen insbesondere:

- Leitstelle

- Visitdienst

- Präsenzerweiterung.

§ 5
Vollversammlung

(1) Alle Mitglieder und assoziierten Mitglieder bilden die Vollversammlung. Die Vollversammlung soll vom Vorstand des RPN Kiel mit einer Frist von 3 Wochen in der Regel einmal im Jahr einberufen werden, im übrigen nach Bedarf

a) auf Beschluß des Vorstandes des RPN Kiel

b) auf Beschluß des Sprecherbeirates

c) auf schriftlichen Antrag von mindestens 1/10 der Mitglieder.

Mit der Einladung wird die vorläufige Tagesordnung verschickt.

(2) Die Vollversammlung beschließt mit einfacher Mehrheit.

(3) Jedes Mitglied ist teilnahme-, rede-, antrags- und stimmberechtigt. Das Stimmrecht kann mit schriftlicher Vollmacht auf ein anderes Mitglied übertragen werden. Jedes Mitglied kann nur ein zusätzliches Vollmachtsstimmrecht ausüben.

(4) Die Vollversammlung wählt einen Schlichtungsausschuß von 10 Mitgliedern (5 Hausärzte, 5 Fachärzte). Jedes Unternetz soll hierin vertreten sein. Der Vorsitz wechselt zu jedem Quartalsende.

(5) Die Vollversammlung entscheidet auf Vorschlag des Sprecherbeirates über die Bemessung des Honorars von Ärzten in Managementfunktionen.

§ 6
Sprecherbeirat

(1) Der Sprecherbeirat ist als Vertreterversammlung das Beschlußorgan des RPN Kiel. Ihm obligen Einhaltung und Organisation der Ziele des RPN.

(2) Der Sprecherbeirat besteht aus den in den Unternetzen gewählten Sprechern. Die Anzahl der in den Sprecherbeirat delegierten Vertreter hängt von der Größe des jeweiligen Unternetzes ab:

Bei einer Unternetzgröße

- bis zu 60 Ärzten　　　　　　　　2 Vertreter

- bis zu 90 Ärzten　　　　　　　　3 Vertreter

- über 90 Ärzte　　　　　　　　　4 Vertreter.

Die Zusammensetzung sollte eine ausgewogene Verteilung zwischen hausärztlich und fachärztlich tätigen Netzärzten sicherstellen. Jedes Mitglied des Sprecherbeirates kann sich durch einen in dem Unternetz gewählten Vertreter vertreten lassen.

(3) Der Sprecherbeirat tagt auf Einladung des Vorstandes in der Regel einmal im Quartal und bei Bedarf

a) auf Wunsch des Vorstandes

b) auf schriftlichen Antrag von 4 Mitgliedern des Sprecherbeirates

c) auf Wunsch eines Unternetzes

d) auf Wunsch der Kassenärztlichen Vereinigung Schleswig-Holstein.

Die Einladung soll mit einer Frist von mindestens zwei Wochen erfolgen, sie soll die vorläufige Tagesordnung enthalten.

(4) Der Sprecherbeirat ist beschlußfähig bei Anwesenheit von mindestens 3/4 der Mitglieder bzw. Vertreter. Er entscheidet mit einfacher Mehrheit.

(5) Der Sprecherbeirat wählt aus seinen Reihen für die Dauer eines Jahres den Vorstand des RPN Kiel.

(6) Der Sprecherbeirat beschließt mit 2/3 Mehrheit die Satzung und Änderungen zur Satzung des RPN Kiel. Die Kassenärztliche Vereinigung Schleswig-Holstein genehmigt im Sinne des § 81 Abs. 1 SGB V Satzung und Satzungsänderungen.

(7) Der Sprecherbeirat definiert die Konten des Haushalts und beschließt den Haushaltsplan des RPN Kiel.

(8) Der Sprecherbeirat bestimmt im Sinne einer effizienten Arbeitsteilung Verantwortliche für die Aufgabenbereiche des RPN (Leitstelle, Präsenzerweiterung, Visitdienst, Qualitätszirkel, etc.). Diese Verantwortlichen tragen dem Sprecherbeirat die Ergebnisse aus ihren Arbeitsgruppen vor, Entscheidungen trifft der Sprecherbeirat. In diese Arbeitsgruppen sollen die übrigen Netzmitglieder eingebunden werden. Insbesondere ist auf eine repräsentative Zusammensetzung bezüglich Fachgruppen und Unternetzen zu achten.

(9) Der Sprecherbeirat entscheidet im Sinne von § 1 Abs. 3 Punkt b) über den Status als assoziiertes Mitglied.

§ 7
Vorstand des RPN Kiel

(1) Der Vorstand des RPN Kiel besteht aus zwei Vorsitzenden - einem Hausarzt und einem Facharzt - und je zwei Beisitzern.

(2) Der Vorstand vertritt das RPN, leitet den Sprecherbeirat und sorgt für einen ordnungsgemässen Ablauf der Geschäfte. Insbesondere ist er gemeinsam mit dem Sprecherbeirat verantwortlich für die Einhaltung der im Netzvertrag sowie in den Richtlinien festgelegten Aufgaben des RPN.

(3) Zwei Mitglieder des Vorstands nehmen an den Sitzungen der Projektgruppe nach § 4 des Netzvertrages teil.

(4) Neben seinen anderen Aufgaben sorgt der Vorstand mit dem Sprecherbeirat für den Aufbau und den geregelten Ablauf der Leitstelle sowie der medizinischen, wirtschaftlichen und organisatorischen Qualitätszirkel. Er kann hierzu Aufgaben nach Absprache mit dem Sprecherbeirat an andere Mitglieder delegieren.

(5) Der Vorstand bestellt für den Zahlungsverkehr nach § 9 einen Kassenwart und Zeichnungsberechtigte, die er der Kassenärztlichen Vereinigung Schleswig-Holstein und der kontoführenden Bank mitteilt.

(6) Der Vorstand ist beschlußfähig bei Anwesenheit von 4 Mitgliedern, er entscheidet mit einfacher Mehrheit.

§ 8
Haushalt

Vorstand und Kassenwart stellen einen halbjährlichen Haushalt nach festgelegten Kontengruppen auf unter Berücksichtigung des von der Projektgruppe festgelegten Etats. Der Haushalt wird vom Sprecherbeirat verabschiedet.

§ 9
Verträge mit Dritten

Mietverträge, Personalverträge für Mitarbeiter der Leitstelle oder ähnliches schließt nach Vorlage durch den Vorstand des RPN Kiel die Kasssenärztliche Vereinigung Schleswig-Holstein ab.

§ 10
Geldverkehr

(1) Die Kassenärztliche Vereinigung Schleswig-Holstein verwaltet den von der Krankenkasse gem. § 6 des Netzvertrages zur Verfügung gestellten Zusatzetat.

(2) Die Abwicklung aller finanzwirksamen Geschäfte gegenüber Dritten übernimmt nach Maßgabe des Vorstandes des RPN im Rahmen des Haushalts der gem. § 6 Abs. 5 bestellte Kassenwart.

(3) Sämtliche Vergütungen an Mitglieder sowie Zahlungen an Dritte werden von der Kassenärztlichen Vereinigung Schleswig-Holstein durchgeführt.

(4) Sämtliche Zahlungen bedürfen zu ihrer Wirksamkeit der Unterzeichnung durch den Zeichnungsberechtigten der Kassenärztlichen Vereinigung. Kassenwart und ein Vorstandsmitglied des RPN zeichnen auf der Rechnung für die sachliche Richtigkeit. Bei drohender Überschreitung eines Kontos stimmt der Kassenwart sie vorher mit den Zeichnungsberechtigten der Kassenärztlichen Vereinigung ab.

(5) Die Belegerfassung im Sinne einer Revisionsfähigkeit erfolgt durch die Kassenärztliche Vereinigung.

(6) Über Beträge bis zu 5.000,-- DM kann im Rahmen der hierfür vorgesehenen Kontengruppe der Vorstand alleine entscheiden. Bei darüber hinausgehenden Beträgen entscheidet der Sprecherbeirat.

§ 11
Für die Zielerreichung des Netzes erforderliche medizinische Mehrleistungen

Wenn medizinische Mehrleistungen, die für die Zielerreichung des Netzes erforderlich sind, dazu führen, daß ein Vertragsarzt seine Fallzahlen bzw. sein Praxisbudget überschreitet oder zu überschreiten droht, stellt er einen Antrag nach EBM A I. 4.3 auf Erweiterung des Budgets. Wenn der Vorstand des Netzes die Erweiterung des Budgets befürwortet, wird der Vorstand der Kassenärztlichen Vereinigung Schleswig-Holstein hierüber unter besonderer Berücksichtigung der Netzziele entscheiden.

§ 12
Aufnahme neuer Mitglieder, Aufnahme neuer Unternetze

(1) Die Aufnahme neuer Mitglieder aus dem Raum Kiel in ein Unternetz oder die Aufnahme neuer Unternetze in das RPN sind möglich.

(2) Über die Aufnahme neuer Mitglieder in ein Unternetz entscheiden die nach § 3 Abs. 3 gewählten Sprecher des Unternetzes. Über den Status der neuen Mitglieder entscheidet der Sprecherbeirat, siehe § 6 Abs. 9.

(3) Über die Aufnahme neuer Unternetze entscheidet der Sprecherbeirat.

(4) Aufnahmen können nur zum Quartalsbeginn erfolgen. Die Kassenärztliche Vereinigung Schleswig-Holstein ist über die Aufnahme zu informieren.

§ 13
Kündigung eines Mitgliedes, Austritt eines Unternetzes aus dem RPN

(1) Die Kündigung eines Mitgliedes oder der Austritt eines Unternetzes aus dem RPN sind mit einer Frist von sechs Wochen zum Quartalsende möglich.

(2) Die Kündigung eines Mitgliedes hat an die Sprecher des jeweiligen Unternetzes und an den Vorstand der Kassenärztlichen Vereinigung Schleswig-Holstein zu erfolgen, der Austritt eines Unternetzes aus dem RPN an den Vorstand des RPN und an die Kassenärztliche Vereinigung Schleswig-Holstein.

§ 14
Ausschluß aus dem RPN

(1) Mitglieder, die einen wichtigen Anlaß bieten und die sich auch nach einem Gespräch mit einem Fachvertreter nicht vertragskonform verhalten, werden von den Sprechern des zugehörigen Unternetzes schriftlich abgemahnt und ggf. aus dem RPN ausgeschlossen. Für Leistungen, die trotz Zusage von einem Mitglied nicht erbracht worden sind, können die entsprechenden Vergütungen zurückgefordert werden.

(2) Bei Weiterbestehen des vertragswidrigen Verhaltens wird der Schlichtungsausschuß eingeschaltet, der ggf. dem Sprecherbeirat den Ausschluß des Mitgliedes vorschlägt. Die Entscheidung über den Ausschluß des Mitgliedes trifft der Sprecherbeirat und gibt sie in den Unternetzen bekannt.

§ 15
Schlichtungsausschuß

(1) Streitigkeiten innerhalb des Netzes verhandelt der Schlichtungsausschuß.

(2) Der Schlichtungsausschuß tagt mit 5 Mitgliedern.

(3) Der Schlichtungsausschuß kann sich Rechtsbeistand bei der Kassenärztlichen Vereinigung Schleswig-Holstein einholen. Er entscheidet mit einfacher Mehrheit. Bei Stimmengleichheit entscheidet die Stimme des Vorsitzenden. Der Schlichtungsausschuß gibt Empfehlungen an die

Sprecher und den Sprecherbeirat.

(4) Der Schlichtungsausschuß kann von jedem Mitglied angerufen werden.

(5) Bei Ausschlußverfahren muß der Schlichtungsausschuß nach Anrufung innerhalb einer Zeit von 2 Wochen unter Aufbereitung des Sachverhalts dem Sprecherbeirat eine Empfehlung über Verbleib oder Ausschluß des Mitglieds geben.

§ 16
Übernahmeregelung

(1) Die Auflösung des RPN Kiel bedarf der Beschlußfassung durch den Sprecherbeirat mit 2/3 Stimmenmehrheit und der Zustimmung der Vollversammlung.

Wenn das RPN Kiel seine Auflösung beschließt, gehen das Inventar der Leitstelle oder andere geschaffene Strukturen im RPN an die Kassenärztliche Vereinigung Schleswig-Holstein über, die diese ggf. einer Nachfolgerin des RPN oder der KV-Kreisstelle Kiel überläßt.

B.5 Vereinbarung über ausgelagerte Krankenpflege „Betreutes Schlafen"

Vereinbarung

über ausgelagerte häusliche Krankenpflege

gemäß § 37 Abs. 1 Satz 1 SGB V i.V. mit § 12 Abs. 1 SGB V

„Betreutes Schlafen" im Rahmen des Regionalen Praxisnetzes Kiel

Zwischen

Pflege-Anbieter

und

der AOK Schleswig-Holstein

§ 1
Gegenstand und Geltungsbereich der Vereinbarung

1. Die Vereinbarung regelt

a) die Voraussetzungen für den zeitlich befristeten Aufenthalt

b) den Leistungsumfang während des Aufenthalts

c) die Rechnungslegung

d) die Folge von Verstößen gegen diese Vereinbarung

2. Der Vertrag gilt nicht für die Bewohner von Alten- und Pflegeheimen, sowie Schwerstpflegefälle.

§ 2
Leistungserbringer

Leistungserbringer i. S. dieser Vereinbarung ist

§ 3
Leistungsumfang

1. Eine zeitlich befristete Unterbringung von Mitgliedern der AOK in der Einrichtung des Leistungserbringers ist nach dieser Vereinbarung allein aus medizinischen Gründen zulässig, wenn damit:

a) ein Krankenhausaufenthalt nach einer ambulanten Operation vermieden werden kann

b) ein medizinisch begründeter Versorgungsbedarf vorliegt, der in der häuslichen Umgebung nach ärztlicher Auffassung nicht bzw. noch nicht in der erforderlichen Weise erbracht werden kann.

Eine Unterbringung aus anderen als den hier genannten Anlässen, z. B. allein aus pflegerischen Gründen, weil ein Heimplatz noch nicht zur Verfügung steht, ist nach dieser Vereinbarung unstatthaft.

2. Medizinisch-therapeutisches und pflegerisches Ziel der vorübergehenden Unterbringung von Mit-

gliedern der AOK ist vorrangig die individuelle aktivierende Mobilisierung für eine Rückkehr in die eigene Häuslichkeit und damit ein kurzfristiger Übergang in die ambulante Versorgung.

3. Die Notwendigkeit und die Dauer einer zeitlich befristeten Unterbringung ist durch einen Vertragsarzt schriftlich zu verordnen und zu begründen.

§ 4
Qualitätsanforderungen an die Versorgung

1. Der Leistungserbringer führt für Mitglieder der AOK die zeitlich befristete medizinisch-therapeutische pflegerische Versorgung durch examinierte Fachkräfte der Krankenpflege durch.

Das hierfür erforderliche und geeignete Personal hält der Leistungserbringer bereit und übernimmt die Gewähr für eine fach- und sachgerechte Betreuung und Versorgung.

2. Die Pflegekräfte haben bei der Versorgung die ärztlichen Anweisungen zu befolgen.

§ 5
Leistungserbringung

1. Der Aufnahme in die Einrichtung ist eine ärztliche Bescheinigung beizufügen; sie muß Angaben über den Grund des „Betreuten Schlafens" sowie die Art, Intensität und voraussichtliche Dauer der erforderlichen Maßnahmen enthalten.

2. Die Einrichtung hat zu prüfen, ob es sich bei dem „Betreuten Schlafen" um eine Unterbringung gemäß SGB XI handelt. In diesem Fall sind die Kosten mit der Pflegekasse abzurechnen.

§ 6
Datenschutz, Schweigepflicht

1. Der Leistungserbringer ist verpflichtet, die Bestimmungen über den Schutz der Sozialdaten (SGB X 2. Kapitel) zu beachten, insbesondere personenbezogene Daten nur zur Erfüllung der sich aus diesem Vertrag ergebenden Aufgaben zu verarbeiten, bekanntzugeben, zugänglich zu machen oder sonst zu nutzen.

2. Der Leistungserbringer unterliegt hinsichtlich der Person des Versicherten und dessen Diagnosen der Schweigepflicht. Ausgenommen hiervon sind Angaben gegenüber der AOK, soweit sie zur Erfüllung der gesetzlichen Aufgaben der AOK erforderlich sind.

3. Der Leistungserbringer hat seine Mitarbeiter zur Beachtung der Datenschutzbestimmungen und der Schweigepflicht zu verpflichten.

§ 7
Rechnungslegung

1. Der Leistungserbringer rechnet den vereinbarten Pflegesatz in Höhe von

- 80,00 DM für leichte Pflege (keine spezielle Pflege, nur Aufsicht)

- 90,00 DM für mittlere Pflege (z. B. Infusionstherapie, Verbandswechsel)

- 100,00 DM für schwere Pflege (immobiler, hilfloser Patient der fortlaufender Betreuung bedarf)

getrennt ab nach

- Mitgliedern

- Familienversicherten

- Rentnern und deren Familienversicherte.

Der Einweisungsbeleg berechtigt zur Abrechnung und ist der Rechnung beizufügen.

Mit diesem Pflegesatz sind alle medizinisch zweckmäßigen und ausreichenden Maßnahmen der Behandlung mit Unterkunft und Verpflegung abgegolten. Neben dem Pflegesatz werden die ärztlichen Leistungen über Krankenschein, physikalische Leistungen, die extern erbracht werden, aufgrund der ausgestellten vertragsärztlichen Verordung vom jeweiligen Vertragspartner abgerechnet.

2. Die Rechnungen sind innerhalb eines Monats nach Beendigung des Aufenthalts vom Leistungserbringer bei der AOK einzureichen, die die Rechnung innerhalb von 14 Tagen nach Eingang bezahlt. Bei der Zahlung durch Überweisung gilt die Frist als gewahrt, wenn der Auftrag innerhalb dieser Zeit dem Geldinstitut erteilt wurde.

3. Beanstandungen müssen innerhalb von sechs Monaten nach Rechnungseingang erhoben werden.

4. Die Vorschriften gem. § 302 SGB V sind zu beachten.

§ 8
Vereinbarungsverstöße

1. Erfüllen die Vereinbarungspartner die ihnen obliegenden Verbindlichkeiten nicht oder nicht in der vereinbarten Weise, so haben sie durch notwendige Maßnahmen dafür Sorge zu tragen, daß die Mängel sofort und auf Dauer abgestellt werden.

2. Geschieht dies nicht oder kann dies nicht dauerhaft sichergestellt werden, haben die Vertragspartner das Recht, diese Vereinbarung unter Einhaltung einer Frist von einem Monat zum Ende eines Kalenderhalbjahres schriftlich zu kündigen. Die Kündigung kann nur mit eingeschriebenem Brief erfolgen.

3. Bei schweren Verstößen kann die AOK mit sofortiger Wirkung kündigen. Dem Leistungserbringer sind die Verstöße schriftlich zu nennen und es ist ihm Gelegenheit zu geben (§ 24 Abs. 1 SGB X), sich gegenüber der AOK innerhalb von zwei Wochen zu äußern. Schadensersatzansprüche der AOK bleiben davon unberührt.

§ 9
Inkrafttreten und Kündigung

1. Diese Vereinbarung tritt am .... in Kraft. Sie wird auf unbestimmte Zeit geschlossen. Eine vorzeitige Auflösung der Vereinbarung nach § 8 bleibt hiervon unberührt.

2. Der Vertrag kann von jedem Vereinbarungspartner mit einer Frist von einem Monat zum Ende eines Kalenderhalbjahrs schriftlich gekündigt werden.

B.6   Mitgliedschaftsantrag RPNK

Regionales Praxisnetz Kiel (per Adresse Leitstelle)

Ärztegemeinschaft Kiel-Mitte (per Adresse)

Ärztegemeinschaft Kiel Ost (per Adresse)

Offenes Netz Kiel (per Adresse)

Ärztegemeinschaft Kiel-Nord (per Adresse)

Ärztegemeinschaft Kiel West (per Adresse)

Hiermit beantrage ich die Mitgliedschaft in dem Regionalen Praxisnetz Kiel und dem Unternetz

(bitte das entsprechende kennzeichnen)

❑   **Ärztegemeinschaft Kiel-Mitte**

❑   **Ärztegemeinschaft Kiel Ost**

❑   **Offenes Netz Kiel**

❑   **Ärztegemeinschaft Kiel-Nord**

❑   **Ärztegemeinschaft Kiel West**

Die Inhalte des Rahmenvertrages zwischen der Kassenärztlichen Vereinigung Schleswig-Holstein und vorerst der AOK Schleswig-Holstein (später auch: IKK-Landesverband Nord, BKK-Landesverband NORD, LKK Schleswig-Holstein) über die Unterstützung und Förderung „Regionaler Praxisnetze" (RPN) in Schleswig-Holstein, der Richtlinie für das Praxisnetz Kiel sind mir bekannt. Ich erkenne sie als verbindlich an.

____

Ort, Datum   Praxisstempel

____

Name, Unterschrift

C. Honorarverteilungsmaßstab § 12 der KVSH

Neufassung § 12

Aufteilung der Gesamtvergütung

Primärkassen und Ersatzkassen

1a. Die von den Krankenkassen außerhalb der nach Artikel 14 Absatz 1 GKV-SolG vereinbarten Gesamtvergütungen vergüteten Leistungen nach den §§ 25 und 26 SGB V, die ärztlichen Leistungen im Rahmen des § 196 Absatz 1 RVO sowie die ärztlichen Leistungen der von den Krankenkassen satzungsgemäß übernommenen Schutzimpfungen sowie vertragsärztliche Leistungen bei der Substitutionsbehandlung der Drogenabhängigkeit gemäß den Richtlinien des Bundesausschusses der Ärzte und Krankenkassen werden vorwegvergütet.

1b. Aus der von jeder Krankenkasse zu zahlenden Gesamtvergütung werden vorwegvergütet:

- Ausgleichsbeträge gemäß Artikel 14 Absatz 1a des GKV - Solidaritätsstärkungsgesetzes vom 19.12.1998 auf Grundlage der entsprechenden Richtlinien der Kassenärztlichen Bundesvereinigung,

- die Honorare für Fremdarztfälle,

- Dialyse-Sachkosten,

- an Polikliniken zu entrichtende Vergütung,

- Leistungen oder Leistungsanteile nach besonderen Verträgen, die eine Vorwegvergütung vorsehen,

- Wegegebühren und Kosten, soweit sie durch besondere Verträge oder durch besonderes Gebührenordnungsrecht geregelt sind und soweit nichts Abweichendes bestimmt ist.

Einbehalten werden:

- Solidaritätsumlage nach § 13,

- Rückstellungen in Höhe von 0,1 % der Gesamtvergütung für nachträglich durchgesetzte Ansprüche auf Honorar, welches aufgrund der Bestimmungen des Honorarverteilungsmaßstabes nicht zur Auszahlung kam.

1c. Für die Honorierung der „Hausärztlichen Vergütung" wird ein Teilbudget gebildet. Innerhalb dieses Teilbudgets werden die Anforderungen quotiert vergütet.

1d. Für die Praxen, die einer vernetzten Gemeinschaft, die Gegenstand eines Vertrages der Krankenkassenverbände und der KVSH ist, angehören, wird von der Gesamtvergütung des Vertragspartners ein Vorwegabzug vorgenommen. Der Vorwegabzug bemißt sich nach dem Honorar im Vorjahresquartal, korrigiert um den schleswig-holsteinischen Zuwachs der in der vernetzten Gemeinschaft vertretenen Fachgruppen.

Eine getrennte Korrektur erfolgt für Ärzte ohne Vorjahresquartal, und zwar fachgruppengewichtet nach zahlenmäßigem Anteil dieser Ärzte in der vernetzten Gemeinschaft an allen Ärzten ohne Vorjahresquartal in Schleswig-Holstein.

Dieser Vorwegabzug gilt gegenüber der vernetzten Gemeinschaft als „Gesamtvergütung" und kommt nach den Regeln dieses Honorarverteilungsmaßstabes zur Verteilung.

Die Anerkennung einer vernetzten Gemeinschaft in diesem Sinne obliegt der Abgeordnetenversammlung.

1e. Werden fachgruppenspezifische Honorierungsmodelle bzw. Gebührenordnungen Gegenstand vertraglicher Vereinbarungen zwischen Krankenkassenverbänden und der KVSH, gelten die Regelungen über einen Vorwegabzug gem. Abs. 1 c sinngemäß.

1f. Teile einer Honorarvereinbarung, die zur Vergütung einer Übergangslösung statt einer Vereinbarung zur Regelleistungsvolumina vorgesehen sind, gehen nicht in die Gesamtvergütung ein. Sie werden möglichst im Benehmen mit den Berufsverbänden zur Vergütung besonderer Versorgungsbereiche eingesetzt, und zwar pro Arztgruppe im Anteil ihres Kontingentes.

1g. Gemäß Artikel 11 des Psychotherapeutengesetzes wird ein Teilbudget gebildet. Hieraus werden

- die von Psychologischen Psychotherapeuten, Kinder- und Jugendlichenpsychotherapeuten und von ausschließlich psychotherapeutisch tätigen Ärzten erbrachten Leistungen nach den Nummern 1, 3, 5, 42-44, 72-75, 77, 855-858, 860, 861, 868, 870-884 und 890-897 EBM sowie die vertraglich vereinbarten Wegepauschalen

- und die von Vertragsärzten erbrachten Leistungen nach Abschnitt G IV. EBM vergütet.

Das als Teilbudget ermittelte Gesamtvergütungsvolumen wird durch die anerkannten Punktzahlanforderungen dividiert.

Die Abzüge gemäß Artikel 11 Absatz 3 des Psychotherapeutengesetzes mindern jeweils das Kontingent des Quartals, in dem eine Verrechnung mit den Krankenkassen stattfindet.

In den beiden ersten Quartalen des Jahres 1999 werden die psychotherapeutischen Leistungen auf Grundlage der zwischen den Spitzenverbänden der Krankenkassen und der Kassenärztlichen Bundesvereinigung abgeschlossenen Bundesempfehlung nach § 86 SGB V zur Anwendung von Artikel 11 des Psychotherapeutengesetzes mit dem durchschnittlichen kassenartenspezifischen Punktwert des Vorjahresquartals getrennt nach Primär- und Ersatzkassen vergütet. Nach Ablauf des 1. Halbjahres 1999 erfolgt ein Abgleich der für diesen Zeitraum geleisteten Vergütung mit dem sich aus dem Psychotherapeutengesetz ergebenden Ausgabenbudget. Sich ergebende Differenzen werden im 2. Halbjahr 1999 ausgeglichen.

Diese Änderung tritt zum 01.01.1999 in Kraft.

2. Über die nach Honorierung gem. Absatz 1 verbleibende Gesamtvergütung wird für die noch nicht vergüteten Leistungsbereiche ein Quartalspunktwert ermittelt. Mit diesem Quartalspunktwert werden honoriert soweit nichts Abweichendes bestimmt ist:

- die ambulant in Krankenhäusern und ärztlichen Instituten auf Überweisung von Vertragsärzten ausgeführten Leistungen

- Notfalleistungen durch Nichtvertragsärzte

- Notfalleistungen in Krankenhäusern

- die belegärztlichen Leistungen

- Ermächtigte Krankenhausärzte, die im Umfang dem Versorgungsauftrag eines vergleichbaren Vertragsarztes entsprechen

- die Leistungen von Vertragsärzten im organisierten Notdienst

- Leistungen gem. A I. B 4.3 EBM

- Leistungen in den Zusatzbudgets, für die weder auf Bundes- noch auf Länderebene eine Fallpunktzahl ermittelt werden kann

- Leistungen, die von ausschließlich psychotherapeutisch tätigen Ärzten erbracht und nicht nach Absatz 1g vergütet werden.

3. Vor dem Hintergrund der ab dem 1.7.97 in den Einheitlichen Bewertungsmaßstab (EBM) gemäß § 87 Abs. 2 SGB V eingeführten arztgruppenbezogenen fallzahlabhängigen Praxisbudgets und gemäß der „Vereinbarung zur Einführung von Praxisbudgets zum 1. Juli 1997", die zwischen der Kassenärztlichen Bundesvereinigung und den Spitzenverbänden der Krankenkassen am 17. Dezember 1996 geschlossenen wurde, wird beginnend mit dem Quartal 3/97 die Honorarverteilung gemäß den nachfolgenden Bestimmungen durchgeführt:

3a. Die nach Abzug der Absätze 1 und 2 verbleibende Gesamtvergütung wird unterteilt in ein Honorarkontingent für von der Praxisbudgetierung umfaßte Arztgruppen (im weiteren: budgetierte Arztgruppen) und ein Honorarkontingent für von der Praxisbudgetierung nicht umfaßte Arztgruppen (im weiteren: nicht-budgetierte Arztgruppen) entsprechend der Vergütungsanteile dieser beiden Gruppen im Jahr 1994.

Die Anteile für die budgetierten Arztgruppen und für die nicht-budgetierten Arztgruppen sind in der Anlage 3 niedergelegt.

3b. Das Honorarkontingent der budgetierten Arztgruppen wird in arztgruppenspezifische Honorarkontingente unterteilt. Die arztgruppenspezifischen Kontingente werden durch Multiplikation des Sollumsatzes gemäß EBM mit der Zahl ihrer Ärzte in 1994 gebildet. Die Anteile jeder budgetierten Arztgruppe sind in Anlage 3 niedergelegt.

3c. Innerhalb jeder budgetierten Arztgruppe werden drei Vergütungsanteile festgelegt, und zwar für Leistungen im Praxisbudget, in den Zusatzbudgets und die nicht-budgetierten Leistungen.

In der Summe aller Vergütungsanteile erfolgt die Honorierung der Leistungen bis zu einer kassenartenübergreifenden Punktwertobergrenze von

9,1 Pf.

Ergeben sich in einem Zusatzbudget eine für statistische Durchschnittsbildungen zu geringe Zahl

oder eine Verteilung, nach der viele Ärzte die entsprechenden Leistungen wenig, wenige Ärzte diese häufig erbringen, kann der Vorstand die Übernahme entsprechender Bundesdurchschnitte und zwei unterschiedlich hohe Grenzen für diese Zusatzbudgetierung beschließen. Änderungen werden nur innerhalb des Rahmens des betroffenen Kontingentes vorgenommen.

3d. Das Honorarkontingent der nicht-budgetierten Arztgruppen wird ebenfalls in arztgruppenspezifische Honorarkontingente unterteilt.

Diese werden durch Multiplikation des durchschnittlichen Honorarumsatzes dieser Gruppe mit der Zahl ihrer Ärzte ermittelt (Anlage 3). Bezugsbasis für Honorarumsatz und Zahl der Ärzte ist das Jahr 1994. Vorwegvergütungen gemäß Absätze 1a-c und 2 gehen in diese Berechnung nicht ein.

Zunächst wird auf diese Weise ein Honorarkontingent für Ärzte gebildet, die ausschließlich durch Zielauftrag tätig werden. Dieses wird unterteilt in Kontingente für Laborärzte, Radiologen und Pathologen. Bei den Radiologen wird eine weitere Kontingentierung zwischen diagnostischen und therapeutischen Leistungsbereichen vorgenommen. Strahlentherapeutische Leistungen werden unabhängig davon, ob sie von Vertragsärzten, ermächtigten Ärzten oder ermächtigten Instituten erbracht werden, mit einem einheitlichen Punktwert vergütet. Soweit alle strahlentherapeutisch tätigen Leistungserbringer dieser Vergütungsweise bis zum 31.03.1999 wirksam und unwiderruflich zustimmen, tritt diese Regelung zum 1.10.1998 in Kraft. Andernfalls tritt sie zum 1.7.1999 in Kraft. Bei der Ermittlung der Honorarkontingente wird die Zunahme jener Auftragsleistungen, welche von Ärzten außerhalb Schleswig-Holsteins veranlaßt wurden, entsprechend berücksichtigt.

Bei den übrigen nicht-budgetierten Arztgruppen wird ein Kontingent für die fachärztlichen Internisten gebildet. Dieses wird wiederum unterteilt in je ein Kontingent für Pulmologen, Kardiologen, Gastroenterologen und restliche fachärztliche Internisten. Bei den Kardiologen werden zwei Unterkontingente für invasive und nicht-invasive Leistungsbereiche gebildet.

Diese Änderung (Kontingent für Gastroenterologen) tritt zum 01.04.1999 in Kraft.

Für weitere nicht-budgetierte Arztgruppen werden ebenfalls Kontingente gebildet.

Falls die zu geringe Zahl der Ärzte in einer nicht-budgetierten Arztgruppe eine Anteilsbildung auf diesem Wege nicht erlaubt, kann für diese Ärzte ein individuelles Budget gebildet werden, das sich auf die entsprechende Vergütung in 1994 bezieht. Dies gilt auch für ermächtigte Ärzte, die nicht der EBM-Praxisbudgetierung unterliegen. Bei fehlender Vergleichbasis erfolgt eine Festlegung ihres Vergütungsanteiles nach Beratung im HVM-Ausschuß und durch Beschluß der Abgeordnetenversammlung.

Diese Änderung tritt zum 01.01.1999 in Kraft.

3e. Wechselt ein Arzt von einer Arztgruppe zur anderen, nimmt er seinen laut Absatz 3c und d und Absatz 4a, b, c und e zustehenden Anteil in das

Kontingent der neuen Gruppe mit.

Erhöht sich die Arztzahl einer Arztgruppe gegenüber den bisherigen Festlegungen in Anlage 3 um über 10 %, ist im gleichen Quartal eine Neueinteilung über alle Arztgruppen vorzunehmen. Es werden die im Quartal abrechnenden Ärzte gezählt.

4a. Überschreitet der prozentuale Zuwachs der budgetrelevanten Behandlungsfälle einer Arztgruppe fünf vom Hundert, unterliegen die Ärzte dieser Arztgruppe einer Fallzahlzuwachsbegrenzung.

Hierzu werden die fünf vom Hundert der durchschnittlichen Fallzahl der Fachgruppe im Vorjahresquartal als absolute Zahl ermittelt. Überschreitet die Fallzahlzunahme einer Praxis diese Zahl, wird die anzuerkennende Honoraranforderung im Maße dieser Überschreitung quotiert.

4b. Ärzte, deren individuelle Gesamtbudgets nach Absatz 4 a abgesenkt wurden, haben Anspruch auf anteilige Aufhebung der Quotierung, wenn sie im Verlauf der folgenden 3 Quartale die Grenzwerte ihrer Arztgruppe entsprechend unterschreiten.

4c. Bei Überschreitungen der zulässigen Fallzahltoleranz, die durch länger andauernde Praxisabwesenheit begründet sind, kann der Vorstand eine den Umständen angemessene Korrektur der Fallzahlzuwachsbegrenzung vornehmen. Der Vorstand erläßt hierzu Durchführungsbestimmungen.

4d. Die Fallzahlzuwachsbegrenzung gilt nicht für Ärzte, die weniger als 16 Quartale abgerechnet haben, solange ihre Fallzahl im Vergleich zu ihrer Gruppe unterdurchschnittlich ist.

4e. Beim Statuswechsel einer Gemeinschaftspraxis in eine Praxisgemeinschaft oder mehrere Einzelpraxen oder Gemeinschaftspraxen in unmittelbarer räumlicher Nähe zueinander gilt für die ehemaligen Praxispartner die gemeinsame Fallzahl im Vorjahresquartal als Vergleichsbasis. Wird diese überschritten, wird ihr Honoraranspruch entsprechend quotiert. Absätze 4b und 4c finden Anwendung.

4f. Vergleichswerte für die Fallzahlzuwachsbegrenzung sind die budgetrelevanten Behandlungsfälle der Arztgruppe.

5. Die Auszahlung wird mit den Punktwerten vorgenommen, die sich innerhalb der nach Absätze 3c und 3d gebildeten Honorarkontingente und der nach den geltenden Regelungen und gemäß Absätze 3 und 4 anerkannten Punktzahlanforderungen errechnen, und zwar getrennt nach Primär- und Ersatzkassen.

Für die unbudgetierten Arztgruppen wird zunächst ein gemeinsamer Punktwert gebildet, der sich aufgrund des ihnen nach Abs. 3d zustehenden Gesamtanteils an der Gesamtvergütung des 1. Halbjahres 1996 und ihrer Punktzahlanforderung im gleichen Zeitraum ergibt. Mit diesem gemeinsamen Punktwert und der Punktzahlanforderung des gleichen Zeitraumes wird der Anteil jeder einzelnen unbudgetierten Arztgruppe festgeschrieben.

Leistungen in den Zusatzbudgets werden mit dem entsprechenden Punktwert vergütet, und zwar über die Budgetgrenze hinweg, soweit das Honorarkontingent im entsprechenden Praxisbudget nicht ausgeschöpft ist.

6. Punktwerte werden mit vier Stellen nach dem Komma berechnet, Honorarkontingente mit zwei Stellen nach dem Komma. Es gilt die kaufmännische Rundung

7. Honorarausgleichsmaßnahmen sind zulässig.

8. Über unbillige Härtefälle infolge der Anwendung dieses HVM entscheidet auf Antrag der Vorstand. EBM-bedingte Umsatzeinbußen gelten nicht als Härtefälle im Sinne dieses HVM.

Die am 11.11.1998 beschlossenen Änderungen und Ergänzungen treten zum 01.01.1999 in Kraft.

D.   Dokumentationsbögen

D.1   Überweisungsbegleitbriefe

AOK	LKK	BKK	IKK	VdAK	AEV	Knappschaft

Name, Vorname des Versicherten

geb. am

Kassen-Nr.   Versicherten-Nr.   Status

Vertragsarzt-Nr.   VK gültig bis   Datum

·M·Q·R·
Medizinische
Qualitäts
gemeinschaft
Rendsburg

**Überweisungs-
begleitbrief Nr.:**

Hausarztseite

Priorität: Absender

❏ Standard   GO-Ziff. 9072

❏ Eilt   GO-Ziff. 9073

❏ Kranken-hausver-meidung   GO-Ziff. 9074

Überweisung an: Fax-Nr.:   Arzt/Ärztin für

Fragestellung:

Risiken: **Allergien:**

Vorbehandlungen/Befunde: *(Umfangreiche Befunde als Anlage beifügen!)*

Aktuelle Laborwerte:

Aktuelle Medikation:

Weiteres:

AOK	LKK	BKK	IKK	VdAK	AEV	Knappschaft

Name, Vorname des Versicherten

geb. am

Kassen-Nr.   Versicherten-Nr.   Status

Vertragsarzt-Nr.   VK gültig bis   Datum

·M·Q·R·
Medizinische
Qualitäts
gemeinschaft
Rendsburg

**Überweisungs-
begleitbrief Nr.:**

Facharztseite

Priorität: Absender

☐ Standard
  GO-Ziff. 9072

☐ Eilt
  GO-Ziff. 9073

☐ Kranken-
  hausver-
  meidung
  GO-Ziff. 9074

Nachricht an: Fax-Nr.:   Arzt/Ärztin für

Bezug (Überweisung vom):

Vorläufige Diagnosen:

Therapie/geplante Maßnahmen: (Endgültiger Bericht folgt ☐   folgt nicht ☐)

Aktuelle Laborwerte:

Aktuelle Medikation:

Weiterbehandlung erforderlich: Ja ☐   Nein ☐   **Kontrolle erforderlich: Nein ☐   Ja ☐ in: _______**

Weiterbehandlung ausgestellt: Ja ☐   Nein ☐   erforderlich an: _________________________

Mit Fragestellung:

Bemerkungen:

Einweisungs-
Begleitbrief Nr.:   **Krankenhausseite**

Priorität: Absender

☐ Standard   Kreiskrankenhaus Rendsburg
                    Lilienstr. 20-28
☐ Eilt   **24768 Rendsburg**

☐ Sofort

·M·Q·R·
Medizinische
Qualitäts
gemeinschaft
Rendsburg

Nachricht an: Fax-Nr.:   Arzt/Ärztin für:

Bezug (Einweisung vom):

Vorläufige Diagnosen:

Befunde:

Aktuelle Laborwerte/Technische Untersuchungen:

Therapie / weitere Maßnahmen:

Aktuelle Medikation:

Bemerkungen / Fragen:

Kontrolle
Durch KH erforderlich: ja ☐   nein ☐ in   **Endgültiger Bericht folgt** ☐   **nicht** ☐
Durch HA erforderlich: ja ☐   nein ☐ in

AOK   LKK   BKK   IKK   VDAK   AEV   Knappschaft   UV*)

·M·Q·R·
Medizinische
Qualitäts
gemeinschaft
Rendsburg

**KREISKRANKENHÄUSER
RENDSBURG UND ECKERNFÖRDE
UND KREIS-SENIORENHEIM ECKERNFÖRDE**
gGmbH   **Kreiskrankenhaus Rendsburg
Lilienstr. 20 - 28
24768 Rendsburg**

Auskunft erteilt: **Patientenaufnahme**
Telefon-Durchwahl: 04331/200-9051
Telefon-Durchwahl: 04331/200-9052
Telefon-Durchwahl: 04331/200-9053

Nachricht an: Einweisende/r Ärztin/Arzt:

KKH Rendsburg   Fax-Nr.:
- Patientenaufnahme -   **200 9065**

(Stempel)

Patienteninformation

Sehr geehrte Patientin,
sehr geehrter Patient,

Ihr behandelnder Arzt hat in Abstimmung mit Ihnen im Kreiskrankenhaus Rendsburg Ihre stationäre Aufnahme veranlaßt. Die stationäre Aufnahme für Ihre Behandlung ist für den

Datum: _____________   Uhrzeit: _________   (Fachabteilung/Station: ____________________)

vorgesehen.

Therapie/Diagnostik:____

Damit der Aufnahmetag für Sie ohne Streß und ohne belastende Wartezeiten verläuft, möchten wir Ihnen mitteilen, daß dieses Formular an das Kreiskrankenhaus Rendsburg weitergeleitet wird.

In der Patientenaufnahme des Krankenhauses können somit vorab die wesentlichen Aufnahmeformalitäten vorbereitet werden.

Dies hat folgende Vorteile für Sie:

- wir können uns Ihnen in aller Ruhe widmen
- eventuell noch offene Punkte klären ohne Zeitdruck
- geringe Wartezeit, auch nicht für Ihre eventuelle Begleitung

Wir wünschen Ihnen für die kommende Zeit sowie für Ihren stationären Aufenthalt alles Gute und baldige Genesung.

Sollten Sie diesen Aufnahmetermin nicht einhalten können, informieren Sie bitte Ihren behandelnden Arzt rechtzeitig, erreichen Sie diesen nicht, so können Sie die Patientenaufnahme im Kreiskrankenhaus Rendsburg zwischen 7:00 -19:00 Uhr anrufen.

Mit freundlichen Grüßen

*·M·Q·R· Ärzteschaft
Kreiskrankenhaus Rendsburg*

D.2   Erfassungsbögen für die Leitstelle (Case-Management für Patienten und MQR-Ärzte)

> **Quartal:** ______ / ______

Case-Management für: **Patient**   ☐

Vermittlung
Anzahl

0. Anzahl an vermittelten Patienten (telefonisch / Leitstelle)   __________

1. Ärztlicher Besuchsdienst durch Haus-/ Fachärzte zur KH-Vermeidung: __________

 davon durch MQR-Ärzte: __________   durch andere Ärzte: __________

2. Nichtärztlicher Besuchsdienst durch Arzthelferinnen: __________

3. Vermittlung Krankenhausbett in das KH-Rendsburg: __________

 In ein anderes Krankenhaus: __________

4. Häusliche Krankenpflege   __________

5. Stationäre Kurzzeitpflege   __________

6. Sonstige Kurzbetreuung   __________

7. Stationäre Reha-Maßnahmen   __________

8. Ambulante Reha-Maßnahmen   __________

9. Hausbesuche im Rahmen des Notdienstes   __________

Case-Management für: **Haus- / Facharzt**   ☐

Koordination   **Anzahl**

1. Ärztlicher Besuchsdienst durch Haus-/ Fachärzte zur KH-Vermeidung: __________

 davon durch MQR-Ärzte: __________   durch andere Ärzte: __________

2. Nichtärztlicher Besuchsdienst durch Arzthelferinnen: __________

3. Vermittlung Krankenhausbett in das KH-Rendsburg: __________

 In ein anderes Krankenhaus: __________

4. Häusliche Krankenpflege   __________

5. Stationäre Kurzzeitpflege   __________

6. Sonstige Kurzbetreuung   __________

7. Stationäre Reha-Maßnahmen   __________

8. Ambulante Reha-Maßnahmen   __________

9. Hausbesuche im Rahmen des Notdienstes   __________

D.3 Arztpraxis-Dokumentationsbogen für ausgewählte MQR-Ärzte (Fragebogen II)

Sehr geehrte MQR-Ärztin, sehr geehrter MQR-Arzt,
Sie haben sich bereit erklärt, im Zusammenhang mit dem Quartalsbericht der MQR und der wissen-
schaftlichen Begleitung Fragen zur Arbeitsunfähigkeit zu beantworten. Wir möchten Sie daher bit-
ten, den folgenden Fragebogen für die Quartale (II / 97 und II / 98) auszufüllen. Die Auswertung
erfolgt global und anonym.

Quartal: ____/______

☐ Hausarzt   ☐ Facharzt   ☐ Fachgruppe :____________________

1. Wieviele Patienten hatten Sie im angegebenen Quartal? Gesamt ___________

davon: Primärkassen (eh. RVO) _________ Ersatzkassen __________ Sonstige :__________

A. Fragen zur AU-Statistik

A1) Wieviele AU-Fälle gab es bei ihren Netzpatienten? ______ Mittlere AU-Dauer : ____________

A2) Wie sieht die Aufteilung dieser Netzpatienten in Diagnose/Therapie-Gruppen gemäß erfolgter, medizinischer Gruppenbildung aus (vgl. Katalog)?

Gr.Nr.	Anzahl	mittl. AU-Dauer	Gr.Nr.	Anzahl	mittl. AU-Dauer
1			7		
2			8		
3			9		
4			10		
5			11		
6			Rest		

B. Fragen zur häuslichen Krankenpflege / Kurzzeitpflege

B1) Bei __________ Netzpatienten konnte durch Inanspruchnahme ambulanter Pflegedienste (häusliche Krankenpflege) eine Krankenhauseinweisung vermieden werden.

B2) Bei __________ Netzpatienten konnte durch Inanspruchnahme von Pflegeeinrichtungen (Kurzzeitpflegebetten) eine Krankenhauseinweisung vermieden werden.

B3) Wie sieht die Aufteilung dieser Netzpatienten in Diagnose/Therapie-Gruppen gemäß erfolgter, medizinischer Gruppenbildung aus (vgl. Katalog)?

Gr.Nr.	Anzahl	mittl. Pflegedauer	Gr.Nr.	Anzahl	mittl. Pfleged.
1			7		
2			8		
3			9		
4			10		
5			11		
6			Rest		

D.4   Dokumentation OK-Fall RPN-K

[?] Wie wird ein O.K.-Fall bearbeitet?[278]

Wenn wir einen O.K.-Fall erhalten, wird geprüft ob der Patient ein Mitglied der AOK ist. Es muß geprüft werden, ob eine Leistungsanforderung vorliegt. Was wird benötigt? Ein Krankenhausbett, eine Kurzzeitpflege, ein sozialer Dienst, wie z. B. Essen auf Rädern oder soll ein Visitdienst organisiert werden. Ist eine dieser Leistungen erforderlich, wird diese organisiert und auf der Leistungsanforderung dem anfordernden Arzt bestätigt. Der O.K.-Fall wird in die Statistik eingegeben. Die Statistik besteht aus zwei Teilen: Im ersten Teil erhält die O.K.-Fall-Meldung eine fortlaufende Nummer, den Namen und Vornamen des Patienten, den meldenden Arzt, ob Allgemein- oder Facharzt und ob eine Leistung angefordert wurde. Die Statistik ist dreifach gegliedert:

- Nach Eingang der O.K.-Fall Meldung

- Nach Patienten in alphabetischer Reihenfolge

- Nach Ärzten in alphabetischer Reihenfolge

So kann ein O.K.-Fall sicher und schnell wiedergefunden werden.

- Im zweiten Teil wird auch die fortlaufende Nummer eingetragen, Name und Vorname des Patienten, das Geburtsdatum des Patienten und die Diagnose.

AOK LKK BKK IKK VDAK AEV Knappschaft	**Meldung o.k.-Fall**
	# REGIONALES PRAXIS NETZ KIEL
Name, Vorname des Versicherten	für oben genannten Patienten
	(Arztstempel)
Kassen Nr Versicherten Nr Status	
Vertragsarzt Nr VK gültig bis Datum	

Nachricht   an: Leitstelle   des
REGIONALEN PRAXISNETZES KIEL   FAX : **971 99 11**

Anamnese:

Befund:

Diagnose:

Eingeleitete therapeutische Maßnahmen:

Datum:

---

[278] Mitteilung der Leitstelle RPN-K; Dokumentationsbogen nicht im Original-Layout dargestellt.

D.5   Leistungsanforderung RPN-K[279]

<table>
<tr><td colspan="2">

AOK   LKK   BKK   IKK   VDAK   AEV   Knappschaft

Name, Vorname des Versicherten

Kassen Nr   Versicherten Nr   Status

Vertragsarzt Nr   VK gültig bis   Datum

</td><td>

Leistungsanforderung
REGIONALES
PRAXIS NETZ KIEL
für oben genannten Patienten

(Arztstempel)

</td></tr>
</table>

Datum

| An die Leitstelle des RPN KIEL mit der Bitte um Erledigung |

☐   Krankenhausbett

Fachrichtung...

gewünschtes Haus..
       (nur wenn spez.Wunsch besteht)

☐   Pflegedienst..

☐   Sozialer Dienst

☐   Visitdienst für..

☐   Bemerkung..

| BESTÄTIGUNG der Leitstelle des RPN für oben genannten Patienten |

☐   Krankenhausbett

Fachrichtung...

gewünschtes Haus..   ...

☐   Pflegedienst...

☐   Sozialer Dienst

☐   Visitdienst für..

☐   Bemerkung..

Datum

---

[279] Mitteilung der Leitstelle RPN-K; Dokumentationsbogen nicht im Original-Layout dargestellt.

E   Fragebögen

E.1   Fragebögen für MQR-Netzpatienten[280]

Allgemeine Fragen (Schleswig-Holstein, Rendsburg)

Sehr geehrte Patientin, sehr geehrter Patient,
wir möchten sehr gern Ihre persönliche Meinung zum heutigen Arztbesuch in dieser Arztpraxis sowie
Ihre Einschätzung dieses Arztes und dieser Arztpraxis im allgemeinen, nicht nur auf den heutigen
Arztbesuch bezogen, erfahren. Außerdem interessiert uns, ob und wie Sie in den letzten 4 Wochen we-
gen des Anliegens, mit dem Sie heute in die Praxis Ihrer Ärztin/Ihres Arztes gekommen sind, behan-
delt worden sind.

Deshalb bitten wir Sie herzlich, die folgenden Fragen zu beantworten. Lesen Sie bitte die Fragen ge-
nau durch und kreuzen Sie jeweils die Antwort an, die aus Ihrer Sicht am besten zutrifft.

(1)   Wie lange sind Sie bei diesem Arzt/dieser Ärztin in Behandlung?   Seit 19 ....

(2)   Welches Anliegen hat Sie heute in die Praxis dieses Arztes/dieser Ärztin geführt?
      (Bitte kreuzen Sie das für Sie Zutreffende an!)
      ❑ Ich brauchte nur ein Rezept

      ❑ Vorsorgeuntersuchung (z. B. Krebsfrüherkennung; Check-up)

      ❑ Spezielle Untersuchung (z. B. Röntgen, Labor)

      ❑ Routineuntersuchung

      ❑ Kontrolluntersuchung nach einer Operation

      ❑ Beschwerden bei einer chronischen Erkrankung

      ❑ Beschwerden bei einer akuten Erkrankung

      ❑ Sonstiges, und zwar: ....

(3)   Wie ist es zu dem heutigen Arztbesuch gekommen?

      ❑ Ich wurde von diesem Arzt/dieser Ärztin einbestellt

      ❑ Ich bin überwiesen worden

      ❑ Ich habe von mir aus den Arzt/die Ärztin aufgesucht

(4)   Wie häufig haben Sie in den letzten 4 Wochen diesen Arzt/diese Ärztin aufgesucht? ....mal

(5)   Wie viele Ärzte haben Sie in den letzten 4 Wochen wegen des Anliegens, mit dem Sie heute in die Praxis
      gekommen sind, aufgesucht (ausgenommen Besuche in dieser Praxis)? ....Ärzte

(6)   Sind Sie in den letzten 4 Wochen wegen des Anliegens, mit dem Sie heute in die Praxis gekom-
      men sind, im Krankenhaus gewesen?   ❑ Ja   ❑ Nein

(7)   Wenn Sie in den letzten 4 Wochen mehrere Ärzte konsultiert haben oder im Krankenhaus waren:
      Sind in diesem Zeitraum die gleichen Untersuchungen in unterschiedlichen Arztpraxen (z. B.
      Hausarzt + Facharzt) bzw. in Praxen und im Krankenhaus durchgeführt worden (Doppeluntersu-
      chungen)? *(Mehrfachnennungen sind möglich)*
      ❑ Nein

      ❑ Ja, Röntgenuntersuchungen

      ❑ Ja, Blutuntersuchungen

      ❑ Ja, Urinuntersuchungen

      ❑ Ja, EKG

      ❑ Ja, andere: ....

---

(8) Wie lange haben Sie auf den heutigen Arzttermin gewartet?

❑ Ich bekam einen Termin am gleichen Tag

❑ 1-3 Tage

❑ 4-10 Tage

❑ Länger als 10 Tage

❑ Ich bin ohne Termin gekommen, obwohl Termine vergeben werden

❑ Es werden keine Termine vergeben.

(9) Wie lange haben Sie in der Praxis (z. B. im Wartezimmer) gewartet, bis Sie vom Arzt/von der Ärztin untersucht oder behandelt wurden? ca. .... Minuten

(10) Wieviel Zeit haben Sie bei Ihrem heutigen Arztbesuch mit dem Arzt/der Ärztin persönlich verbracht? ca. .... Minuten

(11) Ist das Praxispersonal freundlich gewesen?

❑ Ja, sehr freundlich   ❑ Ja, eher freundlich   ❑ Nein eher unfreundlich ❑ Nein, sehr unfreundlich

(12) Wie zufrieden sind Sie mit	Sehr zufrieden	Eher zufrieden	Eher unzufrieden	Sehr unzufrieden
... der Wartezeit auf den Arzttermin?	❑	❑	❑	❑
... der Wartezeit in der Praxis?	❑	❑	❑	❑
...der Freundlichkeit des Praxispersonals?	❑	❑	❑	❑
...der Atmosphäre in der Praxis?	❑	❑	❑	❑

(13) Wie zufrieden sind Sie im allgemeinen (nicht nur auf den heutigen Arztbesuch bezogen) mit Ihrem Arzt/Ihrer Ärztin in bezug auf ...	Sehr zufrieden	Eher zufrieden	Eher unzufrieden	Sehr unzufrieden
... Informationen zu den Ursachen Ihrer Erkrankung?	❑	❑	❑	❑
... Informationen zum Verlauf Ihrer Erkrankung?	❑	❑	❑	❑
... Informationen über die geplante Therapie?	❑	❑	❑	❑
... Informationen über die Wirkung der verordneten Medikamente?	❑	❑	❑	❑
... Informationen, was Sie selbst zur Heilung beitragen können?	❑	❑	❑	❑
... Verständlichkeit der Informationen?	❑	❑	❑	❑
... Beachtung von Nebenwirkungen bei der Verordnung von Medikamenten?	❑	❑	❑	❑
... Berücksichtigung aller Behandlungsmöglichkeiten (z. B. Medikamente, Krankengymnastik)?	❑	❑	❑	❑
... Gründlichkeit und Sorgfalt bei Untersuchungen?	❑	❑	❑	❑

(14) Wie zufrieden sind Sie <u>im allgemeinen</u> (nicht nur auf den heutigen Arztbesuch bezogen) mit Ihrem Arzt/Ihrer Ärztin in bezug auf ...

	Sehr zufrieden	Eher zufrieden	Eher unzufrieden	Sehr unzufrieden
... Zusammenarbeit mit anderen niedergelassenen Ärzten?	❑	❑	❑	❑
... Zusammenarbeit mit den Krankenhäusern?	❑	❑	❑	❑
... Zusammenarbeit mit anderen medizinischen Einrichtungen, z.B. Krankengymnastik?	❑	❑	❑	❑
... Bereitschaft, zur Behandlung Ihrer Erkrankung rechtzeitig den Rat eines weiteren Arztes/einer Ärztin hinzuzuziehen (rechtzeitige Überweisung)?	❑	❑	❑	❑
... Hinweise, was Sie zu Hause für die Heilung tun können?	❑	❑	❑	❑

(15) Wie zufrieden sind Sie <u>im allgemeinen</u> (nicht nur auf den heutigen Arztbesuch bezogen) mit Ihrem Arzt/Ihrer Ärztin in bezug auf ...

	Sehr zufrieden	Eher zufrieden	Eher unzufrieden	Sehr unzufrieden
... auf sein/ihr Verständnis?	❑	❑	❑	❑
... auf sein/ihr Einfühlungsvermögen?	❑	❑	❑	❑
... auf Menschlichkeit?	❑	❑	❑	❑
... auf die Zeit, die er/sie Ihnen widmet?	❑	❑	❑	❑
... darauf, ernst genommen zu werden?	❑	❑	❑	❑
... auf Zuspruch und Unterstützung?	❑	❑	❑	❑
... auf seine/ihre Geduld?	❑	❑	❑	❑
... darauf, daß Sie als Mensch und nicht als Nummer behandelt werden?	❑	❑	❑	❑
... auf die Fähigkeit, zuzugeben, falls er/sie sich geirrt haben sollte?	❑	❑	❑	❑

(16) Haben Sie Vertrauen zu Ihrem Arzt/Ihrer Ärztin?

❑ Ja, ich habe großes Vertrauen

❑ Ich habe eher Vertrauen

❑ Ich habe eher wenig Vertrauen

❑ Nein, ich habe kein Vertrauen

❑ Ich kenne den Arzt nicht lange genug

(17) Wie schätzen Sie die Qualität der Behandlung durch Ihren Arzt/Ihre Ärztin <u>im allgemeinen</u> ein (d.h. nicht nur auf den heutigen Arztbesuch bezogen)?

❑ Sehr hoch   ❑ Eher hoch   ❑ Eher gering   ❑ Sehr gering

(18) Wie zufrieden sind Sie mit der Behandlung durch die Ärzte im Westküstenklinikum <u>im allgemeinen</u> (d. h. nicht nur auf den heutigen Arztbesuch bezogen)?

❑ Sehr zufrieden   ❑ Eher zufrieden   ❑ Eher unzufrieden   ❑ Sehr unzufrieden

Abschließend möchten wir Ihnen noch Fragen zu Ihrer Person und zu Ihrem Gesundheitszustand stellen.

(19) Wie würden Sie Ihren gegenwärtigen Gesundheitszustand beschreiben:

❑ Sehr gut   ❑ Gut   ❑ Zufriedenstellend   ❑ Weniger gut   ❑ Schlecht

(20) Ihr Geschlecht

❑ Weiblich   ❑ Männlich

(21) Wie alt sind Sie ? .....Jahre

(22) Welchen beruflichen Ausbildungsabschluß haben Sie?

(Bitte kreuzen Sie den höchsten für Sie zutreffenden Abschluß an!)

❑ (Noch keine Berufabschluß

❑ Lehre

❑ Fachschule

❑ Hoch/Fachhochschulabschluß

❑ Anderer Berufsabschluß, und zwar ....

Bitte senden Sie den ausgefüllten Fragebogen in dem beiliegenden, bereits adressierten Rückumschlag (Entgelt zahlt Empfänger) ohne Absenderangabe an die Kassenärztliche Vereinigung Schleswig Holstein. Für Rückfragen stehen Ihnen die Mitarbeiterinnen der Medizinischen Hochschule Hannover, Dr. Eva-Maria Bitzer (0511-5309 113) und Dr. Marie-Luise Dierks (0511-532 4458), gerne zur Verfügung.

Wir danken Ihnen ganz herzlich für Ihre Mitarbeit!

Fragen an Rendsburger Patienten

In der Region Rendsburg haben sich niedergelassene Ärzte zur „Medizinischen Qualitätsgemeinschaft Rendsburg (MQR)" zusammengeschlossen. Uns interessiert, ob Sie als Patientin/als Patient schon einmal etwas über die Qualitätsgemeinschaft gehört haben und ob Sie selbst bereits Angebote dieser Qualitätsgemeinschaft in Anspruch genommen haben.

(1) Haben Sie bisher schon etwas über die Medizinische Qualitätsgemeinschaft Rendsburg (MQR) gehört?

❑ Nein

❑ Ja, von meiner Ärztin/meinem Arzt

❑ Ja, über die Presse

❑ Ja, durch Freunde oder Verwandte

❑ Ja, über andere, und zwar:

(2) Können Sie etwas über die Aufgaben und Ziele der Medizinischen Qualitätsgemeinschaft Rendsburg (MQR) sagen?

(Mehrfachnennungen sind möglich)

Wenn Sie hier mit ja geantwortet haben, gehen Sie bitte zur Frage 2(0 auf der nächsten Seite) weiter. Wenn Sie mit nein geantwortet haben, gehen Sie bitte direkt weiter zu Frage (30).

❑ Nein, über die Aufgaben und Ziele weiß ich nicht Bescheid

❑ Ja, es geht meines Wissens um die ....

❑ Verbesserung der Zusammenarbeit der niedergelassenen Ärzte

❑ Verbesserung der Zusammenarbeit von niedergelassenen Ärzten mit Krankenhäusern

❑ gute Erreichbarkeit von niedergelassenen Ärzten am Wochenende und abends

❑ Vermeidung von Doppeluntersuchungen

❑ Vermeidung von Krankenhausaufenthalten

❑ Verkürzung von Krankenhausaufenthalten

❑ Kostenersparnis

❑ andere Ziele, und zwar:

(3) Kennen Sie die Anlaufpraxis der Medizinischen Qualitätsgemeinschaft Rendsburg (MQR)?

❑ Nein   ❑ Ja

(4) Sind Sie schon einmal selbst in Kontakt mit der Anlaufpraxis der Medizinischen Qualitätsgemeinschaft Rendsburg (MQR) gekommen ?

❑ Nein   ❑ Ja, im Monat ....19........

Falls Sie „Ja" geantwortet haben:

(5) In welcher Angelegenheit sind Sie in Kontakt mit der Anlaufpraxis der Medizinischen Qualitätsgemeinschaft Rendsburg (MQR) gekommen)?

(Bitte kreuzen Sie das für Sie Zutreffende an, Mehrfachnennungen sind möglich)

❑ Zur Behandlung einer Erkrankung/eines Notfalls am Wochenende

❑ Zur Behandlung einer Erkrankung/eines Notfalls außerhalb der Sprechzeiten meiner Arztpraxis

❑ Zur Beratung, an welchen Arzt ich mich wenden kann

❑ Wegen einer anderen Angelegenheit, und zwar: ....

(6) Wenn Sie bereits mit der Anlaufpraxis in Kontakt gekommen sind, wie zufrieden sind Sie mit dieser Praxis in bezug auf...	Sehr zufrieden	Eher zufrieden	Eher unzufrieden	Sehr unzufrieden
... die Erreichbarkeit?	❑	❑	❑	❑
... die Information?	❑	❑	❑	❑
... den Telefonservice?	❑	❑	❑	❑
... die Wartezeit in der Anlaufpraxis?	❑	❑	❑	❑
... die Freundlichkeit des Personals?	❑	❑	❑	❑
... auf Zuspruch und Unterstützung?	❑	❑	❑	❑
... die Behandlung durch die Ärzte?	❑	❑	❑	❑

(7) Wie schätzen Sie die Qualität der Behandlung durch die Anlaufpraxis ein?

❑ Sehr hoch   ❑ Eher hoch   ❑ Eher gering   ❑ Sehr gering

(8) Kennen Sie die Leitstelle der Medizinischen Qualitätsgemeinschaft Rendsburg (MQR)?

❑ Nein   ❑ Ja

(9) Sind Sie schon einmal selbst in Kontakt mit dieser Leitstelle gekommen?

❑ Nein

❑ Ja, im Monat ....19.........

Wenn Sie „Ja" geantwortet haben:

(10) In welcher Angelegenheit sind Sie in Kontakt mit der Leitstelle der Medizinischen Qualitätsgemeinschaft Rendsburg (MQR) gekommen?

(Bitte kreuzen Sie das für Sie Zutreffende an, Mehrfachnennungen sind möglich)

Zur Vermittlung

❑ eines ärztlichen Hausbesuchs

❑ einer ärztlichen Behandlung

❑ einer ambulanten Behandlung im Krankheitsfall

❑ eines ambulanten Pflegedienstes

❑ eines Krankenhausbettes

❑ eines Kuraufenthaltes

❑ einer anderen Angelegenheit, und zwar: ....

(11) Wenn Sie bereits mit der Leitstelle in Kontakt gekommen sind, wer hat diesen Kontakt hergestellt?

❑ Ich selbst

❑ Mein Hausarzt/meine Hausärztin

❑ Ein Facharzt/eine Fachärztin

Zusätzliche Fragen an chronisch erkrankte Patienten

(1)   An welcher der folgenden Erkrankung leiden Sie?

❑ Herzmuskelschwäche (Herzinsuffizienz)

❑ Herzrhythmusstörungen

❑ Zuckerkrankheit (Diabetes mellitus I + II)

❑ Lungenentzündung (Pneumonie) / Bronchitis

❑ Ambulante Operation in den letzten 4 Wochen

❑ Andere Erkrankung: ....

()   Wenn Sie chronisch erkrankt sind, wie lange leiden Sie schon an der Grunderkrankung?
.... Jahre

Ambulant operierte Patienten

Sehr geehrte Patienten, sehr geehrter Patient,

Sie sind vor 4 Wochen in einer Praxis in Schleswig-Holstein ambulant operiert worden. Wir möchten sehr gern Ihre persönliche Meinung über die Arztpraxis, in der die Operation durchgeführt wurde, erfahren.

Außerdem interessiert uns, wie es Ihnen nach der Operation gesundheitlich ging und wie Sie sich zum jetzigen Zeitpunkt gesundheitlich fühlen.

Deshalb bitten wir Sie herzlich, die folgenden Fragen zu beantworten. Lesen Sie bitte die Fragen genau durch und kreuzen Sie jeweils die Antwort an, die aus Ihrer Sicht am besten zutrifft. Lassen Sie bitte keine Frage aus.

(1)   Wann ist die ambulante Operation bei Ihnen durchgeführt worden: Tag: .... Monat ....

(2)   Waren Sie bereits vor dem Operationsanlaß bei diesem Arzt/dieser Ärztin in Behandlung?
❑ Nein
❑ Ja, seit .... Jahren

(3)   Wie ist die Operation veranlaßt worden?
❑ Ich wurde von diesem Arzt/dieser Ärztin einbestellt
❑ Ich bin überwiesen worden
❑ Ich habe von mir aus den Arzt/die Ärztin aufgesucht

(4)   Was hat Sie bewogen, die Operation in der ambulanten Praxis durchführen zu lassen? *(Bitte kreuzen Sie alle Antworten an, die für Sie zutreffen)*
❑ Mein Arzt/meine Ärztin hat die ambulante Operation empfohlen
❑ Ich bekam sehr schnell einen Operationstermin
❑ Ich wollte einen Krankenhausaufenthalt vermeiden
❑ Andere Gründe, und zwar ....

(5)   Wie häufig haben Sie in den letzten 4 Wochen wegen der ambulanten Operation und der weiteren Behandlung folgende Ärzte/Ärztinnen aufgesucht?
❑ Den operierenden Arzt/die Ärztin   .....mal
❑ Den Hausarzt/die Hausärztin   .....mal
❑ Einen Spezialisten (Facharzt)   .....mal
❑ Einen Notarzt   .....mal

(6) War nach der ambulanten Operation ein Krankenhausaufenthalt erforderlich)?

❑ Nein

❑ Ja, und zwar wegen ....

(7) Waren Sie nach der ambulanten Operation in der Lage, wichtige Tätigkeiten des täglichen Lebens (Kochen, Einkaufen, Körperpflege) selbst zu verrichten?

❑ Ja, immer   ❑ Ja, meistens   ❑ Ja, aber eher selten   ❑ Nein, niemals

(8) Falls Sie dazu nur mit Einschränkungen oder überhaupt nicht in der Lage waren:

Durch wen wurden die notwendigen Maßnahmen zu Ihrer häuslichen Versorgung (z. B. Organisation eines ambulanten Pflegedienstes) eingeleitet?

❑ Durch die operierende Arztpraxis

❑ Durch die Hausarztpraxis

❑ Durch Angehörige

❑ Durch eigene Aktivitäten

(9) Wie lange nach der Operation hatten/haben Sie noch Beschwerden gehabt? ....Tage

(10) Traten nach der ambulanten Operation Komplikationen im Heilungsverlauf auf?

❑ Nein

❑ Ja, und zwar folgende Komplikationen ....

❑ Entzündung der Operationswunde

❑ Verzögerte Heilung

❑ Unerwartet starke Beschwerden

❑ Andere, und zwar ....

(11) Welche der folgenden Maßnahmen der medizinischen Versorgung nehmen Sie zur Zeit wegen der bei Ihnen durchgeführten ambulanten Operation noch in Anspruch?

❑ Kontrolluntersuchungen beim Hausarzt/der Hausärztin

❑ Kontrolluntersuchungen beim Facharzt/der Fachärztin

❑ Medikamente

❑ Krankengymnastik

❑ Bestrahlungen

❑ Andere, und zwar ....

(12) Wie würden Sie Ihren gegenwärtigen Gesundheitszustand beschreiben?

❑ Sehr gut   ❑ Gut   ❑ Zufriedenstellend   ❑ Weniger gut   ❑ Schlecht

(13) Wie stark fühlen Sie sich insgesamt gesehen heute durch die Erkrankung, die der ambulanten Operation zugrunde lag, beeinträchtigt?

Um Ihnen bei der Beschreibung Ihrer Beeinträchtigung zu helfen, haben wir eine Skala gezeichnet, die wie ein Thermometer aufgebaut ist. Gar keine Beeinträchtigung ist mit einer „0", die höchstmögliche Beeinträchtigung mit „100" gekennzeichnet. Bitte markieren Sie auf der Skala den Punkt, der den Grad Ihrer Beeinträchtigung zum jetzigen Zeitpunkt am besten wiedergibt.

0   50   100
gar keine Beeinträchtigung   höchstmögliche Beeinträchtigung

(14) Wenn Sie zurückdenken, wie stark schätzen Sie die Beeinträchtigung zu dem Zeitpunkt ein, an dem Sie sich zur ambulanten Operation entschlossen haben?

0   50   100
gar keine Beeinträchtigung   höchstmögliche Beeinträchtigung

(15) Wie schätzen Sie die Qualität der Behandlung durch Ihren operierenden Arzt/Ihre Ärztin ein?

    ❑ Sehr hoch   ❑ Eher hoch   ❑ Eher gering   ❑ Sehr gering

(16) Wie zufrieden sind Sie mit Ihrem operierenden Arzt/Ihrer Ärztin?

    ❑ Sehr zufrieden   ❑ Eher zufrieden   ❑ Eher unzufrieden   ❑ Sehr unzufrieden

(17) Würden Sie nach Ihren Erfahrungen die Operation, die bei Ihnen durchgeführt wurde, nochmals durchführen lassen?

    ❑ Ja   ❑ Nein

Falls Sie „Nein" geantwortet haben, können Sie uns bitte den Grund für Ihre Ablehnung nennen? ....

(18) Würden Sie nach Ihren Erfahrungen die Operation, die bei Ihnen durchgeführt wurde, nochmals ambulant durchführen lassen?

    ❑ Ja   ❑ Nein

Falls Sie „Nein" geantwortet haben, können Sie uns bitte den Grund für Ihre Ablehnung nennen? ....

Abschließend möchten wir Ihnen noch Fragen zu der Art der bei Ihnen durchgeführten Operation stellen:

(19) Welche der folgenden Operationen ist bei Ihnen durchgeführt worden?

Operation ...

❑ an der Nase (Nasenscheidewand)

❑ an der Gebärmutter (Ausschabung)

❑ an der Vorhaut (Phimose)

❑ an der Leiste (Leistenbruch)

❑ zur Metallentfernung (z. B. Platten/Schrauben)

❑ am Auge (Staroperation)

❑ an der Hand (Karpaltunnelsyndrom)

❑ andere Operation, und zwar: ....

Wir danken Ihnen ganz herzlich für Ihre Mitarbeit!

E.2 Einschätzungen der MQR-Ärzte zum Erfolg des Modellversuches (Fragebögen I)

*Sehr geehrte MQR-Ärztin, sehr geehrter MQR-Arzt, wir bitten Sie, diesen Fragebogen als Ergänzung zum Quartalsbericht der MQR je Quartal (**ab I / 97**) zu beantworten. Die Auswertung erfolgt global und **anonym**.*

Quartal: _____

☐ Hausarzt   ☐ Facharzt   ☐ Fachgruppe: ....

1. Mit der Entwicklung des Modellversuches bin ich

    ☐ Sehr zufrieden   ☐ Eher zufrieden   ☐ Eher unzufrieden   ☐ Sehr unzufrieden

2. Mit der Zusammenarbeit der Netzärzte der MQR bin ich

    ☐ Sehr zufrieden   ☐ Eher zufrieden   ☐ Eher unzufrieden   ☐ Sehr unzufrieden

3. Meiner Ansicht nach sind die Patienten mit der Arbeit der MQR

    ☐ Sehr zufrieden   ☐ Eher zufrieden   ☐ Eher unzufrieden   ☐ Sehr unzufrieden

4. Meiner Ansicht nach hat sich die Qualität der ambulanten Versorgung

    ☐ Sehr verbessert   ☐ Eher verbessert   ☐ Eher nicht verbessert   ☐ Gar nicht verbessert

5. Mein diagnostisches Vorgehen hat sich

    ☐ Sehr verändert   ☐ Eher verändert   ☐ Eher nicht verändert   ☐ Gar nicht verändert

6. Mein therapeutisches Vorgehen hat sich

    ☐ Sehr verändert   ☐ Eher verändert   ☐ Eher nicht verändert   ☐ Gar nicht verändert

7. Ich habe die erarbeiteten Empfehlungen der Qualitätszirkel

    ☐ Völlig umgesetzt   ☐ Häufig umgesetzt   ☐ Geringfügig umgesetzt   ☐ Gar nicht umgesetzt

8. Mit der Zusammenarbeit zwischen MQR und dem Rendsburger Krankenhaus bin ich

    ☐ Sehr zufrieden   ☐ Eher zufrieden   ☐ Eher unzufrieden   ☐ Sehr unzufrieden

9. Wieviele Patienten hatten Sie im angegebenen Quartal?   Gesamt ....

    davis: Primärkassen (eh. RVO) .... Ersatzkassen .... Sonstige ....

10. Ich führe im Rahmen der MQR für meine Patienten eine AU-Statistik   ☐ Ja   ☐ Nein

11. Ich führe im Rahmen der MQR eine Statistik über Kranken- / Kurzzeitpflege   ☐ Ja   ☐ Nein

12. Ich habe im vergangenen Quartal .... mal an Netzkonferenzen teilgenommen.

13. Ich habe im vergangenen Quartal .... mal an Qualitätszirkeln teilgenommen.

14. Ich habe im vergangenen Quartal .... Konsile von MQR-Ärzten in Anspruch genommen.

15. Ich habe im vergangenen Quartal .... Gespräche mit Krankenhausärzten zur frühzeitigeren Entlassung eines Patienten aus dem Krankenhaus durchgeführt.

Vielen Dank für ihre Mühe.

F   Gesetzlicher Rahmen für innovative Modellprojekte

F.1   SGB V

Zehnter Abschnitt

Weiterentwicklung der Versorgung

§ 63
Grundsätze

(1) Die Krankenkassen und ihre Verbände können im Rahmen ihrer gesetzlichen Aufgabenstellung zur Verbesserung der Qualität und der Wirtschaftlichkeit der Versorgung Modellvorhaben zur Weiterentwicklung der Verfahrens-, Organisations-, Finanzierungs- und Vergütungsformen der Leistungserbringung durchführen oder nach § 64 vereinbaren.

(2) Die Krankenkassen können Modellvorhaben zu Leistungen zur Verhütung und Früherkennung von Krankheiten sowie zur Krankenbehandlung, die nach den Vorschriften dieses Buches oder auf Grund hiernach getroffener Regelungen keine Leistungen der Krankenversicherung sind, durchführen oder nach § 64 vereinbaren.

(3) Bei der Vereinbarung und Durchführung von Modellvorhaben nach Absatz 1 kann von den Vorschriften des Vierten Kapitels dieses Buches und des Krankenhausfinanzierungsgesetzes sowie den nach diesen Vorschriften getroffenen Regelungen abgewichen werden; der Grundsatz der Beitragssatzstabilität gilt entsprechend. Gegen diesen Grundsatz wird insbesondere für den Fall nicht verstoßen, daß durch ein Modellvorhaben entstehende Mehraufwendungen durch nachzuweisende Einsparungen auf Grund der in dem Modellvorhaben vorgesehenen Maßnahmen ausgeglichen werden. Einsparungen nach Satz 2 können, soweit sie die Mehraufwendungen überschreiten, auch an die an einem Modellvorhaben teilnehmenden Versicherten weitergeleitet werden.

(4) Gegenstand von Modellvorhaben nach Absatz 2 können nur solche Leistungen sein, über deren Eignung als Leistung der Krankenversicherung die Bundesausschüsse nach § 91 im Rahmen der Beschlüsse nach § 92 Abs. 1 Satz 2 Nr. 5 keine ablehnende Entscheidung getroffen haben. Fragen der biomedizinischen Forschung sowie Forschungen zur Entwicklung und Prüfung von Arzneimitteln und Medizinprodukten können nicht Gegensand von Modellvorhaben sein.

(5) Ziele, Dauer, Art und allgemeine Vorgaben zur Ausgestaltung von Modellvorhaben sowie die Bedingungen für die Teilnahme von Versicherten sind in der Satzung festzulegen. Die Modellvorhaben sind im Regelfall auf längstens acht Jahre zu befristen. Verträge nach § 64 Abs. 1 sind den für die Vertragsparteien zuständigen Aufsichtsbehörden vorzulegen.

(6) Modellvorhaben nach den Absätzen 1 und 2 können auch von den Kassenärztlichen Vereini-gungen im Rahmen ihrer gesetzlichen Aufgabenstellung mit den Krankenkassen oder ihren Verbänden vereinbart werden. Die Vorschriften dieses Abschnitts gelten entsprechend.

§ 64
Vereinbarungen mit Leistungserbringern

(1) Die Krankenkassen und ihre Verbände können, soweit die ärztliche Behandlung im Rahmen der vertragsärztlichen Versorgung betroffen ist, nur mit den Kassenärztlichen Vereinigungen oder der Kassenärztlichen Bundesvereinigung Vereinbarungen über die Durchführung von Modellvorhaben nach § 63 Abs. 1 oder Abs. 2 schließen. Im übrigen können die Krankenkassen und ihre Verbände mit den für die Versorgung in der gesetzlichen Krankenversicherung zugelassenen Leistungserbringern Vereinbarungen über die Durchführung von Modellvorhaben nach § 63 Abs. 1 oder Abs. 2 schließen. Die Vorschriften dieses Abschnitts für Vertragsärzte gelten auch für Vertragszahnärzte.

(2) Die Spitzenverbände der Krankenkassen vereinbaren mit der Kassenärztlichen Bundesvereinigung in den Bundesmantelverträgen Grundsätze zur Durchführung von Modellvorhaben mit Vertragsärzten. Dabei können Regelungen zu den Voraussetzungen und Bedingungen für die Teilnahme von Vertragsärzten sowie zur Festlegung einer Höchstzahl der zu beteiligenden Ärzte getroffen werden. In den Vereinbarungen sind Regelungen zu treffen, daß ein Modellvorhaben zustande kommt, wenn mindestens 50 vom Hundert der Vertragsärzte, die die Voraussetzungen für eine Teilnahme an dem Modellvorhaben erfüllen, die Durchführung des Modellvorhabens befürworten. § 89 Abs. 1 gilt nicht.

(3) Werden in einem Modellvorhaben nach § 63 Abs. 1 Leistungen außerhalb der für diese Leistungen geltenden Gesamtvergütungen oder Budgets nach den §§ 84 und 85 oder außerhalb der Krankenhausbudgets vergütet, sind die Gesamtvergütungen oder Budgets, in denen die Ausgaben für diese Leistungen enthalten sind, entsprechend der Zahl der am Modellvorhaben teilnehmenden Versicherten im Verhältnis zur Gesamtzahl der Versicherten zu verringern; die Budgets der teilnehmenden Krankenhäuser sind dem geringeren Leistungsumfang anzupassen. Kommt eine Einigung der zuständigen Vertragsparteien über die Verringerung der Gesamtvergütungen oder Budgets nach Satz 1 nicht zustande, können auch die Krankenkassen oder ihre Verbände, die Vertragspartner der Vereinbarungen nach Absatz 1 sind, das Schiedsamt nach § 89 oder die Schiedsstelle nach § 18 a Abs. 1 des Krankenhausfinanzierungsgesetzes anrufen. Vereinbaren alle gemäß § 18 Abs. 2 des Krankenhausfinanzierungsgesetzes an der Pflegesatzvereinbarung beteiligten Krankenkassen gemeinsam ein Modellvorhaben, das die gesamten mit dem Budget

nach § 12 der Bundespflegesatzverordnung vergüteten Leistungen eines Krankenhauses für Versicherte erfaßt, sind die vereinbarten Entgelte für alle Benutzer des Krankenhauses einheitlich zu berechnen.

(4) Die Vertragspartner nach Absatz 1 Satz 1 können Modellvorhaben zur Vermeidung einer unkoordinierten Mehrfachinanspruchnahme von Vertragsärzten durch die Versicherten durchführen. Sie können vorsehen, daß der Vertragsarzt, der vom Versicherten weder als erster Arzt in einem Behandlungsquartal noch mit Überweisung noch zur Einholung einer Zweitmeinung in Anspruch genommen wird, von diesem Versicherten verlangen kann, daß die bei ihm in Anspruch genommenen Leistungen im Wege der Kostenerstattung abgerechnet werden.

§ 65
Auswertung der Modellvorhaben

Die Krankenkassen oder ihre Verbände haben eine wissenschaftliche Begleitung und Auswertung der Modellvorhaben im Hinblick auf die Erreichung der Ziele der Modellvorhaben nach § 63 Abs. 1 oder Abs. 2 nach allgemein anerkannten wissenschaftlichen Standards zu veranlassen. Der von unabhängigen Sachverständigen zu erstellende Bericht über die Ergebnisse der Auswertung ist zu veröffentlichen.

§ 66
Unterstützung der Versicherten bei Behandlungsfehlern

Die Krankenkassen können die Versicherten bei der Verfolgung von Schadenersatzansprüchen, die bei der Inanspruchnahme von Versicherungsleistungen aus Behandlungsfehlern entstanden sind und nicht § 116 des Zehnten Buches auf die Krankenkassen übergehen, unterstützen.

§ 73 a
Strukturverträge

(1) Die Kassenärztlichen Vereinigungen können mit den Landesverbänden der Krankenkassen und den Verbänden der Ersatzkassen in den Verträgen nach § 83 Versorgungs- und Vergütungsstrukturen vereinbaren, die dem vom Versicherten gewählten Hausarzt oder einem von ihm gewählten Verbund haus- und fachärztlich tätiger Vertragsärzte (vernetzte Praxen) Verantwortung für die Gewährleistung der Qualität und Wirtschaftlichkeit der vertragsärztlichen Versorgung sowie der ärztlich verordneten oder veranlaßten Leistungen insgesamt oder für inhaltlich definierte Teilbereiche dieser Leistungen übertragen; § 71 Abs. 1 gilt. Sie können für nach Satz 1 bestimmte Leistungen ein Budget vereinbaren. Das Budget umfaßt Aufwendungen für die von beteiligten Vertragsärzten erbrachten Leistungen; in die Budgetverantwortung können die veranlaßten Ausgaben für Arznei-, Verband- und Heilmittel sowie weitere Leistungsbereiche einbezogen werden. Für die Vergütung der vertragsärztlichen Leistungen können die Vertragspartner von den nach § 87 getroffenen Leistungsbewertungen abweichen. Die Teilnahme von Versicherten und Vertragsärzten ist freiwillig.

(2) Die Vertragspartner der Verträge nach § 82 Abs. 1 können Rahmenvereinbarungen zum Inhalt und zur Durchführung der Vereinbarungen nach Absatz 1 treffen, die von den Vertragspartnern nach Absatz 1 unter Berücksichtigung regionaler Bedürfnisse ausgestaltet werden können. Sie schaffen in den Bestimmungen der Bundesmantelverträge die Voraussetzungen zur Durchführung der Verträge nach Absatz 1.

§ 275 a
Modellvorhaben zur Prüfung der Notwendigkeit der Krankenhausbehandlung

(1) Die Krankenkassen haben in jedem Land mit Zustimmung des nach Absatz 2 zu bestimmenden Krankenhauses die Notwendigkeit der Krankenhausaufnahme durch den Medizinischen Dienst im Rahmen seiner Aufgaben nach § 275 Abs. 4 als Modellvorhaben prüfen zu lassen. Das Modellvorhaben soll jeweils ein Krankenhaus jeder der nach Landesrecht bestimmten Versorgungsstufen einbeziehen. Das Modellvorhaben ist bis zum

31. Dezember 1996 abzuschließen.

(2) Die an dem Modellvorhaben teilnehmenden Krankenhäuser, die Zahl der zu prüfenden Krankenhausaufnahmen sowie das Prüfverfahren sind durch die Landesverbände der Krankenkassen, die Verbände der Ersatzkassen und die Landeskrankenhausgesellschaft oder die Vereinigungen der Krankenhausträger im Land gemeinsam zu bestimmen. Kommt eine Einigung bis zum 31. März 1993 nicht zustande, entscheidet die Schiedsstelle nach § 114 bis zum 30. Juni 1993.

(3) Die am Modellvorhaben teilnehmenden Krankenkassen und Krankenhäuser haben dem Medizinischen Dienst die für die Prüfung der Notwendigkeit der Krankenhausaufnahme erforderlichen Unterlagen, einschließlich der Krankenunterlagen, zur Verfügung zu stellen und die notwendigen Auskünfte zu erteilen. Die Ärzte des Medizinischen Dienstes sind befugt, zu diesem Zweck zwischen 8.00 Uhr und 18.00 Uhr die Räume der am Modellvorhaben teilnehmenden Krankenhäuser zu betreten.

(4) Die Medizinischen Dienste haben die Ergebnisse ihrer Prüfung auszuwerten. Die für das Modellvorhaben erhobenen und gespeicherten Sozialdaten sind spätestens 1 Jahr nach Abschluß des Modellvorhabens zu löschen. Die Ergebnisse, Empfehlungen und Vorschläge der einzelnen Medizinischen Dienste sind in anonymisierter Form an den Medizinischen Dienst der Spitzenverbände der Krankenkassen weiterzuleiten und von diesem zusammenzufassen. Die Zusammenfassung ist den Spitzenverbänden der Krankenkassen, der Deutschen Krankenhausgesellschaft und ihren Landesverbänden, der Kassenärztlichen Bundesvereinigung sowie den für die Krankenhausplanung zuständigen Landesverbänden zur Verfügung zu stellen. Die Spitzenverbände der Krankenkassen, die Deutsche Krankenhausgesellschaft und die Kassenärztliche Bundesvereinigung haben zu prüfen, inwieweit die aus dem Modellvorhaben gewonnenen Erkenntnisse durch Empfehlungen an die Mitgliedsverbände umgesetzt werden können.

F.2 § 26 BPflV '95

§ 26
Modellvorhaben

(1) Die Vertragsparteien können über die Entgelt-kataloge nach § 15 Abs. 1 Nr. 1 und § 16 Abs. 2 hinaus zeitlich begrenzte Modellvorhaben zur Entwicklung und Erprobung neuer Fallpauschalen und pauschalierter Sonderentgelte vereinbaren. Sie können von § 10 Abs. 1 Nr. 2, den §§ 12 und 13 und den entsprechenden Bestimmungen der Leistungs- und Kalkulationsaufstellung abweichende Vereinbarungen treffen. Modellvorhaben mit einer Laufzeit von mehr als fünf Jahren bedürfen vor ihrem Beginn der Zustimmung der Vertragsparteien auf Landesebene. Satz 3 gilt entsprechend für Vorhaben, deren Laufzeit über einen Zeitraum von fünf Jahren hinaus verlängert werden soll; bei der Entscheidung über eine Zustimmung sind die Ergebnisse nach Satz 6 zu berücksichtigen. Für die Modellvorhaben ist eine wissenschaftliche Begleitung zu vereinbaren; deren Kosten sind pflegesatzfähig. Die Ergebnisse des Vorhabens und der Begleitung sowie eine Beurteilung durch die Vertragsparteien sind nach Abschluß des Vorhabens, spätestens jedoch nach vier Jahren, den Vertragsparteien auf Landesebene, dem Landespflegesatzausschuß und der für die Genehmigung zuständigen Landesbehörde mitzuteilen.

(2) Die Vertragsparteien können über die zeitlich begrenzten Modellvorhaben nach Absatz 1 hinaus nach Anhörung der Landeskrankenhausgesellschaft, der Landesverbände der Krankenkassen und des Landesausschusses des Verbandes der privaten Krankenversicherung von § 10 Abs. 1 Nr. 2, den §§ 12 und 13 und den entsprechenden Bestimmungen der Leistungs- und Kalkulationsaufstellung abweichende Vereinbarungen treffen, um neue Arten der Vergütung der allgemeinen Krankenhausleistungen zu entwickeln und zu erproben. Absatz 1 Satz 5 und 6 gilt entsprechend.

(3) Modellvorhaben nach den Absätzen 1 und 2 enden mit Ablauf des Kalenderjahres, soweit für das folgende Kalenderjahr Fallpauschalen und Sonderentgelte in Entgeltkatalogen nach

§ 15 Abs. 1 Nr. 1 oder § 16 Abs. 2 bestimmt sind, die entsprechende Leistungsinhalte des Modellvorhabens berühren.

(4) Modellvorhaben nach § 21 in der bis zur erstmaligen Anwendung dieser Verordnung geltenden Fassung können bis zu einer Entscheidung über eine entsprechende Aufnahme der Entgelte in einer Vereinbarung nach § 16 Abs. 2 fortgeführt werden. Abweichend von Satz 1 ist eine Fortführung mindestens bis zu dem in der Vereinbarung über das Modellvorhaben bestimmten Zeitpunkt möglich, wenn die Vereinbarung vor dem 1. Januar 1994 geschlossen wurde. Die Sätze 1 und 2 gelten nicht, soweit für das folgende Kalenderjahr Fallpauschalen und Sonderentgelte in Entgeltkatalogen nach § 15 Abs. 1 Nr. 1 oder § 16 Abs. 2 bestimmt sind, die entsprechende Leistungsinhalte des Modellvorhabens berühren. Eine Fallpauschale kann unter den in den Sätzen 1 und 2 genannten Voraussetzungen auch dann weiterhin berechnet werden, wenn ein entsprechendes Sonderentgelt in den Entgeltkatalogen nach § 15 Abs. 1

Nr. 1 oder § 16 Abs. 2 bestimmt wird.

(5) Die Vertragsparteien können mit Zustimmung der jeweils betroffenen Vertragsparteien nach § 15 Abs. 1 oder § 16 im Rahmen von Modellvorhaben von den Entgeltkatalogen abweichen mit dem Ziel, einzelne Entgelte aus den Katalogen weiterzuentwickeln.

F.3 GKV-SolG

Artikel 12

1) Die Vereinbarungen über die Vergütung der Leistungen nach § 64 Abs. 1, § 73 a Abs. 1, § 83 Abs. 1 und den §§ 85, 125 und 127 Fünftes Sozialgesetzbuch für das Jahr 1999 sind für den Vertragspartieen zuständigen Aufsichtsbehörden unverzüglich nach Abschluß vorzulegen. Die Aufsichtsbehörden haben die Vereinbarungen bei einem Rechtsverstoß innerhalb von 2 Monaten nach Vorlage zu beanstanden. Die vorgelegten Vereinbarungen gelten erst nach Ablauf der Beanstandungsfrist, es sei denn, die Aufsichtsbehörden erklären den Vertragspartieen zuvor ihr Einvernehmen. Beanstandete Vereinbarungen gelten nicht. Bis zur Behebung der Beanstandung gelten bisherige Verträge weiter.

Artikel 13

Ausgabenbegrenzung bei Strukturverträgen

In Verträgen nach § 73a FünftesBuch Sozialgesetzbuch ist das Vergütungsvolumen als Bestandteil der Gesamtvergütung (§ 85 Abs. 2 Fünftes Sozialgesetzbuch) für das Jahr 1999 nach Artikel 12 begrenzt.

(Quelle:
http://bmgesundheit.de/gkv/sgb/geset.html)

F.4 Referentenentwurf eines Gesetzes zur Reform der gesetzlichen Krankenversicherung ab dem Jahr 2000 (GKV-Gesundheitsreform 2000)

(Stand 25.05.1999)

§ 64
wird wie folgt geändert

Absatz 1 wird wie folgt gefaßt:

„(1) Die Krankenkassen und ihre Verbände können mit den in der gesetzlichen Krankenversicherung zugelassenen Leistungserbringern oder Gruppen von Leistungserbringern Vereinbarungen über die Durchführung von Modellvorhaben nach § 63 Abs. 1 oder Abs. 2 schließen. Soweit die ärztliche Behandlung im Rahmen der vertragsärztlichen Versorgung betroffen ist, können sie nur mit einzelnen Vertragsärzten, mit Gemeinschaften dieser Leistungserbringer oder mit Kassenärztlichen Vereinigungen Verträge über die Durchführung von Modellvorhaben nach § 63 Abs. 1 oder Abs. 2 schließen. Sind Kassenärztliche Vereinigungen nicht Vertragspartner von Verträgen nach Satz 2, werden die Verträge im Benehmen mit der jeweiligen Kassenärztlichen Vereinigung geschlossen."

Absatz 2 wird wie folgt geändert:

aa) Satz 1 wird wie folgt gefaßt:

„Die Spitzenverbände der Krankenkassen können mit der Kassenärztlichen Bundesvereinigung in den Bundesmantelverträgen Grundsätze zur Durchführung von Modellvorhaben mit Vertragsärzten vereinbaren."

bb) Die Sätze 3 und 4 werden aufgehoben.

Nach § 65 wird folgender Paragraph eingefügt:

„ § 65 a
Versichertenbonus in der hausärztlichen Versorgung

Die Krankenkasse kann in ihrer Satzung bestimmen, unter welchen Voraussetzungen ein Versicherter, der sich verpflichtet, vertragsärztliche Leistungen außerhalb der hausärztlichen Versorgung nur auf Überweisung des von ihm gewählten Hausarztes in Anspruch zu nehmen, Anspruch auf einen Bonus hat. In der Satzung kann bestimmt werden, welche Facharztgruppen ohne Überweisung in Anspruch genommen werden können. Die Höhe des Bonus richtet sich nach den mit einem Verfahren nach Satz 1 verbundenen Einsparungen. Die Krankenkasse kann die für die Berechnung der Einsparungen erforderlichen Daten mit Einverständnis des Versicherten versichertenbezogen erfassen und speichern. Sie hat zum Nachweis dieser Einsparungen geeignete Unterlagen, die sich auf den Zeitraum mindestens eines Jahres beziehen, nicht versichertenbezogen der Aufsichtsbehörde vorzulegen.

Die Spitzenverbände der Krankenkassen vereinbaren einheitlich und gemeinsam mit der Kassenärztlichen Bundesvereinigung das Nähere zum Verfahren nach Satz 1 und zur Übermittlung der für die in Satz 3 genannten Zwecke erforderlichen Daten."

Nach § 65 a wird folgender Paragraph eingefügt:

„§ 65 b
Förderung von Einrichtungen zur Verbraucher- und Patientenberatung

Die Landesverbände der Krankenkassen und die Verbände der Ersatzkassen unterstützen im Rahmen von Modellvorhaben gemeinsam und einheitlich Einrichtungen zur Verbraucher- oder Patientenberatung, die sich die gesundheitliche Information, Beratung und Aufklärung von Versicherten zum Ziel gesetzt haben und die die Verbände als förderungsfähig anerkannt haben. Die Förderung einer Einrichtung zur Verbraucher- oder Patientenberatung ist von deren Nachweis über ihre Neutralität und Unabhängigkeit abhängig. § 63 Abs. 5 Satz 2, § 65 sowie § 213 Abs. 2 gelten entsprechend."

§ 66
wird wie folgt geändert:

a)   In Satz 1 wird das Wort „können" durch das Wort „sollen" ersetzt.

b)   Folgender Satz wird angefügt:

> „Das Nähere über die Voraussetzungen und den Inhalt der Unterstützung ist in den Satzungen der Krankenkassen zu regeln."

In § 70 Abs. 1 Satz 2

werden nach den Wörtern „und muß" die Wörter „in der fachlich gebotenen Qualität sowie" eingefügt.

§ 71 wird wie folgt geändert:

In Absatz 1 wird die Absatzbezeichnung „(1)" gestrichen und dem bisherigen Text folgender Satz angefügt:

„Die nach § 142 Abs. 1 Satz 2 und 3 und Abs. 8 maßgebliche Veränderungsrate der beitragspflichtigen Einnahmen ist zugrunde zu legen."

Absatz 2 wird aufgehoben..

§ 73
wird wie folgt geändert:

a) Absatz 1a wird wie folgt gefaßt:

„(1a) An der hausärztlichen Versorgung nehmen Allgemeinärzte und ihnen nach § 95 a Abs. 4 und 5 Satz 1 gleichgestellte Ärzte, Kinderärzte sowie die Internisten ohne Schwerpunktbezeichnung teil, die gegenüber dem Zulassungsausschuß ihre Teilnahme an der hausärztlichen Versorgung erklärt haben (Hausärzte). Der Zulassungsausschuß hat Kinderärzten mit Schwerpunktbezeichnung auf deren Antrag die Genehmigung zur Teilnahme auch an der fachärztlichen Versorgung zu erteilen. Der Zulassungsausschuß kann für Internisten ohne Schwerpunktbezeichnung mit deren Einverständnis eine von Satz 1 abweichende, zeitlich befristete Regelung treffen, wenn eine bedarfsgerechte Versorgung nicht gewährleistet ist. Die übrigen Fachärzte nehmen an der fachärztlichen Versorgung teil, Die am 31. Dezember 1999 an der hausärztlichen Versorgung teilnehmenden Ärzte sind den Hausärzten nach Satz 1 gleichgestellt und nehmen weiterhin an der hausärztlichen Versorgung teil; Internisten können durch Erklärung gegenüber dem Zulassungsausschuß bis zum 30. Juni 2000 ihre Teilnahme an der hausärztlichen Versorgung widerrufen und nehmen in diesen Fällen spätestens ab dem 1. Januar 2001 an der fachärztlichen Versorgung teil. Der Zulassungsausschuß kann Allgemeinärzten und Ärzten ohne Gebietsbezeichnung, die im wesentlichen spezielle Leistungen erbringen, auf deren Antrag die Genehmigung zu ausschließlichen Teilnahme an der fachärztlichen Versorgung erteilen."

b) In Absatz 1b werden die Sätze 1 bis 3 wie folgt gefaßt:

„Ein Hausarzt darf bei Leistungserbringern, die einen seiner Patienten behandeln, die den Versicherten betreffenden wesentlichen Behandlungsdaten und Befunde zum Zwecke der Dokumentation erheben. Die einen Versicherten behandelnden Leistungserbringer sind verpflichtet, den Versicherten nach dem von ihm gewählten Hausarzt zu fragen und diesem mit Einverständnis des Versicherten die in Satz 1 genannten Daten zum Zwecke der bei diesem durchzuführenden Dokumentation zu übermitteln; die behandelnden Leistungserbringer sind berechtigt, mit Einverständnis der Versicherten die für die Behandlung wesentlichen Behandlungsdaten und Befunde bei dem Hausarzt und anderen Leistungserbringern zu erheben und für die Zwecke der von ihm zu erbringenden Leistungen zu speichern und zu nutzen. Der Hausarzt darf die ihm nach Satz 1 und 2 übermittelten Daten nur zu dem Zweck speichern und nutzen, zu dem sie ihm übermittelt worden sind; er ist berechtigt und verpflichtet, die für die Behandlung wesentlichen Daten und Befunde an die den Versicherten auch behandelnden Leistungserbringer mit dessen Zustimmung zu übermitteln."

c) Absatz 1c wird wie folgt gefaßt:

„(1c) Die Spitzenverbände der Krankenkassen gemeinsam einheitlich vereinbaren mit der Kassen-

ärztlichen Bundesvereinigung das Nähere, insbesondere

1. zum Verfahren der Wahl des Hausarztes (§ 76 Abs. 3 Satz 2) und zur Dokumentation der Wahl gegenüber der Kassenärztlichen Vereinigung im Zusammenhang mit der Abrechnung bestimmter hausärztlicher Leistungen (§ 87 Abs. 2 a Satz 2).

2. über Inhalt und Umfang der hausärztlichen Versorgung,

3. zu den Anforderungen an Form und Inhalt der ärztlichen Dokumentation,

4. zu Form und Inhalt und zum Verfahren der Übermittlung der Angaben nach Absatz 1 b.

In dem Vertrag nach Satz 1 ist auch zu bestimmen, daß ein den Versicherten behandelnder Arzt, der nicht sein Hausarzt ist, in Verbindung mit der Abrechnung seiner Leistungen der Kassenärztlichen Vereinigung den Hausarzt des Versicherten benennt und die Übermittlung der Befunde an den Hausarzt dokumentiert. In den Verträgen der Krankenkassen oder ihrer Verbände mit den Leistungserbringern oder mit Verbänden der Leistungserbringer außerhalb der vertragsärztlichen Versorgung ist das Nähere über deren Pflichten nach Absatz 1 b Satz 2 zu vereinbaren; die Spitzenverbände der Krankenkassen gemeinsam und einheitlich geben hierzu Empfehlungen ab."

§ 73 a
wird aufgehoben.

§ 75
wird wie folgt geändert:

In Absatz 2 Satz 1 wird der Punkt gestrichen und folgender Halbsatz angefügt:

„es sei denn, es handelt sich um die Rechte von Vertragsärzten aus Verträgen nach § 140 b, bei denen die Kassenärztlichen Vereinigungen nicht Vertragspartner sind." [...]

Absatz 10 wird wie folgt gefaßt:

„(10) Im Rahmen der Sicherstellung des Notdienstes nach Absatz 1 sollen die Kassenärztlichen Vereinigungen auch mit geeigneten Krankenhäusern, an denen Notfallambulanzen bestehen, Verträge über die Einzelheiten der Zusammenarbeit bei der Gestaltung und Durchführung des Notdienstes schließen. In den Verträgen ist insbesondere die Tätigkeit von Vertragsärzten in der Notfallambulanz des Krankenhauses zu ermöglichen."

77. Nach dem Zehnten Abschnitt wird folgender Abschnitt eingefügt:

"Elfter Abschnitt

Beziehungen zu Leistungserbringern in der integrierten Versorgung

§ 140 a
Integrierte Versorgung

(1) Integrierte Versorgungsformen aufgrund der Verträge nach den §§ 140 b und 140 d ermöglichen eine verschiedene Leistungssektoren übergreifende Versorgung der Versicherten. Das Versorgungsangebot und die Voraussetzungen seiner Inanspruchnahme ergeben sich aus dem Vertrag nach § 140 b und - soweit sie die vertragsärztliche Versorgung einschließt - aus den Rahmenvereinbarungen nach § 140 d. Integrierte Versorgungsformen müssen mindestens eine hausärztliche Versorgung nach § 73 Abs.1 Satz 2 einschließen.

(2) Die Teilnahme der Versicherten an den integrierten Versorgungsformen ist freiwillig. Die Satzung der Krankenkasse regelt das Nähere über die Rechte und Pflichten der teilnehmenden Versicherten einschließlich des Verfahrens, in dem sie ihre Entscheidung über die Teilnahme zu treffen haben. Soweit die Verträge nach §§ 140 b und 140 d die Erhebung, Verarbeitung, Nutzung und Weiterleitung personenbezogener Daten vorsehen oder zulassen, ist hierzu die schriftliche Einwilligung der betroffenen Versicherten einzuholen.

(3) Die Versicherten haben das Recht, von ihrer Krankenkasse umfassend über die Verträge zur integrierten Versorgung, die teilnehmenden Leistungserbringer, besondere Leistungen und vereinbarte Qualitätsstandards informiert zu werden. Dieses Recht besteht auch gegenüber den teilnehmenden Leistungserbringern und ihren Zusammenschlüssen.

§ 140 b
Verträge zu integrierten Versorgungsformen

(1) Die Krankenkassen oder deren bevollmächtigte Verbände können mit den in Absatz 2 genannten Vertragspartnern Verträge über integrierte Versorgungsformen abschließen. Die Vertragspartner haben die Integrationsversorgung nach Maßgabe des Absatzes 4 und - soweit sie die vertragsärztliche Versorgung einschließt - der aufgrund von § 140 d getroffenen Rahmenvereinbarungen zu regeln.

(2) Die Verträge nach Absatz 1 können nur mit

- Gemeinschaften zur vertragsärztlichen Versorgung zugelassener Ärzte und Zahnärzte sowie einzelnen sonstigen an der Versorgung der Versicherten teilnehmenden Leistungserbringern oder deren Gemeinschaften,

- Kassenärztlichen Vereinigungen,

- Trägern zugelassener Krankenhäuser, Trägern von stationären Vorsorge- und Rehabilitationseinrichtungen, soweit mit ihnen ein Versorgungsvertrag nach § 111 Abs. 2 besteht, oder deren Gemein-

schaften,

- Gemeinschaften der vorgenannten Leistungserbringer,

abgeschlossen werden.

(3) Krankenkassen oder deren Verbände, die nicht Vertragspartei nach Absatz 1 sind, können den Verträgen frühestens zwei Jahre nach Vertragsabschluß auch ohne Zustimmung der Vertragsparteien beitreten, es sei denn, die Vertragsparteien vereinbaren ein früheres Beitrittsrecht. Das Beitrittsrecht besteht nicht, wenn der Beitritt dem Vertrag nach der Vorstellung der Vertragspartner bei Vertragsabschluß die Grundlage entziehen oder die Erfüllung der beiderseitig eingegangenen Vertragspflichten wesentlich erschweren oder das Verhältnis von Leistung und Gegenleistung wesentlich verändern würde. Die beitretende Vertragspartei ist verpflichtet, entsprechend dem im Integrationsversorgungsvertrag festzulegenden Verteilungsschlüssel den auf sie entfallenden Anteil an den Kosten der Errichtung und der Einrichtung der integrierten Versorgung zu übernehmen.

(4) In den Verträgen nach Absatz 1 müssen sich die Vertragspartner der Krankenkassen zu einer qualitätsgesicherten, wirksamen, ausreichenden, zweckmäßigen und wirtschaftlichen Versorgung der Versicherten verpflichten. Die Vertragspartner haben die Erfüllung der Leistungsansprüche der Versicherten nach den §§ 2, 11 bis 62 in dem Maße zu gewährleisten, zu dem die Leistungserbringer nach dem Vierten Kapitel verpflichtet sind. Insbesondere müssen die Vertragspartner die Gewähr dafür übernehmen, daß sie die organisatorischen, betriebswirtschaftlichen sowie die medizinischen und medizinisch-technischen Voraussetzungen für die vereinbarte integrierte Versorgung entsprechend dem allgemein anerkannten Stand der medizinischen Erkenntnisse und des medizinischen Fortschritts erfüllen und eine an dem Versorgungsbedarf der Versicherten orientierte Zusammenarbeit zwischen allen an der Versorgung Beteiligten einschließlich der Koordination zwischen den verschiedenen Versorgungsbereichen, einer ausreichenden Dokumentation sowie eines allen Beteiligten zugänglichen Datenaustausches sicherstellen.

(5) Die Verträge können Abweichendes von den Vorschriften des Vierten Kapitels, des Krankenhausfinanzierungsgesetzes sowie den nach diesen Vorschriften getroffenen Regelungen insoweit regeln, als die abweichende Regelung dem Sinn und der Eigenart der integrierten Versorgung entspricht, die Qualität, die Wirksamkeit und die Wirtschaftlichkeit der integrierten Versorgung verbessert oder aus sonstigen Gründen zu ihrer Durchführung erforderlich ist.

(6) Die Verträge nach Absatz 1 bedürfen der Zustimmung der jeweils zuständigen Kassenärztlichen Vereinigung, soweit Vertragsärzte Vertragspartner sind und die Kassenärztliche Vereinigung nicht Vertragspartner nach § 140 b Abs. 2 ist. Diese kann die Zustimmung innerhalb einer Frist von zwei Monaten nach Vorlage der Verträge nur verweigern, wenn der Integrationsversorgungsvertrag den Rahmenvereinbarungen nach § 140 d widerspricht. Erteilt die Kassenärztliche Vereinigung die Zu-

stimmung nicht, können die vertragsschließenden Krankenkassen oder die vertragsschließenden Verbände zur Ersetzung der Zustimmung das Landesschiedsamt nach § 89 Abs. 2 anrufen. Dieses entscheidet innerhalb von drei Monaten.

§ 140 c
Vergütung

(1) Aus der Vergütung für die integrierten Versorgungsformen sind sämtliche Leistungen, die von teilnehmenden Versicherten im Rahmen der einbezogenen Leistungen in Anspruch genommen werden, zu vergüten. Dies gilt auch für die Inanspruchnahme von Leistungen von nicht an der integrierten Versorgung teilnehmenden Leistungserbringern.

(2) Die Verträge zur integrierten Versorgung können die Übernahme der Budgetverantwortung insgesamt oder für definierte Teilbereiche (kombiniertes Budget) vorsehen. Die Zahl der teilnehmenden Versicherten und deren Struktur sind zu berücksichtigen. Ergänzende Morbiditätskriterien können in den Vereinbarungen und entsprechend bei der Bereinigung der Budgets für ärztlich verordnete und ärztlich veranlaßte Leistungen berücksichtigt werden; dies gilt insbesondere für die Krankenhausausgaben für die teilnehmenden Versicherten im Vorjahreszeitraum.

(3) Die vertragsschließenden Krankenkassen und Verbände haben die Vorgaben des § 142 Abs. 3 zum Globalbudget zu beachten. Die vertragsschließenden Krankenkassen haben ihre Landesverbände, die vertragsschließenden Ersatzkassen die Verbände der Ersatzkassen über beabsichtigte Vertragsabschlüsse nach Absatz 1 zu unterrichten.

(4) Die Beteiligten an der integrierten Versorgung sind verpflichtet, die zur Sicherung der Einhaltung der Budgetierung nach § 142, zur Feststellung und Vermeidung von Risikoselektionen, zur Durchführung des Risikostrukturausgleichs nach § 266, zur Abrechnung der Vergütung der integrierten Versorgung und der Vergütung der Leistungserbringer in der integrierten Versorgung sowie zur Bewertung von Qualität, Wirksamkeit und Wirtschaftlichkeit der erbrachten Leistungen erforderlichen Daten arzt- und - soweit erforderlich - versichertenbezogen zu übermitteln. Das Nähere hierzu regeln die Rahmenvereinbarungen nach § 140 d in entsprechender Anwendung der §§ 294, 295, 300 bis 304.

§ 140 d
Rahmenvereinbarungen zur integrierten Versorgung

(1) Die Spitzenverbände gemeinsam und einheitlich schließen mit den Kassenärztlichen Bundesvereinigungen im Rahmen der Sicherstellung der vertragsärztlichen Versorgung nach § 75 als Bestandteil der Bundesmantelverträge Rahmenvereinbarungen über den Inhalt und die Durchführung der integrierten Versorgung nach § 140 a ab. Die Rahmenvereinbarungen müssen es den Vertragspartnern der Verträge nach § 140 b ermöglichen, Einzelheiten der in-

tegrierten Versorgung in Berücksichtigung regionaler Bedürfnisse zu regeln. Zu vereinbaren sind insbesondere:

1. Regelungen zum Inhalt und zu den Mindeststandards des Versorgungsauftrags der Integrierten Versorgung,

2. Regelungen zu den Mindeststandards interner Qualitätssicherung bei der Übernahme eines Versorgungsauftrags und hierauf aufbauender Kriterien für eine externe Qualitätssicherung insbesondere der Gewährleistung der Diagnostik und Therapie durch Anwendung von nach § 136 Abs. 2 Nr. 3 anerkannten Leitlinien. Eine Zertifizierung kann in regelmäßigen Abständen vorgesehen werden,

3. Regelungen über die Voraussetzungen zur Teilnahme der Vertragsärzte an der integrierten Versorgung einschließlich der Festlegung von einer Mindest- oder Höchstzahl der teilnehmenden Vertragsärzte,

4. Regelungen zur Finanzierung der integrierten Versorgung und ihrer Vergütung, die sicherstellen, daß Gesamtvergütungen und andere Budgets der vertragsärztlichen Versorgung entsprechend einem in den Rahmenvereinbarungen festzulegenden Maßstab verringert werden, soweit die budgetzugehörigen Leistungsbereiche Bestandteil der integrierten Versorgung geworden sind,

5. Regelungen zur überbezirklichen Durchführung der vertragsärztlichen Versorgung unter Einschluß der Integrationsversorgung nach § 140 a und des Zahlungsausgleichs hierfür zwischen den jeweils zuständigen Kassenärztlichen Vereinigungen und den Trägern der Integrationsversorgung,

(2) Die Vertragspartner haben die Rahmenvereinbarungen nach Absatz 1 bis zum 30. Juni 2000 zu treffen. Kommt bis zu diesem Zeitpunkt eine Rahmenvereinbarung ganz oder teilweise nicht zustande, setzt das Bundesschiedsamt mit der Mehrheit seiner Mitglieder den Vertragsinhalt innerhalb von drei Monaten fest.

§ 140 e
Empfehlungen

Die Spitzenverbände der Krankenkassen können gemeinsam und einheitlich mit den für die Wahrnehmung der wirtschaftlichen Interessen gebildeten maßgeblichen Spitzenorganisationen von Leistungserbringern Empfehlungen zur Integrationsversorgung vereinbaren. Für den Inhalt dieser Empfehlungen gilt § 140 d entsprechend.

§ 140 f
Bereinigung von anderen bereichsspezifischen Vergütungen

Die Landesverbände der Krankenkassen und die Verbände der Ersatzkassen sind verpflichtet, das Volumen der Vergütung für die Integrationsversorgung in den entsprechenden anderen Leistungsbereichen zu bereinigen. § 142 Abs. 3 gilt entsprechend.

§ 140 g
Bonus in der Integrationsversorgung

Versicherten kann nach Maßgabe der Satzung der Krankenkasse ein Bonus gewährt werden, wenn sie mindestens ein Jahr ausschließlich im Rahmen der Integrationsversorgung tätige Leistungserbringer und von diesen verordnete oder veranlaßte Leistungen in Anspruch nehmen und die Versorgungsform zu nachgewiesenen Einsparungen geführt hat. Die Krankenkasse hat die Einhaltung der Voraussetzungen für die Bonusleistung zu überprüfen. Aus den erzielten Einsparungen kann die Krankenkasse auch einen mit den Vertragspartnern festzulegenden Anteil für die an der Versorgungsform beteiligten Leistungserbringer und zur Förderung der Versorgungsform verwenden. Das Nähere ist in den Vereinbarungen nach §§ 140 b und 140 d zu regeln."